치공구 설계

| 김성겸 지음 |

DESIGN OF
JIG & FIXTURE

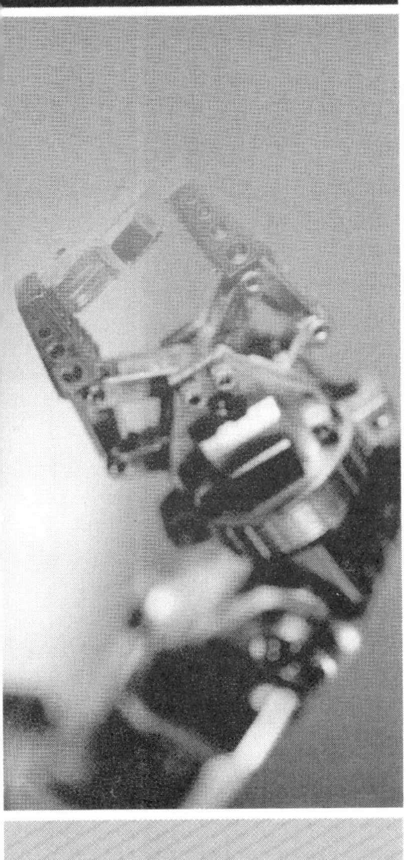

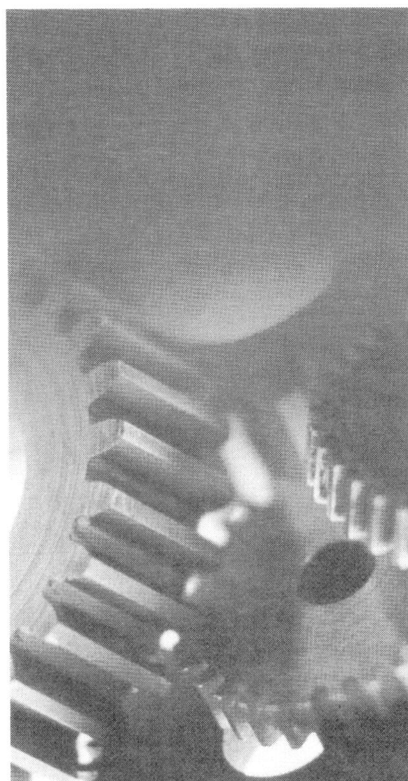

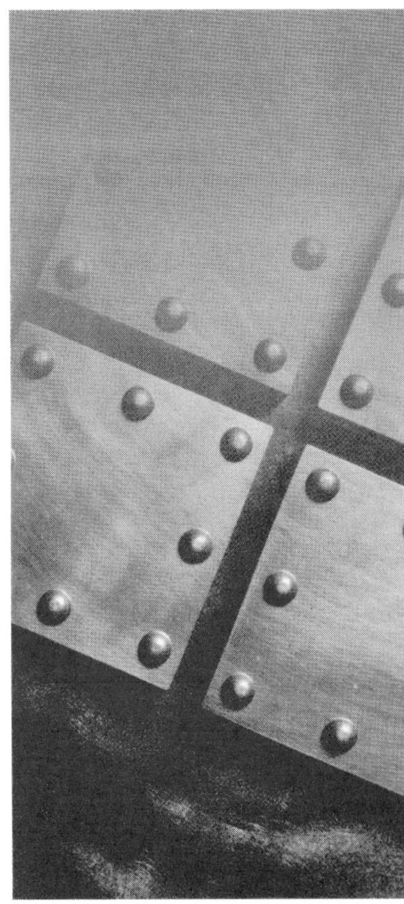

清文閣

머 리 말

대량생산과 정밀한 가공 분야에서 치공구(Jig & Fixture)의 역할은 매우 중요하다. 즉 치공구를 이용하면 정밀하고도 호환성이 뛰어난 제품을 값싸게 생산할 수 있다. 또 공작기계의 자동화와 수치제어기구의 발달과 더불어 무인화된 가공 시스템은 정밀하고도 복잡한 치공구의 개발을 촉진하고 있다.

이와 같은 치공구의 사용 목적을 달성하기 위하여, 제품설계기사와 공정설계기사 및 공구설계기사가 공동으로 노력한다면 조작이 용이하고 경제적이며 유지 보수가 쉬운 우수한 치공구를 개발할 수 있다. 나아가서 이는 국내 가공산업의 자동화에 큰 역할을 담당하게 될 것이다.

그러므로 본 교재는 치공구의 중요한 요소인 **❶ 위치결정기구 ❷ 체결기구 ❸ 공구의 안내기구와 그밖에 요소들을 그림과 함께 구체적으로 설명함**으로써 치공구의 기본적인 이론을 충분하게 다루고 있다. 그리고 공정설계 분야 및 치수와 형상정밀도에 대한 근본적인 개념뿐만 아니라 제도적인 표현법도 실제 도면과 함께 실어 두었다. 이러한 대학 교재를 잘 이해한다면 치공구 설계에 대한 기본적인 이론과 실무적인 지식을 습득할 수 있을 것이다. 또한 이를 도면으로 표현하거나 효율적인 생산을 위한 공정설계를 배움으로써 누구나 복잡하고 다양한 기계 부품을 생산할 수 있는 기본 지식을 얻을 수 있을 것이다.

끝으로 양서를 출판하는 청문각 관계자의 노력에 감사를 드리며, 앞으로 더욱 좋은 내용으로 보완할 예정이오니 독자 여러분의 많은 지도 편달을 부탁드린다.

2010년 9월

지은이

Contents

CHAPTER 01 치공구

CHAPTER 02 치공구를 구성하는 요소

CHAPTER 03 치공구의 기본설계

CHAPTER 04 가공물 관리

CHAPTER 05 치공구의 설계 각론

CHAPTER 06 정밀도

CHAPTER 01

치공구

CHAPTER 01

치공구

어떤 모양의 제품을 만들려면 물론 공작기계나 공구를 사용한다. 예컨대 그림 1.1에 표시한 모양의 가공물에 드릴링 머신을 사용하여 구멍을 뚫을 때, 어떻게 하면 정확한 구멍을 뚫을 수 있는가를 생각해 보자.

먼저 가공물을 고정하는 방법을 생각해 보자. 면이 평탄하지 않은 가공물을 작업 테이블 위에 고정하기는 어렵다.

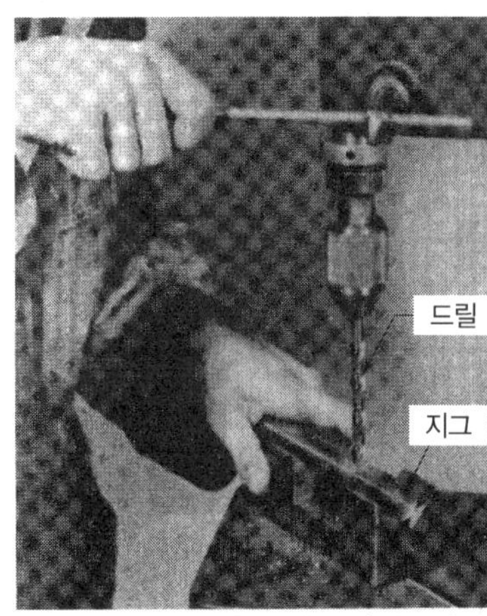

그림 1.1 • 드릴링 머신에서 구멍 뚫기(작업)의 보기

위와 같은 제품을 가공할 때, 적합한 위치에 정확히 고정할 수 있는 기구를 고정구(固定具)라고 한다. 고정구에는 가공물을 정확한 위치에 설치하기 위한 위치결정 기구와 고정하기 위한 체결기구가 있다.

그리고 드릴로 고정된 가공물에 구멍을 뚫는 작업은 보통 **센터내기**(드릴 센터와 가공구멍의 센터를 맞추는 것)를 하여 구멍의 위치에 금긋기를 한 다음에 펀치로 자리를 내며, 마지막이 드릴로 구멍을 뚫는 공정이다.

단 1개의 구멍을 뚫을 때에 이러한 작업들은 무난할지 몰라도 같은 가공물을 많이 제작할 때에는 시간적인 손실은 물론, 항상 균일한 정밀도를 얻기 어렵다.

위와 같은 귀찮은 작업을 생략하고 정밀도가 높은 균일한 제품을 얻기 위하여, 항상 구멍의 위치를 정확히 결정하고 드릴을 안내하는 기구가 필요하다. 이러한 기구를 치공구라고 한다. 즉 지그는 공구 또는 커터를 안내하는 기구를 가지고 안내부의 정밀도를 그대로 가공물에 옮기는 것을 목적으로 한다.

실제로는 **안내기구**와 이미 설명한 **위치결정 기구** 및 **체결기구**를 모두 갖춘 것도 있지만 하나만 있는 것도 있으므로 정확하게 지그와 고정구를 구별하기는 어렵다.

앞에서 설명한 것처럼, 지그나 고정구는 기구 또는 부품을 정확히 가공해야 할 경우뿐만 아니라 조립, 검사 등의 작업에서도 능률적이고 높은 정밀도로 가공할 수 있도록 해주는 보조 장치이다. 이것은 현장에서 생산성을 향상시키기 위하여 이용하며, 고정밀도의 가공, 가공 시간의 단축 등 필요한 역할을 수행하기 위해서는 많은 연구가 필요하다.

만약 우수한 지그를 설계하여 생산에 이용한다면 값싼 양질의 제품을 다량으로 제작할 수 있기 때문에 지그를 잘 설계하는 것은 대단히 중요하다. 다음에 지그에 대하여 좀더 상세히 살펴보기로 한다.

1.1 | 치공구의 목적

이미 말한 바와 같이, 지그나 고정구는 기구 또는 부품의 가공, 조립, 검사 등의 작업을 정확하고 능률적으로 하기 위하여 사용한다. 따라서 다품종(多品種) 소량(小量)의 제품을 생산할 때에 지그나 고정구를 사용하면 가공 준비시간이나 치공구의 제작비 등의 측면에서 불리한 경우도 있다.

지그를 사용하는 목적은 균일하고 높은 정밀도의 가공물을 짧은 시간에 가공하는 것이며, 여기서 생산된 제품은 균일하고 서로 교환할 수 있는 호환성(互換性)이 있어야 한다. 예컨대 부품을 교환하면 현장 맞춤이 필요 없어지는 등 작업 공정이 간단해지고 작업 능률도 향상되므로 제품의 제조 원가를 경감시킬 수 있다.

한편, 지그나 고정구를 사용하면 부품 가격을 내릴 수도 있어 기업체의 경영적인 측면에서도 대단히 중요한 역할을 한다.

다음에서는 치공구를 사용할 경우의 장점을 알아보자.

❶ 가공에 있어서 장점은 다음과 같다.

- 공작기계를 최대한으로 활용할 수 있다. 예컨대 교대 가공이나 연속 가공과 같이 여러 개 또는 여러 종류의 가공을 동시에 할 수 있다.
- 생산 능력을 증대시킬 수가 있다. 즉 동시 가공 및 **부착·탈거** 등의 준비 시간이 단축되고, 금긋기 작업이 필요 없으므로 기계의 가동률이 향상된다.
- 특수기계·특수공구가 불필요하다.

❷ 생산원가를 절감할 수 있다.

- 가공 정밀도의 향상과 균일화가 가능하고 치수의 흐트러짐이 없어지므로 불량품이

적으며 작업 공정을 줄일 수 있다.

- 제품의 균일화가 이루어지므로 검사가 쉽다.
- 부품이 균일하기 때문에 제품의 보수작업이 간단하고 대량 생산이 가능하며 작업 시간도 단축되는 등 모든 면에서 능률적이다.

❸ 노무관리를 단순하게 할 수 있다.

- 모든 특수 작업이 감소되므로 이를 위하여 필요했던 가공상의 특별한 주의사항, 검사 등이 간단해지므로 관리를 간소화할 수 있다.
- 특수 작업이 감소하여 작업자가 적은 경험으로 가공할 수 있고 높은 숙련도가 필요하지 않게 된다.
- 작업이 단순화되기 때문에 작업자의 피로도 적으며, 작업 중에 부상을 당할 염려도 적다.

❹ 재료를 절약할 수 있으며 다른 작업과 연관 작업을 원활히 할 수 있다.

- 정밀도가 높기 때문에 불량품이 적고, 가공한 부품은 호환성이 있으므로 재료가 낭비되지 않고, 쉽게 부품을 교환하기 때문에 현장에서 맞춤할 필요가 없어지는 등 여러 가지 장점이 있다.
- 공구 또는 공구 날의 파손이 적다.

1.2 | 치공구의 종류와 분류

1.2.1 치공구(지그와 고정구)

지그와 고정구는 앞서 말한 것처럼 성질에 따라 분리하기 어렵다. 엄밀히 말하면 **지그**는 위치결정 기구 외에 공구 또는 커터를 안내하는 기구가 있으며, **고정구**는 안내기구가 없고 위치결정 기구만 있다.

그러나 실제로는 정확히 구별하기가 어렵기 때문에, 이 책에서도 지그와 고정구를 분리하지 않고 지그로 표기한다.

1.2.2 치공구의 분류

지그는 제품의 모양과 가공 조건에 따라 여러 가지 형태로 제작되므로 분류 방법도 여러 가지가 있다. 그러나 일반적으로 ① 가공 조건에 의한 분류, ② 성능에 의한 분류, ③ 모양에 의한 분류, ④ 기구에 의한 분류 등이 있다.

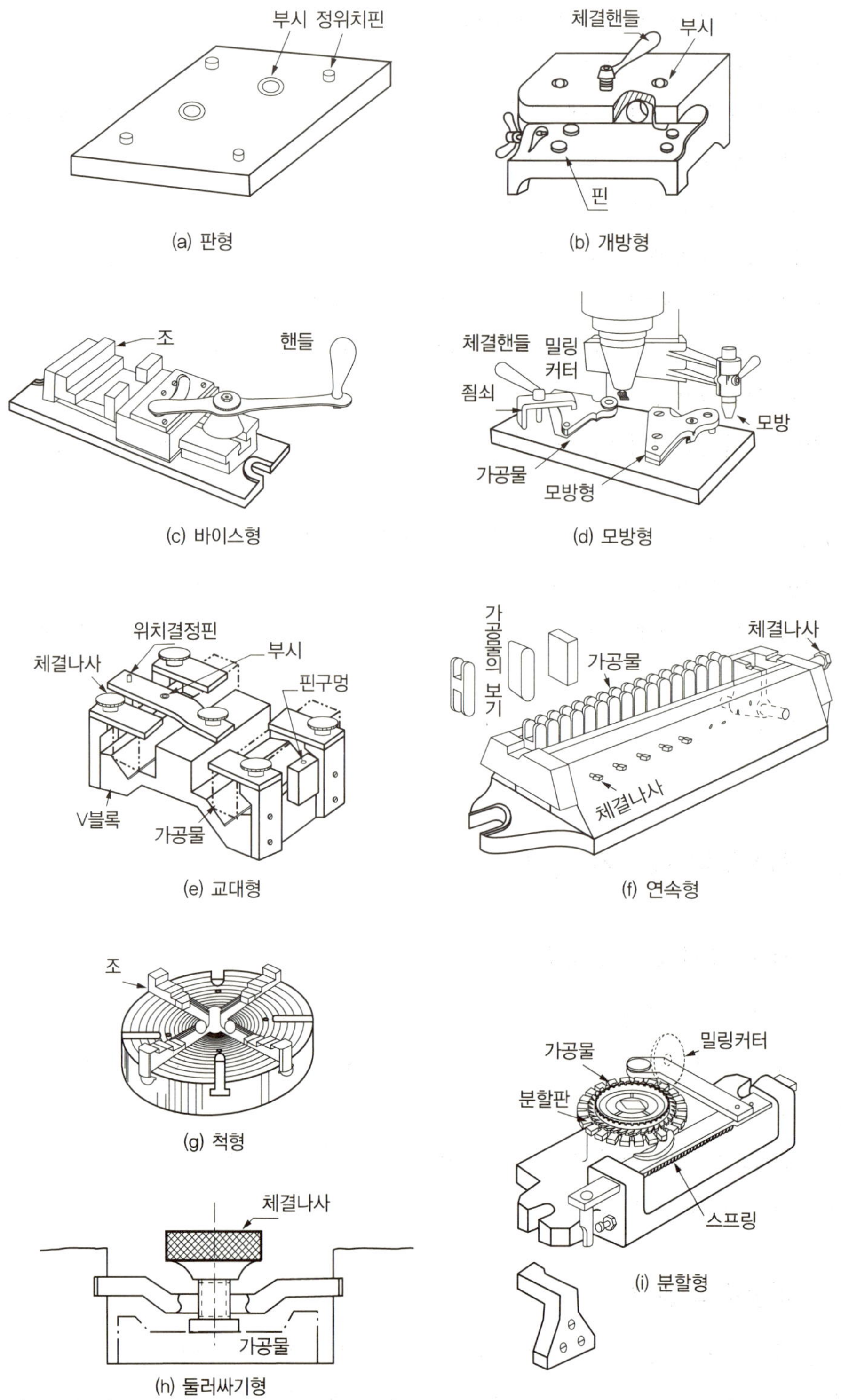
부시 정위치핀
(a) 판형
체결핸들
부시
핀
(b) 개방형
조
핸들
(c) 바이스형
체결핸들
밀링 커터
좀쇠
모방
가공물
모방형
(d) 모방형
위치결정핀
체결나사
부시
핀구멍
V블록
가공물
(e) 교대형
가공물의 보기
가공물
체결나사
체결나사
(f) 연속형
조
(g) 척형
체결나사
가공물
(h) 둘러싸기형
밀링커터
가공물
분할판
스프링
(i) 분할형

그림 1.2 • 지그의 모양

다음에는 분류 방법에 대하여 설명하기로 한다.

❶ 가공 조건에 의한 분류

지그는 각종 공작기계와 함께 사용하여 가공하는 경우가 많으므로 각각의 공작기계나 가공 조건에 따라 다음과 같이 분류한다.

- 드릴링 머신 지그
- 연삭기용 지그
- 밀링 머신 지그
- 플레이너용 지그
- 선반용 지그
- 셰이퍼 지그
- 보링 머신 지그
- 검사나 조립용 지그

❷ 성능에 의한 분류

지그에는 특정한 부품을 가공하기 위한 **전용 지그**와 유사한 부품을 포함한 여러 부품을 가공할 수 있는 **공용 지그**가 있다. 전용 지그는 가공 목적 및 가공물의 모양에 따라 다양하고 종류도 많으며, 공용 지그는 바이스 기구를 사용한 것 또는 V블록을 사용한 것 등이 있다.

❸ 모양에 의한 분류

그림 1.2에 표시한 것과 같이, 그 모양에 따라 판형, 개방형, 둘러싸기형, 분할형, 바이스형, 교대형, 척형, 연속형, 모방형 등으로 분류할 수 있다.

❹ 기구에 의한 분류

지그는 가공물을 정확한 위치에 위치결정하고 고정하는 체결(고정)기구에 따라 다음과 같이 분류된다(그림 1.3 참조).

- 나사 체결형
- 캠 체결형
- 편심축 체결형
- **척 체결형**
- 기압 체결형
- 쐐기 체결형

지그에는 여러 가지가 있으나 여기서는 가공조건에 따른 분류 방법을 설명하기로 한다.

이러한 분류 방법에서는 선반 가공용 지그라 할지라도 가공 조건이 비슷하면 연삭기, 밀링 머신 지그로서 사용할 수 있고 가공 조건에 따라 여러 가지로 조합하여 사용할 수도 있다.

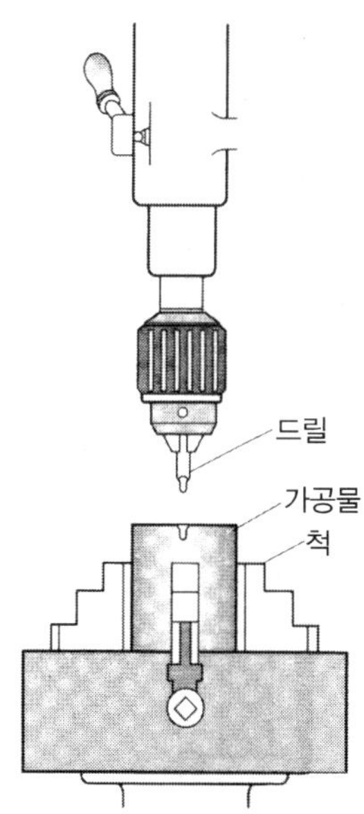

그림 1.3 • 척에 의한 가공물의 고정 보기

1.3 | 치공구 설계의 기본원칙

"어떠한 구조로 치공구를 설계하면 가장 큰 효과가 있을까"에 대해서는 가공물의 제작 부서와 긴밀하게 협의하는 것이 좋다. 또 좋은 치공구를 제작하기 위해서는 설계 및 계획 단계에서부터 가공물에 따른 공정 설계를 충분히 검토하여 치공구를 설계하여야 한다.

1. 가공물의 수량과 납기 등을 고려하여 가공물에 적합하고 간단한 치공구를 만든다.
2. 표준 범용 치공구나 사용하지 않는 치공구를 개조 또는 수리하는 방법을 검토한다.
3. 치공구를 설계할 때는 중요한 부품들은 되도록 전문 업체에서 생산되는 **표준 규격품**을 사용한다.
4. 손으로 조작하는 치공구는 충분한 강도와 함께 되도록 가볍게 설계한다.
5. 클램핑 힘이 작용하는 거리는 되도록 짧고 간단하게 설계한다.
6. 치공구 본체에 가공을 위한 공구 위치 또는 측정을 위한 세트 블록을 설치한다.
7. 치공구 본체에 대해서는 칩과 절삭유가 배출할 수 있도록 설계한다.
8. 가공 압력이 클램핑 요소에 작용하지 않고 되도록 위치결정면에 하중이 걸리지 않도록 한다.
9. 단조품의 분할면, 주형의 분할면, 탕구 및 출탕구의 위치에 하중이 걸리지 않도록 한다.
10. 클램핑 요소는 되도록 스패너, 핀, 쐐기, 해머와 같이 여러 가지 부품을 사용하지 않는다.
11. 치공구의 제작비와 손익 분기점을 충분히 고려한다.
12. 제품의 재질을 고려하여 적합한 것을 선택한다.
13. 정밀도가 필요하지 않거나 조립과 직접 관계없는 곳에는 불필요한 기계가공을 하지 않는다.
14. 정확한 작업이 필요한 부분에 지나치게 정밀한 공차를 주지 않는다(치공구의 공차는 제품 공차의 20~50% 정도).
15. 치공구 도면에 주석 등을 명기하여 최대한 단순화시킨다.

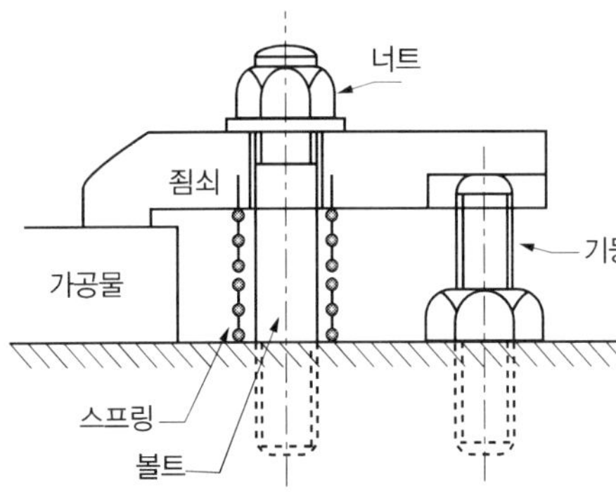

(a) 나사 체결형

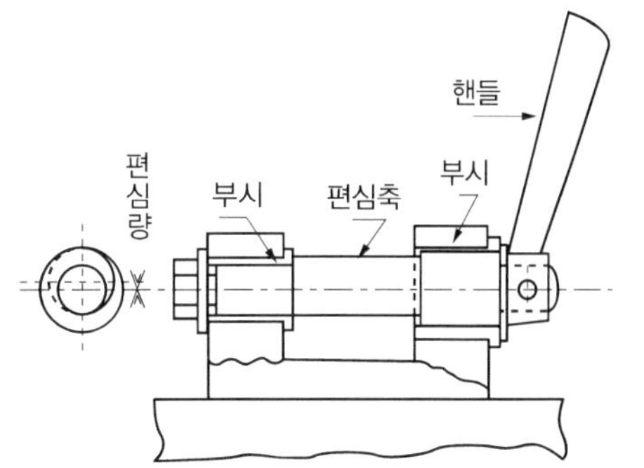

(b) 편심축 체결형

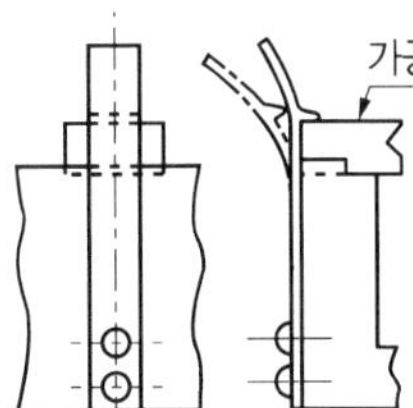

(c) 래칫 체결형

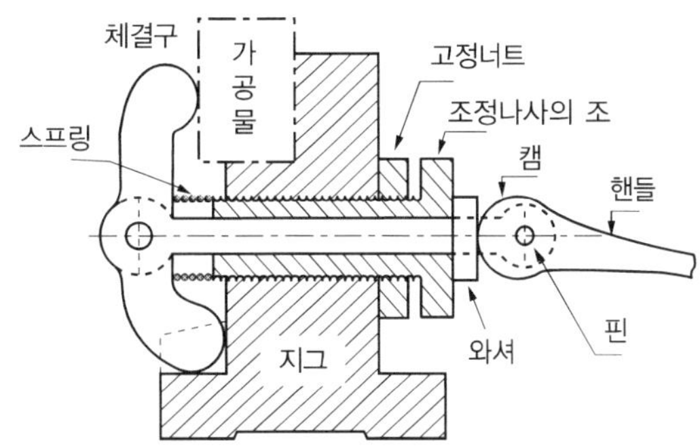

(d) 캠 체결형

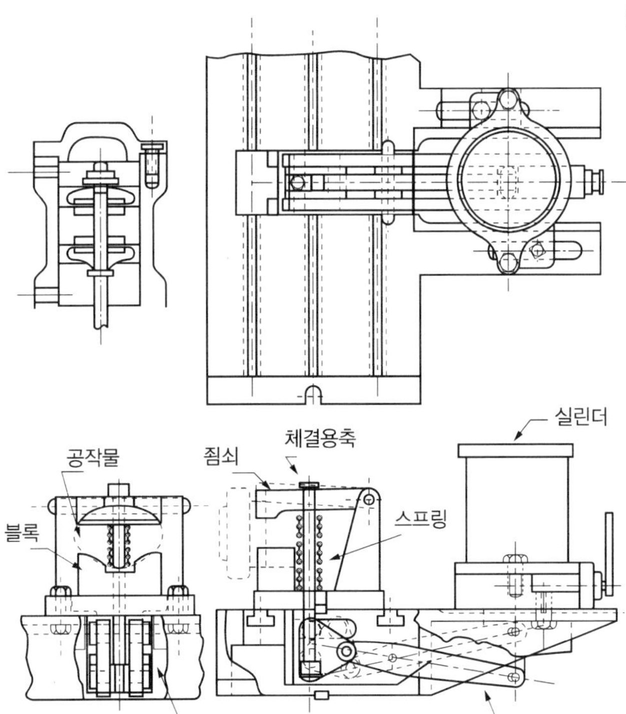

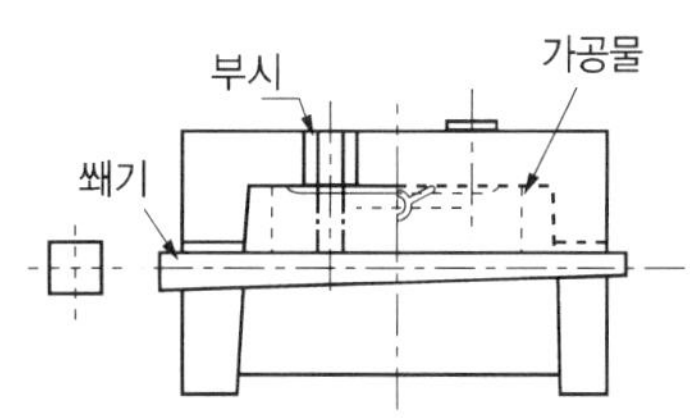

(f) 쐐기 체결형

(e) 기압 체결형

그림 1.4 • 지그의 기구에 의한 분류

1.4 | 치공구의 경제적인 검토

치공구를 설계할 때에 다음과 같은 사항을 먼저 고려한다.

1. 생산 개수와 납기에 대하여 생각할 것
2. 치공구를 사용하는 목적을 명확히 파악하여 거기에 적합하게 만들 수 있도록 충분히 검토할 것
3. 지그를 사용하는 공작기계 자체의 정밀도를 알 것
4. 작업자의 기능정밀도를 파악할 것
5. 가공물의 재질을 고려하여 이에 적합한 것으로 할 것
6. 가공정밀도는 공작의 정밀도에 맞출 것
7. 지그 고정구의 제작비를 검토할 것
8. 지그 고정구를 사용할 경우에 필요한 작업시간을 알아 둘 것
9. 지그 고정구를 사용할 경우와 사용하지 않을 경우의 이익률을 검토할 것

이상과 같이 좋은 지그를 설계하기 위해서는 지그를 사용할 때와 그렇지 않을 때의 장단점을 고려하여 설계하여야 한다. 즉 정밀도와 생산 개수에 따라 어느 정도의 비용으로 지그를 만들 것인가 등 경제적인 관점에서 검토하여 실제적인 생산성을 향상시켜야 한다.

다음에는 지그 제작비 및 지그 설계의 요령에 대하여 설명할 것이다.

1.4.1 치공구의 제작비

이와 같이 경제적으로 지그를 제작하기 위한 생산비 계산 방법을 설명한다.

(1) 치공구 제작설비비 계산식

다음에 표시하는 계산식은 그 일례이다.

$$C \leq \frac{ny(1+r)(t_0a_0 - t_1a_1)}{1+py+qy}$$

여기서, C : 지그의 제작설비비

n : 지그에 의하여 제작되는 1년간의 개수

y : 상각 년수

r : 제품가공에 요하는 간접비의 비율

t_0 : 지그를 사용하지 않을 때의 가공소요시간
a_0 : t_0의 경우의 평균시간급
t_1 : 지그를 사용할 경우의 가공소요시간
a_1 : t_1의 경우의 평균시간급
p : 지그 상각의 이율
q : 1년당 지그의 유지비와 제작비와의 비율

(2) 지그 제작설비비 계산의 예

위의 식에 의하여 제작비를 추정하기 위한 계산의 예를 다음과 같이 설명할 수 있다.

| 예제 1 |

어떤 자동차 부품공장에서 월산 1,000개의 비율로 어떤 종류의 부품을 제작하는 경우, 이 공장에서는 지그 제작설비비를 어느 정도로 견적하면 좋은가? 다만 1개당 가공 소요시간은 지그를 사용하지 않을 때에는 30분, 사용했을 때에는 15분으로 하고, 평균 시간급은 지그를 사용하지 않을 때에는 1.00, 사용했을 때에는 0.80으로 하고, 또한 지그 상각의 연이율은 6분, 간접비는 30%($r=3$), 유지비의 비율은 1/5로 하고, 지그는 1년간 사용한다.

풀이

$$C \leq \frac{1000 \times 12 \times 1(1+3)(1/2 \times 1 - 1/4 \times 0.8)}{1+0.06 \times 1 + 0.2 \times 1} \fallingdotseq 11427$$

이 조건들을 위 식에 대입하면 지그의 제작비로 약 11,427원 정도까지는 계산하여도 좋다. 그러나 이 비용은 지그 1개에 대한 최대값이므로, 실제로는 이 외에 사용기계나 지그의 정비에 걸리는 시간적인 손실 등을 고려하여 제작비를 결정하여야 한다. 또한 시간적인 손실은 작업자에 따라 다를 수 있으므로 경험적으로 견적하는 경우가 많다. ■

대량생산에서는 지그의 감가상각이라든가 가격(cost)에 대하여 생각할 필요가 없는 경우도 있지만, 최근에는 다품종 소량 생산이 많으므로 경제성을 고려할 필요가 있다. 경제성을 검토하기 위하여 위 식 외에 다른 두 가지 산출 방법을 더 소개해 보자.

❶ $N = \dfrac{Y}{(H - HJ)y}$

여기서, N : 지그의 손익 분기점
Y : 지그 제작비용
H : 지그를 사용하지 않을 때 1개당 가공 시간
HJ : 지그를 사용할 때 1개당 가공 시간
y : 1시간당 가공비용

❷ $n=\dfrac{C\left(1+\dfrac{i\times n}{2}\right)}{S}$ $\therefore\ n=\dfrac{C}{S-\dfrac{C}{20}}$

여기서, C : 투자자본액(설비투자액)

i : 연간이자율 10%(0.1)

S : 연간이익액(연간절감액)

n : 자본회수 년 수

| 예제 2 |

지그 제작비가 600,000원이고 지그를 사용하지 않았을 때 걸리는 제품 가공 시간은 2분, 지그를 사용하였을 때 제품 가공 시간은 0.5분이고 시간당 가공비가 2,000원일 때 손익 분기점은?

풀이

$$N=\frac{600,000}{(2-0.5)2,000}\leq 200\text{개}$$

즉, 200개 이상이면 지그를 사용하였을 때가 이익이고 200개 이하이면 손실이 생긴다. 실제로 회사에서는 N이 실제 수량의 2배 이상이 되지 않으면 지그를 만들 필요가 없을 것이다. ■

| 예제 3 |

드릴 지그 제작비가 60,000원이고 지그를 사용하지 않을 경우 비용은 300원이며, 지그를 사용할 경우 개당 생산비용은 50원이다. 이들을 비교할 때, 지그에 의해 생산되는 손익 분기점, 즉 부품의 생산량은 얼마인가?

풀이

$$N=\frac{Y}{Cp_1-Cp_2}=\frac{60,000}{300-50}\leq 240\text{개}$$

즉, 손익 분기점은 240개가 된다. ■

| 예제 4 |

머시닝 센터에서 다음과 같은 조건으로 어떤 자동차 부품을 가공하려고 한다. 지그 제작비를 계산하시오[1.4.1 (1)의 수식을 적용함].

여기서, n : 300개

r : 100%=1

t_0 : 0.6시간

a_0 : 1,000원

t_1 : 0.1시간

a_1 : 300원

p : 7분 = 0.07

q : $\frac{5}{100} = 0.07$

y : 5년

풀이

$$C \leqq \frac{300 \times 5 \times (1+1) \times (0.6 \times 1{,}000) - (0.1 \times 300)}{1 + (0.07 \times 5) + (0.05 \times 5)} = 1{,}710{,}000\text{원이 된다.}$$ ■

1.4.2 치공구 요소의 표준화

치공구 설계 및 제작에서 주의사항은 제작비가 저렴하고, 지그의 **설계, 제작 및 정비**가 쉽도록 해야 한다는 것이다. 아무리 값이 싸고 능률이 좋은 지그라도, 설계 및 제작에 시간이 걸리면 도리어 경제성을 잃게 된다.

따라서 이 문제를 해결하기 위하여 치공구 요소의 **표준화**를 추진할 필요가 있다. 즉 구성되는 치공구의 각 요소를 규격화하거나 설계를 표준화하면 지그의 설계, 제작 및 정비에 걸리는 노동력이나 비용을 상당히 절감시킬 수가 있다. 또한 표준화함으로써 동시에 치공구의 유지 또는 보수도 쉬워진다. 치공구 표준화의 문제는 KS규격뿐만 아니라, 각 생산 회사마다 나름대로 독자적인 사내규격을 제정하여 지그, 프레임, 척, 면판 등의 표준치수를 만드는 것도 좋은 방법이다.

치공구를 표준화시키기 위해 표준화된 설계 방법 등도 있으므로 충분히 연구할 필요가 있다.

1.4.3 치공구 설계의 기초

지그를 설계하는 경우, 설계자는 먼저 다음 조건에 적합한 사람이어야 한다.

❶ 현장 작업에 능통할 것

❷ 지그 요소 및 구조에 능통하며, 실제 예를 많이 알고 있을 것

❸ 타성(惰性)에 빠지지 않도록 항상 연구를 태만히 하지 않을 것

❹ 경제관념을 머리에 두고, 항상 생산개수, 정밀도 및 경비 등의 통합적인 검토를 할 수 있을 것

❺ 설계에는 전면적인 책임감을 가질 것

(1) 치공구의 설계 요령

이상 치공구 설계에 있어서 기준이 되는 여러 가지 조건을 모두 설명하였다. 또한, 실제의 설계에 대한 주의 사항은 다음과 같다.

❶ 도면을 그리기 전에 위치결정면과 체결장치에 대하여 개략적으로 구상한다. 특히 위치결정면은 다음 가공에 영향을 미치는 중요 인자이므로 신중히 생각한다.
❷ 지그를 설계할 경우에는 가공 공정을 고려하여 되도록 공정을 간략화하고 지그 설계를 쉽게 할 수 있도록 하여야 한다.
❸ 지그의 부품은 되도록 적어야 한다.
❹ 칩(chip)의 **배출구**를 고려하여 항상 청소를 하기 쉽도록 하여야 한다.
❺ 지그 본체의 모서리에는 반드시 모따기나 둥글기를 붙여야 한다.
❻ 지그의 중량 및 정밀도에 대하여 검토하여야 한다.

이상이 설계에 있어서 공통된 요령이다. 각종 지그 설계에 대한 주의사항은 각 장에서 설명하였으므로 참조하기 바란다.

(2) 치공구의 중량에 대하여

일반적으로 치공구는 되도록 가볍게 설계하여야 한다. 치공구는 강성이 큰 것을 만들려고 하면 중량이 증가하고 제작비도 커지므로 설계자는 치공구 제작의 목적에 맞으면서 강성을 잃지 않고 중량도 너무 커지지 않도록 잘 판단하여야 한다.

그 요령은 다음과 같다.

❶ **고정식 치공구**의 경우: 고정식 지그 및 고정구의 경우에는 **강성**(剛性) **본위**로 설계하는 것이 좋다. 중량은 재료의 경제성을 고려하여 되도록 크게 한다.
❷ **이동식 치공구**의 경우: 이 경우에는 말할 것도 없이, 취급하기 쉽도록 중량을 경감시켜야 한다. 따라서 강성을 잃지 않도록 구조, 사용 재료 등을 충분히 검토하는 것이 중요하다. 또한 일반적으로 지그 및 고정구의 본체는 주조품이 사용되는데, 강도나 내구성이 떨어지고 중량이 증가되는 경향이 있다. 그러므로 구조 및 강도상 필요하지 않는 부분은 되도록 얇게 만든다.

최근에는 중량 경감(輕減)을 위하여 강판을 사용하여 **용접 구조**로 한 치공구나 **경합금**의 지그 등이 사용되므로 이를 검토해 보는 것도 좋다.

(3) 치공구의 크기에 대하여

치공구의 크기는 가공물의 치수 또는 공작기계의 크기를 고려하여 기계의 **센터 높이, 행정의 길이** 등을 생각하여 결정하여야 한다. 또한 작업자가 다루기 쉽도록 핸들의 위치 등에도 유의하여야 한다.

(4) 치공구의 정밀도에 대하여

지그의 정밀도는 가공물이 요구하는 정밀도에 따라 결정된다. 가공물의 다듬질 정밀도는 **치공구의 정밀도** 이상은 나오지 않으므로 충분히 주의할 필요가 있다. 지그의 정밀도 이외에 가공물의 부착상태, 절삭공구, 공작기계의 정밀도 등의 영향을 받으므로 가공물의 정밀도가 지그의 정밀도보다 떨어진다. 드릴링 머신, 지그 보링 머신 등과 같이 지그 자체에 안내 부시를 가지고 있는 것은 지그의 정밀도가 그대로 가공물에도 옮겨지므로 정밀도에 대하여 특히 주의하여야 한다.

1.5 | 치공구의 설계 계획

치공구 설계는 제품의 설계(product design)와 생산(product manufacturing) 과정을 거쳐서 제품의 품질 및 기타 인자에 따라 그 정밀도를 결정하고 치공구 설계 도면을 완성한다. 공구 설계의 계획은 치공구 설계의 성패를 좌우하므로 생산해야 할 제품의 정보와 규격을 가장 적절하게 평가 또는 분석하여 경제적인 공구 설계를 하여야 한다.

여기서 공구 설계자는 제품 도면, 제품 공정 요약 및 공정도에 대한 많은 연구 분석을 할 필요가 있다. **공정**(process)이란 단순히 원자재로부터 제품을 제조하는 과정, 원자재를 성형하여 필요한 제품의 형태로 만드는 과정이다. 일반적으로 공정에는 원자재 상태인 금속, 플라스틱, 고무성형 등도 포함되어 있다.

1.5.1 부품도 분석

치공구 설계자가 부품도(part drawing)를 분석할 때, 치공구 설계와 선택에 직접적인 영향을 주는 사항은 다음과 같다.

❶ 부품의 전반적인 치수와 형상

❷ 부품 제작에 사용될 재료의 재질과 상태

③ 적합한 기계 가공 작업의 종류
④ 요구되는 정밀도 및 형상 공차
⑤ 생산할 부품의 수량
⑥ 위치결정면과 **클램핑**할 수 있는 면의 선택
⑦ 각종 공작기계의 형식과 크기
⑧ 커터의 종류와 치수
⑨ 작업순서 등

1.5.2 공정의 전개

공정 작업표는 작업순서에 따라 번호를 매기는데 10, 20, 30, … 등 10의 배수로 부여한다. 이것은 공정 설계자가 공정 설계를 끝낸 후에 새로 추가할 공정 또는 제품의 설계변경에 의한 사항을 추가할 수 있다. 공정 총괄표 또는 부품 공정 요약에는 공정 작업도에 포함된 사항을 사용한다.

일반적으로 **공정도**는 제도 용지나 회사 양식에 그려 놓는다. 또 간단한 제품은 공정도와 공정 총괄표를 함께 사용한다. 실제 도면에 그린 공정도를 공정 설계라고 한다.

공정도에는 다음과 같은 사항이 포함된다.

① 해당 작업에 필요한 가공물의 3도면(또는 2도면), 필요에 따라 가공물의 스케치 도면이나 단면도 등을 표시한다.
② 공정내용 및 공정번호
③ 척도(척도와 일치되지 않을 수도 있음)
④ 재료의 제거 또는 가공되는 표면
⑤ 공정에서 얻어지는 치수
⑥ 위치결정 기구, 클램프, 지지구의 위치
⑦ 기계 또는 장비명 및 그의 번호
⑧ 생산 공정의 위치, 생산 부서(공장)명, 부서 번호 및 위치
⑨ 공정 설계 기사명 및 날짜
⑩ 제품명 및 부품 번호
⑪ 공구류 표시(게이지, 절삭공구, 특수공구 등 순서)

1.6 | 지그와 고정구의 분류

여기서는 치공구를 지그와 고정구로 나누어 더욱 구체적으로 분류해 보자.

지그와 고정구는 가공물의 형상이나 모양, 가공 조건, 방법, 작업 내용 등에 따라 여러 가지가 있으므로 분류 방법이나 종류도 많다.

1.6.1 작업 용도 및 내용에 따른 분류

최근의 자동화 생산라인이나 공작 기계의 눈부신 발전으로 NC화는 물론, 복합화 등의 새로운 형태의 치공구가 증가하고 있다. 따라서 작업, 용도, 내용 등에 따라 정확히 분류하기는 어렵지만 다음과 같이 개략적으로 분류해 보자.

❶ 기계 가공용 치공구 : 드릴, 밀링, 선반, 연삭, MCT, CNC, 보링, 기어절삭, 브로치, 래핑, 평삭, 방전, 레이저 등

❷ 조립용 치공구 : 나사 체결, 리벳, 접착, 기능조정, 프레스 압입, 조정검사, 센터구멍 등을 위한 치공구

❸ 용접용 치공구 : 위치결정용, 자세 유지, 구속용, 회전 포지션, 안내, 비틀림 방지 등을 위한 치공구

❹ 검사용 치공구 : 측정, 형상, 압력시험, 재료 시험 등을 위한 치공구

❺ 기타 : 자동차 생산라인의 엔진 조립 지그, 자동차 용접 지그, 자동차 도장 및 열처리 지그, 레이아웃 지그 등 여러 종류로 나눌 수 있다.

1.6.2 모양에 의한 분류

형상이나 형식에 따라 플레이트형, 앵글 플레이트형, 개방형, 박스형, 척형, 바이스형, 분할형, 연속형, 모방형, **교대형** 등으로 나눌 수가 있다(치공구의 모양에 의한 분류 참조).

그림 1.5는 바이스에 사용되는 특수 조를 나타낸다.

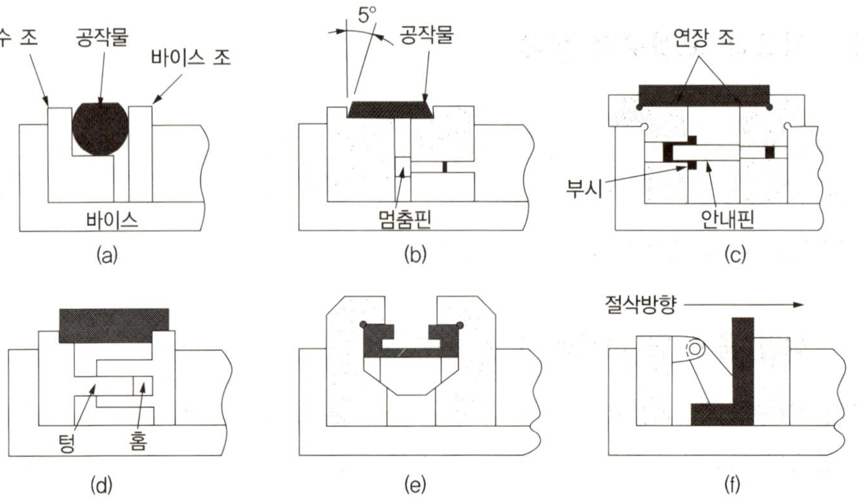

그림 1.5 • 특수 조(special vise jaw)

1.6.3 기구에 의한 분류

고정구는 가공물의 위치를 결정하고 고정시키기 위한 클램프 기구에 따라서 다음과 같이 분류한다(치공구의 기구에 의한 분류 참조).

❶ 나사(슬라이드 스트랩 클램프)에 의한 것
❷ 캠에 의한 것
❸ 편심 축에 의한 것
❹ 래치에 의한 것
❺ 웨지(쐐기)에 의한 것
❻ 유압에 의한 것
❼ 공기압에 의한 것
❽ 마그네틱에 의한 것

고정구의 사용은 가공 조건에 따라 한 가지 또는 여러 가지를 조합하여 사용한다.

1.7 | 지그의 형태별 종류

지그를 형태별로 분류하면 여러 종류가 있으나 다음과 같은 모양과 특징을 가지고 있다.

1.7.1 형판 지그(Template jig)

형판 지그는 가공물의 수량이 적거나 정밀도가 요구되지 않는 경우에 사용한다. 가장 경제적이고 간단하며 생산 속도를 증가시킬 수 있는 지그이다. 주로 곡선 및 구멍의 위치를 **레이아웃**(lay-out)하거나 안내할 때에 사용한다.

형판 지그는 클램프 없이 가공물에 밀착시켜 가공물의 형태에 따라 핀이나 네스트에 의하여 고정한다. 제품이 소량이거나 짧은 시간 동안 생산하기 위한 간단한 형태의 지그이며 싼 가격으로 지그를 제작할 수 있다.

형판 지그는 방오 기구가 없으므로 주의하여 사용해야 한다. 지그의 형태는 제품의 모양과 동일하거나 비슷한 경우가 있고, 일반적으로 **부시**(bush)를 사용하지 않고 지그판 전체를 **경화처리**한다.

(1) 레이아웃 템플릿

그림 1.6과 같이 소량의 가공물을 레이아웃하는 참조 지그는 대단히 능률적이다. 특히, 구멍이 있는 형상 및 가공물 외측면의 위치결정을 하는 데 사용한다.

그림 1.7과 같이 결합되는 가공물을 레이아웃할 때는 **템플릿**을 돌려서 가공물의 반대편에서도 사용할 수 있다. 한 번만 사용하는 플라스틱이나 알루미늄 판도 있으나, 오래도록 사용하기 위하여 $SM45C$, $STC\ 5$ 등을 열처리하여 사용한다.

재료의 두께는 2~6 mm의 범위를 많이 사용한다.

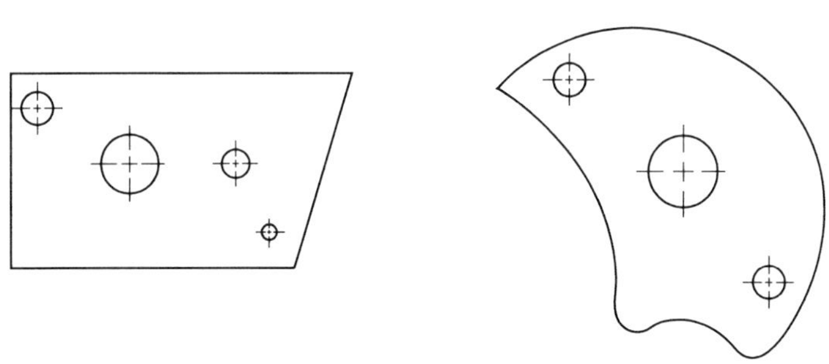

그림 1.6 • 레이아웃 템플릿

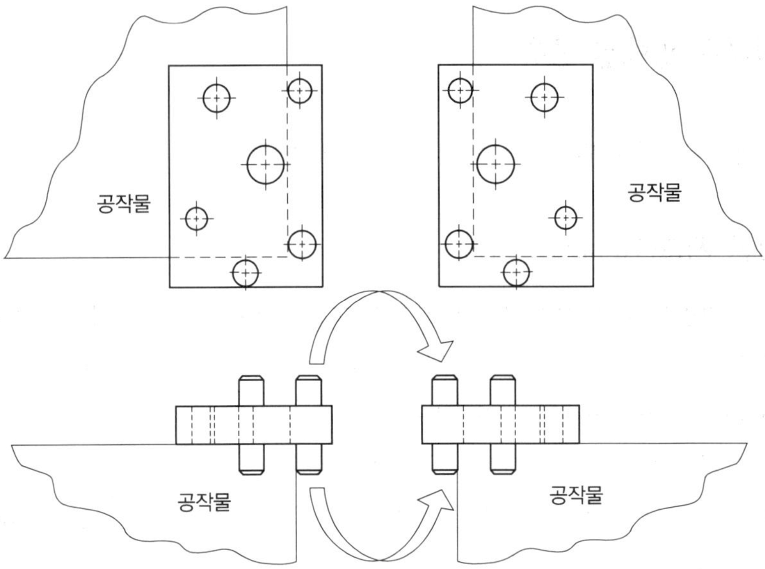

그림 1.7 • 결합부품을 위한 레이아웃

(2) 평판 템플릿 지그

그림 1.8과 같이 평면에서 위치결정핀에 의하여 구멍의 위치를 결정하는 데 사용된다. 플레이트의 두께는 구멍 또는 공구 직경의 1~2배로 한다.

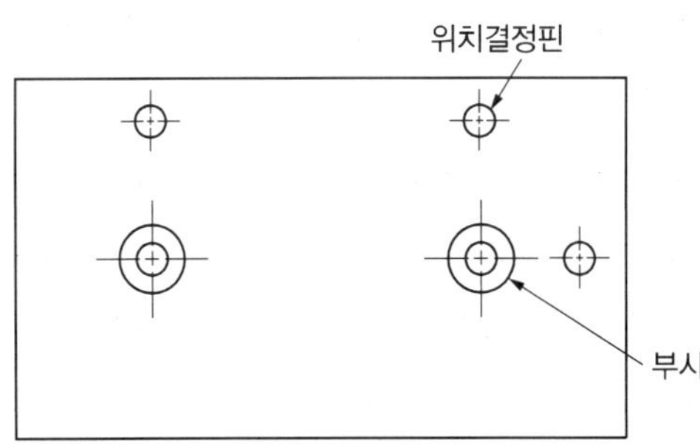

그림 1.8 • 평판 템플릿 지그

(3) 원판 템플릿 지그

그림 1.9와 같이 원통형의 가공물에 사용하고 외경 및 내경으로 위치결정을 하며 일반적으로 둥근 구멍 모양일 때 사용한다.

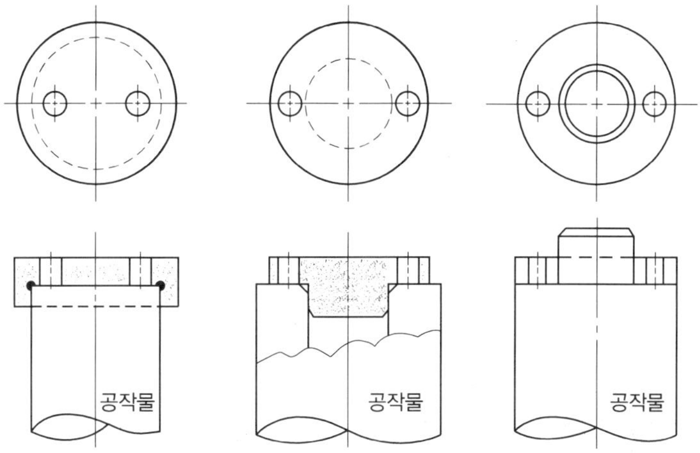

그림 1.9 • 원판 템플릿 지그

(4) 네스팅 템플릿 지그

그림 1.10과 같이 가공물의 위치결정을 하기 위하여 공동 네스트나 핀 네스트로 사용한다. 템플릿 지그는 가공물의 형상이나 모양에 거의 일치시켜서 사용한다. 단지 공동(空洞: cavity)이 매우 복잡하므로 지그의 가격은 비싸다. 그러므로 공동의 네스트는 원형, 정사각형, 직사각형과 같이 대칭적인 형상 등으로 제한된다. 비대칭형 네스트가 필요할 때는 **핀 네스트**를 사용하면 최소의 비용으로 제작할 수 있다.

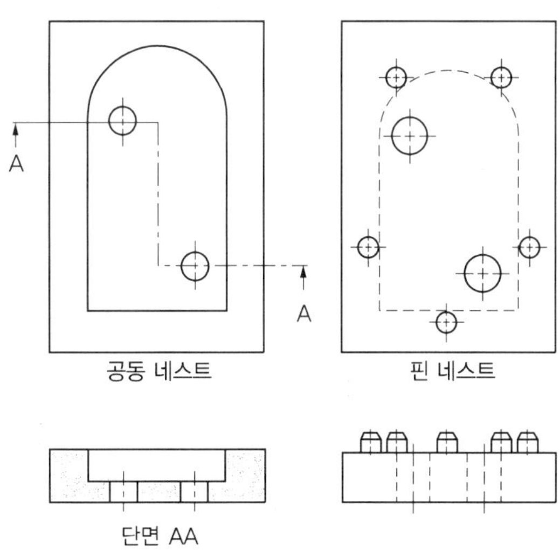

그림 1.10 • 네스팅 템플릿 지그

1.7.2 판형 지그(Plate jig)

형판 지그와 유사하나 간단한 위치결정 기구와 클램핑 기구가 있으며, 제작될 가공물의 수량 여부에 따라 부시를 사용하지 않고 간단히 사용하는 것도 있다.

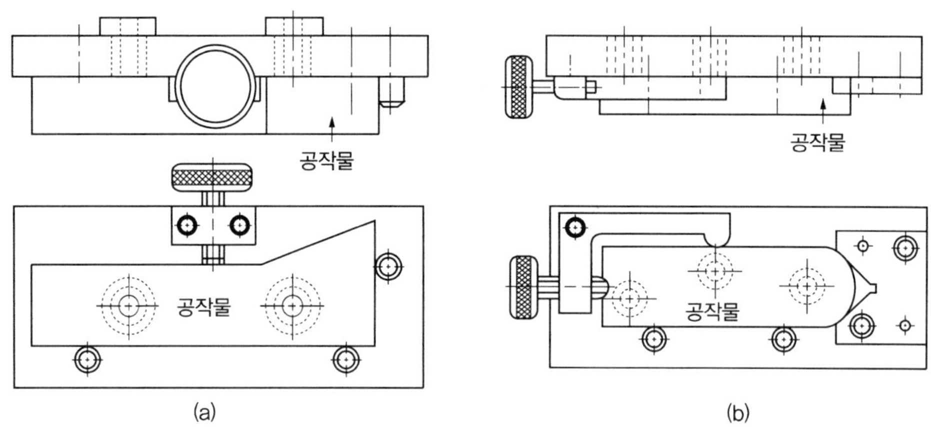

그림 1.11 • 판형 지그

1.7.3 테이블 또는 개방형 지그(Table or Open jig)

이 지그는 플레이트 지그의 일종으로 **리프** 또는 뚜껑이 없이 나사, 쐐기, 캠 등으로 가공물을 견고히 클램핑한 후 작업한다. 가공물의 형태가 불규칙하나 넓은 가공면을 가진 비교적 대형 가공물에 적합하며, 가공물의 부착 및 탈거는 지그를 뒤집은 상태에서 이루어진다. 가공할 때에는 다리로 수평을 유지한다. 설계와 제작 기간이 단축되고, 제작비를 절감할 수 있는 간단한 구조가 특징이다. 반면에 가공물을 클램핑하기가 곤란하고 한 번 부착하여 한 면밖에 가공할 수 없는 단점도 있다.

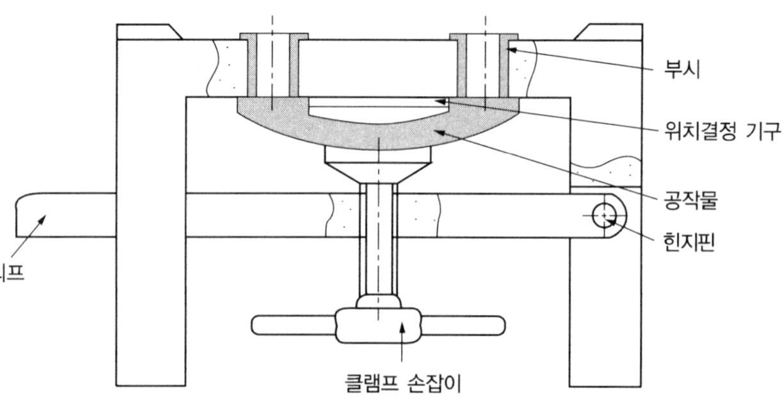

그림 1.12 • 테이블(개방) 지그

1.7.4 샌드위치형 지그(Sandwich jig)

가공물의 위·아래를 보호한 상태에서 가공되는 형태로, 가공물이 얇거나 연질의 재료인 경우에 가공 중 발생하는 변형을 방지하기 위하여 사용한다. 또는 가공물을 고정할 때 상·하 플레이트에 위치결정핀을 설치하여 고정하는 지그이다. 제작될 가공물의 수량에 따라 부시의 사용 여부를 결정한다(그림 1.13 참조).

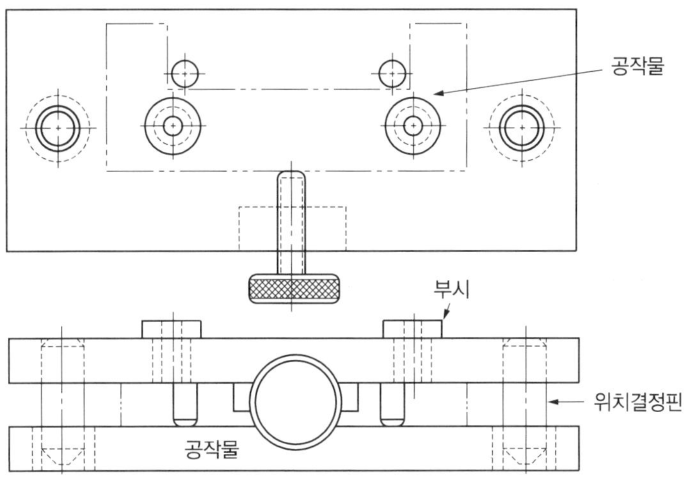

그림 1.13 • 샌드위치형 지그

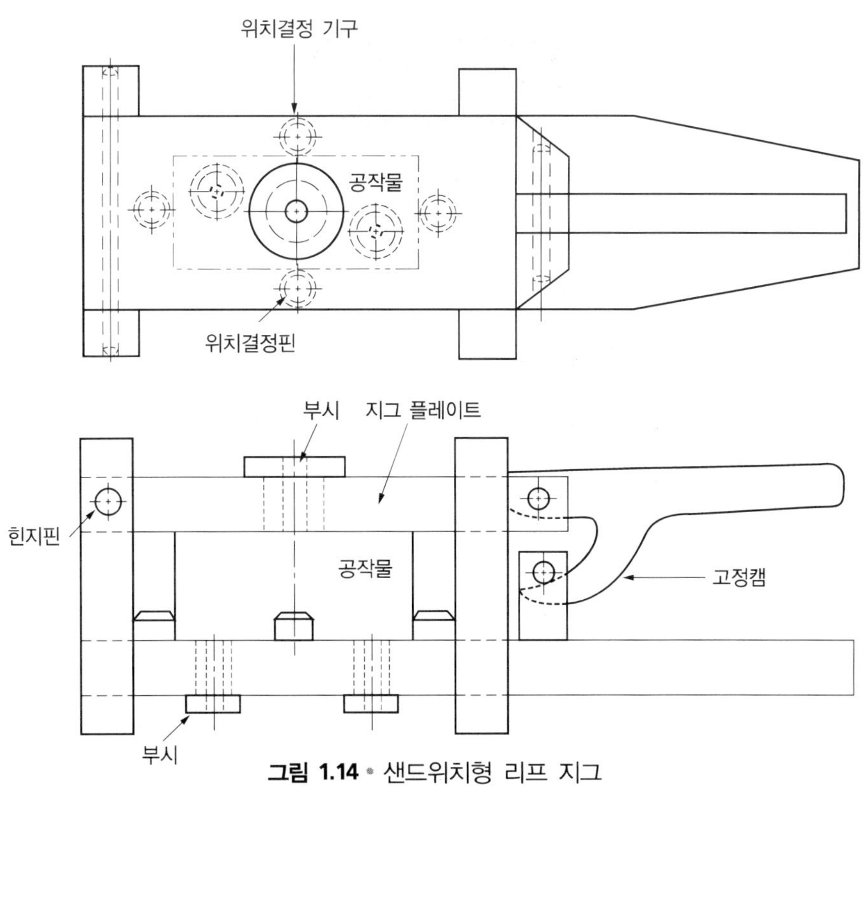

그림 1.14 • 샌드위치형 리프 지그

그림 1.14는 리프 형태의 지그로, 샌드위치형 지그를 보완 또는 수정한 것이다. 지그 본체와 지그 플레이트를 결합시킬 때에 핀을 쓰지만 클램핑 장치로 나사 대신에 캠형 걸림쇠에 의한 힌지 리프를 사용한다.

가공물은 위치결정 기구의 밑면에 설치한다.

1.7.5 링형 지그(Ring jig)

링형 지그는 원판 템플릿 지그를 수정 보완한 판형 지그의 일종으로 주로 링형의 가공물을 가공할 때 사용되는 지그이다. 지그의 형상도 링(ring)으로 구성되어 있다. 일반적으로 간단한 위치결정 기구와 클램프 기구로 되어 있고, 주로 파이프 플랜지(pipe flange)와 같은 형태의 가공물을 가공할 때 사용한다.

위에서 설명한 테이블 지그, **샌드위치형 지그**, 링형 지그(그림 1.15), 바깥지름 지그(그림 1.16) 등은 모두 판형 지그의 일종이다.

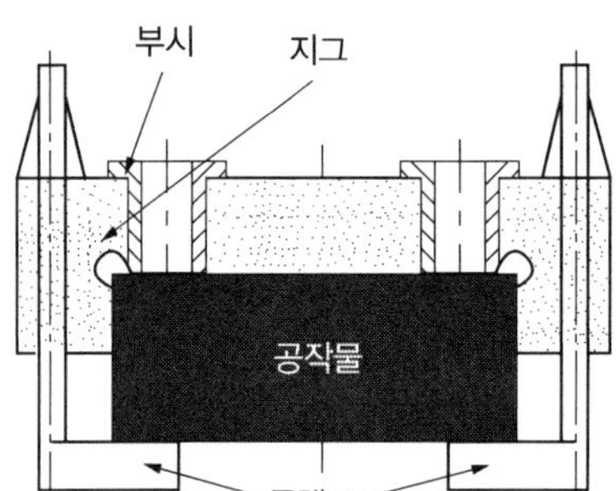

그림 1.15 • 링형 지그

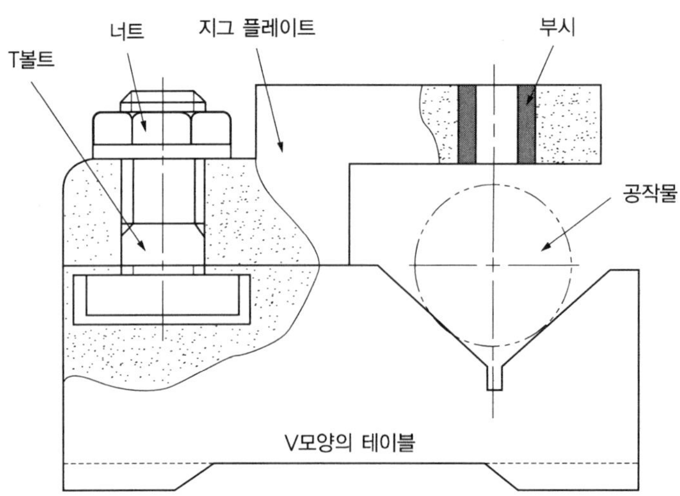

그림 1.16 • 바깥지름 지그

1.7.6 바깥지름 지그(Diameter jig)

판형 지그의 일종으로 축(shaft), 핀 모양의 원형 가공물을 드릴 작업할 때 주로 사용하며 V블록에 의한 위치결정과 토글 클램프에 의한 탈거 및 부착이 비교적 쉽다.

1.7.7 바이스형 지그(Vise jig)

기존 기계 **바이스**를 개조한 형태로, 가공물에 따라 조를 특수 제작하여 사용한다. 가공물의 형태가 바뀌어도 간단하게 조를 바꿀 수 있고 신속한 클램핑이 가능하며 튼튼한 구조를 가지고 있다. 그러나 가공물의 위치결정이 어렵고 제한된 크기의 제품만 체결할 수 있으며, 클램핑할 때에 전문적인 기술을 필요로 하는 등의 단점이 있다.

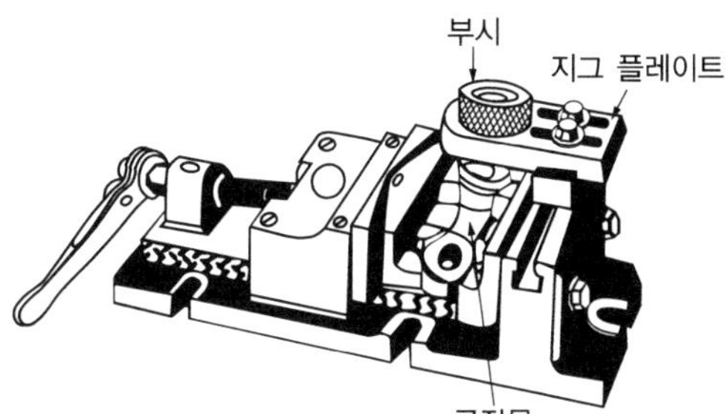

그림 1.17 • 바이스형 지그

1.7.8 앵글 플레이트 또는 니형 지그(Angle plate or Knee jig)

가공물을 일정한 각도로 가공할 수 있어 가공물의 옆면과 같이 어려운 곳을 가공하기 위하여 사용한다. 풀리, 칼라, 기어 등의 부품은 이와 같은 형태의 지그를 사용한다. 지그 본체는 보강대를 붙여 용접한 것으로 안전성이 있다. 90°가 아닌 각도로 변형된 지그를 **모디파이드 앵글 플레이트 지그**(modified angle plate jig)라고 한다(그림 1.18, 1.19 참조).

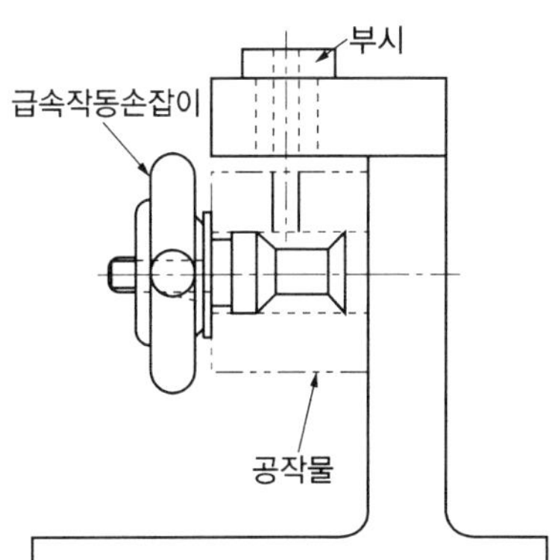

그림 1.18 • 앵글 플레이트 지그

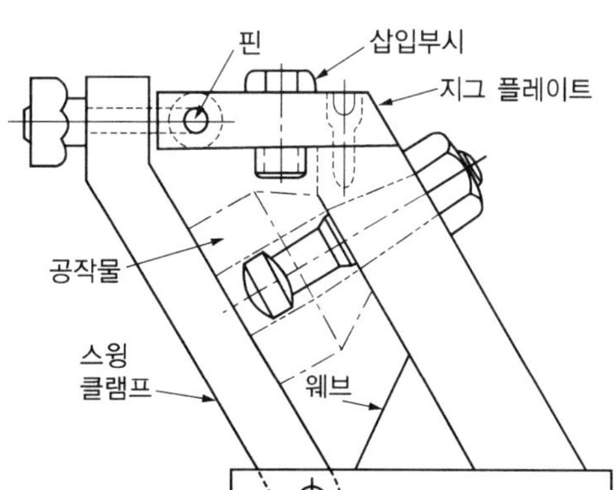

그림 1.19 • 모디파이드 앵글 플레이트 지그

1.7.9 분할형 지그(Indexing jig)

앵글 플레이트 지그는 가공물을 일정한 거리와 각도로 분할하여 정확한 간격으로 구멍을 뚫거나 기어와 같이 분할이 어려운 가공물을 가공하기 위하여 사용된다. 즉 지그의 일부에 설치된 기준 봉이나 원판 등의 분할 기구로 정확하게 분할을 하면서 가공한다. 위치결정핀은 열처리하고 스프링 플런저와 같은 조립식 위치결정핀의 형태로 규격화되어 있다. 특수한 형태의 분할 작업은 가공물의 조건에 따라서 분할판을 만들어 사용하며, 분할판의 모양은 마모 여유와 흔들림이 한쪽으로만 생기도록 설계하여야 한다(그림 1.20 참조).

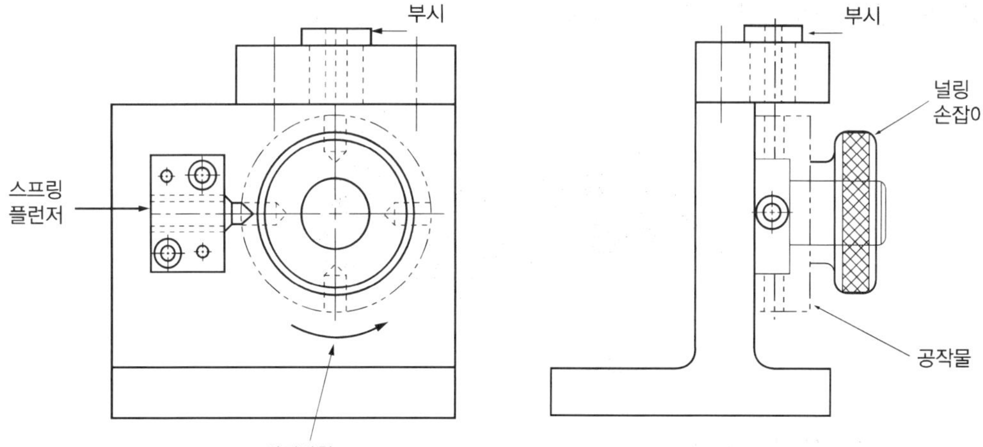

그림 1.20 • 분할형 지그

1.7.10 리프형 지그(Leaf jig)

리프형 지그는 **힌지핀**(hinge pin)으로 연결된 리프를 열고 가공물을 부착 및 탈거하는 지그이다. 또 불규칙하고 복잡한 형태의 소형 가공물에 적합하며, 부착 및 탈거가 쉽고 한번 부착하면 여러 면을 가공한다. 그러나 칩(chip)이 누적될 염려가 있고 드릴 부시(drill bush)가 압입되어 있는 리프는 힌지핀으로 작동되므로 오차가 발생하여 정밀도에 영향을 미칠 수 있다. 박스형 지그와 비슷한 작은 상자 지그의 일종으로서 박스형 지그와 다른 점은 지그의 크기와 가공물의 위치결정에 있다(그림 1.21 참조).

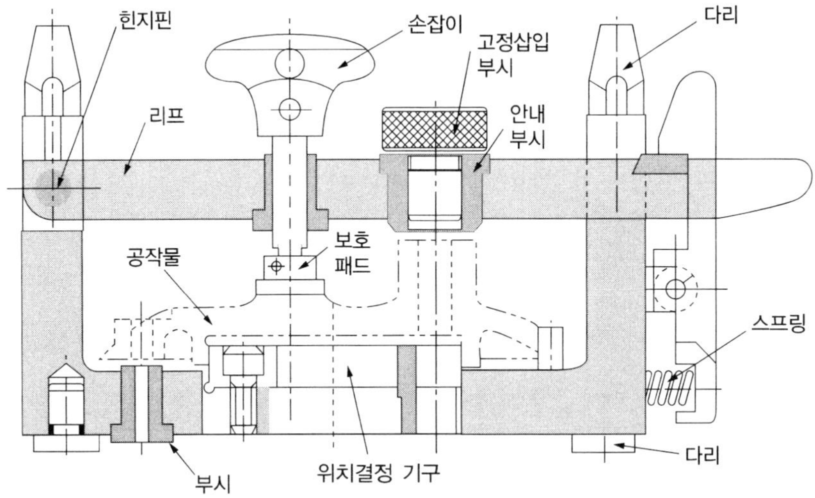

그림 1.21 • 리프형 지그

1.7.11 채널 지그(Channel jig)

채널 지그는 두 면에 부시를 설치하여 가공하거나 제3표면을 가공할 때에 사용된다. 이것은 박스 지그의 일종으로 정밀도보다 생산 속도를 증가시키기 위해 가장 단순하고 기본적인 형태를 하고 있으며, 지그 본체는 고정식과 조립식이 있다. 때로는 지그 다리를 사용하여 3개의 면을 가공할 수 있다. 여러 면에서 드릴링 가공을 할 수 있을 뿐만 아니라, 얇은 부품의 가공물을 쉽게 지지하거나 안전하게 클램핑할 수 있다(그림 1.22 참조).

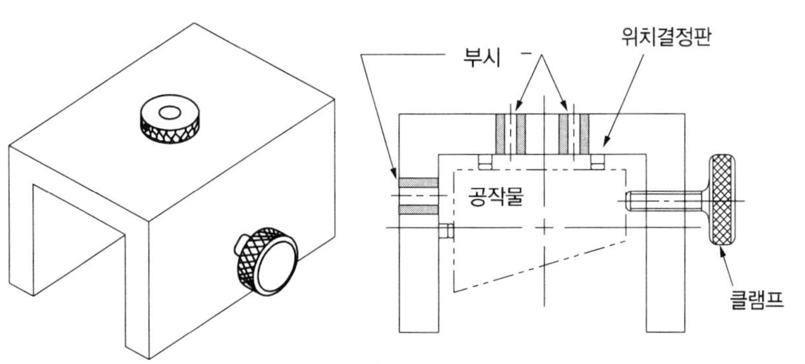

그림 1.22 • 채널 지그

1.7.12 박스 지그(Box or Tumble jig)

지그의 형태가 상자형이고, 가공물을 한 번 부착하여 지그를 회전시키면서 여러 면을 가공할 수 있다. 가공물의 위치결정이 정밀하고 견고하게 클램핑할 수 있다.

그러나 지그를 제작하는 데 많은 시간이 필요하고 칩의 배출이 어려우며, 지그 제작비가 비싸므로 최초 제품 생산비(initial cost)가 비교적 높다. 원칙적으로 지그 다리를 사용하지만 지그 본체 중앙에 홈을 파내고 양쪽 끝단을 이용하여 지그 다리를 대용할 수 있다(그림 1.23 참조).

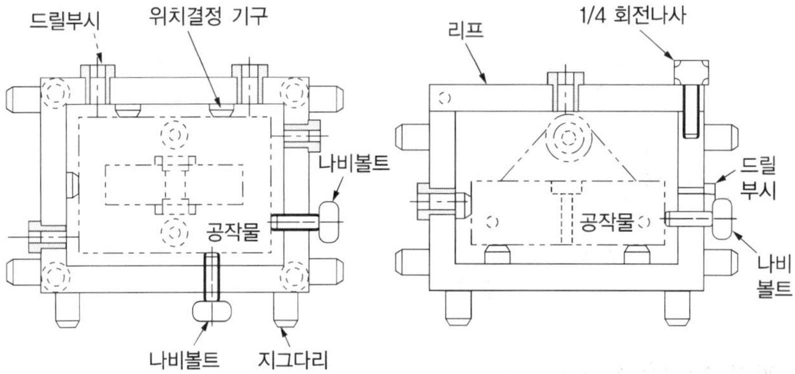

그림 1.23 • 박스 지그

1.7.13 트러니언형 지그(Trunnion jig)

일종의 샌드위치 또는 상자형의 지그를 **트러니언**에 올려 놓고 가공물을 분할(각도로)해 가면서 가공하는 지그이다. 주로 대형 또는 불규칙한 형상의 가공물에 사용되므로 일명 "로터리 지그"라고 말한다. 가공물이 크고 무거울 경우에 적합하고 비록 가공물이 대형이라도 앞면을 쉽게 가공할 수 있다(그림 1.24 참조).

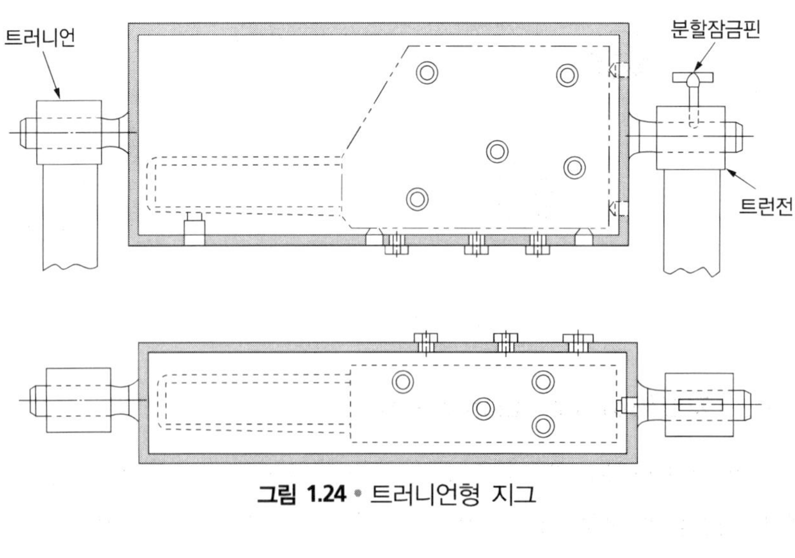

그림 1.24 • 트러니언형 지그

1.7.14 멀티스테이션 지그(Multistation jig)

일반적으로 1개의 지그로 한 종류의 작업만 가능하지만, 이 지그는 특수하게 설계된 드릴링 머신의 회전 테이블 위에서 여러 종류의 작업을 할 수 있는 지그이다. 또 연속적으로 가공하기 때문에 생산 능률을 향상시킬 수 있다. 이 지그의 특징은 효율적으로 가공물을 위치결정을 할 수 있다는 것이다. 즉 1개의 가공물은 드릴링, 다른 가공물은 리밍, 또 다른 가공물은 카운터 보링을 한 뒤에 완성된 가공물을 탈거하고 새로운 가공물을 부착할 수 있다.

이 지그는 단축 드릴 머신에도 사용되지만, 다축 드릴 머신에서는 2개 이상의 지그를 추가하여 복합형으로 사용된다. 그러나 복합형 지그의 구조나 규격은 따로 분류하지 않는다. 일반적으로 좋은 지그란 가공물에 따라 적합하고 정밀하게 가공할 수 있으며, 작동이 간단하고 안전성이 있어야 한다(그림 1.25 참조).

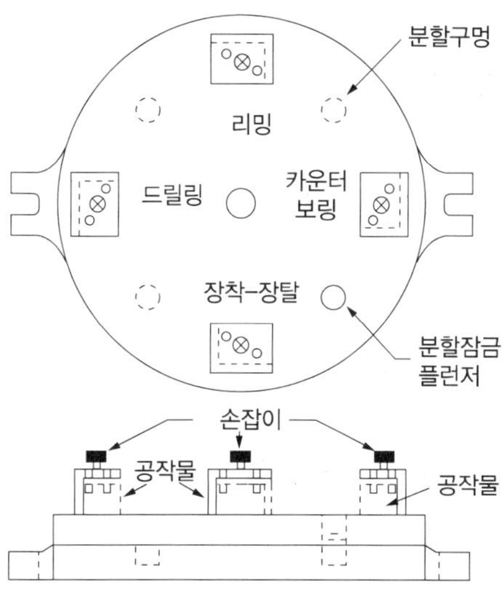

그림 1.25 ◦ 멀티스테이션 지그

1.7.15 펌프 지그(Pump jig)

펌프 지그는 레버로 작동되는 지그판을 쉽게 부착 또는 탈거할 수 있도록 사용자의 용도에 알맞게 상품화되어 있다. 이러한 지그는 사용자의 용도에 따라 기성품을 약간만 변형하더라도 제작 시간을 절약할 수 있다(그림 1.26 참조).

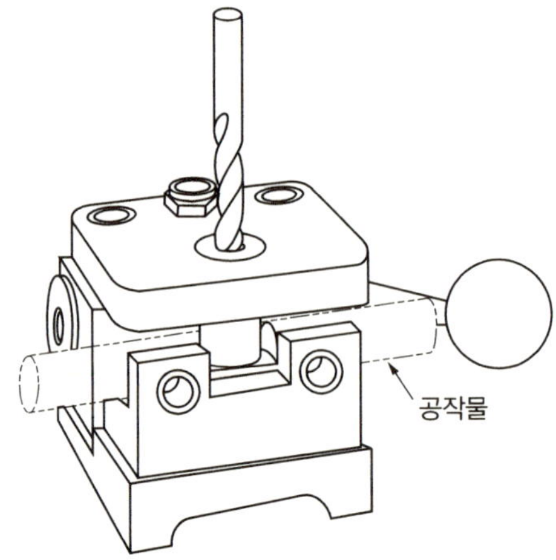

그림 1.26 • 펌프 지그

1.8 | 고정구의 형태별 종류

가공물의 모양에 따라 고정구(fixture)의 형태도 결정되며 주로 플레이트나 앵글 플레이트 형태가 가장 많이 사용된다. 지그와 고정구는 위치결정 기구와 클램핑 장치가 근본적으로 같지만 고정구에는 많은 절삭력이 작용하기 때문에 지그보다 견고하게 만들어져야 하며, 기준면에 의한 지지구도 고려하여야 한다.

1.8.1 플레이트 고정구(Plate fixture)

고정구 중에서 가장 많이 사용되고 가장 단순한 형태이다. 기본적인 고정구는 플레이트 또는 V블록으로 기준을 설정하여 가공물의 위치결정을 하고 클램핑하는 형태이다.

이 고정구는 구조가 간단하기 때문에 공작기계, 용접, 검사 등에 가장 많이 사용되고, 본체는 강력한 절삭력에 견디어야 하므로 견고해야 한다. 고정구의 사용 목적은 가공물의 위치결정을 하고 강력하게 고정하는 것이다(그림 1.27 참조).

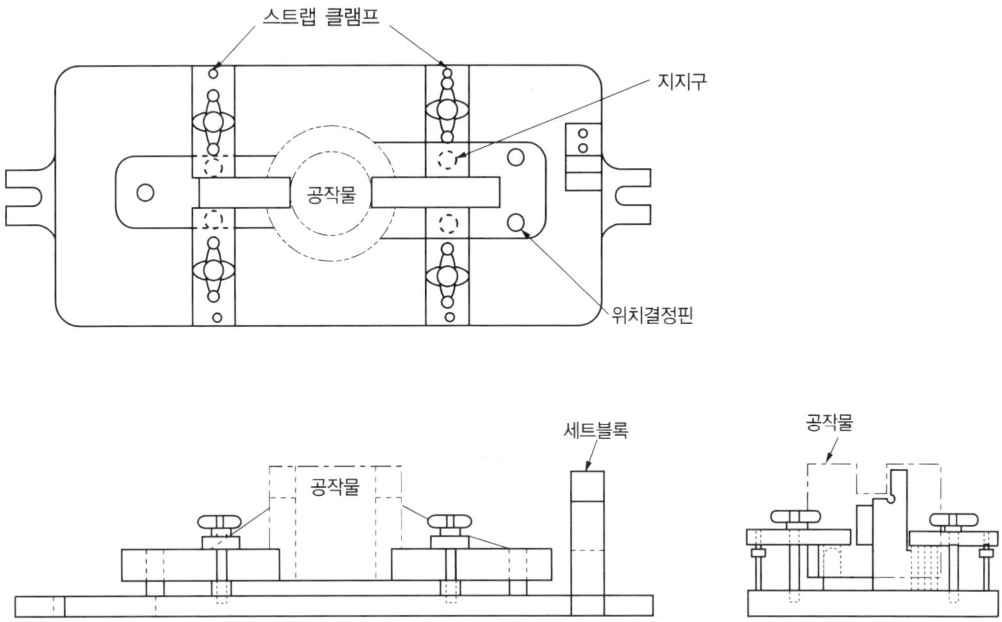

그림 1.27 • 플레이트 고정구

1.8.2 앵글 플레이트 고정구(Angle plate fixture)

플레이트 고정구는 수직판을 직각으로 설치한 것으로 밀링 고정구와 선반의 면판 고정구로 많이 사용된다. 이 고정구는 가공물을 위치결정 기구와 직각으로 기계 가공하는 것으로 강한 절삭력이 작용하면 본체가 약하므로 반드시 보강판을 설치하여야 한다.

이 고정구는 보통 90°의 각도로 되어 있으나 다른 각도를 사용하기도 한다. 여기서는 그림 1.29와 같이 수정된 앵글 플레이트 고정구를 사용한다.

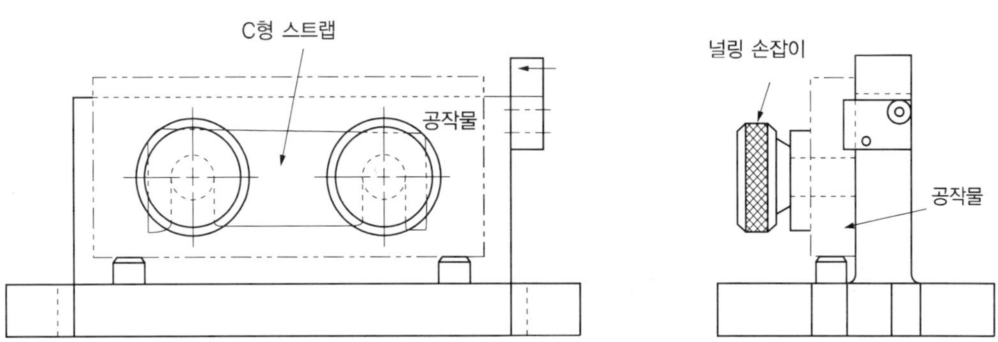

그림 1.28 • 앵글 플레이트 고정구

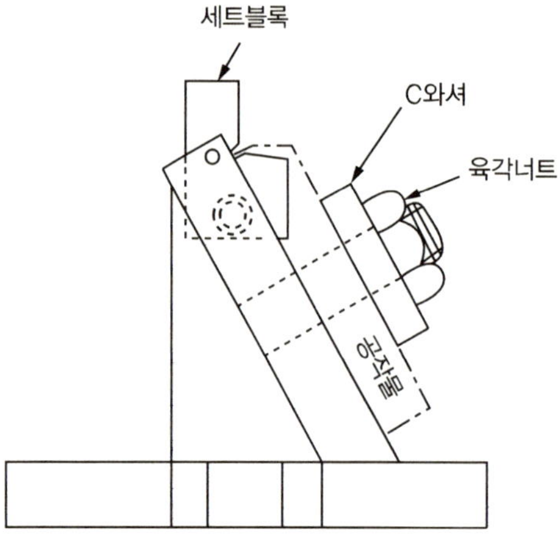

그림 1.29 • 수정된 앵글 플레이트 고정구

1.8.3 바이스 조 고정구(Visejaw fixture)

일반적으로 표준 바이스를 약간 응용한 것으로 작은 가공물을 기계 가공하기 위하여 사용한다.

이러한 고정구는 가공물의 모양에 따라 표준 바이스의 조 부분을 개선한 것으로 제작비는 비교적 싸지만 정밀도가 떨어지고 조(jaw)의 이동이 제한되므로 주로 소형 가공물을 가공하는 데 적합하다(그림 1.30 참조).

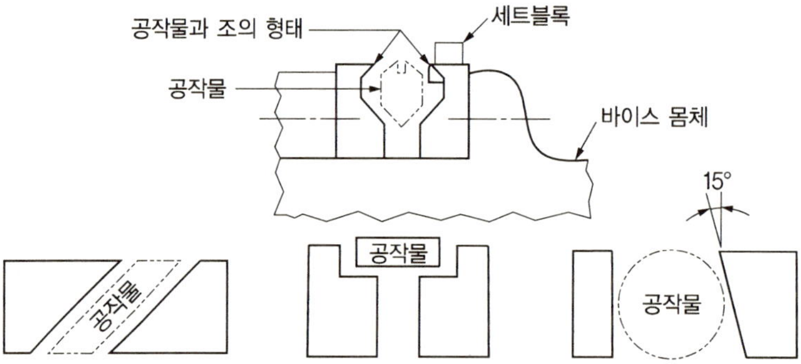

그림 1.30 • 바이스 조 고정구

1.8.4 분할 고정구(Indexing fixture)

분할 고정구는 분할 지그와 매우 유사하다. 가공물을 일정한 간격으로 기계 가공할 때에 사용한다. 그림 1.32의 부품은 분할 고정구를 사용한 예이다.

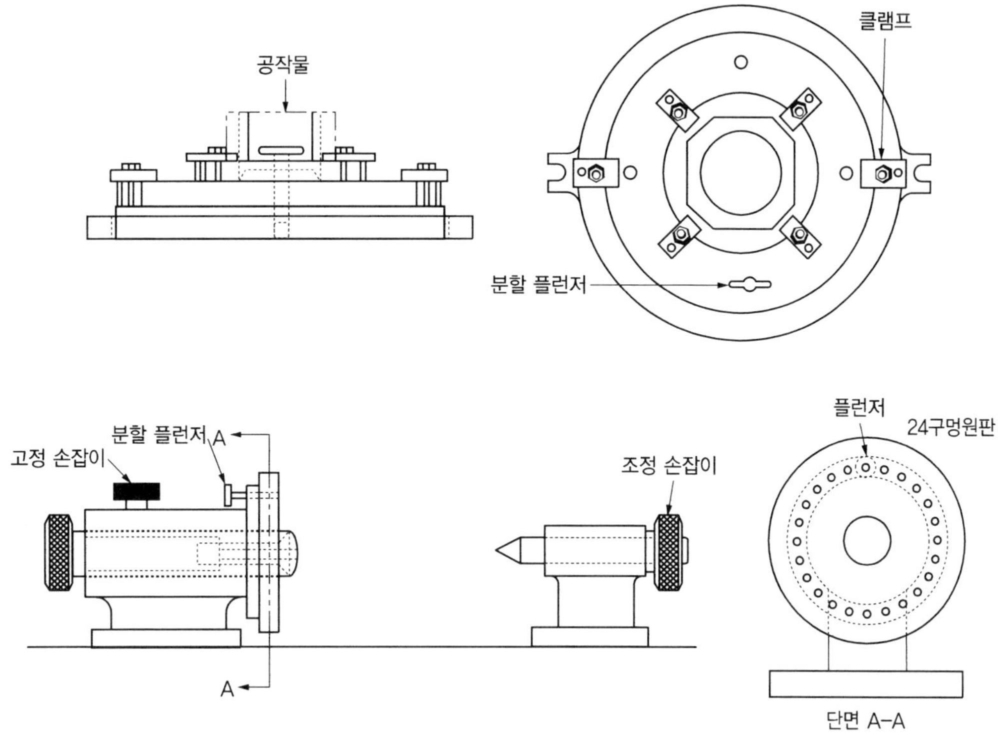

그림 1.31 • 분할 고정구

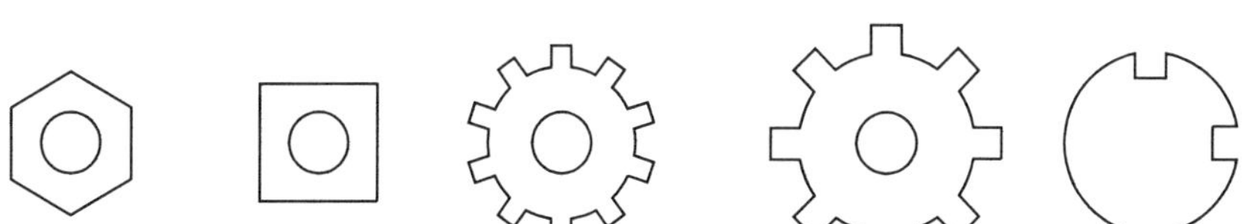

그림 1.32 • 분할 고정구를 사용하여 가공된 부품

1.8.5 멀티스테이션 고정구(Multistation fixture)

멀티스테이션 고정구는 가공 사이클이 계속되는 경우에 생산 속도와 생산량을 향상시키기 위해 사용된다. 2단 고정구(duplex fixture)는 2개의 스테이션을 가진 가장 간단한 다단(多段) 고정구이다(그림 1.33 참조). 또 고정구는 절삭작업이 계속되는 동안에도 부착과 탈거가 가능하다. 즉 스테이션 1에서 가공물이 가공되면 고정구는 회전하고 스테이션 2에서 가공 사이클이 반복된다. 그러므로 가공물을 스테이션 1에서 제거하고 새로운 가공물을 부착하는 장치이다.

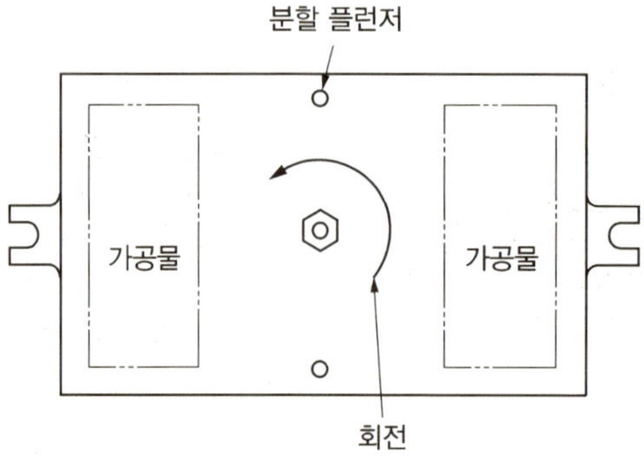

그림 1.33 • 2단 고정구

1.8.6 총형 고정구(Profiling fixture)

이 고정구는 공작기계로 가공할 수 없는 윤곽을 절삭할 수 있도록 절삭 공구를 안내하는 구조이다. 내면과 외면의 윤곽 모두를 사용할 수 있고, 커터는 고정구와 계속 접촉되어 있으므로 가공물은 고정구의 윤곽에 따라 절삭할 수 있다. 그림 1.34는 고정구와 밀링커터에 끼워진 베어링이 계속 접촉되므로 정확하게 절삭한다. 베어링은 고정구의 부품으로 매우 중요하기 때문에 내구성이 있어야 한다.

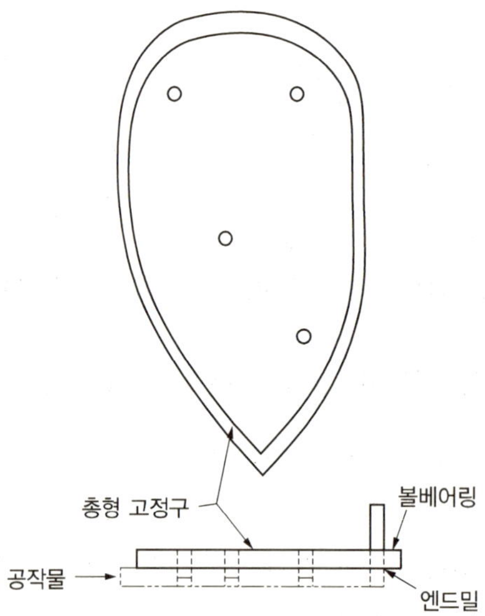

그림 1.34 • 총형 고정구

1.8.7 모듈러 고정구(Modular fixture)

생산 현장에서 정밀하고 복잡한 기계나 치공구에 관한 기술은 획기적으로 발전되기가 어러운 실정이다. 그러나 유연한 치공구 시스템을 도입하여 생산 제품의 정밀도를 개선하거나 생산성을 향상시킨다면 가장 효과적이다.

모듈러 고정구는 다양한 품종의 소량생산에 적합한 치공구로, 부품을 조립할 수 있는 본체, 볼트 및 각종 치공구 부품 등이 있다. 이 치공구는 부품을 조립하여 완성한 다음에 쉽게 분해할 수 있으므로 다양한 형태의 가공물에 사용된다. 고정밀도를 유지하기 위해 규격화 또는 표준화하거나 생산의 자동화를 추진해야 한다.

또한 CAD/CAM 시스템에 의해 가공물에 적합한 치공구 형태, 부품의 종류 및 위치 등을 설정할 수 있는 장점이 있다. 조절용 고정구의 활용 범위는 자동화 생산용, 밀링 고정구, 선반 고정구, 보링 고정구 및 검사(3차원 측정 등) 지그 등이며 복합용 머시닝 센터에도 많이 사용된다(그림 1.35).

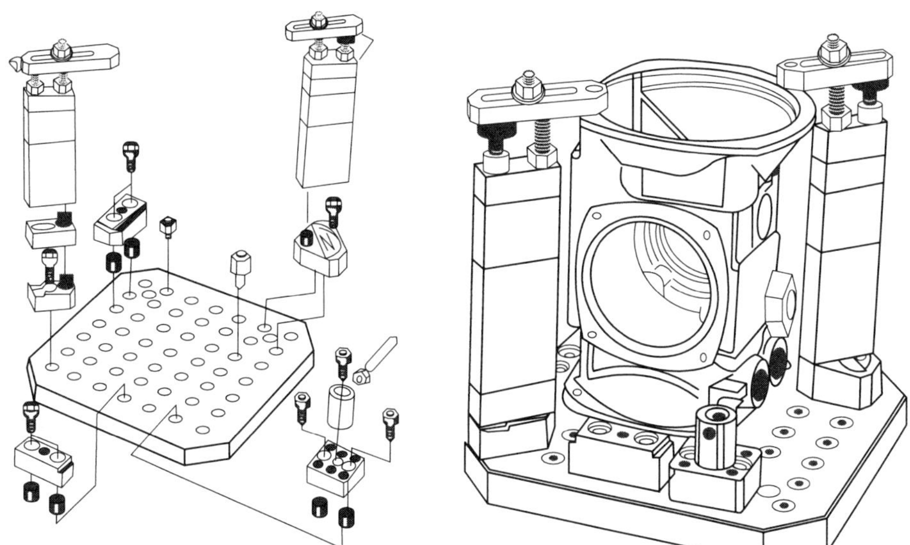

그림 1.35 • 모듈러 고정구의 조립순서

(1) 모듈러 고정구의 장점

관리상 많은 장점을 가진 유연한 치공구 시스템으로 하나 또는 2~3개의 기계 요소를 작동시키지 않더라도 생산성을 향상시킬 수 있는 대량생산 시스템용 고정구이다(그림 1.36). 또한 기계 공구 자체의 다양성과 유연성을 가진 시스템이므로 기계의 효율성도 매우 높다.

사실 유연한 치공구 시스템이란 주문 생산자가 편리하게 사용할 뿐만 아니라 경제성이나 융통성 면에서도 우수한 효과를 가진 것을 말한다. 보통 치공구는 작업이 완전히 끝나면 치공구의 유효 수명이 다하는 것으로 생각하지만, 모듈러 치공구는 반복해서 계속 사용할 수 있는 장점이 있다. Wharton사 Unitools Div.의 Rich 씨(최초 개발자의 이름)에 따르면 종전의 치공구가 특수한 NC를 작동시켜 약 100시간 걸려 생산하던 것에 비해, 모듈러 치공구는 단 2시간 이내에 모든 작업이 끝나므로 치공구 비용이 80% 정도 절감된다고 한다.

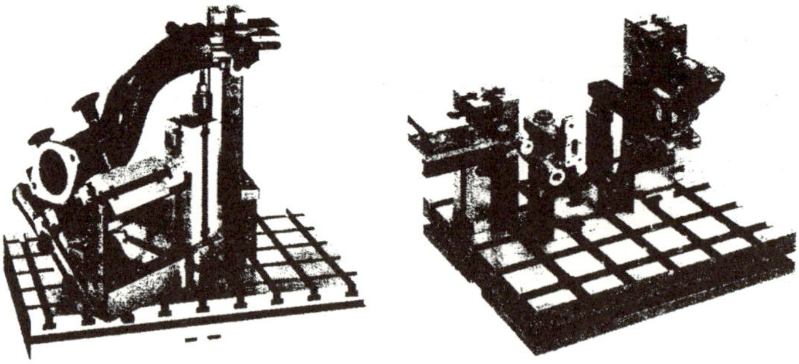

그림 1.36 • 모듈러 고정구 조립의 예

(2) 유연성을 가진 치공구의 조립 방식

❶ 공구 플레이트(tooling plate) 방식 : 수직 밀링, 머시닝 센터, CNC 드릴링 등에 사용된다.

❷ 앵글 플레이트(angle plate) 방식 : 수평 밀링, 보링, CNC 밀링, 머시닝 센터 등에 사용된다.

❸ 공구 블록(tooling block) 방식 : 가공물을 2면에 부착하거나 4면에 부착할 수 있다. 이것은 수평형의 장비에 사용하고 주로 기계의 테이블이 회전할 수 있는 머시닝 센터, 보링, 밀링 등에 사용된다.

모듈러 치공구는 설계 및 조립 시간을 단축시키므로 매우 효율적인 지그이며, 조립 방식은 3가지가 있다.

연습문제

1. 지그와 고정구의 차이점을 설명하시오.

2. 치공구의 3요소를 설명하시오.

3. 치공구에서 가공의 장점을 설명하시오.

4. 지그의 형태별 종류를 열거하시오.

5. CNC, MCT에 주로 사용되는 치공구는 무엇인가?

CHAPTER 02

치공구를 구성하는 요소

CHAPTER 02

치공구를 구성하는 요소

지그는 본체와 세부요소로 구성되며, 지그를 설계할 때에 먼저 고려해야 할 주의사항은 다음과 같다.

❶ 가공물의 모양에 따라 지그를 어떠한 모양으로 할 것인가?
❷ 지그에서 어느 부분의 정밀도를 특히 중요시할 것인가?
❸ 하중이 가장 많이 걸리는 곳은 어느 부분인가?
❹ ❸의 결과, 어디에 보강 리브를 붙일 것인가?
❺ 가공하기 쉬운 모양인가?
❻ 불필요한 살이 붙어 있거나, 반대로 살이 부족하고 약한 부분은 없는가?
❼ 허용되는 범위에서 중량 경감이 되어 있는가?
❽ 부착과 탈거가 간단히 이루어지는 기구인가?

현장 경험이 적은 설계자는 오로지 공작기계의 특성만 생각하고 실제의 가공에서 개량해야 할 점이나 작업자가 작업하기 쉬운지 등에 대해서는 무관심하기 쉽다. 따라서 설계할 때에는 현장의 책임자나 작업자의 의견을 종합하여 이를 충분히 반영하는 것이 좋다.

2.1 | 치공구 본체

치공구 본체(프레임)는 가공물을 유지하기 위한 바깥 틀이므로 가공물의 모양에 맞춰서 제작한다. 또한 설계할 때의 주의사항을 들면 다음과 같다.

2.1.1 보강 리브

지그는 중량 경감을 위하여 본체를 얇게 만들 경우, 가공물을 절삭할 때에 일부분에 하중이 걸려서 휨이 생길 염려가 있다. 그러므로 이런 곳에는 미리 **리브**를 붙여서 보강해야 한다.

(1) 가로방향으로 하중이 걸리는 경우

이 경우에는 그림 2.1과 같은 리브를 설치한다. 그림 (a)는 작은 하중이 걸리는 경우의 일반적인 보기이며 그림 (b)는 (a)보다 큰 하중이 걸리는 경우이다.

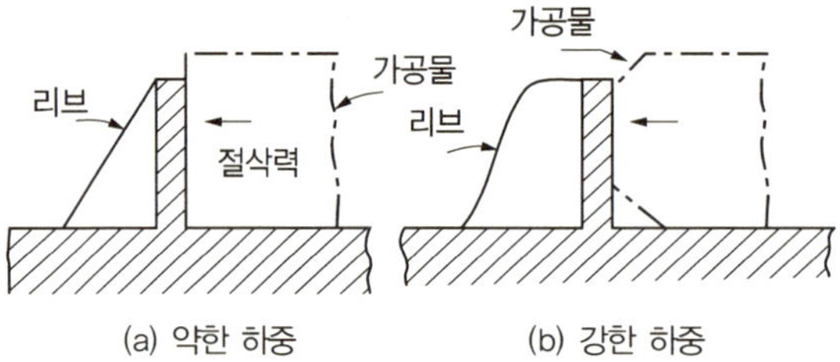

그림 2.1 • 가로방향 하중에 대한 보강 리브

(2) 상부로부터 하중이 걸리는 경우

그림 2.2 (a)와 같이 보강하는 것이 좋지만 가공상 리브를 위쪽에 설치하기 곤란한 경우에는 그림 (b)와 같이 설치할 수 있다. 또한, 축 구멍이나 부시가 들어가는 보스부에 그림 (c)와 같이 리브를 설치할 수도 있다. 이와 같은 보강법은 매우 중요한 역할을 한다.

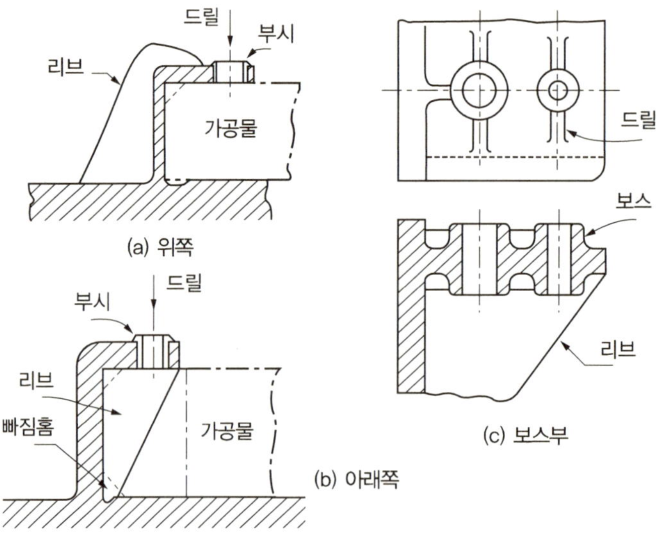

그림 2.2 • 상방향 하중에 대한 보강 리브

2.1.2 밑면

지그의 밑면은 공작기계의 테이블에 부착되는 면이므로 상당한 정밀도가 필요하다. 그러므로 **밑면**의 구조는 다음과 같은 점을 주의하여야 한다.

❶ 지그의 밑면과 테이블의 접촉면적은 되도록 작게 한다.
❷ 밑면에 붙은 칩을 쉽게 제거할 수 있는 구조로 한다.

또한 지그 본체를 주물로 만들 경우에 되도록 살 두께를 균일화하고, 모서리 부분에는 둥글기를 붙이도록 한다. 그렇지 않으면 주물의 각부에서 냉각 속도가 균일하지 않으므로 내부에 기공이나 큰 내부응력이 작용하여 변형이 생기거나 강도가 불균일하게 되는 경우가 있다.

2.2 | 치공구를 구성하는 세부요소

치공구가 그 기능을 충분히 발휘할 수 있도록 가공물의 위치결정 기구, 가공물의 체결기구, 공구의 안내와 위치결정 기구, 기타 여러 가지 요소로 구성되어 있다.

2.2.1 가공물의 위치결정 기구

치공구에 가공물을 부착할 때, 보통은 멈춤쇠를 사용한다. 멈춤쇠는 가공물에 따라 위치를 한 곳에 고정하거나 조절하여 가공하는 경우가 있다. 이것을 각각 **고정 위치결정 기구**, **조절 위치결정 기구**라 부른다. 이밖에 많이 이용되지는 않지만 그림 2.3과 같이 금긋기 선을 사용하는 방법 등도 있다.

다음은 가공물의 위치결정에 대하여 설명한다.

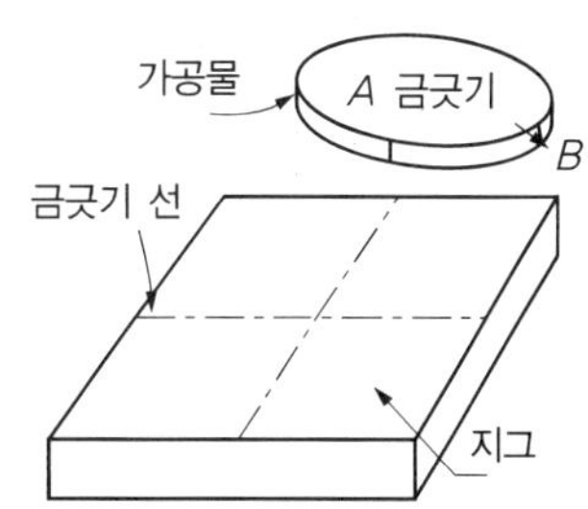

그림 2.3 • 금긋기를 이용한 위치결정 방법

(1) V형 위치결정

V형 위치결정은 원호 부분을 위치결정을 하는 기구(V블록)로 아주 널리 사용한다.

그림 2.4는 V홈 위에 봉을 올려놓고 한쪽을 밀어붙여서 위치결정을 한다. 또 그림 2.5는 구조가 간단하고 작은 가공물을 가공하는 경우에 사용된다. 나사를 안내판에 부착하여 V블록을 정확하게 안내하도록 한다. 그림 2.6은 안내판 대신에 얕은 안내홈을 파서 **V블록**을 안내하는 것이다.

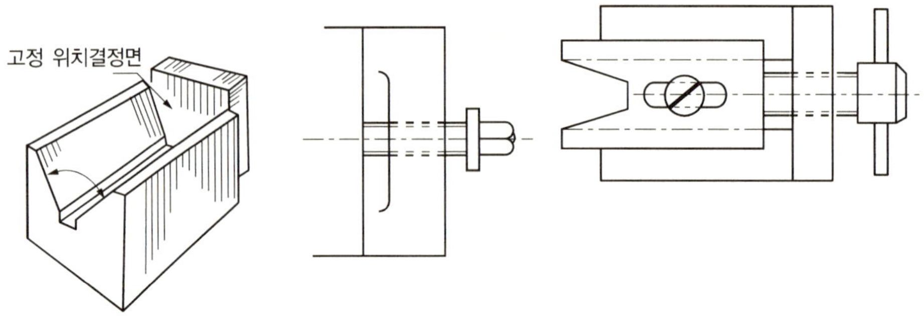

그림 2.4 • V블록에 의한 위치결정 치공구

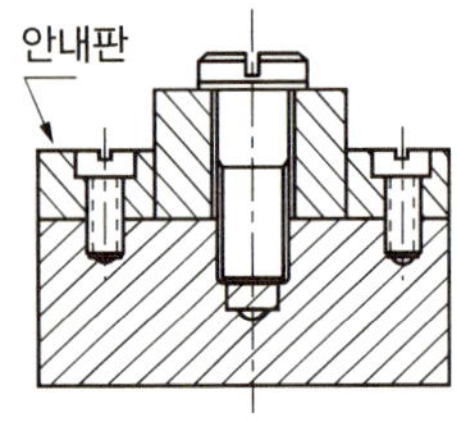

그림 2.5 • 안내판을 부착한 V블록

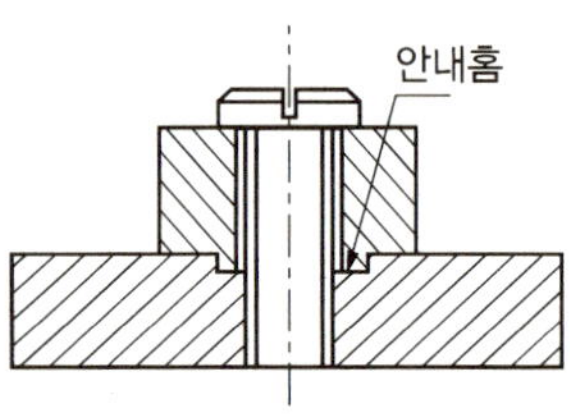

그림 2.6 • 안내홈을 부착한 V블록

그림 2.7 (a), (b)는 안내부의 단면을 나타낸 것으로 강도가 크고 정확히 안내할 수 있는 구조를 가지고 있다.

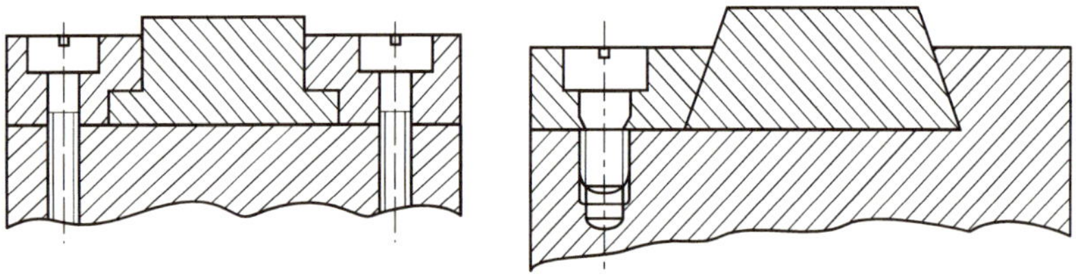

그림 2.7 • 안내부의 단면

그림 2.8은 V블록의 복부에 나사를 끼워두고 이것을 돌리면 V블록이 이동한다.

이 원리를 응용한 것이 그림 2.9와 그림 2.10이다. 그림 2.9는 나이프 끝으로 가공물을 1개씩 조절할 수 있고, 그림 2.10은 핸들을 회전시켜서 한 번에 V블록을 조절하여 위치결정을 하는 기구이다.

또한 그림 2.11은 가동홈에 의한 위치결정 방법이고, 표 2.1은 V블록의 치수를 나타낸다.

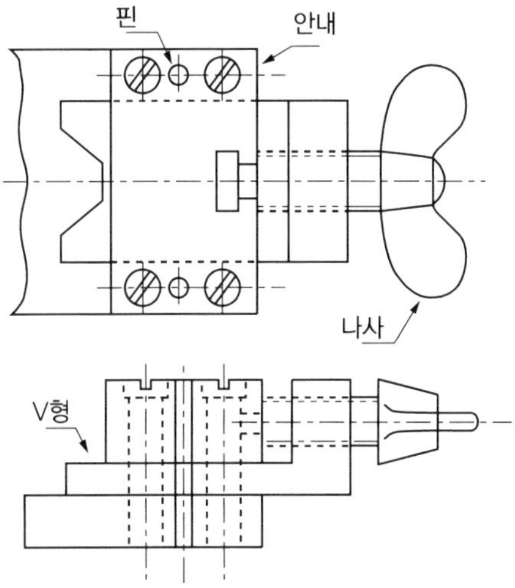

그림 2.8 • 나사를 사용한 블록

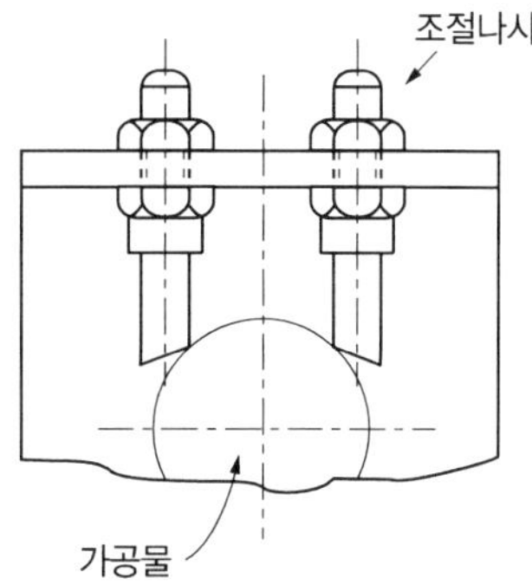

그림 2.9 • V블록의 원리를 이용한 위치결정

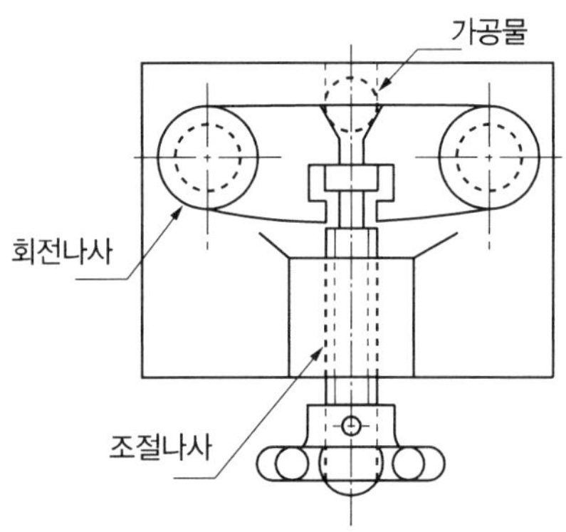

그림 2.10 • 핸들을 이용한 블록에 의한 위치결정

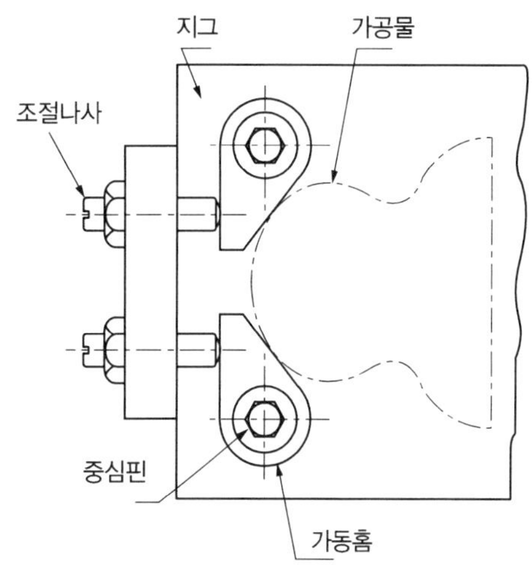

그림 2.11 • 홈붙이 위치결정

(2) 고정 위치결정 기구

(a) 고정 위치결정면

그림 2.12는 고정 위치결정 기구의 설명도이다. 그림에서 A, A′는 위치결정면이며, B는 가공물의 **자리면**(着座面)이라 한다.

표 2.1 • V블록 치수 위치결정

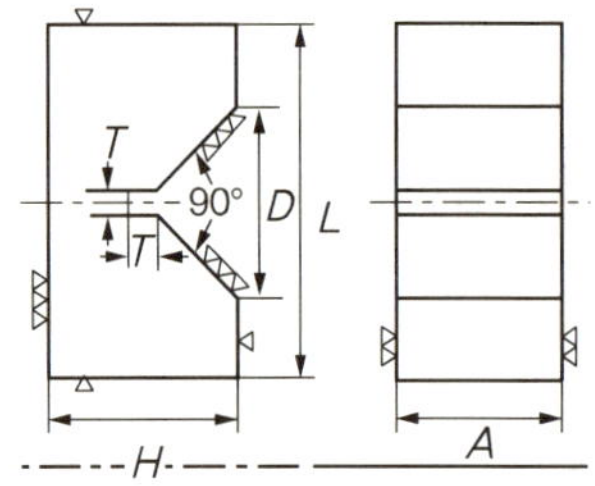

(단위 : mm)

주철제(2개 1조)				경강제(2개 1조)			
호칭치수 L	H	A	T	호칭치수 L	H	A	T
76	60	32	2	38	24	19	2
90	63	35	2	50	28	22	2
102	67	41	2	63	40	25	2
114	73	44	2	76	50	35	2
127	80	50	3	102	57	38	2
152	90	63	3				
178	115	76	3				
203	140	100	3				

[비고] 재질은 GC로 하고 래핑 다듬질을 할 것

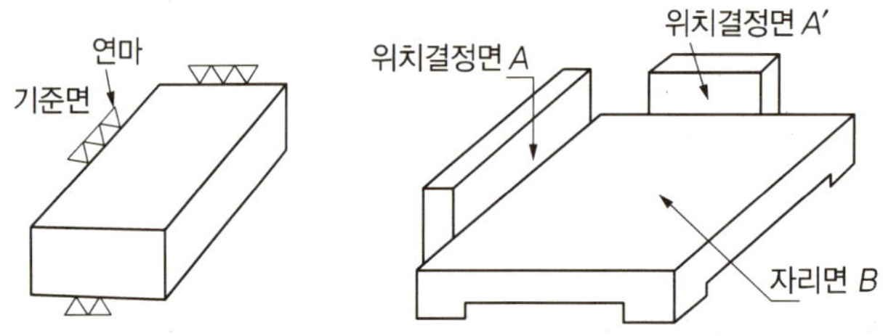

그림 2.12 • 가공물의 고정 위치결정면

즉, A, A′는 고정된 위치결정을 위한 평면이다. 위치결정에 있어서 반드시 고려해야 할 사항은 위치결정에 사용되는 면, 즉 위치결정면의 정밀도가 상당히 높아야 한다는 것이다. 그뿐만 아니라, 치공구의 위치결정면에 접촉되는 가공물의 면도 같은 정밀도로 다듬질이 되어야 한다. 이렇게 잘 다듬질한 면을 가공물의 기준면이라 부른다.

기준면은 다음과 같은 면을 잡는 것이 좋다.

❶ 가공물의 밑면을 기준면으로 한다.
❷ 가공물의 옆면을 기준면으로 한다.
❸ 가공물의 구멍을 사용하여 지지함으로써 안정시킬 수 있는 경우에는 그 구멍의 면을 기준면으로 한다.
❹ 넓은 평면 부분을 기준면으로 한다.
❺ 가장 고정밀도를 필요로 하는 부분을 기준면으로 한다.

기준면은 항상 다음 공정에 있어서의 가공 공차 이내로 다듬질되어 있어야 한다. 그러나 거친 다듬질용에는 가공물의 거친 표면을 기준면으로 할 수 있다.

또 가공물에 고정하기 위한 적당한 면이 없는 경우에는 가공물에 미리 "**떼어내기 보스**"라는 여분을 붙여 놓고 이를 기준으로 하여 고정한다. 이것은 가공이 끝나면 잘라버리기 때문에 가공이 복잡할 뿐만 아니라 재료가 낭비되기 쉽다(바람직하지 않음).

가공하는 동안에 기준면을 바꾸면 가공할 때 누적 오차가 생기므로 되도록 기준면에 일관성을 유지한다. 이러한 점에 대하여도 설계자는 충분히 주의하여야 한다.

(b) 고정 위치결정의 여러 가지

그림 2.13과 같이, 2개의 면, 즉 자리면과 위치결정면으로 위치결정을 하는 경우에는 반드시 그림 (b)와 같이 모서리 부분에 **빠짐홈**을 마련해야 한다.

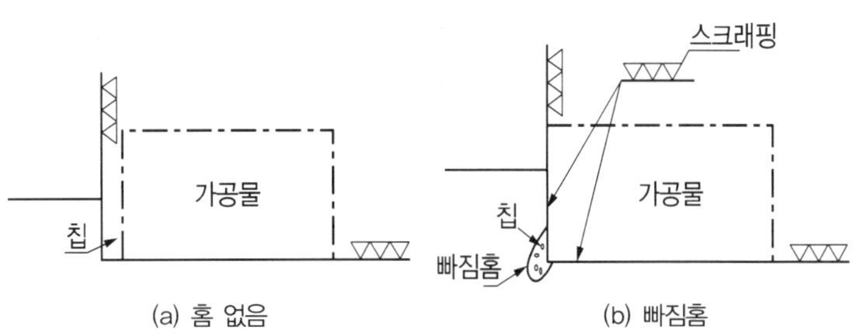

그림 2.13 • 위치결정면 단면

그림 (a)와 같은 경우에는 먼지나 칩이 가공물과 위치결정면 사이에 들어가게 되므로 정확하게 위치결정을 할 수 없다. 그리고 그림 (b)와 같이 빠짐홈을 만들어서 **칩**으로부터 방해받지 않도록 한다. 또 빠짐홈은 가공물의 모서리에 흔히 일어나기 쉬운 **끝 굽음**의 영향을 방지하기 위한 것이다. 일반적으로 빠짐홈의 폭은 3~10 mm 정도로 한다. 또한, 치공구의 재질은 가공하기 쉽고 깨끗한 평면 다듬질을 하기 위해 **보통 주철**(GC 15, GC 20)을 사용한다. 표 2.2는 빠짐홈의 치수를 나타낸 것이다. 또 위치결정면이 대단히 낮으면 가공할 때에 하중이 걸려서 그림 2.14와 같이 가공물이 움직이므로 주의하여야 한다.

표 2.2 • 자리면과 위치결정면이 교차하는 빠짐홈 부의 치수

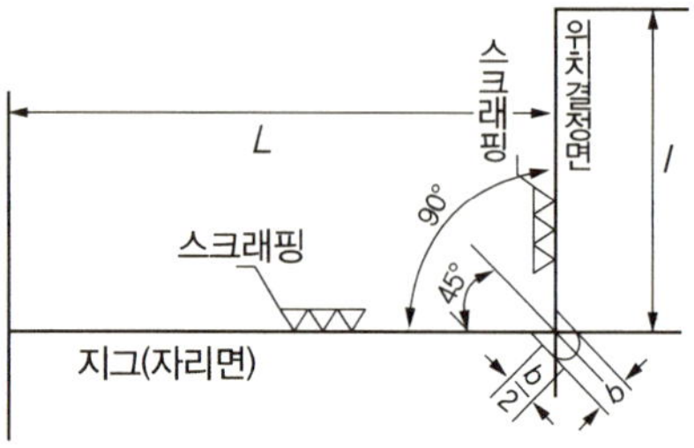

(단위 : mm)

l	*L*	*b*	*l*	*L*	*b*
15~25	50~100	2.5	100~150	200~250	5.5
25~50	100~150	2.5	150~200	250~300	5.5
50~100	150~200	2.5	200~250	300~350	5.5

[비고] 1. 표의 값보다 큰 *L*은 *b* = 5~6
2. 치공구는 GC 20~GC 25로 한다.

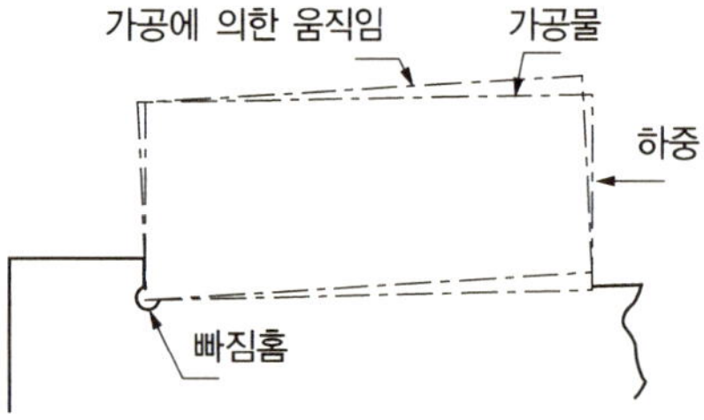

그림 2.14 • 위치결정면이 아주 낮은 경우

그림 2.15는 위치결정면의 강도가 약한 경우의 보기를 나타낸 것이다. 변형이 생기지 않도록 하려면 그림 2.16과 같이 리브를 붙이는 경우가 많다. 이러한 방법은 치공구 본체의 위치결정면이 파손되어 치공구 전체가 쓸 수 없는 상태가 되기 쉽다. 따라서 위치결정면에 **멈춤쇠**를 사용한다. 멈춤쇠에는 핀(pin)이나 볼트 등이 있다.

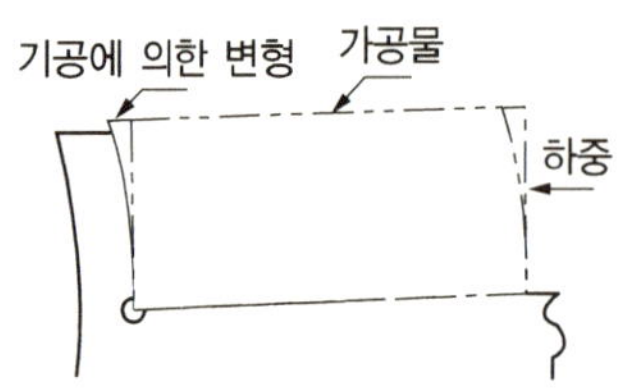

그림 2.15 • 위치결정의 나쁜 경우

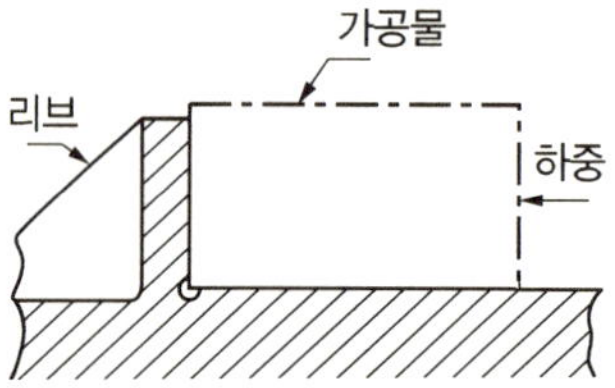

그림 2.16 • 치공구의 변형을 방지하기 위하여 리브를 붙인 경우

그림 2.17은 위치결정에 핀을 사용하는 보기로 그림 (a)는 화살표 방향의 큰 압력에도 견

디지만 그림 (b)와 (c)는 구부러지기 쉽기 때문에 비교적 지름이 큰 핀을 사용한다.

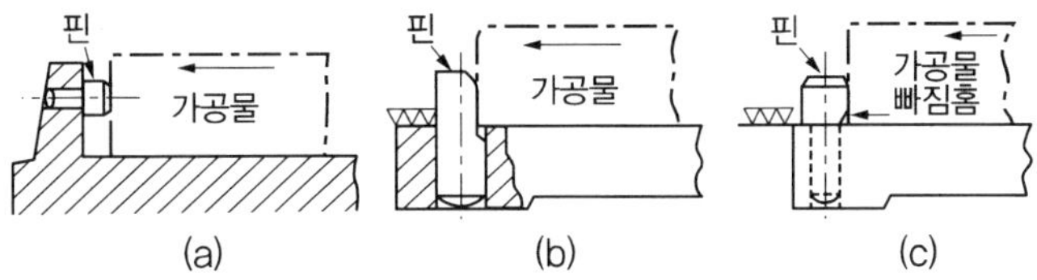

그림 2.17 • 핀을 이용한 위치결정

또한 (b), (c)와 같이 칩에 대한 빠짐홈을 마련해야 한다.

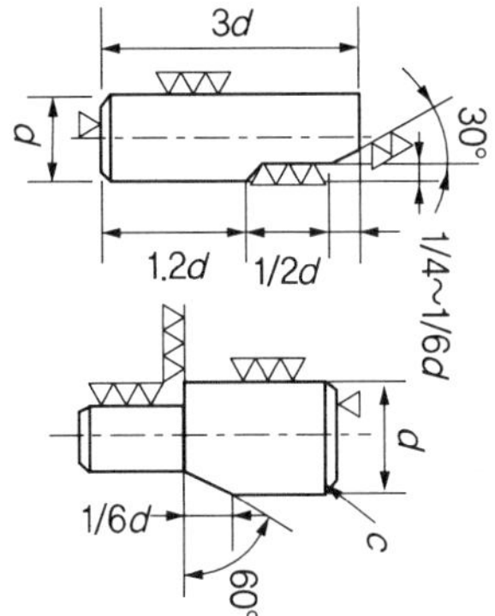

그림 2.18 • 빠짐홈이 있는 핀의 표준치수 비율

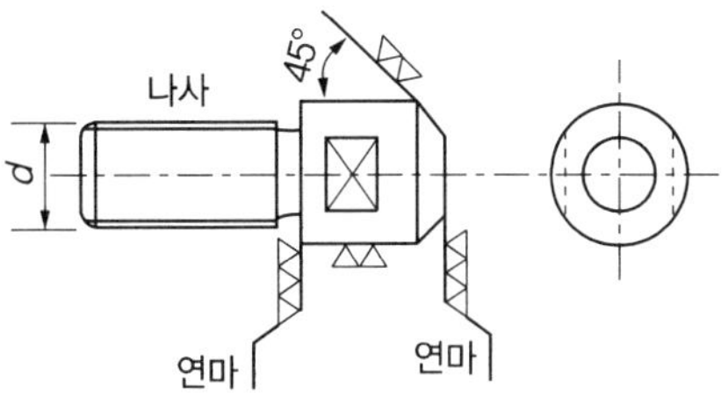

그림 2.19 • 핀

그림 2.18은 빠짐 여유가 있는 핀의 표준치수 비율을 표시한 것이다.

보통, 핀의 재질은 내마멸성이 높은 것이 필요하므로 담금질 후 템퍼링 처리를 하여 **쇼어 경도**(Hs) 37 정도로 하는 것이 바람직하다.

압입하는 구멍에 대하여 핀의 직각 또는 평행부를 정확하게 가공하고, 그림 2.17 (a), (b), (c)에서 다듬질 기호가 있는 곳을 정밀하게 가공하여 핀의 어깨부와 직각으로 압입하는 것이 좋다. 그림 2.19는 압입하지 않고 나사를 만들어 치공구 본체에 부착한다.

핀을 사용하면 가공물을 고정할 때에 하중이 걸려서 위치가 약간 틀려질 우려가 있다.

그림 2.20, 2.21는 핀의 보기이고 그림 2.22는 나사박음 다리이다.

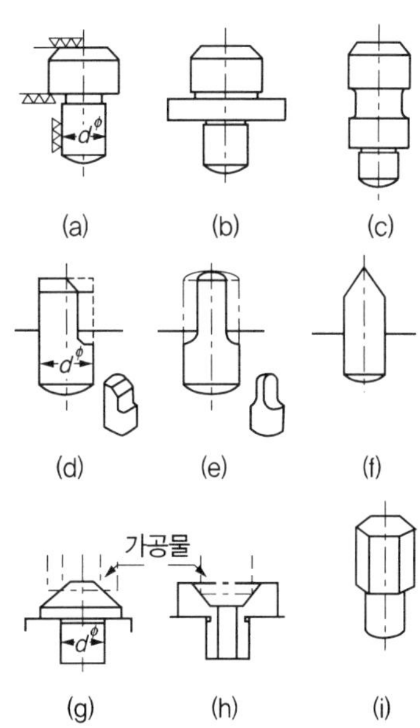

그림 2.20 • 때려박음 결정위치

그림 2.23은 육각 구멍붙이 볼트로 위치결정면을 부착한 보기를 나타낸다.

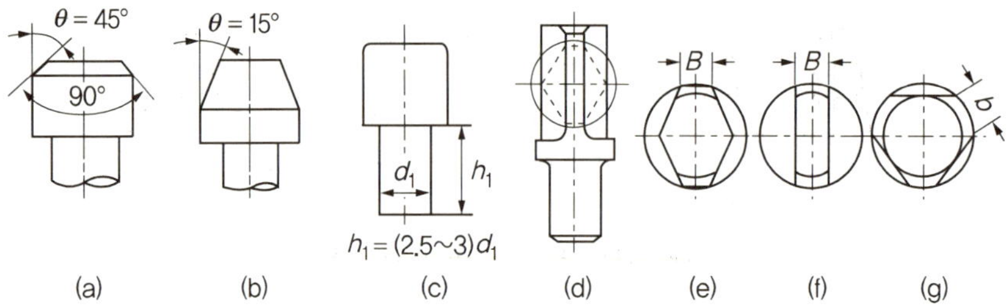

그림 2.21 ◦ 때려박음형 위치결정핀

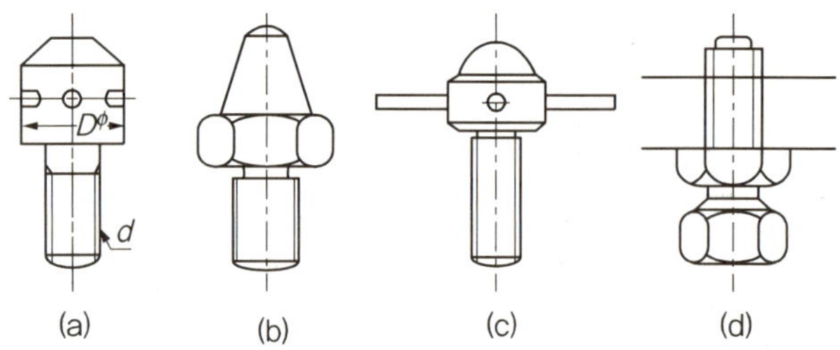

그림 2.22 ◦ 나사박음형 위치결정핀

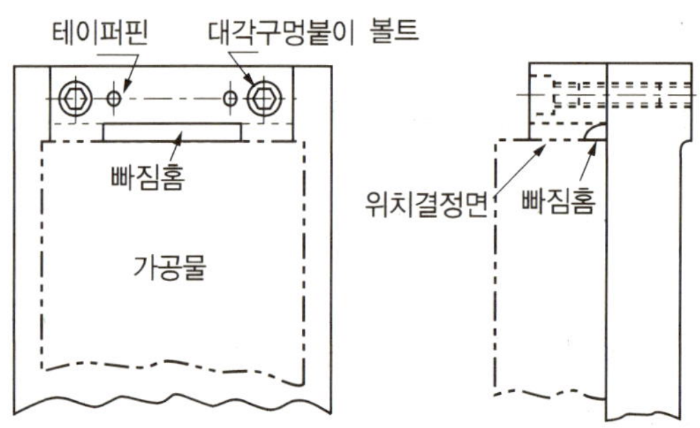

그림 2.23 ◦ 부착할 수 있는 위치결정

그림 2.24는 핀의 윗면을 위치결정면으로 사용한 보기이다. 그림 2.25와 같이 큰 정밀도가 필요하지 않은 가공물은 볼트를 사용하여 위치결정을 한다.

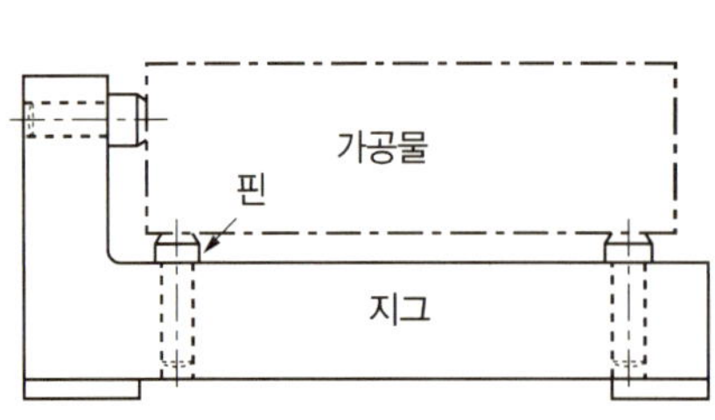

그림 2.24 ◦ 핀에 의한 위치결정

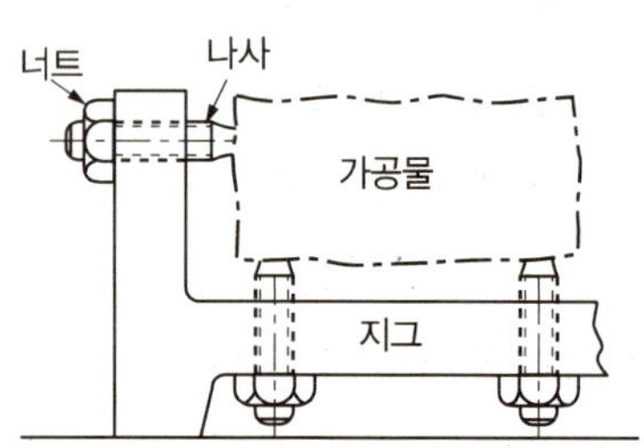

그림 2.25 ◦ 주조물의 위치결정

또 나사박음 핀은 볼트가 마멸되면 너트로 조정할 수 있다. 그림 2.26은 핀으로 치공구 본체의 위치결정을 하는 방법이다. 가공물의 외형이 단순하지 않거나 흐트러짐이 큰 경우에는 핀의 위치를 정확하게 결정하기 어렵다. 이러한 가공물은 조절 위치결정 기구를 사용한다.

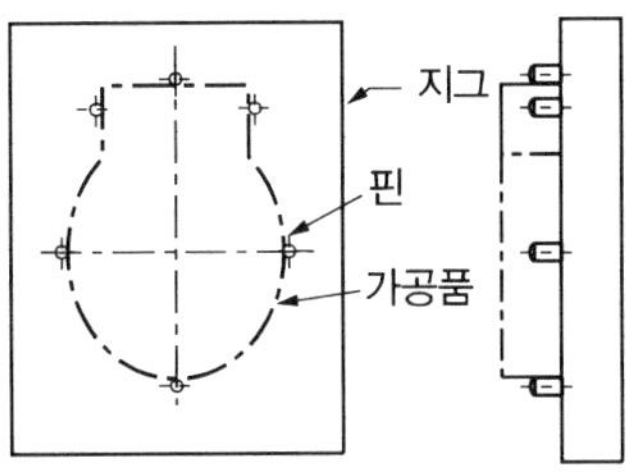

그림 2.26 • 핀을 사용한 위치결정

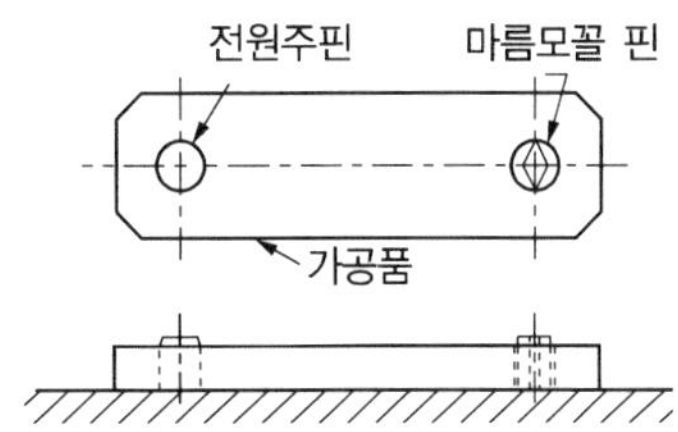

그림 2.27 • 핀 2개를 사용한 위치결정

핀 2개로 위치결정을 할 때에는 원칙적으로 **전체 원주핀**과 **마름모꼴 핀**을 사용한다(그림 2.27 참조).

이와 같이 여러 개의 핀을 사용하여 위치결정을 하는 경우에 공통적으로 **한쪽 핀의 높이를 낮게** 함으로써 쉽게 부착할 수 있는 구조로 설계해야 한다. 그림 2.28은 그림 2.27에 표시한 마름모형 핀과 안내붙이(전원주) 위치결정핀을 사용한 위치결정 방법의 보기이다.

또한 표 2.3에서 표 2.5까지는 각종 핀 및 멈춤나사의 규격이다.

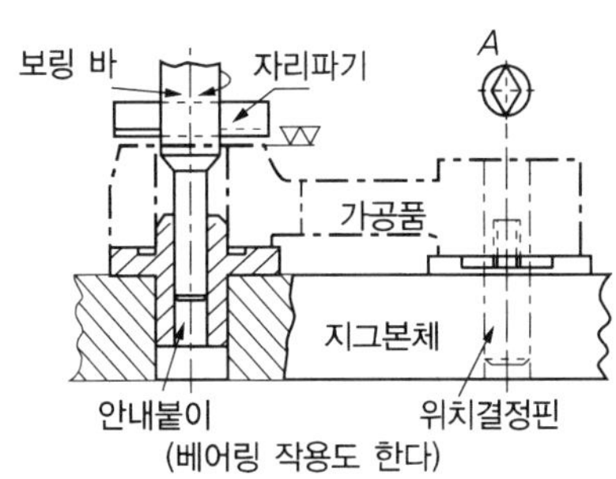

그림 2.28 • 핀을 사용한 위치결정

(3) 조절 위치결정 기구

기구 가공물의 모양이 비교적 간단한 것은 고정형으로 위치결정을 하고, 복잡한 것은 조절하여 사용한다. 조절형에는 가동 멈춤쇠, 핀, 볼트 등은 사용하지 않는다.

표 2.3 ◦ 지그형 위치결정핀

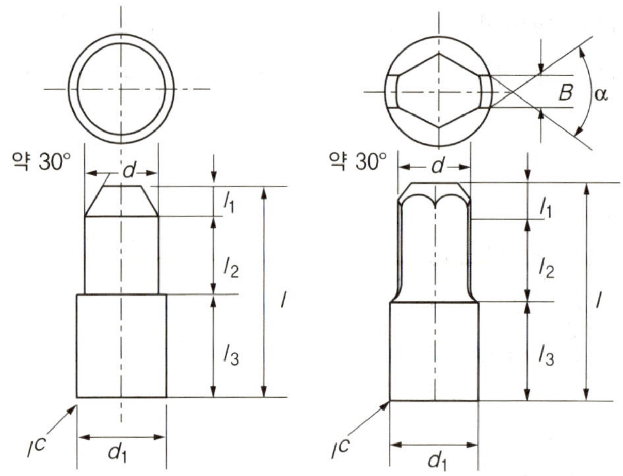

작은 머리 둥근형　　　　작은 머리 마름모형

(a) 작은 머리 둥근형 · 작은 머리 마름모형

d	h_6	d_1	p_6	l	l_1	l_2	l_3	B(약)	α(°)(약)
3 이상 4 이하	+0.020	4	+0.020	11	2	4	5	1.2	50°
	−0.012		+0.012	13			7		
4 이상 5 이하	+0.020	5	+0.020	13	2	5	6	1.5	50°
	−0.012		+0.012	16			9		
5 이상 6 이하	+0.020	6	+0.020	16	3	6	7	1.8	50°
	−0.012		+0.012	20			11		
6 이상 8 이하	+0	8	+0.024	20	3	8	9	2.2	50°
	−0.009		+0.015	25			14		
8 이상 10 이하	+0	10	+0.024	24	4	10	11	3	60°
	−0.009		+0.015	30			17		
10 이상 12 이하	+0	12	+0.029	27	4	10	13	3.5	60°
	−0.011		+0.018	34			20		
12 이상 14 이하	+0	14	+0.029	30	4	11	15	4	60°
	−0.011		+0.018	38			23		
14 이상 16 이하	+0	16	+0.029	33	5	12	17	5	60°
	−0.011		+0.018	42			26		
16 이상 18 이하	+0	18	+0.029	36	5	12	19	5.5	60°
	−0.011		+0.018	46			29		
18 이상 20 이하	+0	20	+0.035	39	5	12	22	6	60°
	−0.013		+0.022	47			30		
20 이상 22 이하	+0	22	+0.035	41	5	14	22	7	60°
	−0.013		+0.022	49			30		
22 이상 25 이하	+0	25	+0.035	41	5	14	22	8	60°
	−0.013		+0.022	49			30		
25 이상 28 이하	+0	28	+0.035	41	5	14	22	9	60°
	−0.013		+0.022	49			30		
28 이상 30 이하	+0	30	+0.035	41	5	14	22	9	60°
	−0.013		+0.022	49			30		

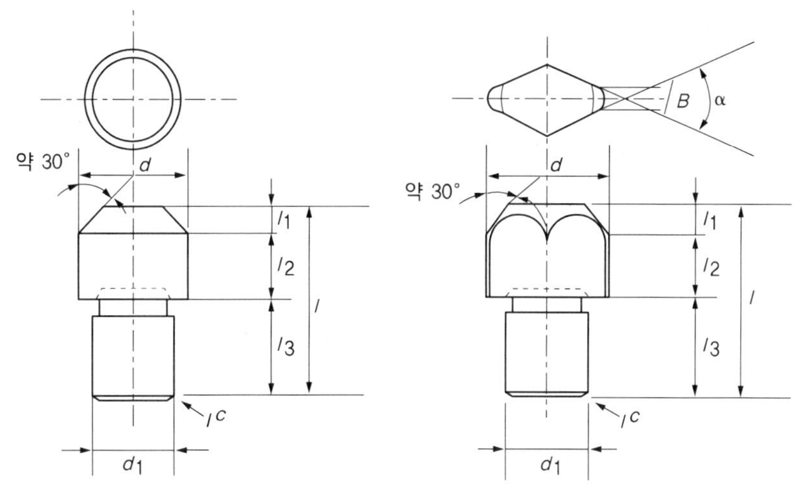

큰머리 둥근형 큰머리 마름모형

(b) 큰머리 둥근형 · 큰머리 마름모형

d	h_6	d_1	p_6	l	l_1	l_2	l_3	B(약)	α(°)(약)
6 이상 8 이하	+0 −0.009	5	+0.020 +0.012	19	3	6	10	2.2	50°
8 이상 10 이하	+0 −0.009	7	+0.024 +0.015	22	3	8	11	3	60°
10 이상 12 이하	+0 −0.011	8	+0.024 +0.015	25	4	8	13	3.5	60°
12 이상 14 이하	+0 −0.011	10	+0.024 +0.015	28	4	9	15	4	60°
14 이상 16 이하	+0 −0.011	12	+0.029 +0.018	32	4	10	18	5	60°
16 이상 18 이하	+0 −0.011	13	+0.029 +0.018	35	5	10	20	5.5	60°
18 이상 20 이하	+0 −0.013	14	+0.029 +0.018	37	5	10	22	6	60°
20 이상 22 이하	+0 −0.013	16	+0.029 +0.018	39	5	12	22	7	60°
22 이상 25 이하	+0 −0.013	18	+0.029 +0.018	42	5	12	25	8	60°
25 이상 28 이하	+0 −0.013	20	+0.035 +0.022	42	5	12	25	9	60°
28 이상 30 이하	+0 −0.013	22	+0.035 +0.022	42	5	12	25	9	60°

[비고] 재질은 탄소공구강 SK5 또는 이와 동등 이상인 것(경도 HRC 55~60)으로 한다. 호칭 방법, 명칭, 종류 d, d_1 치수 차 기호 및 l에 따른다.

[보기] 지그용 위치결정핀, 큰머리 둥근형 10 h_6 22

표 2.4 ◦ 6각 구멍붙이 멈춤나사

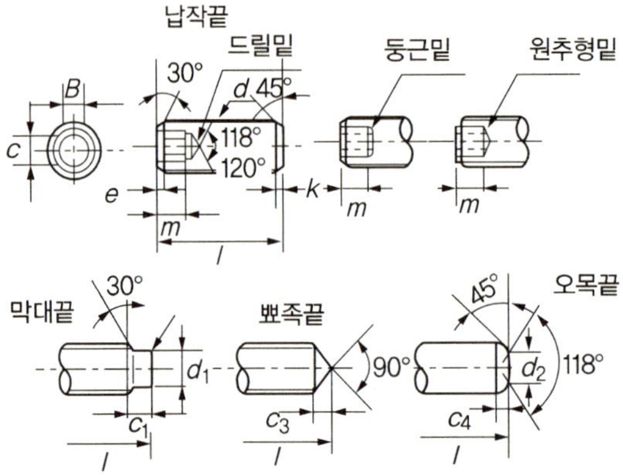

(단위 : mm)

나사의 호칭(*d*)			M3 ×0.5	M4 ×0.7	M5 ×0.8	M6	M8	M10	M12	(M14)	M16	(M18)	M20
피치 P			0.5	0.7	0.8	1	1.25	1.5	1.75	2	2	2.5	2.5
B	기준 치수		1.5	2	2.5	3	4	5	6	6	8	8	10
	(허용차)		+0.08 +0.02				+0.10 +0.03				+0.13 +0.04		
c (약) e (약) m (최소)			1.7 0.3 1.5	2.3 0.3 2	2.9 0.5 2.5	3.6 0.5 3	4.7 0.6 4	5.9 0.8 4	7 1 5	7 1 6	9.4 1.1 6	9.4 1.1 8	11.7 1.2 8
끝부	납작끝	*k*	0.6	0.8	0.9	1	1.2	1.5	2	2	2	2.5	2.5
	막대끝	d_1 기준 치수	–	–	3.5	4	5.5	7	9	10	12	13	15
		d_1 허용차	–	–	0 −0.12			0 −0.15			0 −0.18		
		c_1 (약) r (약)	– –	– –	3 0.3	3 0.4	5 0.4	5 0.5	6 0.6	6 0.8	8 0.8	8 0.8	8 1
	뾰족끝	c_3 (약)	1.2	1.6	2	2.5	3	3.5	4.5	5	6	6.5	7
	오목끝	d_2 (약) c_4 (약)	1.5 0.8	2 1	2.5 1.2	3 1.5	5 1.5	6 2	8 2	9 2.5	10 3	12 3	14 3
l	기준 치수		3* 4 5 6 8 10	4* 5 6 8 10 12 14 16	5* 6* 8 10 12 14 16 18 20	6* 8* 10 12 14 16 18 20 22 25	8* 10* 12 14 16 18 20 22 25 28 30 32	10* 12* 14 16 18 20 22 25 28 30 32 35 40	12* 14* 16 18 20 22 25 28 30 32 35 40 45 50	14* 16* 18 20 22 25 28 30 32 35 40 45 50	18* 20* 22 25 28 30 32 35 40 45 50	18* 20* 22 25 28 30 32 35 40 45 50	20* 22* 25 28 30 32 35 40 45 50
	허용차		±0.4							±0.5			

[비고] 1. 호칭에 ( )를 붙인 것은 되도록 사용하지 않는다.

2. *l* 중, *표를 붙인 것은 막대끝 및 뾰족끝에는 되도록 사용하지 않는다.

3. 멈춤나사 끝의 모양 및 치수는 KS B 0231에 따른다. 다만, 표 중의 k, c_1, c_3, d_2 및 r은 (표준) 치수를 말한다.

표 2.5 • 홈붙이 멈춤나사

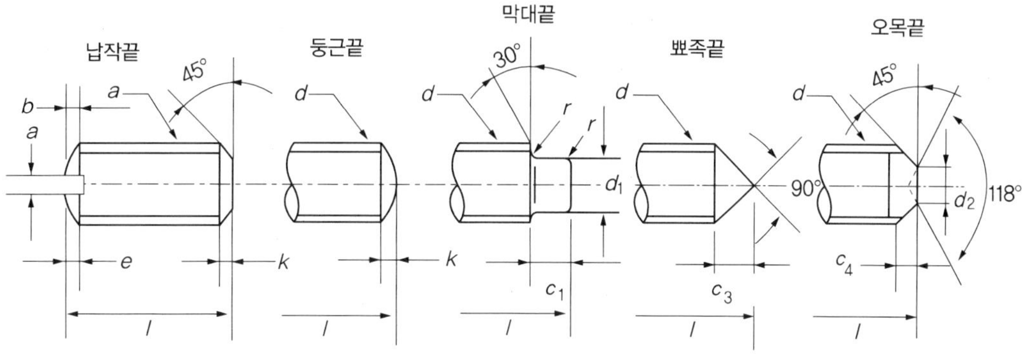

(단위 : mm)

나사의 호칭(*d*)		M1	M1.2	(M1.4)	M1.6	M1.7	M2	M2.3	M2.5	M2.6	M3×0.5	M4×0.7	M5×0.8	M6	M8	M10	M12
피치 P		0.25	0.25	0.3	0.35	0.35	0.4	0.4	0.45	0.45	0.5	0.7	0.8	1	1.25	1.5	1.75
a	기준치수	0.26	0.26	0.32	0.32	0.32	0.32	0.4	0.4	0.4	0.4	0.6	0.8	0.8	1.2	1.6	2
a	허용차	+0.05 0		+0.08 0				+0.1 0				+0.15 0			+0.2 0		+0.25 0
b	기준치수	0.3	0.35	0.4	0.5	0.5	0.6	0.7	0.8	0.8	0.9	1.2	1.5	2	2.5	3	4
b	허용차	±0.05			±0.1							±0.2					±0.25
e (약)		0.15	0.15	0.15	0.15	0.15	0.2	0.2	0.25	0.25	0.3	0.4	0.5	0.5	0.6	0.8	1
끝부 납작끝 둥근끝 *k*	(약)	0.25	0.23	0.3	0.3	0.3	0.4	0.4	0.45	0.45	0.6	0.8	0.9	1	1.2	1.5	2
끝부 막대끝 d_1	기준치수	–	–	–	–	–	–	–	–	–	2	2.5	3.5	4	5.5	7	9
끝부 막대끝 d_1	허용차	–	–	–	–	–	–	–	–	–	0 −0.1		0 −0.12			0 −0.15	
끝부 막대끝 c_1	(약)	–	–	–	–	–	–	–	–	–	2.5	3	3	3	5	5	6
끝부 막대끝 *r*	(약)	–	–	–	–	–	–	–	–	–	1.2	1.6	2	2.5	3	3.5	4.5
끝부 뾰족끝 c_3	(약)	0.4	0.5	0.6	0.7	0.7	0.8	0.9	1	1	1.2	1.6	2	2.5	3	3.5	4.5
끝부 오목끝 d_2	(약)	–	–	–	–	–	–	–	–	–	1.5	2	2.5	3	5	6	8
끝부 오목끝 c_4	(약)	–	–	–	–	–	–	–	–	–	0.8	1	1.2	1.5	1.5	2	2
홈의 (편심) *E*	(최대)	0.05	0.05	0.05	0.05	0.05	0.1	0.1	0.15	0.15	0.15	0.2	0.2	0.25	0.35	0.4	0.4
l	기준치수	1.2 1.6 2 2.5 3 4	1.6 2 2.5 3 4	1.6 2 2.5 3 4 5	2 2.5 3 4 5 6	2 2.5 3 4 5 6	2.5 3 4 5 6 8	3 4 5 6 8 10	3 4 5 6 8 10	3 4 5 6 8 10	3+ 4** 5 6 8 10 12 16	4+ 5** 6 8 10 12 14 16 20	5+ 6** 8 10 12 14 16 20	6+ 8** 10 12 14 16 18 22 25	8** 10 12 14 16 18 20 25 28 30 32	10** 12 14 16 18 20 22 28 30 32 35 40	12** 14 16 18 20 22 25 28 30 32 35 40 45 50

[비고] 이 *l* 치수는 막대끝 및 뾰족끝의 멈춤나사에는 사용하지 않는다.

그림 2.29는 조절형 위치결정 방법을 나타낸 것이다.

그림 (a)는 너트를 사용하여 풀림을 방지하고, 그림 (b)는 나사를 사용하여 고정한다.

이밖에 가공물을 지지하는 방법에 따라 구별하면 다음과 같은 기구가 있다.

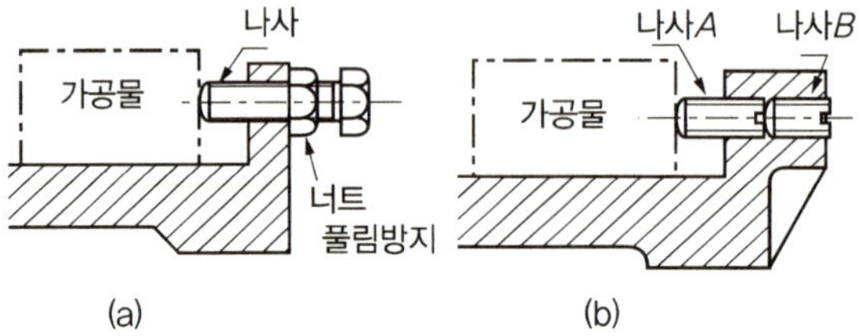

그림 2.29 • 조절 위치결정 방법

(a) 나사를 사용한 잭에 의한 지지

나사를 직접 사용하는 것과 캠을 중간에 넣은 것이 있다.

(b) 스프링을 사용한 지지방법

이 중에서 스프링 잭에 의한 지지가 가장 일반적이다. 이런 방법은 드릴링으로 구멍을 가공할 경우에 뚫은 부분의 휨을 방지한다는 본래의 목적 외에 가공물의 자중에 의한 휨을 보정하는 역할도 한다.

조절 위치결정에는 되도록 면(面)을 사용하지 않는 것(둥근 것)이 좋다. 만약 조절 위치결정에 면을 사용하면 가공 중에 헐거움이 발생하여 불량품을 만들 염려가 있으므로, 면을 사용하기보다는 그림 2.29와 그림 2.32와 같이 나사(풀림방지 나사, 너트)를 사용한다.

그림 2.30은 돌림구멍에 레버를 넣고 회전시켜서 가공물을 올리거나 내리는 기구이다. 또 그림 2.31의 기구는 멈춤나사를 푼 다음에 승강시킨다.

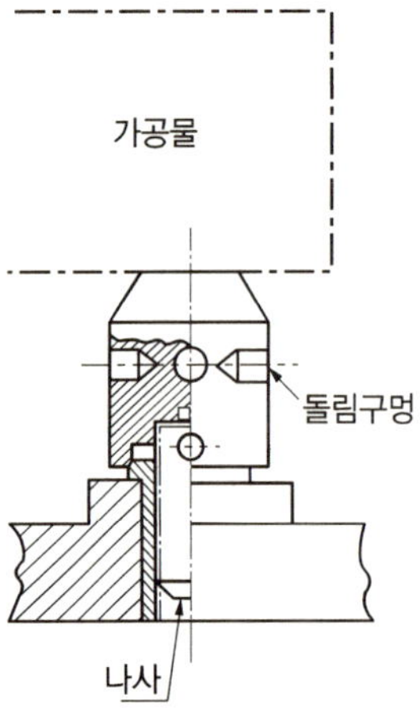

그림 2.30 • 돌림구멍을 사용하는 방법

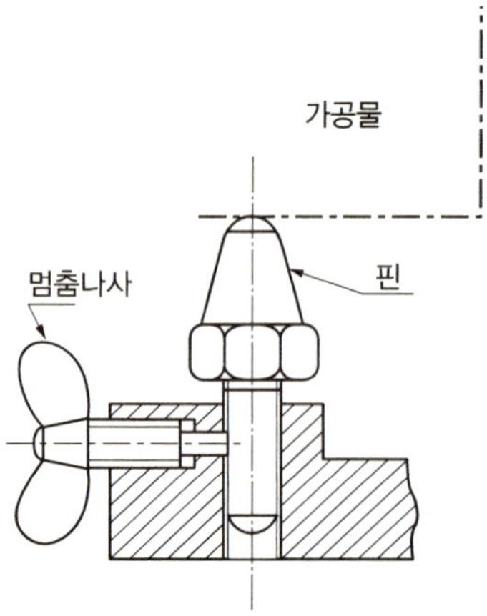

그림 2.31 • 정지나사를 이용한 방법

그림 2.32 (a), (b)에 표시하는 것은 너트를 사용하여 볼트를 조절함으로써 가공물의 위치결정을 하는 보기이다.

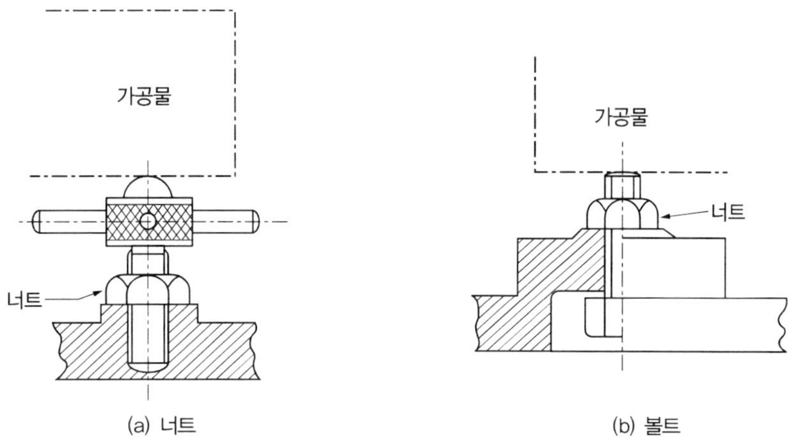

그림 2.32 • 너트를 사용한 위치결정 방법

그림 2.33은 널링되어 있는 조절용 너트를 회전시켜서 가공물을 승강시키는 것으로 너트의 위쪽에 있는 **멈춤나사**는 안내 역할을 한다. 멈춤나사는 핀 또는 너트와 함께 회전을 방지하기 위한 것이다. 또 그림의 밑 부분에 나사가 부착되어 있는 판은 보통 막힘 덮개라고 말하며 핀의 위치결정을 하는 기구이다. 그림 2.34는 가공하는 가공물의 자중에 의하여 적당한 위치까지 핀이 내려온다. 오른쪽에 붙어 있는 너트는 핀을 고정하고, 가공물의 모양이나 치수에 따라 조절할 수가 있다. 그러나 먼지가 핀과 구멍의 끼워맞춤부에 들어가기 쉬운 단점이 있다.

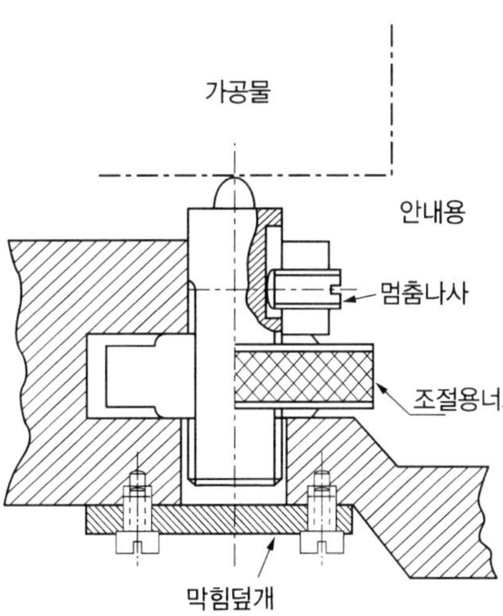

그림 2.33 • 정지나사를 이용한 보기

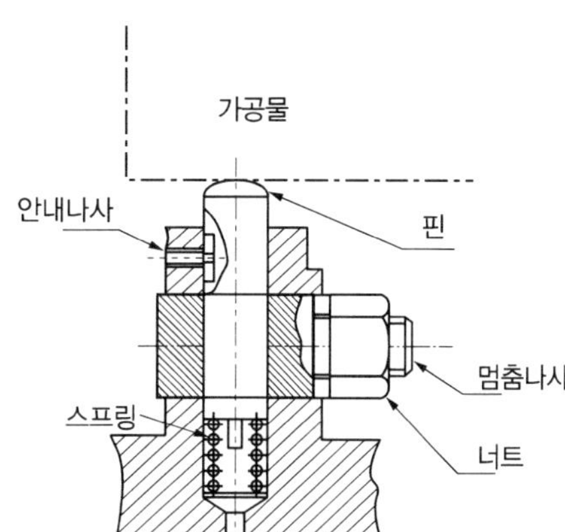

그림 2.34 • 가공물 자중을 이용한 체결방법

그림 2.35는 멈춤쇠가 안내 역할을 하는 것으로 핀 위에 가공물을 올려 놓으면 무게에 의하여 적당한 위치에 핀이 멈추게 되므로 거기에서 나사를 죄면 핀이 고정된다. 따라서 나사 끝에 있는 안내기구는 동시에 멈춤쇠의 역할을 하기도 한다.

그림 2.36에 표시하는 것은 핀을 중공(中空)으로 하고 한쪽을 갈라놓은 것이다. 중공 분할 핀 위에 가공물을 올려놓았을 때에 멈춤나사를 풀어두면 핀이 쉽게 조절되며 핀의 끝은 원추형이므로 쉽게 고정할 수 있다.

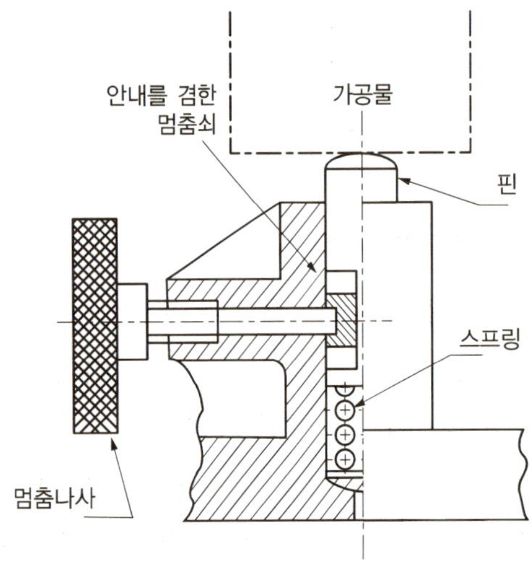

그림 2.35 • 멈춤쇠를 안내에 사용한 보기

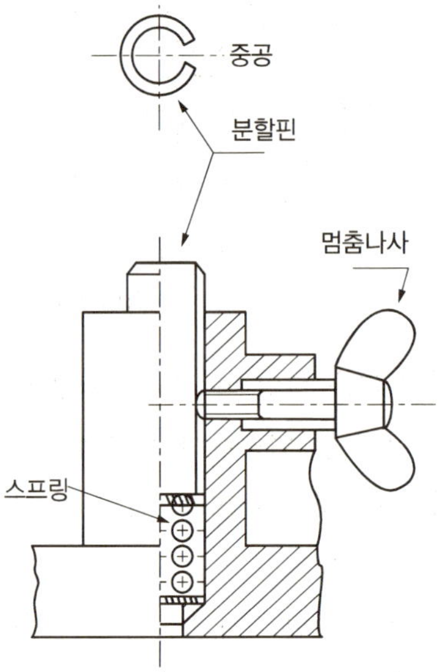

그림 2.36 • 중공분할핀을 사용한 위치결정

그림 2.37은 **쐐기형 핀**을 표시한 것이다. 조절나사를 회전할 때에 안내나사에 의하여 이동되는 쐐기형의 핀이 위치결정핀을 승강시키면서 위치결정을 한다. 이러한 위치결정 방법에는 조절나사와 쐐기형 핀의 끝이 마멸되기 쉬우므로 주의해야 한다.

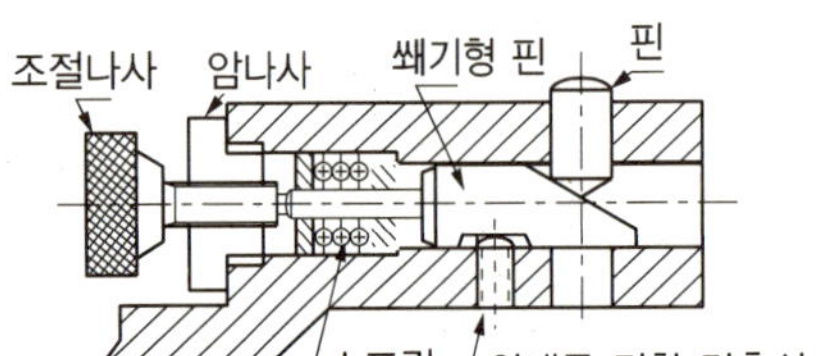

그림 2.37 • 쐐기형 핀을 사용한 위치결정

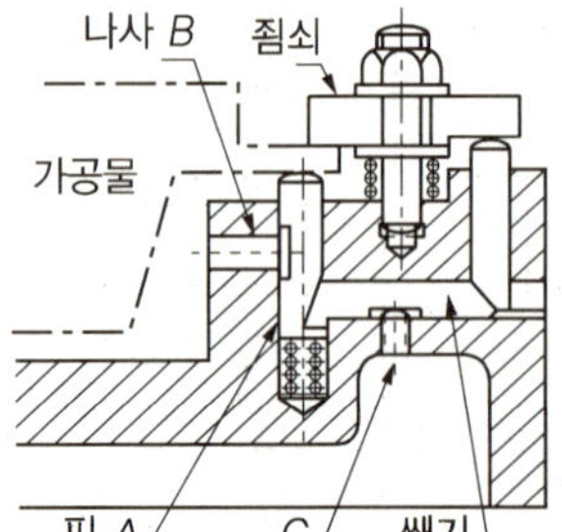

그림 2.38 • 레버의 원리를 사용한 체결

그림 2.38에 표시한 것은 레버의 원리를 이용한 체결방법이다. 즉 가공물을 부착하면 핀이 내려가고, 쐐기는 오른쪽으로 움직여 죔쇠의 한 끝을 들어 올린다. 또한 죔쇠는 너트에 의하여 어느 정도 이상은 올라가지 않으므로 레버가 작용하여 다른 끝이 내려가면서 가공물을 체결한다.

핀 A에 꽂혀 있는 나사 B는 핀 A를 고정하고, 나사 C는 쐐기를 안내하는 역할을 한다. 또한 이때 핀 A와 쐐기가 접촉하는 면이 이루는 각도는 3°가 보통이다.

그림 2.39는 움직일 수 있는 핀만으로 위치결정을 하는 기구를 표시한다. 어떤 경우라도 핀이나 나사는 내마멸성이 커야 하므로 표면경화 또는 담금질하여 사용한다.

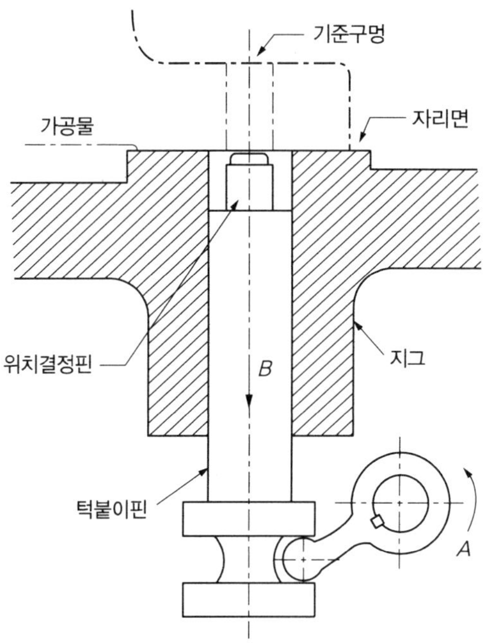

그림 2.39 • 위아래 운동을 하는 핀

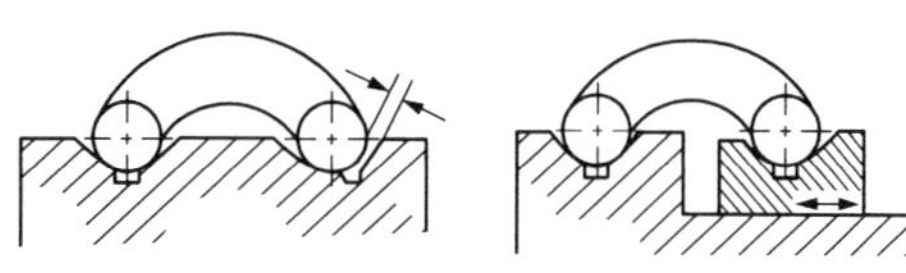

그림 2.40 • 빠짐홈이 있는 위치결정장치

(4) 위치결정 기구에 대한 주의사항

❶ **자리면**은 칩 등이 떨어지지 않도록 되도록 가공물로 덮어버리도록 한다.

❷ 2개의 핀을 사용하여 위치결정을 할 경우에 한쪽에는 반드시 마름모형의 핀을 사용한다.

❸ 주물 등의 흑피면을 지지하는 경우에는 조절 위치결정 기구로 하는 것이 좋다.

❹ 지지점 사이의 거리는 크게 잡고, 되도록 지지점 위에 절삭력이나 체결력이 걸리게 한다.

❺ **위치결정핀**은 마멸됐을 때에 교환할 수 있는 구조로 한다.

❻ 위치결정이 중복되지 않도록 주의한다.

이렇게 하기 위하여, 반드시 그림 2.40과 같이 한쪽에 빠짐홈을 두거나 조절할 수 있는 구조로 하여야 한다.

❼ 가공물의 변형, 끝 휨, 부딪친 흠에 대한 여유 부분을 마련한다. 표 2.6은 위치결정의 옳고 그른 것을 표시한 것이다.

(5) 센터내기 기구

센터내기란, 기준선이 가공물의 내부를 지나고 있을 때 가상선에 대한 위치결정을 말한다. 일반적으로는 가공물의 안지름을 기준으로 하여 센터내기를 하는 경우가 많다.

센터내기 장치에 필요한 사항은 다음과 같다.

❶ 그림 2.41과 같이 안지름을 기준으로 하는 센터에는 가공물의 착탈(着脫)을 쉽게 하기 위하여 센터내기 부분에 빠짐홈을 마련한다.

표 2.6 ◦ 각종 위치결정의 정오표

위치결정	정	오
2개의 서로 교차하는 면으로 위치결정을 할 때에는 교차 부분에 칩, 끝굽음에 대한 들뜨기 방지 홈을 만든다.	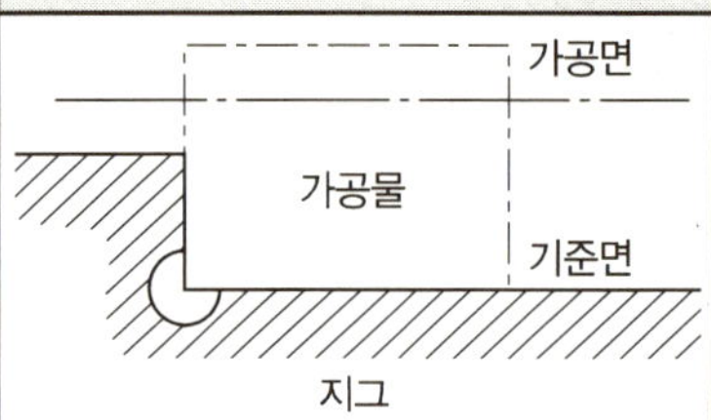	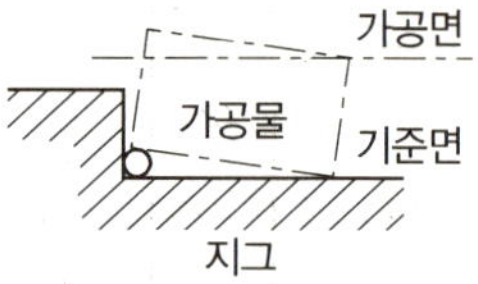
핀에 의한 위치결정에 대하여도 위와 마찬가지로 들뜨기 방지홈을 만든다.	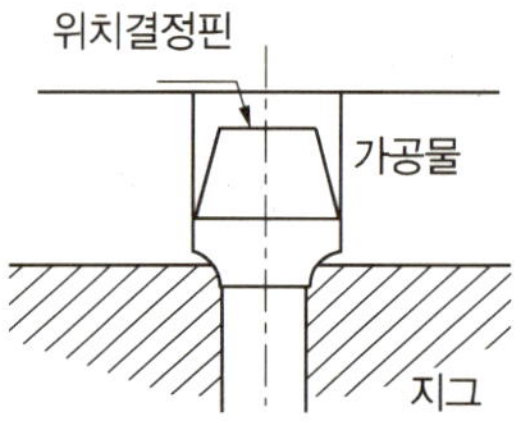	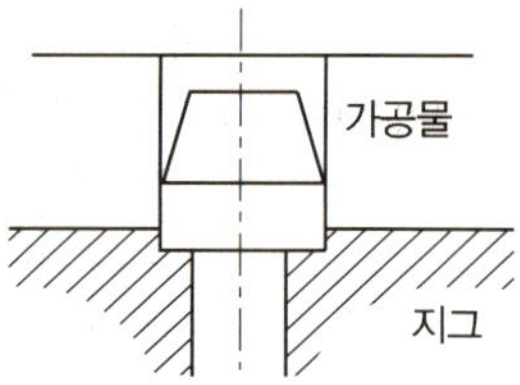
지그 가이드 레일을 위치결정에 사용하는 경우에, 가이드 레일 위에 빠짐홈을 만든다.	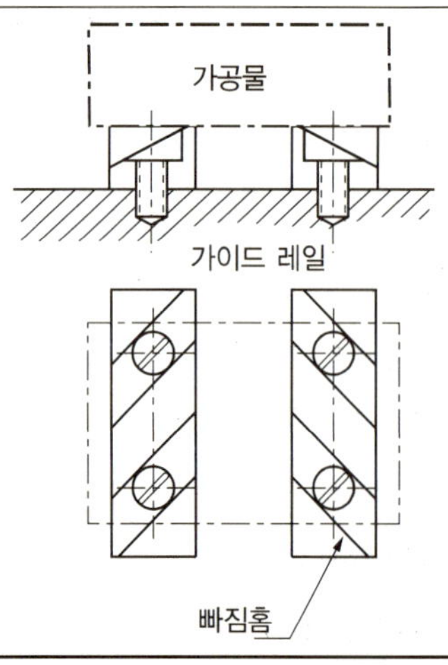	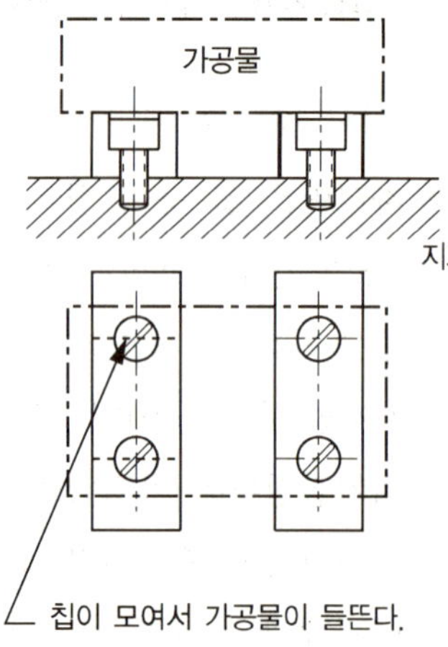

② 바깥 지름을 기준으로 할 경우에는 그림 2.42에 표시한 V형 센터내기 구조가 좋다. 또 가공물이 중공이거나 링 모양이면 체결할 때 변형되지 않도록 주의하여야 한다.

치공구의 중요한 요소인 센터내기 기구는 치공구의 정밀도와 깊은 관계가 있다.

그림 2.43은 일반적인 센터내기를 표시한 경우이다. 그림 (a)는 지그에 돌기부를 붙인 것이고 그림 (b)는 핀을 사용한 것이며, 그림 (c)는 핀을 간단히 교환할 수 있다. 그림과 같이 핀 위치가 높을 경우에는 가공물을 부착하기 곤란하다. 그림 (d), (e)는 지그 본체를 자리면으로 사용하지 않고 가공물을 부착하므로 매우 개선된 구조이다.

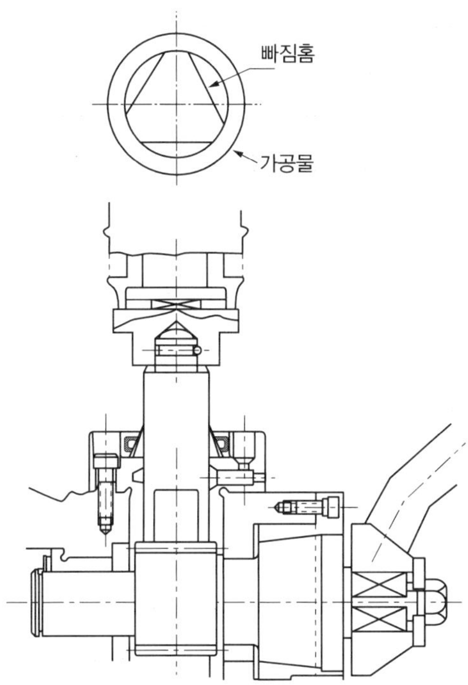

그림 2.41 • 안지름 기준의 센터내기

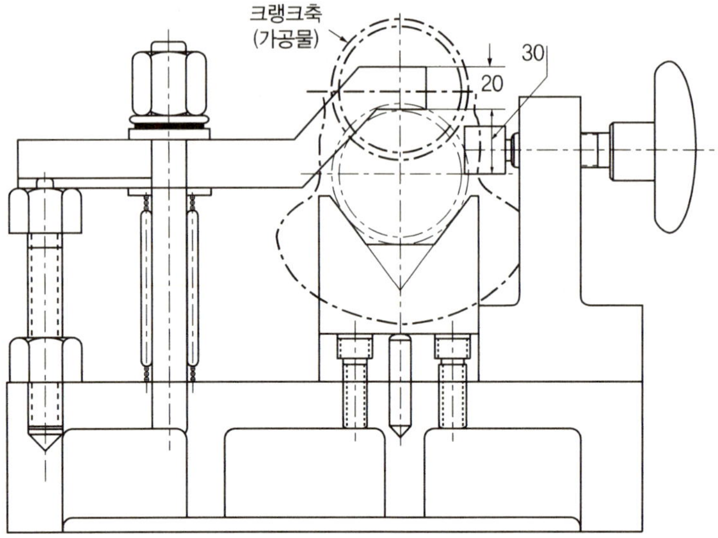

그림 2.42 • V형기준의 센터내기

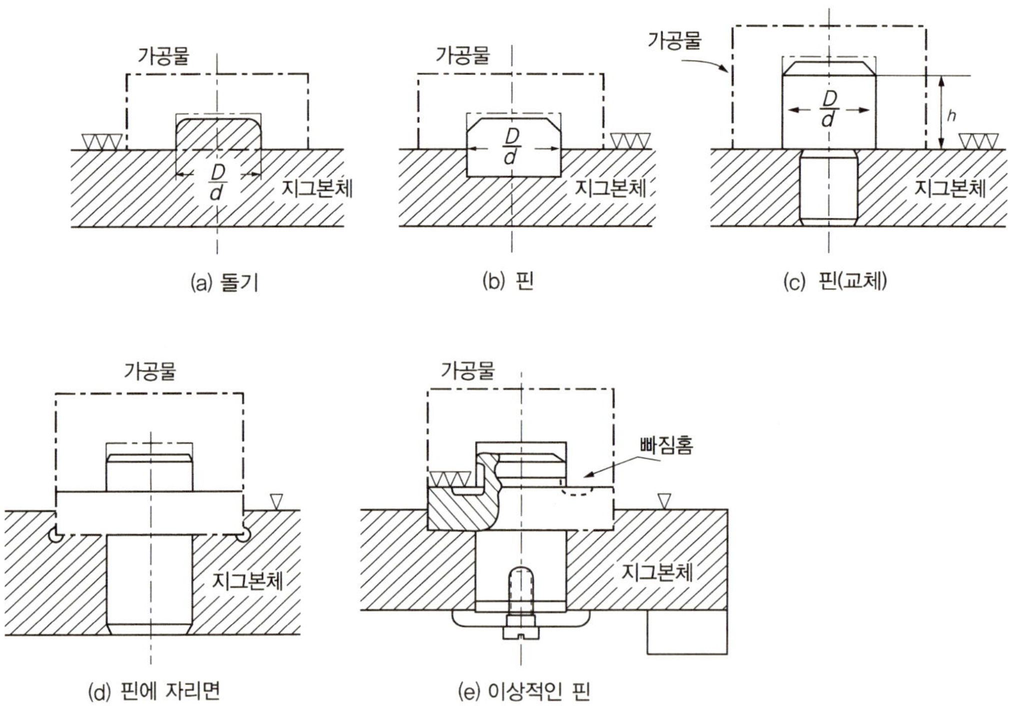

그림 2.43 • 일반적인 센터내기

핀에는 칩의 **빠짐홈**이 필요하다. 그림 (e)도 센터내기의 보기이다. 그림 2.44와 같이, 각 그림에 공통되는 점은 핀 등의 위쪽에 모따기가 필요하고 칩에 대한 빠짐홈도 반드시 마련하여야 한다는 것이다.

그림 2.44는 빠짐홈의 모양을 표시한 것이다. 그림 2.45는 원형 다듬질면에 위치결정한 지그의 보기이다. 그림 2.46도 원형부가 있는 가공물의 센터내기에 사용되는 것으로 V형을 사용한 간단한 구조이다.

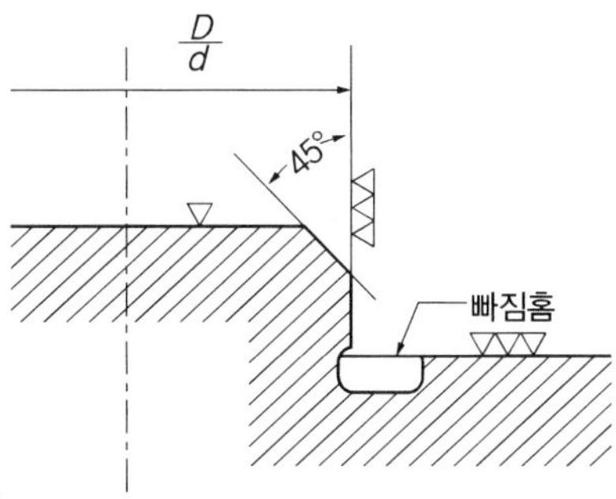

그림 2.44 • 빠짐홈

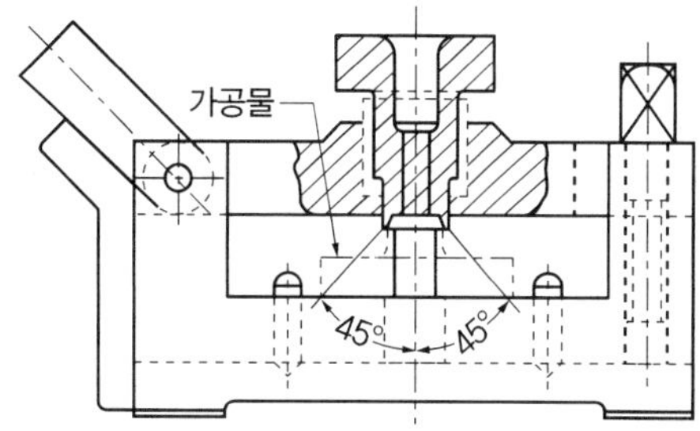

그림 2.45 • 원형 다듬질면에 대한 센터내기

왼쪽은 스프링에 의해 작동되는 원추 캠이 2개의 V형을 이동시켜서 가공물을 원형부 사이에 끼우는 구조이다. 오른쪽은 나사에 의하여 조절되는 1개의 V형에 의하여 센터내기를 하고, 위 덮개에 설치된 누름쇠로 체결한다.

이밖에, 여러 가지 모양의 가공물의 센터내기에는 그림 2.47 ~ 그림 2.50에 표시한 기구들이 있다.

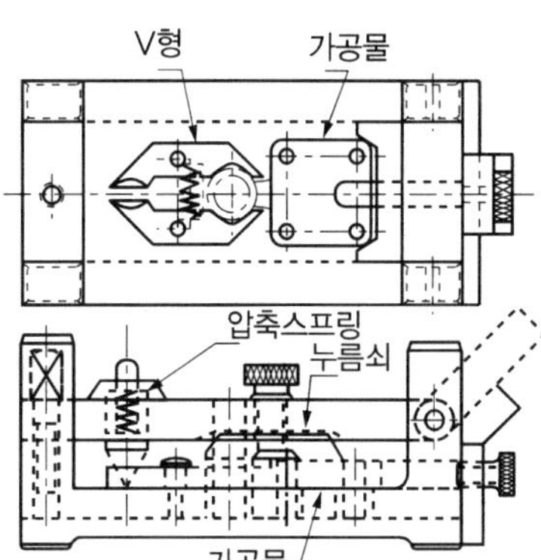

그림 2.46 • 원형부를 형으로 체결하는 보기

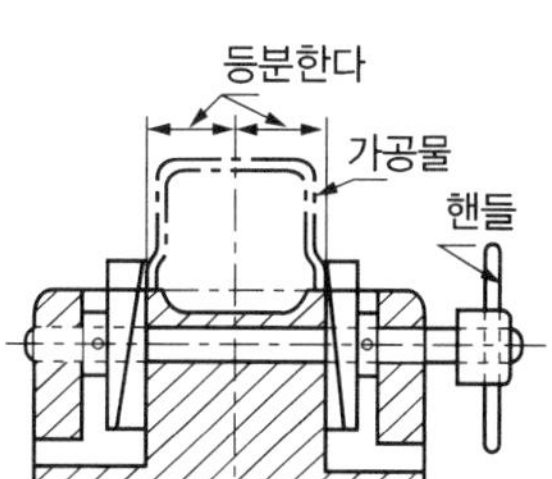

그림 2.47 • 센터내기

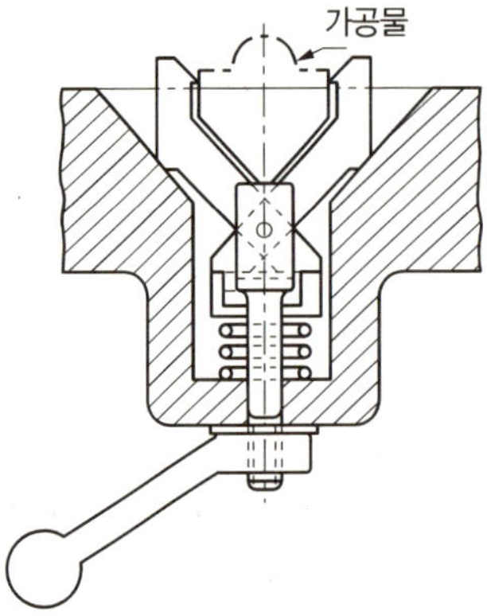

그림 2.48 • 센터내기

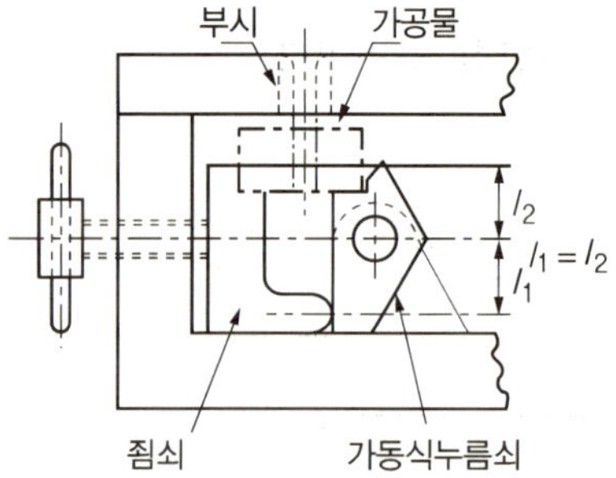

그림 2.49 • 센터내기

형태가 각각 다른 가공물의 센터내기 지그는 그림 2.51 (a)이고, 그 체결기구는 그림 (b)에 표시한 것과 같다.

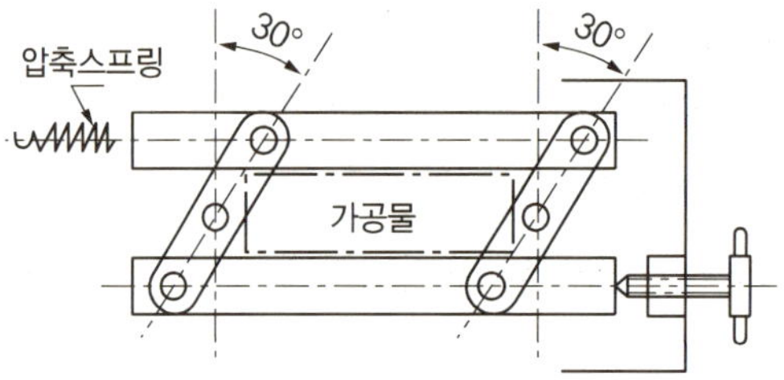

그림 2.50 • 센터내기

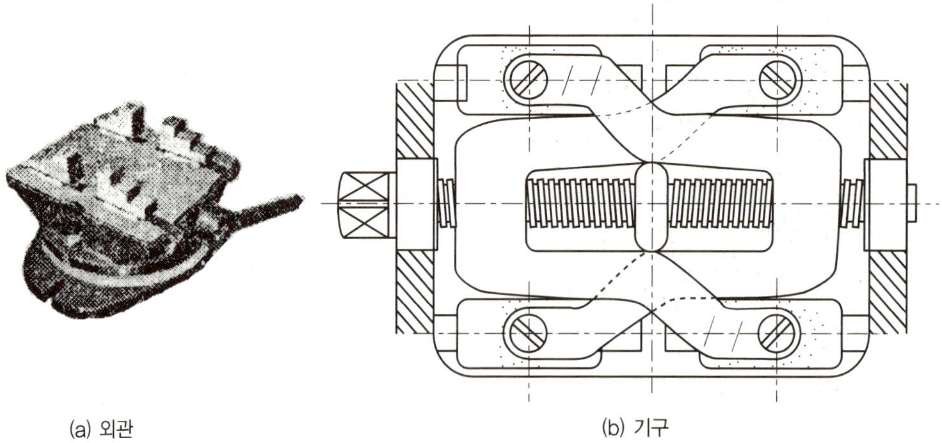

(a) 외관 (b) 기구

그림 2.51 • 센터내기 지그

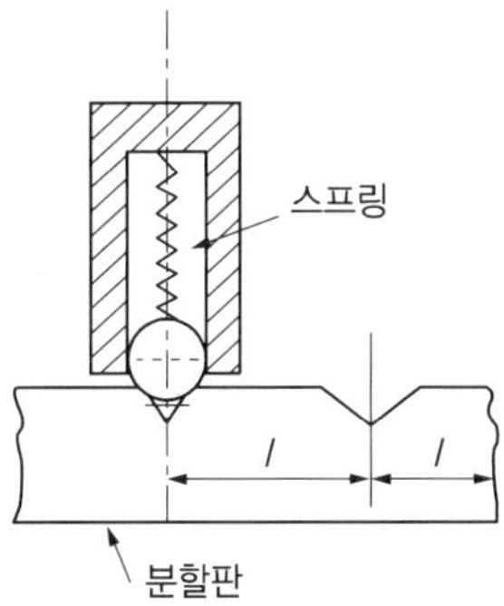

그림 2.52 • 직선적 분할의 보기

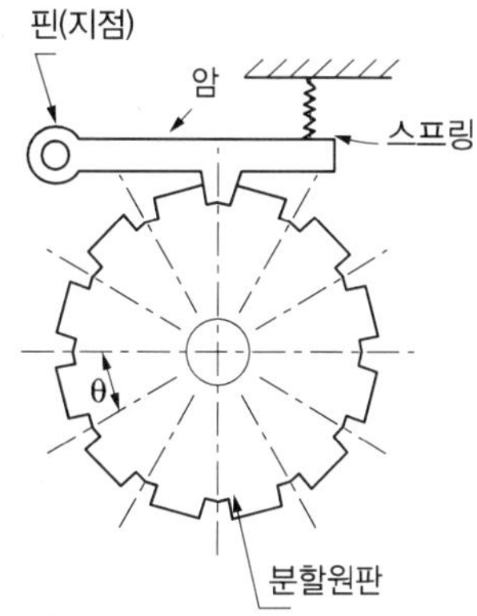

그림 2.53 • 각도분할의 보기

(6) 분할기구

분할 방법은 다음과 같은 두 가지가 있다.

(a) 직선적 분할

(b) 각도 분할

❶ 원호부의 이용

❷ 평면부의 이용(특별히 정밀도가 필요한 경우에 사용하는 기구)

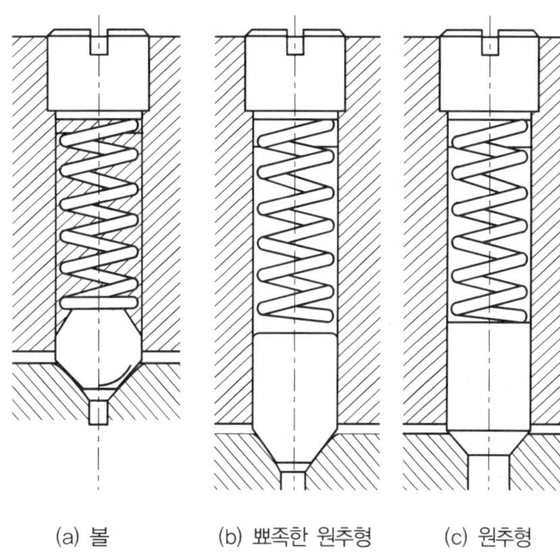

그림 2.54 • 분할용 핀

분할 장치는 다음과 같은 주의가 필요하다.

❶ 마멸이 발생하여도 보정할 수 있는 기구일 것

❷ 흔들림은 항상 한 방향에만 발생하도록 할 것

❸ 칩 등에 의하여 분할 오차가 발생하지 않도록 할 것

그림 2.54는 분할용 핀의 기구로 큰 정밀도가 요구되지 않는 경우에 많이 사용된다. 카운터 싱킹의 각도는 보통 120°나 90°이다. 또한 그림 2.55는 스프링에 의한 분할용 핀으로 자주 사용되는 기구이다.

그림 2.55의 (a), (d), (e)와 같이 테이퍼를 이용하면 마멸되어도 흔들림이 생기지 않으나, 칩이나 먼지 등의 영향을 받아서 정밀도가 떨어질 염려가 있다. 또한 핀 끝이 그림 (b)

와 같은 둥근 구형인 경우에는 칩 등에 의한 영향이 적다는 장점이 있다. 특히 정밀도가 필요한 가공물의 경우에는 그림 2.55와 같이 가동(move) 쪽과 고정 쪽을 똑같이 다듬질하고 연마한 부시를 사용하여, 꼭 끼워지는 분할용 핀을 사용한다.

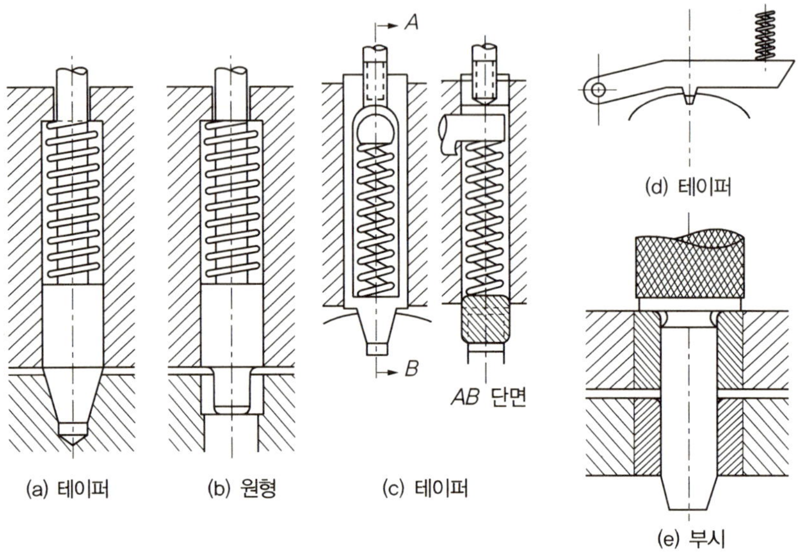

그림 2.55 • 분할용 핀

다음은 분할장치의 보기이다.

그림 2.56 (a)에 표시한 것은 레버의 한 끝을 아래로 밀면 핀 A를 지점으로 하여 레버의 끝이 분할판에서 벗어난다. 그리고 분할판을 돌려서 다음 위치에 왔을 때 손을 떼면 레버의 아래에 있는 스프링이 작용하여 **레버**를 밀어올린다. 이 때 레버의 끝은 핀을 지점으로 하여 내려가서 분할판을 고정한다.

그림 2.56 (b)는 인장 스프링을 사용한 것으로 위와 같은 원리로 작동된다. 그림 2.57은 분할장치에 사용하는 노치의 구조와 분할대이다. 분할판을 사용한 지그는 그림 2.58에 표시한다. 한편, 직선분할 지그의 보기는 그림 2.59에 표시한다.

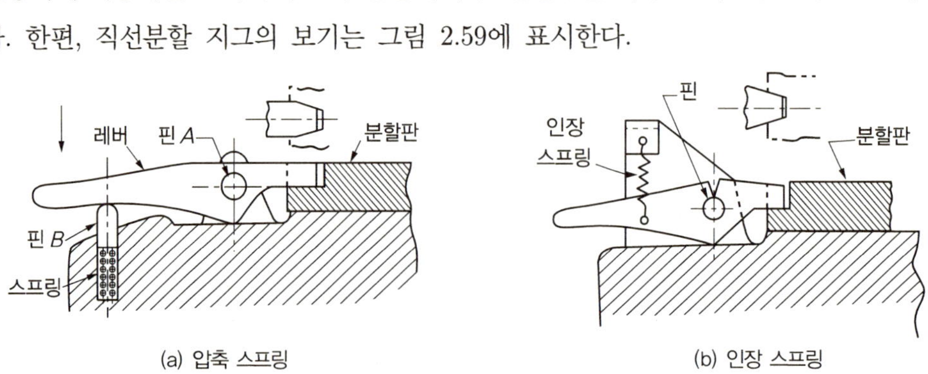

그림 2.56 • 분할장치

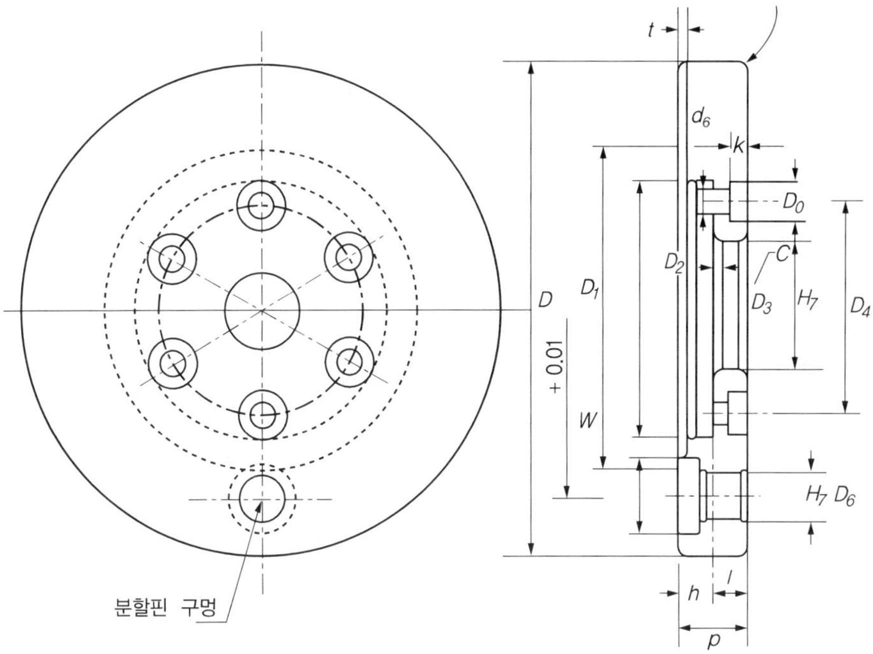

그림 2.57 • 노치 구조의 분할판

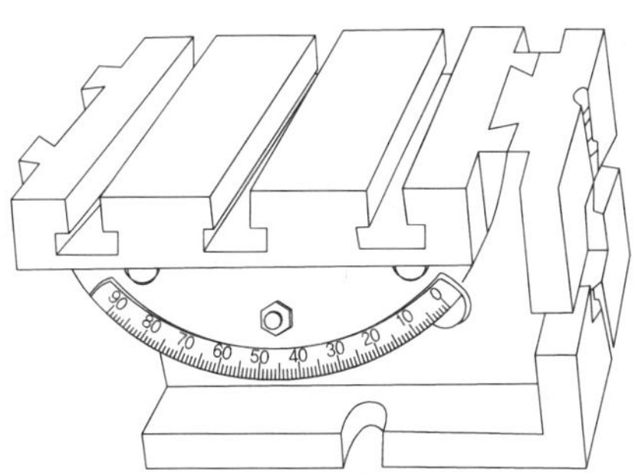

그림 2.58 • 분할판을 사용한 지그

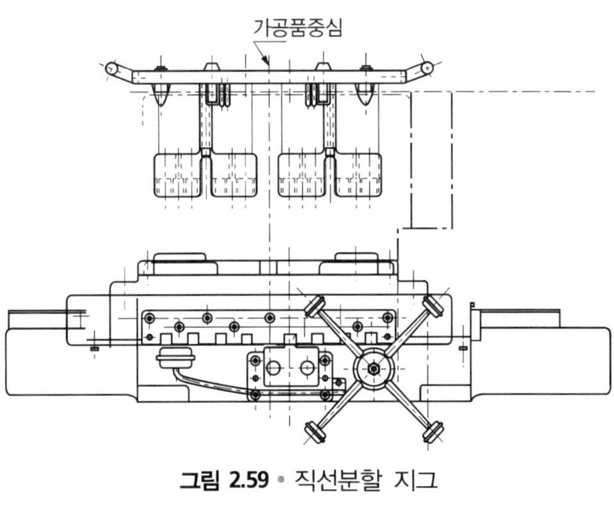

그림 2.59 • 직선분할 지그

2.2.2 가공물의 체결기구

체결은 지그의 능률을 크게 좌우한다. 즉 체결이 적당한가 아닌가는 가공물의 다듬질 정밀도에 큰 영향을 미친다.

(1) 체결기구에 대한 주의사항은 다음과 같다.

❶ 가공물에 적합한 체결방법을 생각하여야 한다.
❷ 공작기계에 부착하여 사용할 경우에 진동을 흡수할 수 있는 구조여야 한다.
❸ 부착 탈거 작업을 간단히 할 수 있어야 한다.

죔쇠나 체결장치에 결함이 있으면 불량품이 나오거나 가공 중에 가공물이 공작기계로부터 빠져서 튀어나가 작업자가 뜻하지 않은 부상을 당하는 일이 있다. 그러므로 가공물의 부착 및 탈거가 간단한 구조로 만들고, 죔쇠를 사용할 경우에는 스프링을 함께 사용한다. 죔쇠에 걸려 있는 압력을 제거하면 죔쇠는 곧 헐거워져서 가공물을 떼어낼 수 있기 때문이다.

(2) 체결할 때의 주의사항은 다음과 같다.

❶ 반드시 죔쇠가 있는 방향에 절삭력이 작용하지 않도록 설계한다.
❷ 절삭면은 되도록 테이블에 가깝게 설치하여 절삭 중에 생기는 떨림을 방지한다.
❸ 정밀 다듬질을 한 면은 연질의 재료로 체결하고 포금 등의 합금을 사용한다.
❹ 절삭력이 작용하는 기구에서는 지그의 턱으로 절삭력을 받게 하고, 되도록 마찰력을 받지 않는 구조로 하여야 한다.
❺ 체결은 가공 시의 절삭압력을 고려하여 가장 좋은 위치를 잡아야 한다. 또, 절삭할 때에 발생하는 진동으로 체결기구가 변형되지 않도록 한다.
❻ 체결력이 가공면에 변형을 주지 않도록 고정면 근처에서 체결하는 것이 좋다.
❼ 가공할 때에 사용하는 기계나 공구는 조작하기 쉬운 구조로 만든다.
❽ 체결면이 크거나 가공물을 동시에 여러 개 체결하는 경우에는 체결력이 균일하게 걸리게 한다.

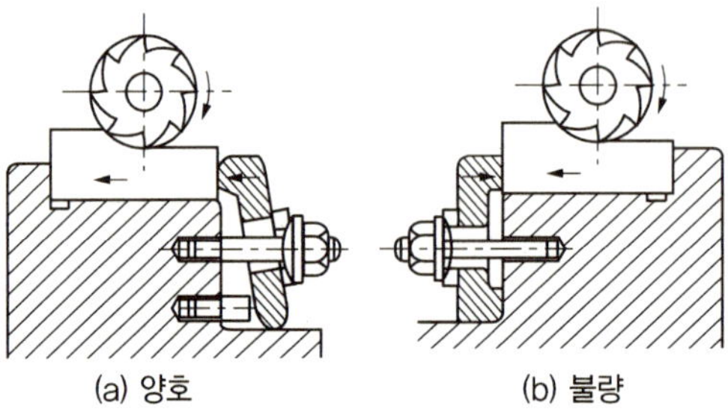

(a) 양호 (b) 불량

그림 2.60 • 절삭에 저항하지 않는 체결

⑨ 체결기구는 지그와 일체로 된 것이 좋으나, 부득이 따로 공구를 설치하여 체결할 때는 한 종류의 공구만을 사용하고 너트는 KS에 규정된 부품을 사용한다.

⑩ 체결기구는 급속체결 형식을 사용한다.

너트의 규격은 표 2.17을 참조하기 바란다.

급속 체결기구의 형식에는 다음의 2종류가 있다.

❶ 한 종류의 운동만을 한다. 구성된 부품은 보통 특수 가공한다(그림 2.61).

❷ 두 종류의 운동을 조합한다. 그림 2.62 (a)는 죔쇠로 상하 및 좌우의 2종류의 직선운동을 하지만, 그림 2.62 (b)와 같은 특수한 기구는 두 종류의 회전운동과 한 종류의 직선운동을 한다.

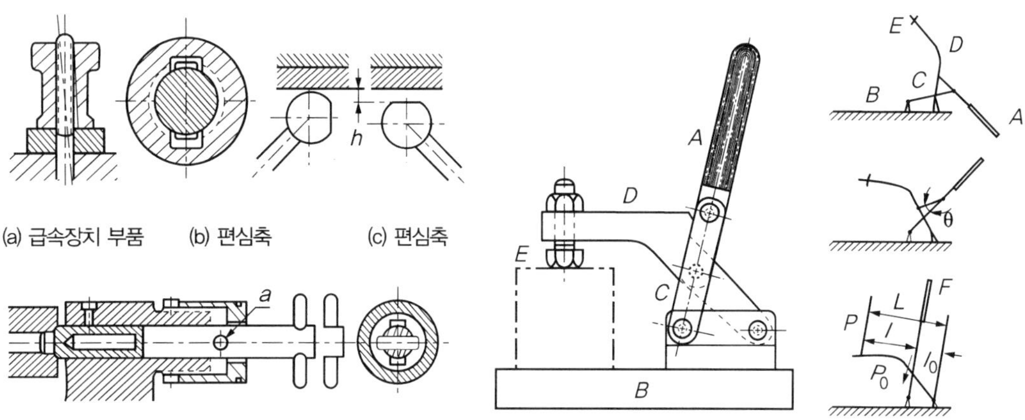

(a) 급속장치 부품 (b) 편심축 (c) 편심축
(d) 2단 급속체결 (e) 레버기구 (f) 작동원리

그림 2.61 • 급속 체결기구

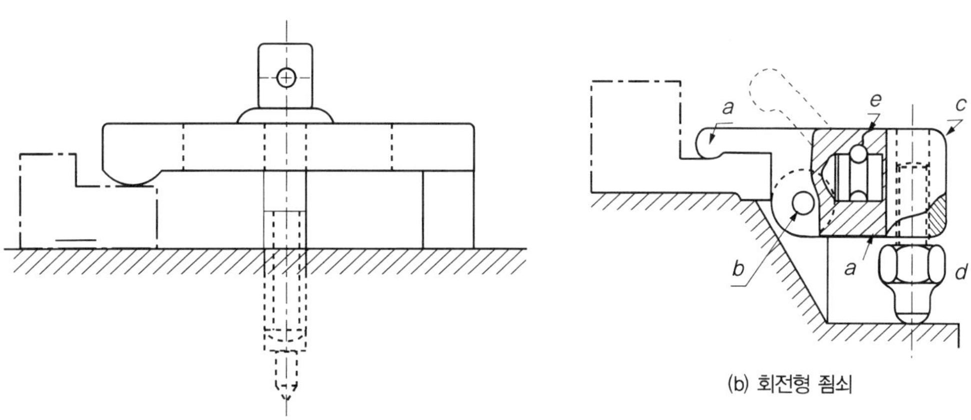

(a) 판형 죔쇠 (b) 회전형 죔쇠

그림 2.62 • 2종류의 운동을 조합한 기구

체결장치에는 인력에 의한 것과 기계력에 의한 것이 있다. 인력에 의한 것은 **나사, 캠, 링크, 스프링, 쐐기** 등이 있고 기계력에 의한 것으로는 **유압, 공기압, 전자력** 등이 있다.

(3) 체결의 기본적인 기구

그림 2.63에 표시한 것은 죔쇠 아래에 스프링을 설치한 보기로, 떼어내기가 쉽다는 장점이 있다. 또한 체결의 강도는 가공물을 고정하는 데 충분할 뿐만 아니라 절삭력에도 쉽게 견딜 수 있어야 한다. 그림 2.64, 2.65 (a)는 체결력이 작용하는 방향을 표시한다.

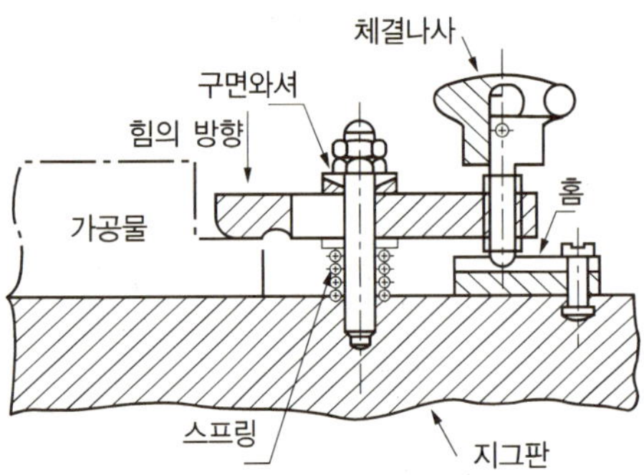

그림 2.63 • 죔쇠 아래 스프링을 이용한 보기

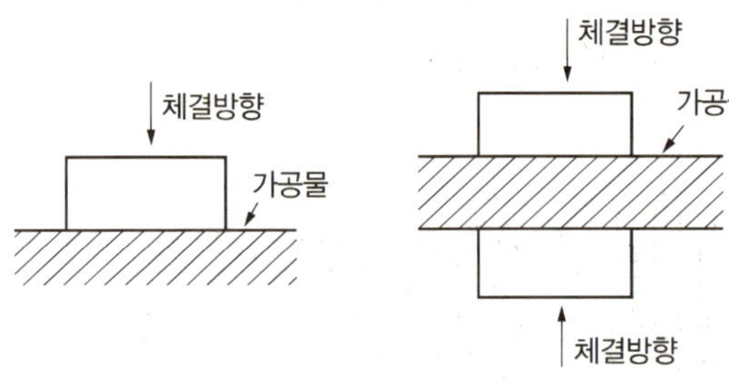

그림 2.64 • 체결방향

그림 (a)는 한쪽에서 체결한 경우이고 그림 (b)는 양쪽에서 체결하는 보기이다.
그리고 그림 2.65와 같이 중심의 위치를 결정하고 체결하는 방법도 있다.

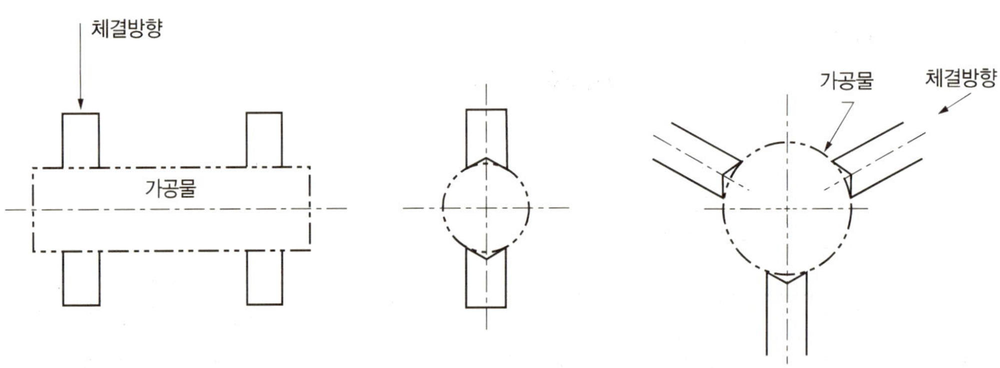

그림 2.65 • 중심의 위치를 결정하고 체결

그림 2.66은 나사에 의한 체결이다. 한쪽 체결은 그림 2.64 (a)와 같다. 그림 2.67은 그림 2.64 (b)와 같은 양쪽 체결이고, 그림 2.68은 그림 2.65 (b)의 기구에 해당된다. 다음에는 기본적인 체결기구에 대하여 알아본다.

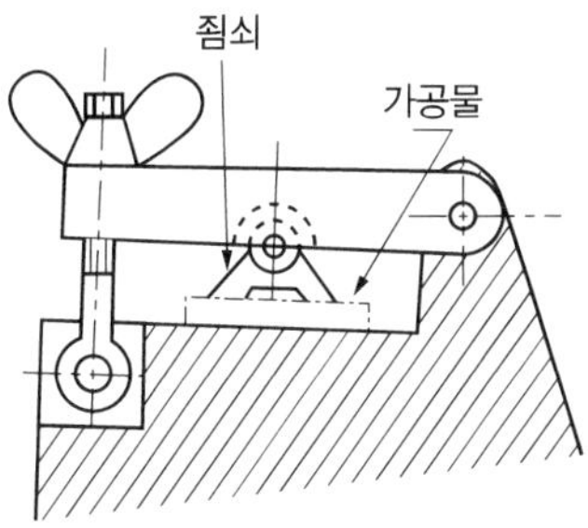

그림 2.66 ◦ 나사에 의한 체결

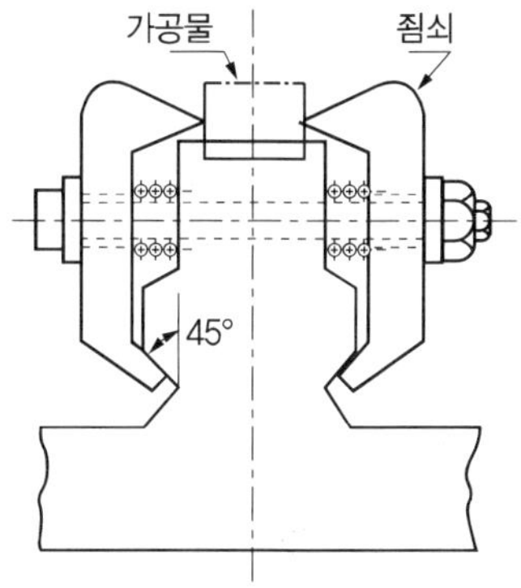

그림 2.67 ◦ 양쪽에서 체결

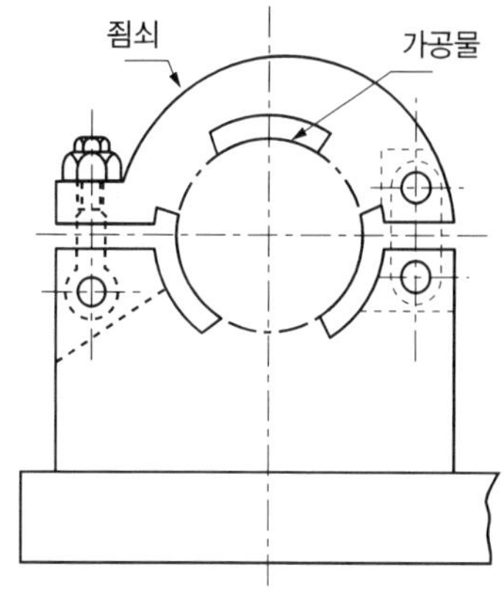

그림 2.68 ◦ 중심을 정하고 체결

(a) 레버 및 캠에 의한 체결

이 기구는 볼트에 의한 체결기구보다도 조작이 빠르고 간단하다. 레버에 의한 죔쇠는 소형의 가공물을 부착할 때에 사용한다. 단점은 수동이기 때문에 체결력이 약하고 가공 중에 레버를 계속 눌러야 한다는 것이다.

그림 2.69 (a)는 레버를 사용하여 체결하는 드릴링 지그를 나타낸 것이다.

그림 (b)는 가공하지 않을 때에 스프링이 작용하여 레버가 가공물에서 벗어나도록 되어 있다.

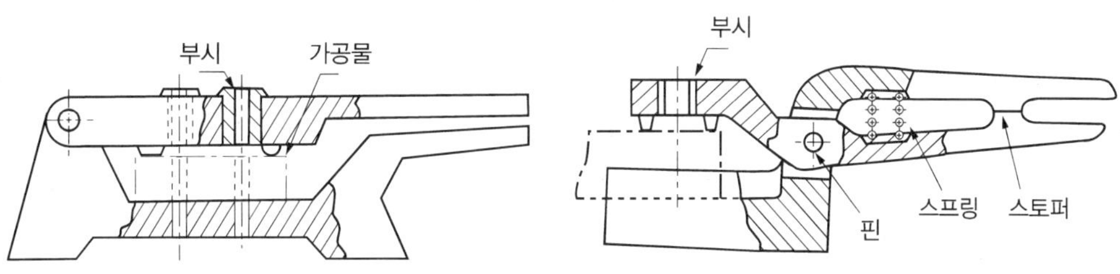

(a) 레버체결 (b) 레버체결(스프링)

그림 2.69 ◦ 레버를 사용하여 지그 체결

그림 2.70은 레버와 캠을 조합시킨 기구로, 누름쇠가 스프링의 작용으로 되돌아가는 구조이다. 또한 일반적으로 사용되고 있는 캠은 그림 2.71과 같다.

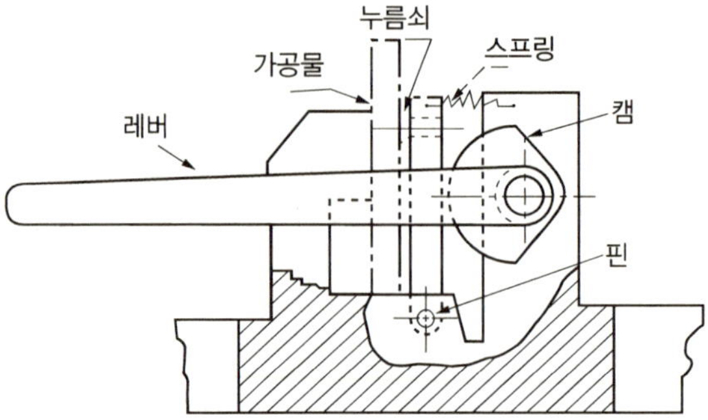

그림 2.70 • 레버와 캠을 조합한 기구

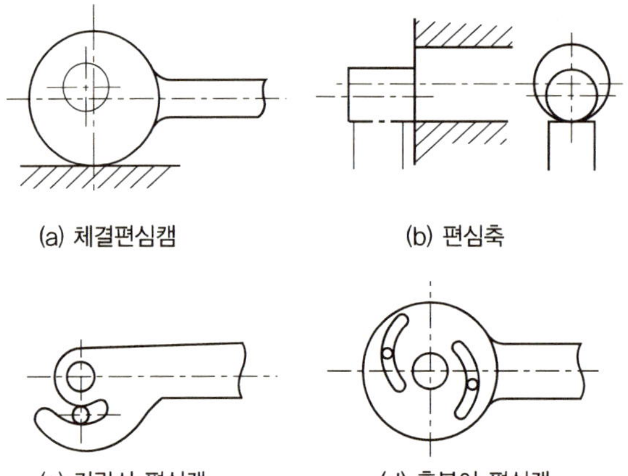

그림 2.71 • 캠의 종류

그림 2.72 (a)는 가늘고 긴 구멍을 가진 죔쇠로 구멍에 따라 체결하는 가공물의 위치를 조절한다. 또, 가공물의 높이는 뒷면에 있는 조절나사의 너트를 돌려서 맞춘다.

그림 (b)는 죔쇠를 당겨 되돌리기 위한 핀이 꽂혀 있고, 죔쇠에는 이에 대응하는 핀이 박혀 있다. 가공물을 체결하기 위해 레버를 내리면 핀이 왼쪽으로 회전하여 죔쇠가 왼쪽으로 이동하고, 또 캠이 작동하여 아래로 밀리면서 가공물을 체결한다. 착탈할 때는 레버를 위로 올리면 레버에 부착되어 있는 핀이 죔쇠의 핀을 밀어서 죔쇠를 뒤로 밀고 밑에 있는 스프링이 죔쇠를 밀어 올려서 가공물을 풀어낸다. 이때, 조절나사는 가공물의 높이에 따라서 죔쇠의 높이를 조절한다. 그림 (c)는 죔쇠를 조절하기 위하여 캠을 가진 레버를 부착한 것으로, 지그 본체에 캠을 안내하는 장치가 있다. 죔쇠를 세로 방향으로 이동시켜 가공물을 체결하고 가압력을 조절한다. 레버 및 캠에 의한 체결의 보기를 그림 2.73에서 그림 2.81까지 표시하였다.

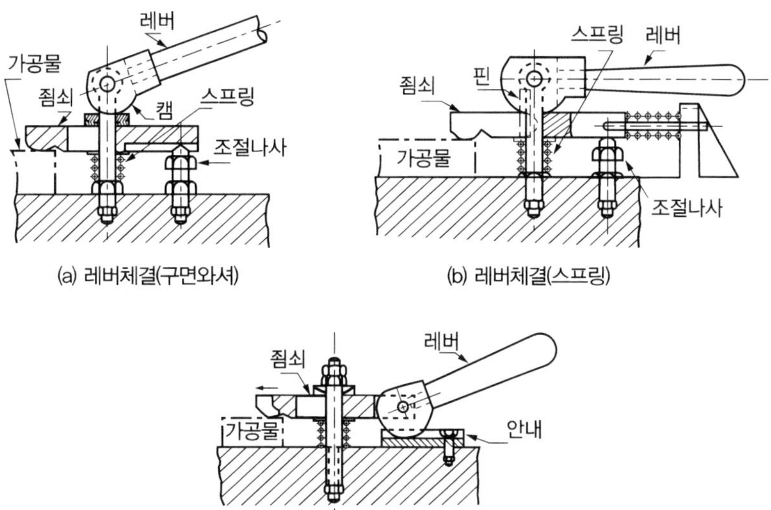

(a) 레버체결(구면와셔) (b) 레버체결(스프링)

(c) 캠 레버로 조절

그림 2.72 • 가늘고 긴 구멍이 있는 죔쇠

그림 2.73 (a)에 표시한 것은 레버를 회전시켜서 가공물을 체결한 것이다. 레버는 볼트를 중심으로 하여 회전하는데, 레버 끝의 원주는 볼트의 중심이 아닌 다른 점을 중심으로 하여 그려진 원(편심원)이다. 즉 편심을 이용하여 가공물을 부착 및 탈거하는 가장 간단한 기구이다. 그림에 표시한 핀으로 가공물의 움직임을 멈추게 한다.

여러 가지 편심 캠이 이용되며, 그림 (b)는 그림 (a)를 응용한 기구이다. 단점은 가공물에 상처를 입히기 쉽고 추력이 가공물에 작용한다는 것이다.

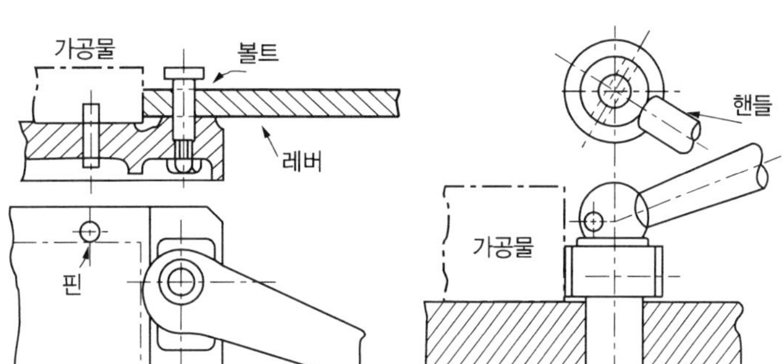

(a) 편심원 (b) 편심축

그림 2.73 • 편심 캠을 사용한 체결

그림 2.74 (a)는 핸들을 죄면 누름쇠를 통하여 가공물을 고정한다. 그림 (b)도 그림 (a)와 같이 핸들이 중간 핀을 밀면 핀이 누름쇠를 밀어주는 구조이다.

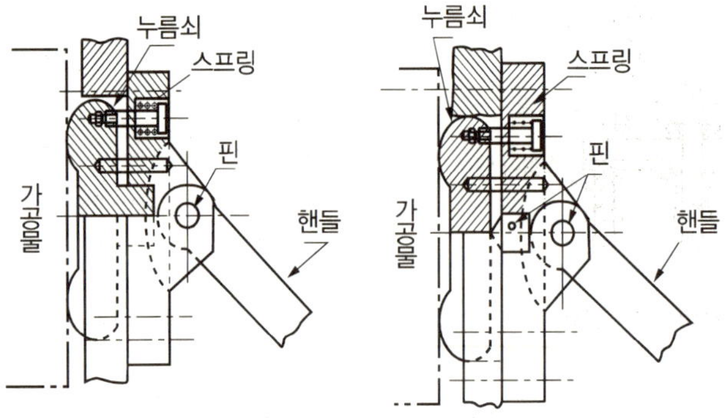

(a) 캠 레버　　　(b) 캠 레버(핀)

그림 2.74 • 누름쇠를 이용한 체결

그림 2.75 (a)는 가공물의 모서리 부분을 체결하기 위한 기구이다. 여기서 레버 대신에 볼트를 사용할 수 있다. 그림 (b)는 죔쇠와 핸들로 체결하는 기구로, 죔쇠는 지그 본체에 핀으로 부착되어 있다.

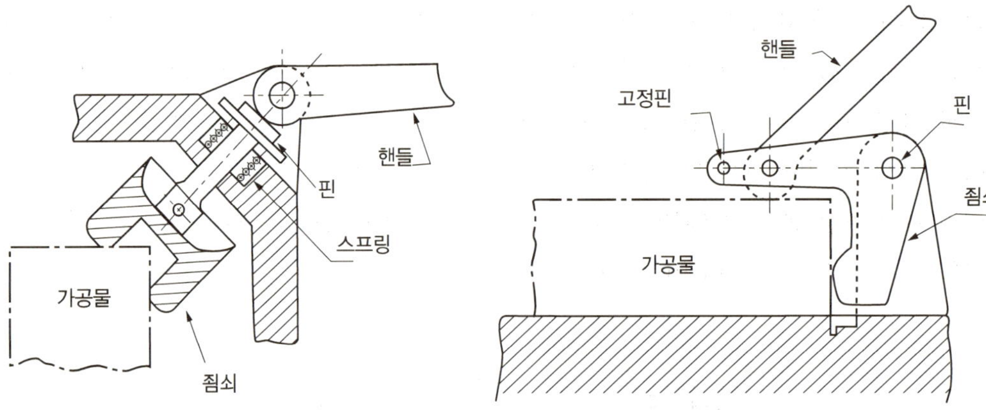

(a) 모서리 체결　　　(b) 회전 죔쇠

그림 2.75 • 가공물의 모서리 체결

그림 2.76은 편심 회전축을 가진 핸들을 회전시키면 죔쇠가 부착된 판이 잡아당겨져서 가공물을 체결한다. 그림 2.77은 가공물의 옆면을 체결하는 기구로, 핸들 아래에 조절나사가 있어서 **스토퍼** 역할을 한다.

그림 2.78은 죔쇠의 끝으로 가공물을 체결한 것이다. 그림 2.79는 바이스형이다. 단점은 체결하였을 때 가공물을 들어 올리는 힘이 작용한다는 것이다. 또 바이스 자체에 존재하는 흔들림의 영향을 받아 바른 위치에 가공물을 고정하기가 어렵지만, 바이스 턱의 모양을 잘 설계하면 어느 정도의 단점을 해결할 수 있다.

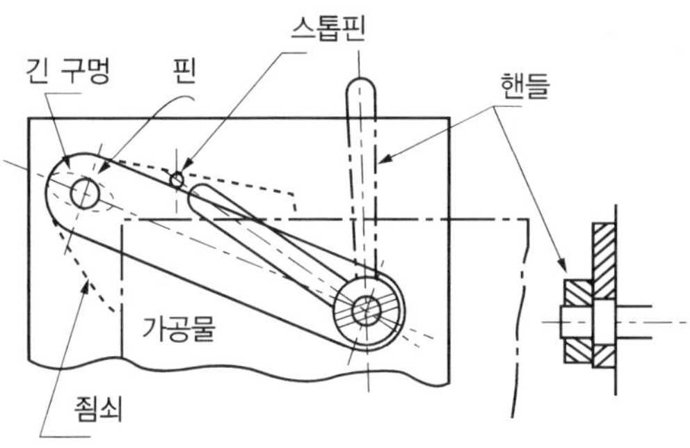

그림 2.76 ◦ 편심 회전축을 사용한 보기

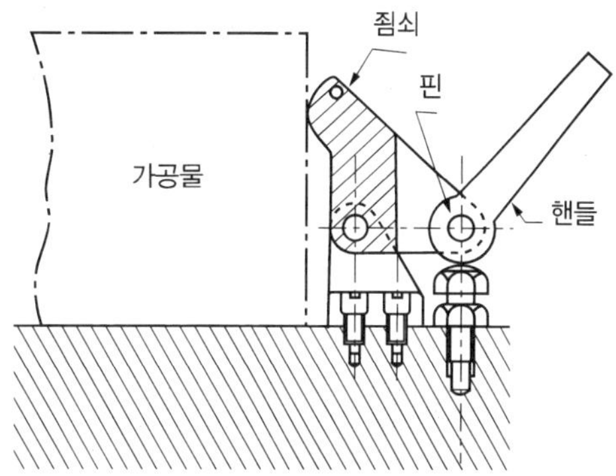

그림 2.77 ◦ 가공물의 옆면을 체결하는 기구

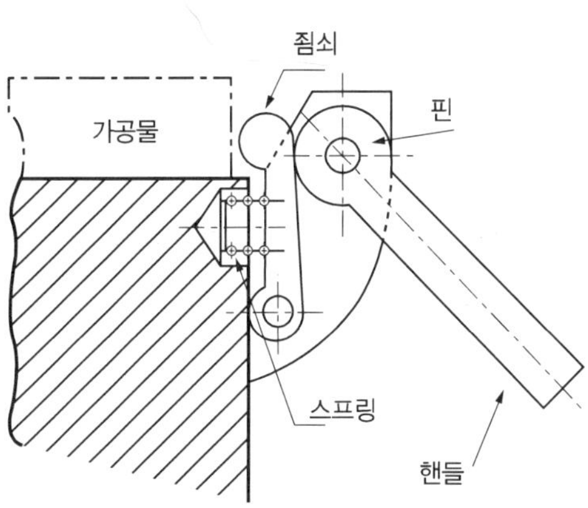

그림 2.78 ◦ 죔쇠 끝에서의 체결

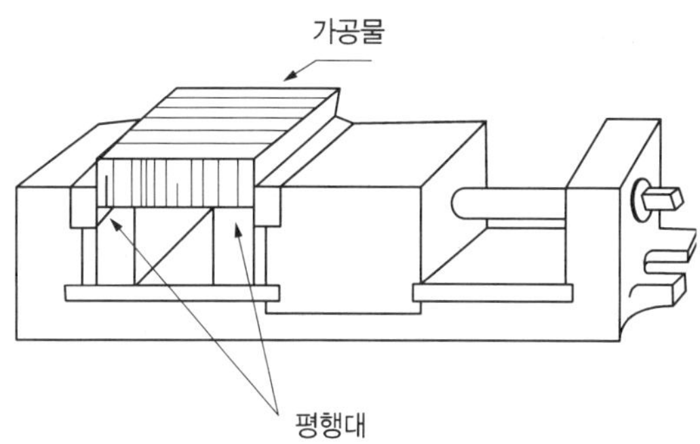

그림 2.79 ◦ 바이스형의 체결

그림 2.80 (a)와 (b)는 모두 레버를 사용하여 체결하는 바이스형 체결기구이다.

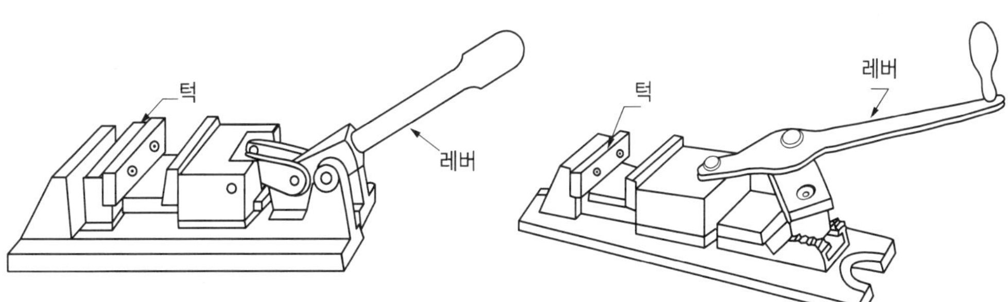

(a) 링크 레버 (b) 받침대 레버

그림 2.80 ◦ 바이스형 체결지그

이미 설명한 바와 같이, 레버에 의한 체결에는 주로 **편심 체결**이 사용되며 그 끝은 캠으로 작동하는 구조이다.

그림 2.81은 편심 체결에 사용되는 편심 캠에 대한 설명도이다. 그림과 같이 편심 캠은

보통 1/4회전으로 최대 체결력을 얻을 수 있다. 편심 캠은 체결할 때에 가공물의 두께, 압력 및 진동의 유무에 관계없이 체결 상태에 이상이 생겨서는 안 된다.

특히 설계할 때에는 위의 내용을 숙지하고, 항상 편심도에 비해 편심부의 지름이 크게 되도록 설계하여야 한다.

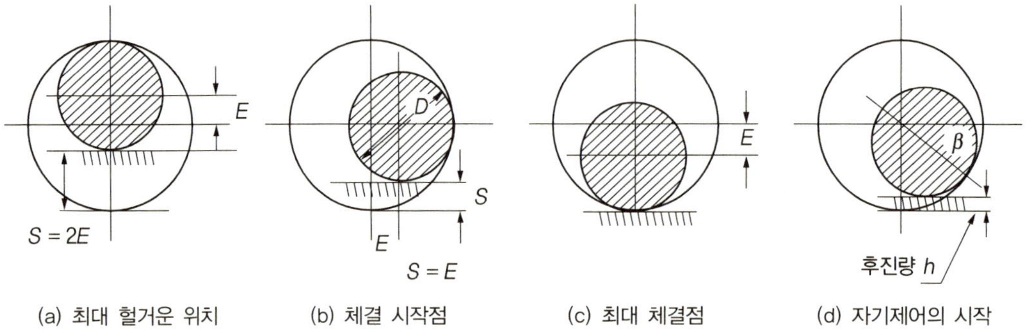

그림 2.81 • 편심캠

그림 2.81에서 E를 **편심도**, D를 편심부의 지름이라 하면, 편심 캠의 특성을 D/E로 나타낼 수 있다. 즉 D/E가 같을 때에는 편심 캠은 같은 성능을 가진 캠 기구이다.

이것은 힘과 마찰의 관계로부터 설명할 수 있다.

표 2.7 • $\frac{D}{E}$표

비 $\frac{D}{E}$	체결이 시작되는 각도
20.2	전원주 180°
20	β = 0°
18	20° 45′
16	31° 32′
14	40° 10′
12	47° 38′
10	54° 27′
8	60° 50′
6	66° 56′

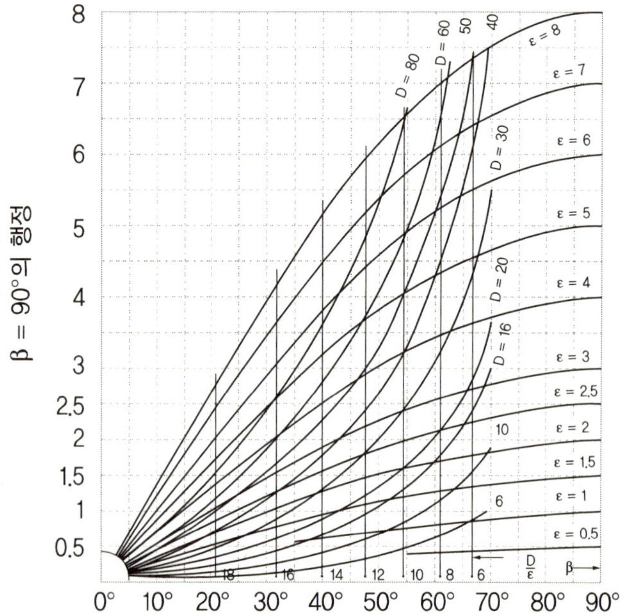

그림 2.82 • 자기 제어 편심판의 치수결정 도표

그림 2.82와 표 2.7은 D/E에 따라 체결 시작 각도를 구한다. 그림 2.82와 같이 편심판의 치수를 결정하는 도표로 체결이 시작되는 각도나 스트로크(회전각 $\beta = 90°$ 의 행정) 등 체결 상태를 예측할 수 있다. 즉 그림 2.81에서 그림 (a)는 전체 개방, 그림 (b)는 체결의 시작, 그림 (c)는 작동 중, 그림 (d)는 최대 체결의 상태를 나타내고 있다.

다음은 여러 가지 캠과 그 치수를 표시한다. 표 2.8은 레버의 각종 치수를 표시한 것이다. 그림 2.83과 같이 편심 죔쇠를 사용하여 체결하는 경우에는 그림과 같은 핀을 설치하여 위치결정을 한다.

표 2.8 • 캠 각부의 치수 및 체결력

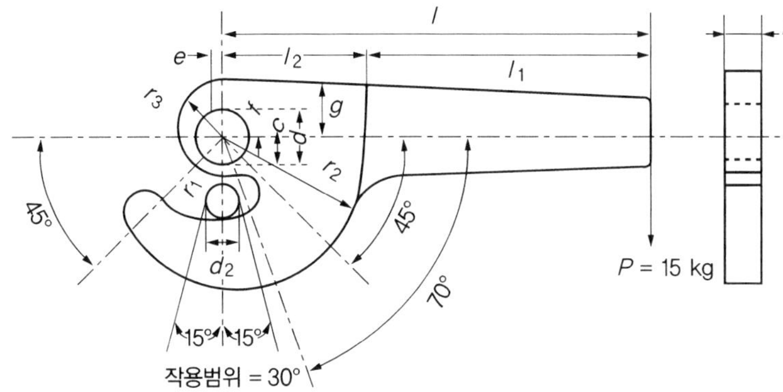

(단위 : mm)

d $(2r)$	r_1	e	회전에 의한 양정 15°	체결력 (kg)	b	l	r_2	r_3	c	f	g	d_2
5.2	7.5	0.8	0.2	12	4	50	12	5	1	0.5	5	2.75
10	14	1.5	0.4	90	6	80	23	9	2.5	1.3	9	6
16	23.5	2.5	0.65	195	8	205	37	14.5	4.5	1.5	1.5	9
20	29	3	0.75	305	10	250	45	18.5	5.5	2	18	11
24	35	3.75	1	440	12	450	55	22	6	2	22.5	13

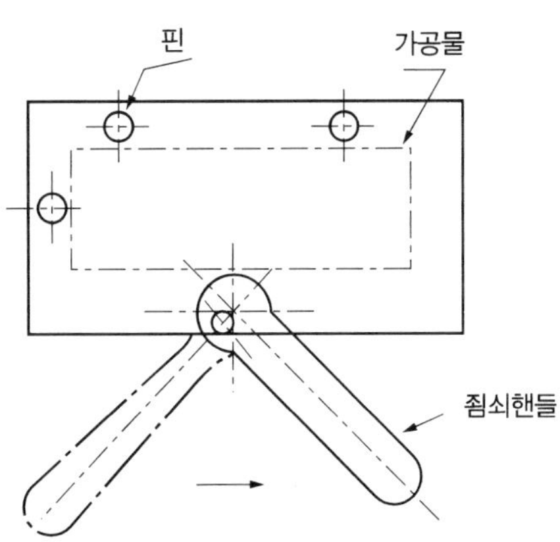

그림 2.83 • 핀을 사용한 위치결정

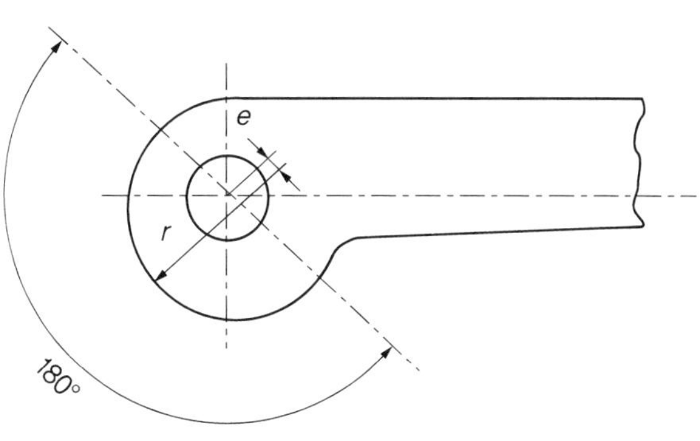

그림 2.84 • 캠

또한, 죔쇠를 핸들 모양으로 하면 체결하였을 때 가공물이 핸들을 돌리는 방향과 반대 방향으로 움직이려고 하는 것을 방지할 수 있다. 전체 양정은 캠 작용 각도(일반적으로 60~90°)를 곱한 것과 같도록 한다. 따라서 **캠의 양정**은 캠의 반지름이 커짐에 따라 커지게 된다.

예를 들면 그림 2.84에 있어서 50 mm 반지름의 캠이 70°에서의 움직임은 0.05×70 = 3.5 mm이다. 캠의 각부 치수와 체결력은 표 2.12에 표시되어 있다.

표 2.9 ◦ 지그 체결용 편심 캠

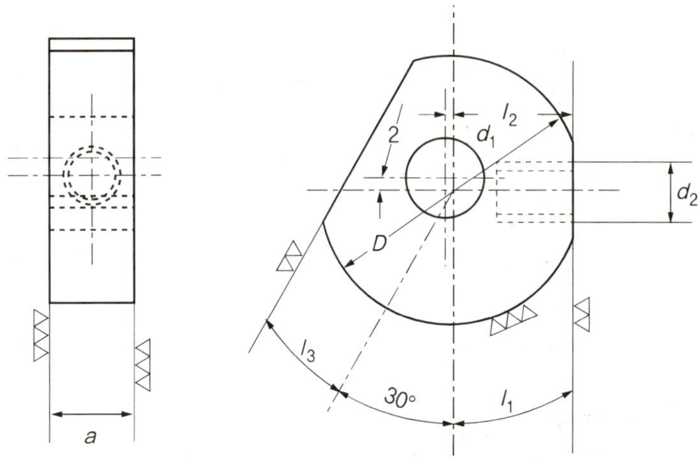

(단위 : mm)

재질	SK 7
나사	KS B 0204 미터 가는 나사, 정밀도 : KS B 0214의 공차의 2급

D	d_1h7	d_2	피치	l_1	l_2	l_3	a $^{+0}_{-0.1}$
40	12	10	1.0	18	12	15	14
50	15	12	1.0	23	14	20	16
60	20	14	1.0	29	17	25	18

[비고] 본 표의 d_1($h7$)은 끼워맞춤 기호를 표시한다. 접촉부의 담금질은 H_RC 40~47

표 2.10 • 지그 체결용 편심 캠

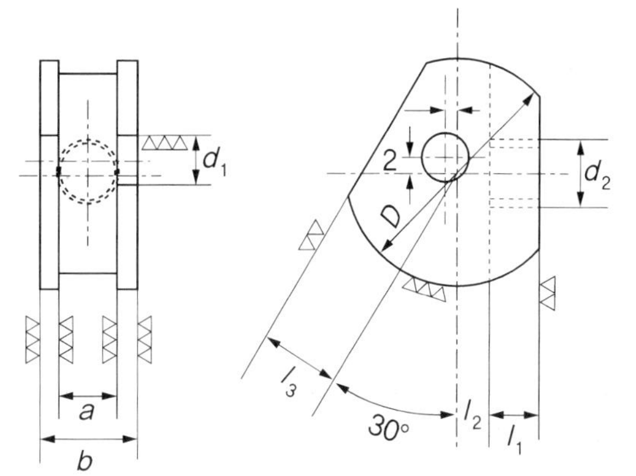

접촉부 담금질의 경도 HRC 40~47 (단위 : mm)

재질	SK 7
나사	KS B 0204 미터 가는 나사, 정밀도 : KS B 0211의 공차의 2급

D	d_1h6	d_2	l_2	**피치**	l_2	l_3	a $^{+0.1}_{0}$	b
35	6	1	10	10	7	14	8	18
45	8	1.2	10	12	10	17	12	24

[비고] 본 표의 $d_1(h6)$은 끼워맞춤 기호를 표시한다.

표 2.11 • 지그 체결용 편심 캠

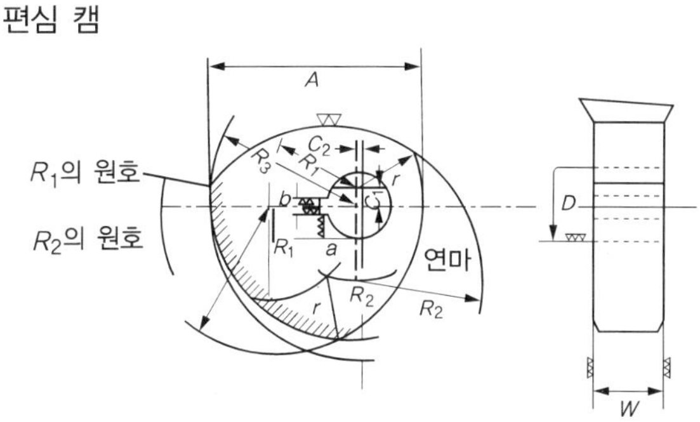

(단위 : mm)

재질	SK 5

호칭	c_1	c_2	R_1	R_2	**비고** R_3	r	a	D	b	W	**죔양** T	A
12	2.5	1.0	17.0	28.0	29	R_3에 접하는 원	12 $^{+0.14}_{-0}$	1.8	4 $^{+0.14}_{-0}$	12 $^{+0}_{-0.11}$	3	40
15	3.0	1.5	22.0	36.0	37	–	15 $^{+0.18}_{-0}$	2.3	5 $^{+0.14}_{-0}$	15 $^{+0}_{-0.11}$	3	50
20	4.0	2.0	30.0	46.0	47	–	20 $^{+0.21}_{-0}$	2.3	5 $^{+0.14}_{-0}$	20 $^{+0}_{-0.13}$	4	63
25	4.5	2.5	37.5	57.5	59	–	25 $^{+0.23}_{-0}$	3.3	7 $^{-0.17}_{-0}$	25 $^{+0}_{-0.13}$	5	78

표 2.12 • 캠 각부 치수 및 체결력

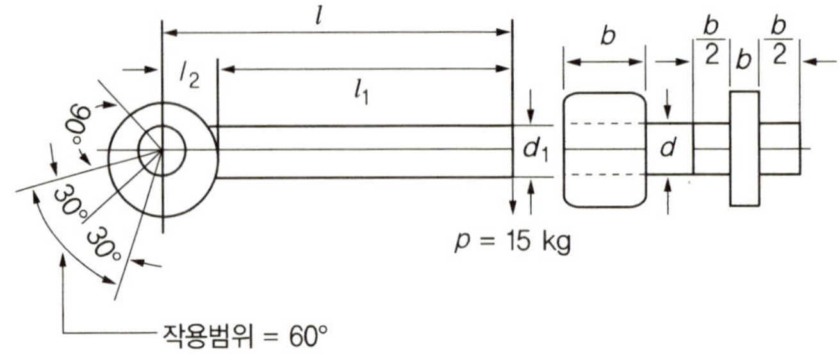

(단위 : mm)

$d(2r)$	r_1	e	회전력에 의한 양정 30°	작용력 (kg)	체결력 (kg)	b	l	손잡이의 최소지름
10	12	1.2	0.6	45	112	8	50	8
				75	187	14	65	10
				100	250	18	90	11
				125	312	20	110	12
13	16	1.6	0.8	75	187	10	90	10
				100	250	14	115	12
				160	400	20	200	14
16	20	2	1	100	250	12	145	13
				170	425	14	200	14
				200	375	16	220	15
				250	500	20	305	17
20	25	2.5	1.25	100	250	12	145	13
				170	425	14	200	14
				200	500	18	220	15
				250	625	20	305	17
25	30	3	1.5	100	250	12	220	13
				200	500	14	450	14
				250	625	18	540	15
				300	750	20	650	17

표 2.13 • 체결 볼트 나사

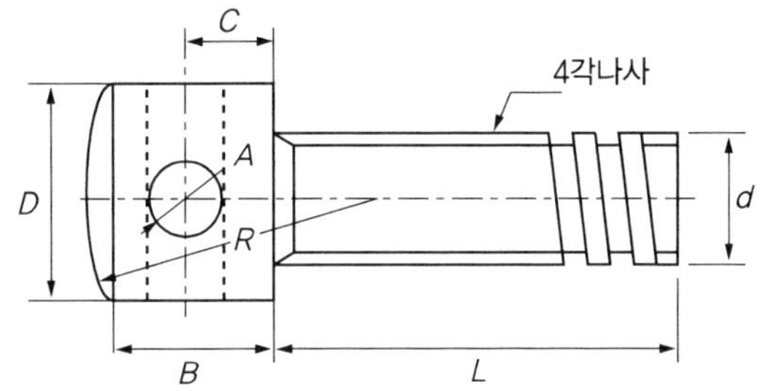

(단위 : mm)

볼트의 바깥지름	*D*	*A*	*B*	*C*	*R*
16	25	8	20	9	50
18	28	10	22	10	56
20	30	10	25	11	60
22	32	10	28	12	64
24	36	12	30	13	72
30	36	12	30	13	72

(b) 나사에 의한 체결

나사로 가공물을 체결하면 **확실하게 체결**할 수 있다는 장점이 있으므로 일반적으로 널리 사용되고 있다. 이 체결 방법에는 가공물을 직접 나사에 의해서 체결하는 방법과 **누름쇠**를 사용하여 나사로 간접 체결하는 방법이 있으며, 누름쇠를 사용하면 가공물을 손상시키지 않으므로 직접 체결하는 방법보다 우수하다.

나사에 의한 체결은 주로 죔쇠를 사용한다. 그림 2.85는 나사 체결의 보기이며, **3점접촉 죔쇠**로 주물의 표면을 체결할 때에 사용된다. 특히 접촉점이 둥글기 때문에 체결을 확실하게 할 수 있다.

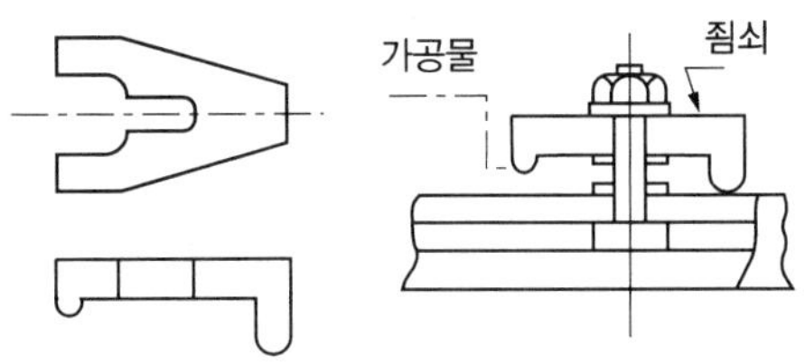

그림 2.85 • 3점접촉 죔쇠

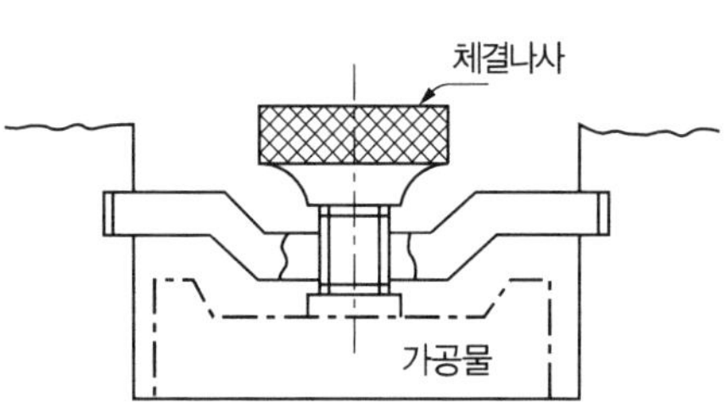

그림 2.86 • 점접촉 죔쇠

그림 2.86은 지그 본체에 홈을 파고 판을 끼워서 나사로 체결하고 가공하는 둘러싸기 형이다. 여기서 가공물에 상처를 입히지 않도록 나사의 끝에 **칼라**라는 누름쇠를 붙인다.

그림 2.87 (a)에 표시한 것은 죔쇠인데, 핀 대신에 키를 사용한다. 핀에는 키 홈이 있어서, 처음에는 핸들로 키 나사를 밀어 붙인 다음에 회전시키면서 체결한다. 이러한 기구는 신속하게 체결을 할 수 있는 장점이 있다. 또 그림 2.87 (b)는 나사 붙이 칼라를 사용한 경우이다. 칼라에 핀 구멍을 만들어 두고 체결 핀을 밀어 회전시키면서 체결한다. 체결 거리는 나사로 조절한다.

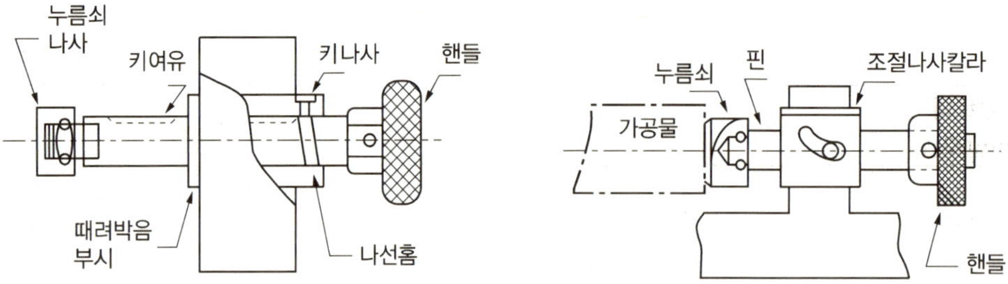

(a) 키를 사용한 보기 (b) 칼라를 사용한 보기

그림 2.87 • 체결의 보기

그림 2.88 (a)는 각재를 구부려서 만든 것으로, 체결나사의 위치를 이동시켜서 아래에 있는 가공물을 쉽게 체결한다. 그림 (b)는 판에 긴 원형의 구멍을 뚫어서 볼트를 이동시킨다. 또한, 그림 (c)는 체결할 때 볼트의 머리가 너무 튀어나오면 가공하기 어려운 곳에 사용한다.

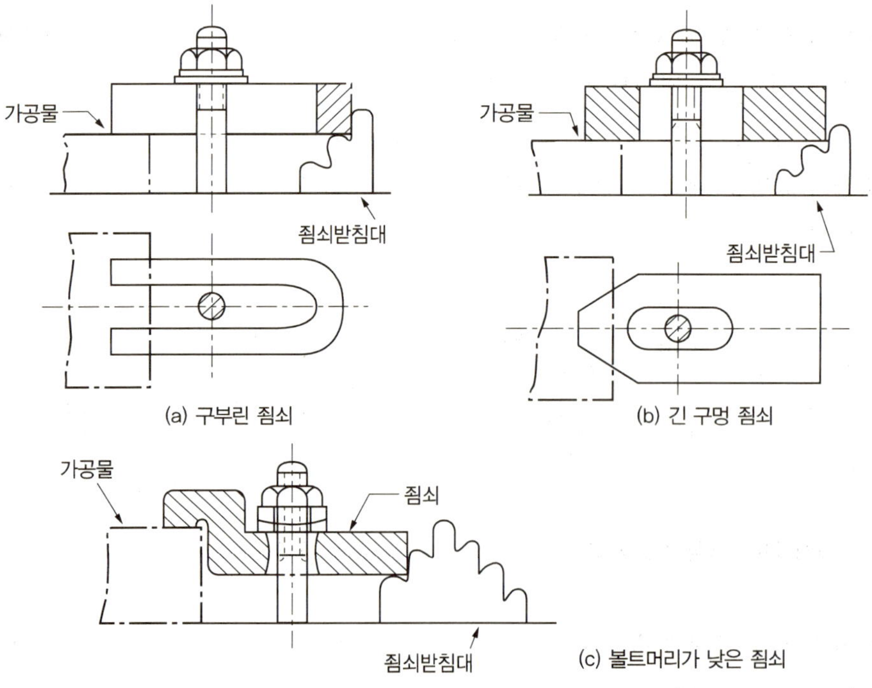

(a) 구부린 죔쇠 (b) 긴 구멍 죔쇠

(c) 볼트머리가 낮은 죔쇠

그림 2.88 • 죔쇠

KS로 규정된 좀쇠의 단면 모양은 그림 2.89로 표시한다. 그림에서 $S = 3d$, $b = 1.5d$로 잡으면 된다. 그림 2.90은 가공물을 체결하면 좀쇠가 기울어지는 경우이다. KS B 1327에 규정된 **구면와셔**를 사용한다. 표 2.14는 그 규격을 표시하고, 그림 2.91은 좀쇠의 양 끝에 둥글기를 붙인 것이다.

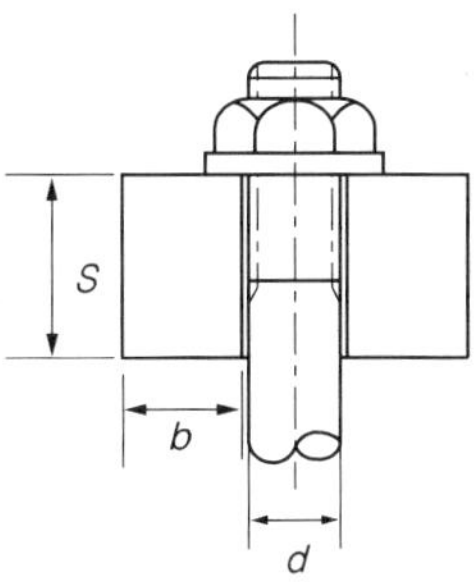

그림 2.89 ◦ 좀쇠의 단면 치수

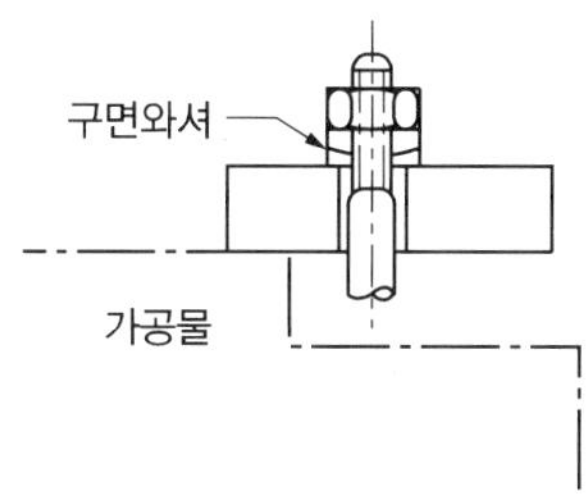

그림 2.90 ◦ 좀쇠가 경사진 경우

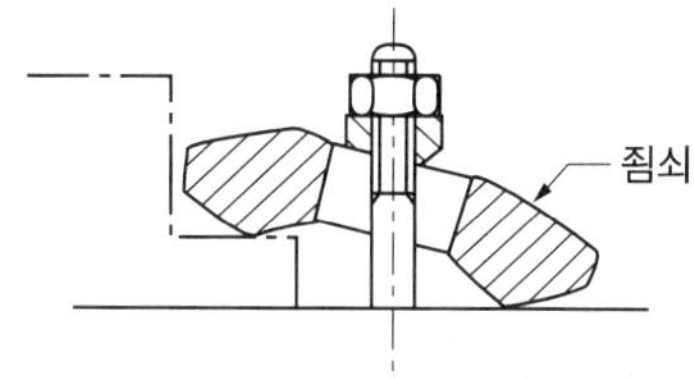

그림 2.91 ◦ 양 끝이 둥근 좀쇠

표 2.14 ◦ 지그용 구면와셔

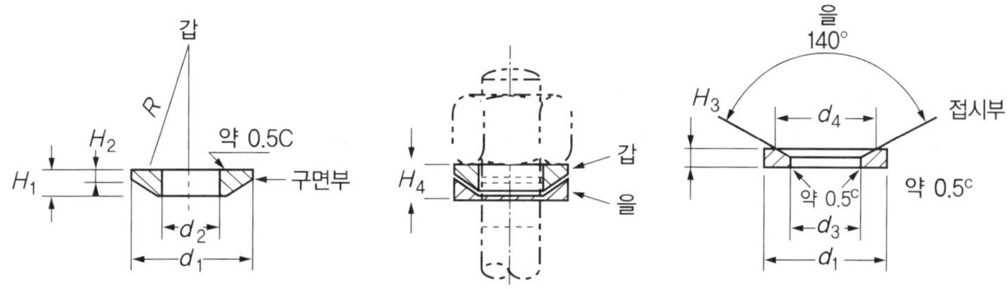

(단위 : mm)

체결볼트의 호칭	d_1	d_2	d_3	d_4	H_1	H_2	H_3	H_4 비고	R
6	13	6.4	7	12	2.5	1.5	2.5	4.5	15
8	18	8.4	9.5	16.5	3.5	1.8	3	5.5	20
10	22	10.5	12	20.5	4	2.1	3.5	6	25
12	26	13	14	24	5	3	4	7.5	30
16	32	17	19	29.5	6	3.4	5	9.5	35
20	40	21	23	37	7.5	3.8	7	12	40
24	48	25	27	44.5	9	4.9	8	14	50
27	52	28	30	48	10	6	9	16	60

[비고] d_2, d_3의 치수차는 KS B 0412 보통 치수차 절삭 가공의 중급을, 그밖의 치수의 치수차는 거친 급을 적용한다.

이 경우에는 균일한 힘으로 죄어지도록 하는 것이 중요하다. 그림 2.92 (a), (b)는 모두 동시에 2개의 가공물을 체결하는 경우이다. 그림 2.93은 죔쇠와 양 끝이 구면 모양으로 되어 있으므로 가공물의 표면이 평평하지 않더라도 쉽게 체결할 수 있다.

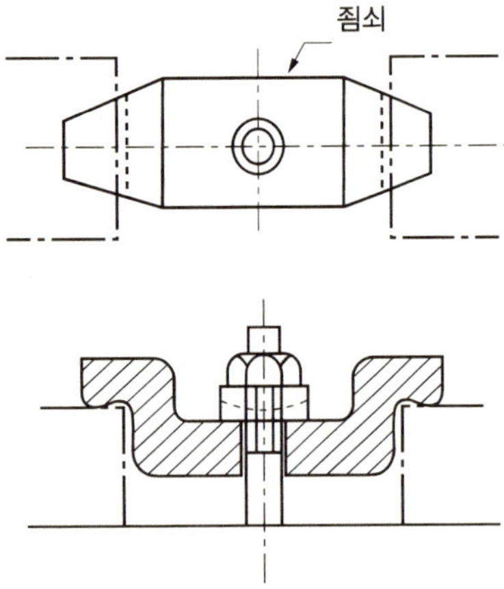

(a) 두 가공물 체결

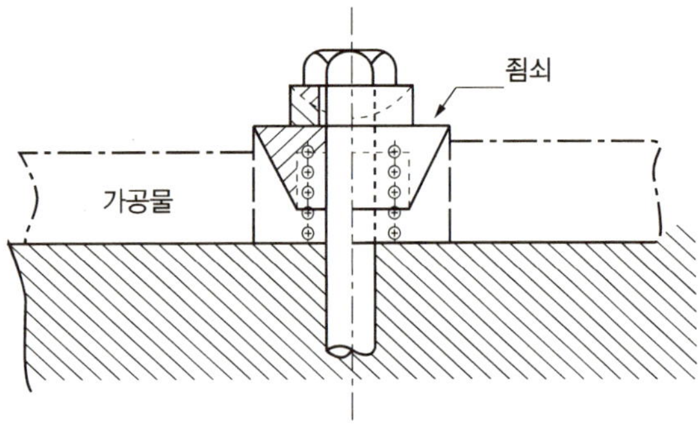

(b) 두 가공물 체결(원추형)

그림 2.92 • 동시에 2개의 가공물 체결

그림 2.94는 죔쇠의 아랫부분에 스프링을 사용하므로 죔쇠가 체결 볼트를 중심으로 회전할 수 있다. 또 위쪽에 있는 나사를 풀면 스프링에 의하여 죔쇠를 들어 올리는 힘이 작용한다.

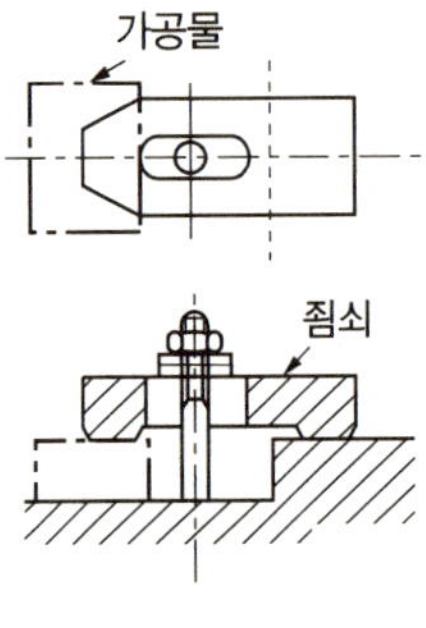

그림 2.93 • 죔쇠의 양 끝이 구면

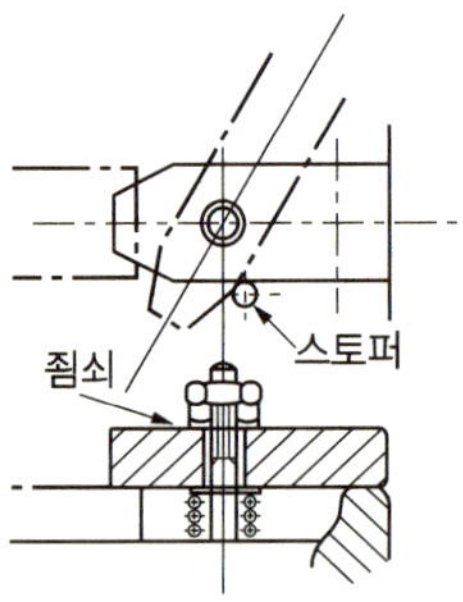

그림 2.94 • 죔쇠 아래에 스프링 설치

그림 2.95는 긴 원형의 구멍이 뚫린 죔쇠를 사용한 것이다. 이때 홈을 죔쇠 받침대 쪽에 만들어서 너트를 풀 때에 죔쇠가 돌지 않도록 만든다. 그림 2.96은 지그 본체의 홈에 들어가는 죔쇠의 끝부분이 직각으로 구부러져 있고, 끝은 둥글게 만들어 홈에 고정한다.

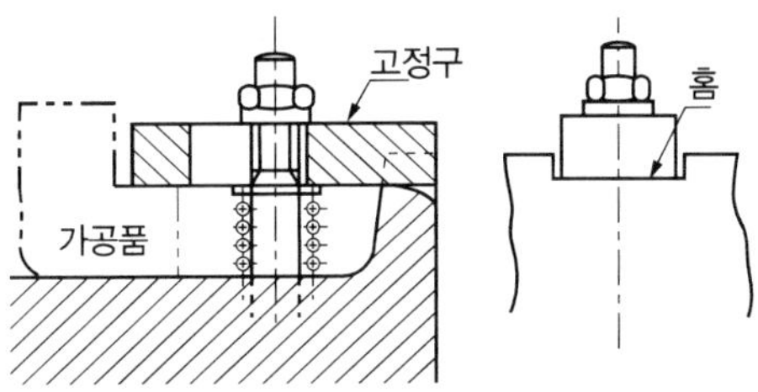

그림 2.95 • 죔쇠에 홈을 만든 보기

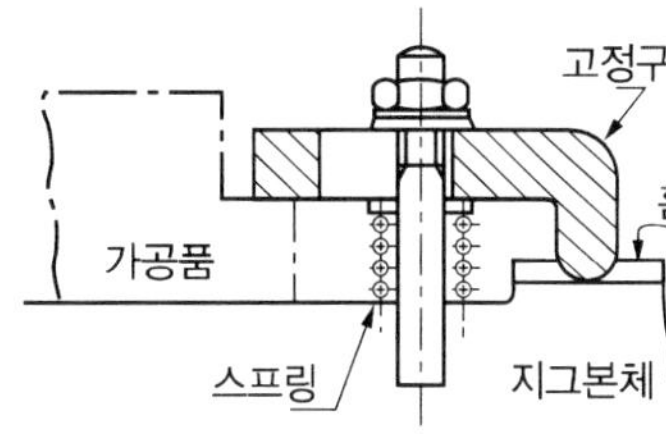

그림 2.96 • 죔쇠가 직각으로 굽은 보기

그림 2.97은 그림 2.96과 같이 긴 원형의 구멍이 뚫린 죔쇠를 사용하고 죔쇠의 뒤쪽에는 홈이 파여 있다. 나사를 죔쇠의 받침으로 사용하여 너트를 돌리면 죔쇠를 상하로 조절하여 가공물을 체결하며, 죔쇠 아래의 스프링은 가공물을 쉽게 떼어내기 위한 것이다. 또 조절용 나사의 재질은 인장강도가 큰 SB50 정도를 사용한다. SB50은 인장강도가 50~60 kg/mm^{2}이다. 그림 2.98은 죔쇠의 끝에 탭 구멍을 뚫고 나비 볼트를 끼워둔 것으로, 볼트를 죄면 가공물을 떼어낼 수 있고 볼트를 우회전시키면 가공물을 체결한다.

지그 본체에는 그림 2.98과 같이 **묻힘쇠**를 압입하며, 특히 묻힘쇠와 접촉하는 볼트의 끝은 담금질하여 사용한다.

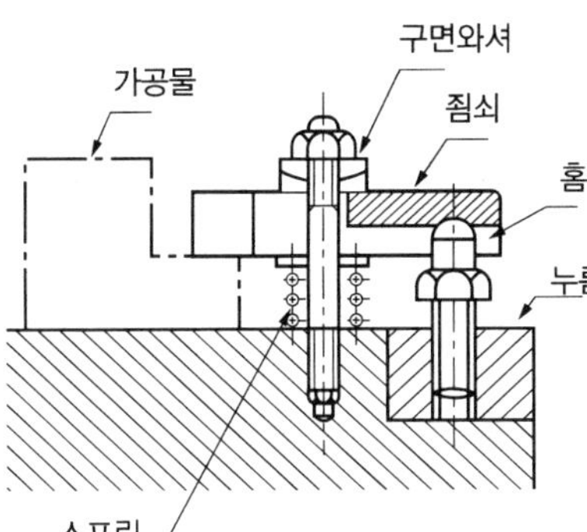

그림 2.97 • 죔쇠의 뒷면에 홈을 만든 보기

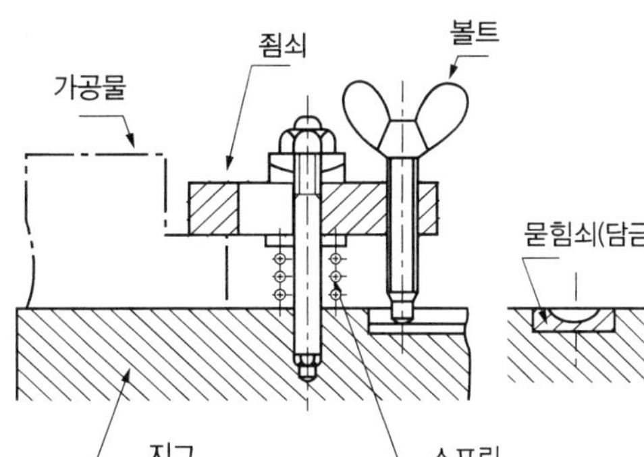

그림 2.98 • 죔쇠에 탭 구멍을 만든 보기

그림 2.99는 **판 모양 죔쇠**로 떼어내기가 아주 편리하다. 이와 같은 죔쇠의 재질은 SB41~SB50의 일반구조용 압연강재가 사용된다. 그림 2.100은 판 모양의 죔쇠를 사용하는 체결 방법이고, 그림 2.99 (b), (c), (e), (f)와 같이 2개의 **슬릿**이 있는 죔쇠를 많이 사용한다. 이 방법은 가공물을 부착하거나 떼어내기가 편리한 장점이 있다. 그러나 압력이 걸리는 면적이 좁기 때문에 체결력이 약하고, 압력이 불안정하게 걸리는 단점도 있다.

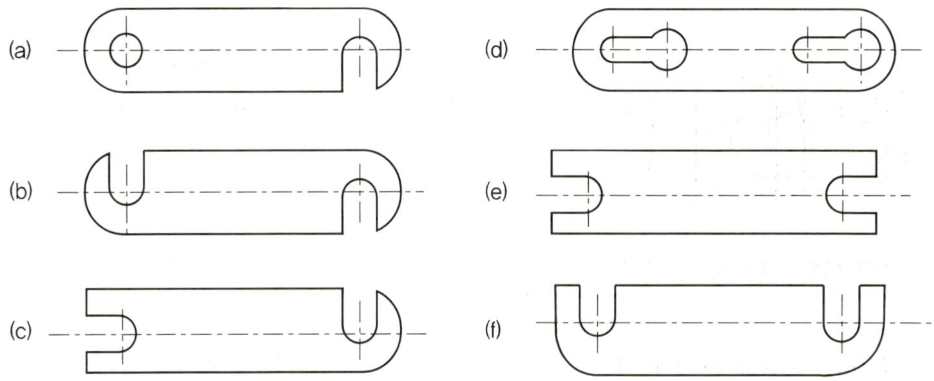

그림 2.99 • 각종 판 죔쇠

그림 2.100 (b)는 그림 (a)에 있는 단점을 제거한 구조로 전체 면적에 균일하게 압력이 걸린다. 그림 2.101 (a), (b)도 판 모양 죔쇠에 의한 체결을 응용한 보기로 회전식이다. 그림 (a)에는 2개의 나사가 있기 때문에 보통의 회전 죔쇠를 사용하지만, (b)의 한쪽은 체결할 수 있는 돌기나 플랜지부가 없기 때문에 볼트(나비볼트)를 장착한 회전 죔쇠를 사용한다.

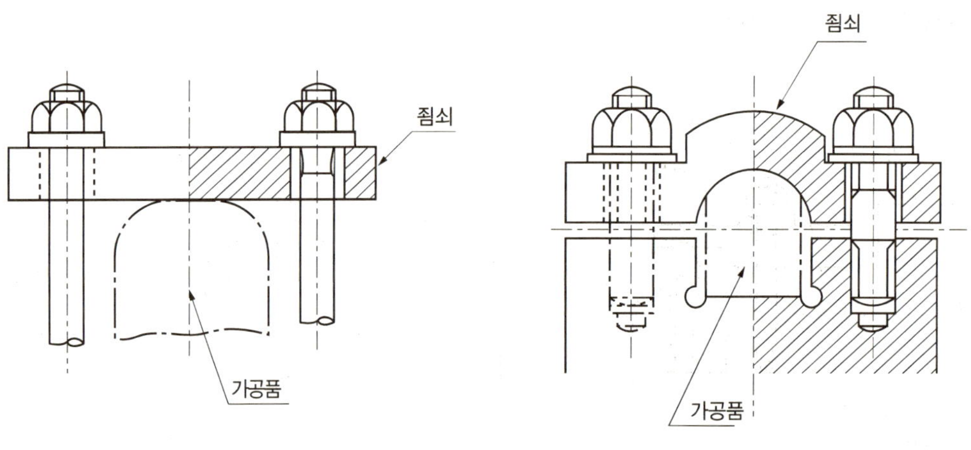

(a) 판형　　(b) 균일 압력의 죔쇠

그림 2.100 • 판 죔쇠를 사용한 체결

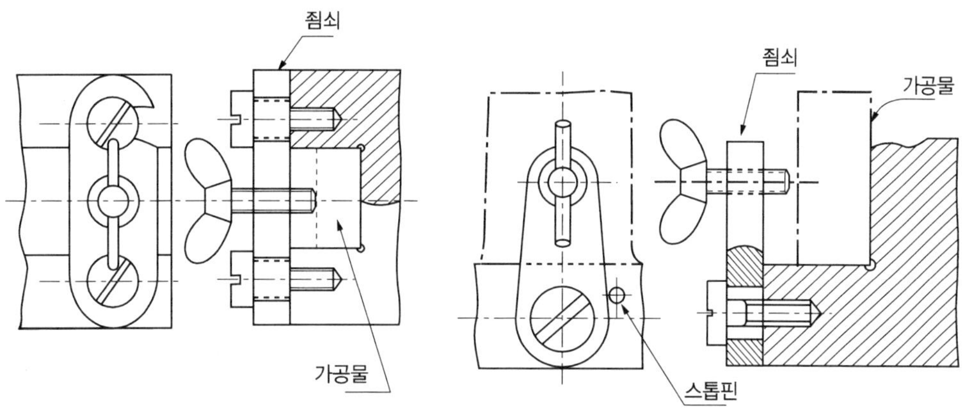

(a) 2개의 나사 죔쇠 (b) 나비볼트 죔쇠

그림 2.101 • 회전하여 판 죔쇠로 체결

이런 경우에는 나비볼트가 있는 **죔쇠**를 사용함으로써 확실하게 누를 수 있다. 그림 2.102의 와셔 모양의 원형 죔쇠를 밀면 원주 부분이 경사지면서 가공물을 확실하게 체결한다. 밀링 가공을 할 때에 가공물의 한 면에 죔쇠를 접촉시키고 나비너트를 돌려서 가공물을 체결한다. 그러면 죔쇠 밑의 너트를 중심으로 와셔가 작용하여 체결한다. 이것은 주로 경합금 주물의 가공에 적당하다.

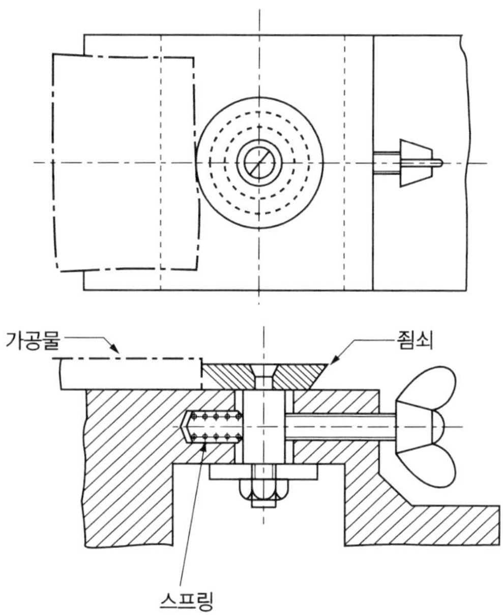

그림 2.102 • 원형죔쇠

그림 2.103은 죔쇠의 뒷부분에 볼트를 체결하는 것으로 지점으로부터의 거리를 크게 잡을수록 완전하게 체결할 수 있다.

볼트를 풀면 스프링이 죔쇠를 밀어서 쉽게 가공물을 탈거시킬 수 있다. 그림 2.104는 볼트가 죔쇠의 지점보다도 아래쪽에 있고, 죔쇠의 볼트 축과 회전 지점이 멀수록 완전하게 체결한다. 이러한 구조는 간단한 밀링 가공 등에 사용된다.

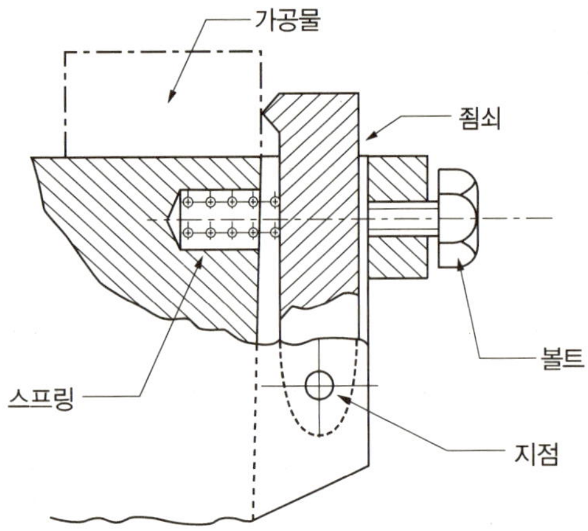

그림 2.103 ◦ 죔쇠의 뒷부분에서 체결하는 경우

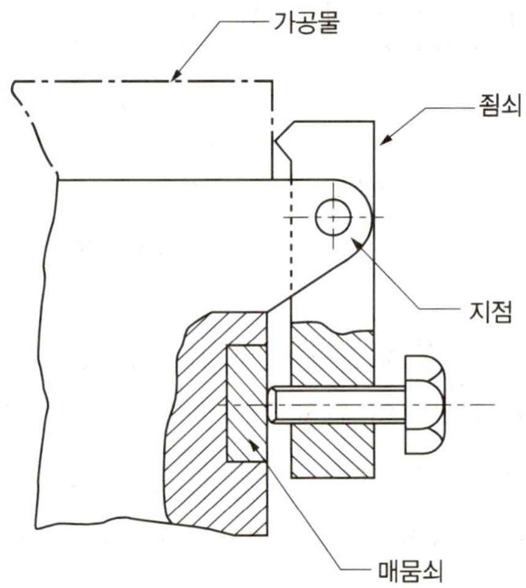

그림 2.104 ◦ 볼트를 죔쇠의 지점보다 아래에 설치하는 경우

그림 2.105 (a)는 가공물의 모서리가 둥글게 되어 있는 경우이며, 나사를 죔으로써 가공물의 위치결정과 체결이 동시에 이루어진다. 또한 체결할 때에 지그 본체가 죔쇠의 안내와 힘의 작용점 역할을 담당한다.

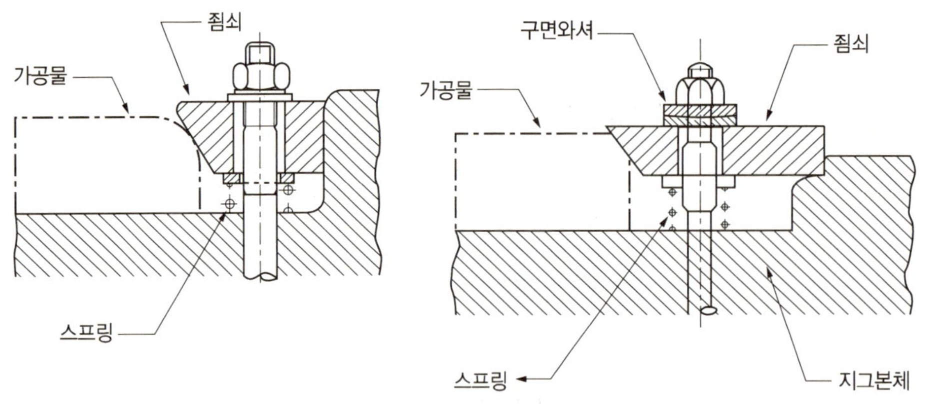

(a) 수직 받침대 (b) 2단 받침대

그림 2.105 ◦ 모서리가 둥근 가공물 체결

그림 2.105 (b)는 그림 (a)의 경우와 같이 사용되는 구조이다. 죔쇠가 다소 경사져도 작용하는 **구면와셔**를 사용하며, 가공물이 가로 방향의 추력과 가압력(加壓力)을 동시에 받는다. 죔쇠를 고정하기 위하여 지그 본체에 단을 만들어 죔쇠의 한 끝을 지지하는 구조이다.
그림 2.106은 그림 2.105와 마찬가지로 위에서 체결할 수 없을 때에 사용한다. 그림과 같이 지그 본체에 경사부를 만들어 두면 나사로 죄었을 때 죔쇠를 앞으로 밀면서 가공물을 체결한다. 경사부의 각도는 약 30° 이상이다.

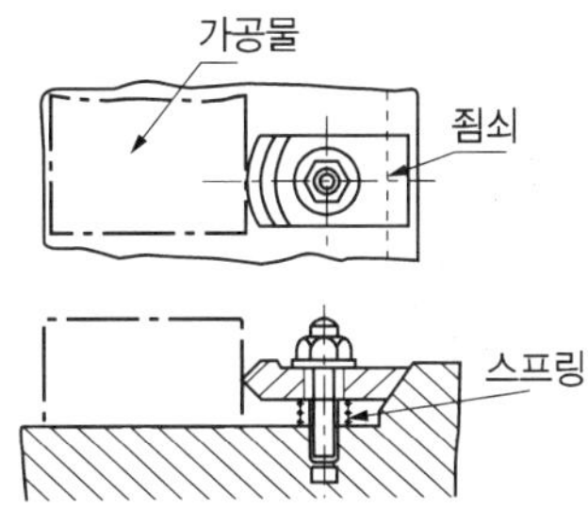

그림 2.106 • 경사부를 사용하는 체결

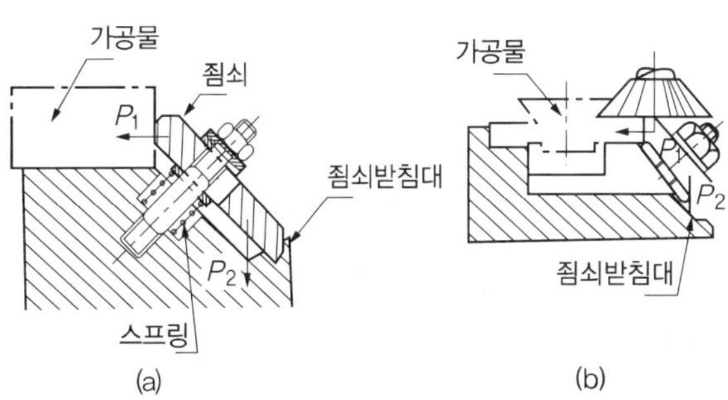

그림 2.107 • 모서리가 예리한 가공물 체결

그림 2.107은 가공물의 모서리가 날카롭고 치수 공차가 작은 것을 가공하는 지그이다. 그림과 같이 지그 본체에 경사부를 만들어서 죔쇠를 설치한 구조이다. 또 죔쇠의 구멍은 직사각형이고 가압력은 두 방향(수직과 수평)으로 작용하며, 지그 본체는 죔쇠의 **받침대** 역할을 한다.

그림 2.108은 가공물의 면보다도 죔쇠나 체결 볼트 등이 낮아야 할 경우에 사용한다. 그림 2.107과 비슷하나 죔쇠가 가공물에 파고 들어가지 않는 장점이 있다.

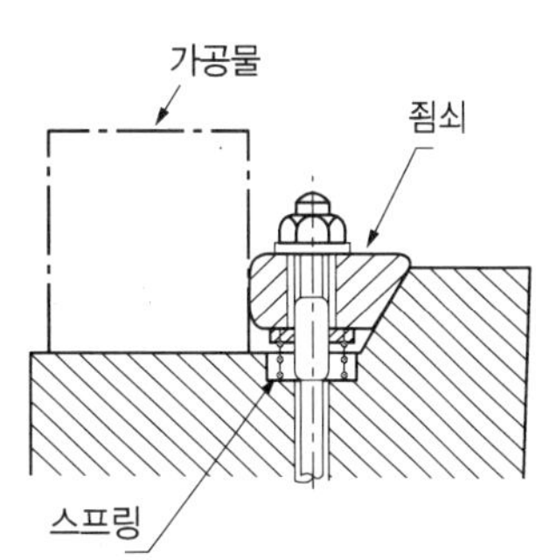

그림 2.108 • 가공물의 뒷면보다 죔쇠가 나와 있지 않은 보기

그림 2.109 (a), (b)는 밀링지그, 특히 대형의 불규칙한 가공물이나 경합금의 크랭크 케이스 등의 가공에 적합하다. 그림 (a)는 가공물이 지지 죔쇠 위에 놓여 있으나 그림 (b)는 핀 위에 가공물이 부착되어 있다. 가공물을 떼어낼 때 너트를 풀면 죔쇠에 접촉하는 약한 판스프링이 작용하여 지지 죔쇠는 뒤쪽으로 밀린다. 이때 지지 죔쇠는 지그 본체에 부착되어 있는 판스프링에 의하여 밀려서 가공물에서 벗어난다. 그러나 그림 (b)는 **판 스프링**이 없기 때문에 지지 죔쇠는 되돌아오지 않는다.

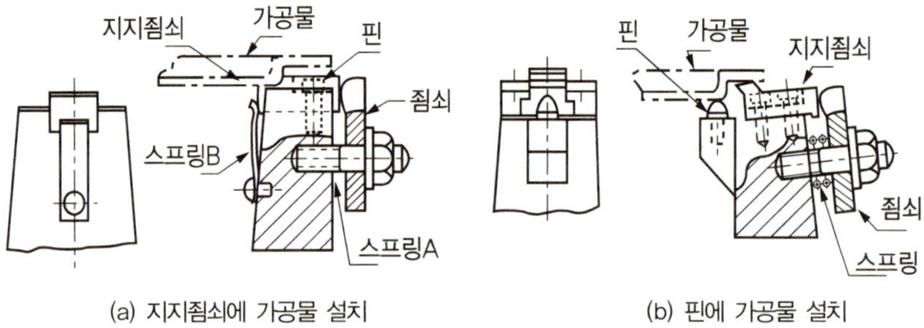

그림 2.109 • 밀링지그용 체결장치

그림 2.110은 가공물과 닿는 죔쇠의 뒷부분에서 볼트로 가공물을 단단히 누르는 구조이다. 가공물과 접촉하는 죔쇠의 면은 둥글게 하고 죔쇠는 핀을 중심으로 하여 회전할 수 있다. 그림 2.111은 가공물이 큰 경우에 사용된다. 즉 기계의 테이블을 지그 본체로 사용하고 테이블의 T형 홈에 체결 볼트의 머리를 삽입하여 죔쇠에 의해 가공물을 체결한다. 그리고 체결대는 회전되지 않으며, 테이블의 홈을 따라 이동시키기 위한 블록을 설치하고 볼트 머리는 사각 볼트를 사용한다.

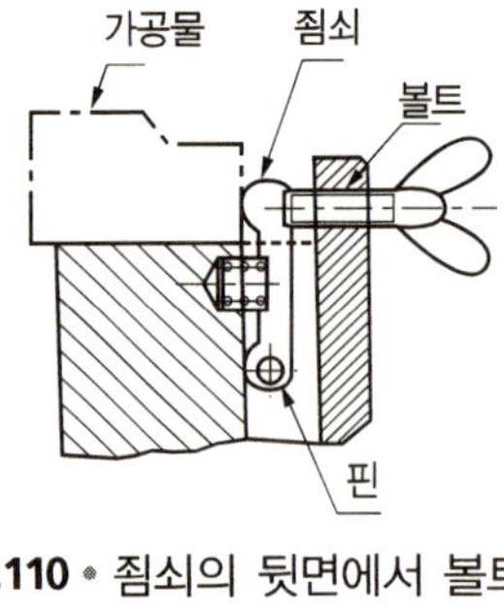

그림 2.110 • 죔쇠의 뒷면에서 볼트로 체결

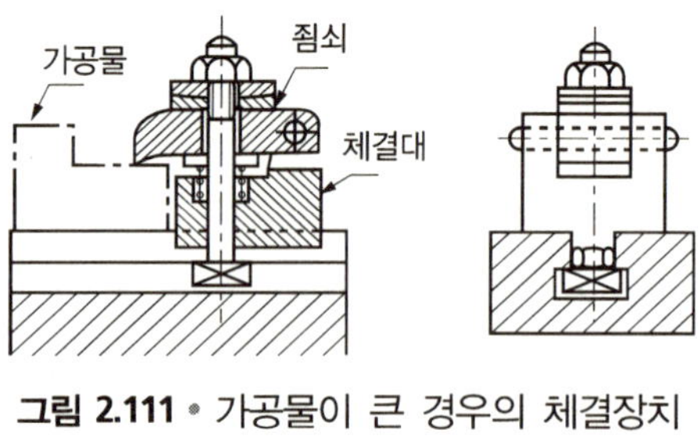

그림 2.111 • 가공물이 큰 경우의 체결장치

그림 2.112는 체결 볼트가 가공물의 면보다 앞으로 나오면 안 되는 경우에 좋은 구조이다.

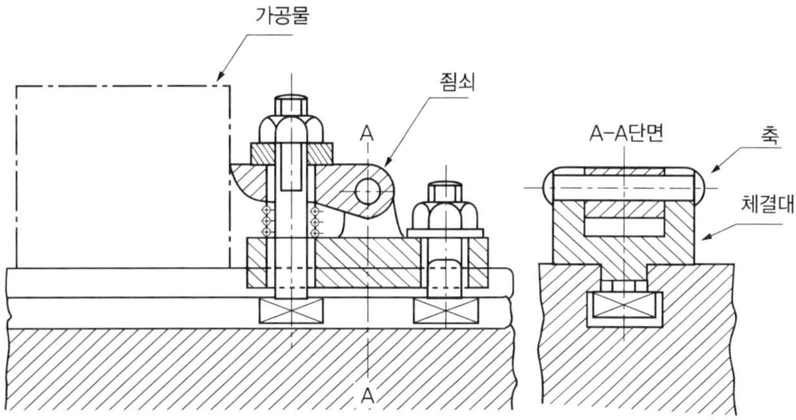

그림 2.112 ◦ 체결볼트가 가공물의 뒷면보다 나와서는 안 되는 경우의 보기

그림 2.113은 강력한 절삭을 하는 경우에 적합한 구조로, 기계의 테이블을 지그 본체로 사용하고 축을 지점으로 회전할 수 있다.

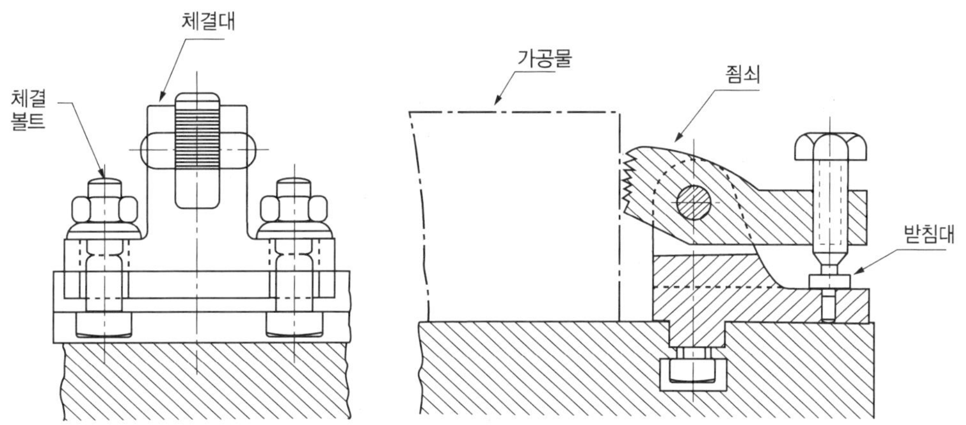

그림 2.113 ◦ 강력절삭용 죔쇠

그림 2.114는 체결용 나사로 가공물을 체결하는 한편 죔쇠와 연동하여 다른 방향에서도 체결한다. 이때 죔쇠의 끝을 둥글게 함으로써 죄는 각도에 관계없이 완전하게 체결할 수가 있다.

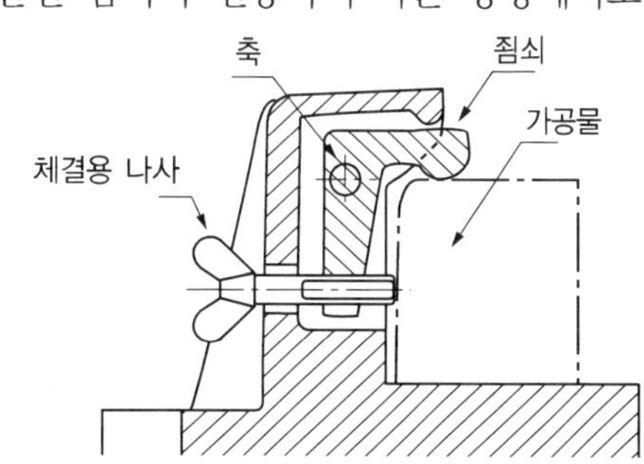

그림 2.114 ◦ 나사가 죔쇠를 겸하는 보기

그림 2.115 (a)는 작은 가공물을 가볍게 체결하는 구조로, 가공물의 높이가 클 경우에 볼트에 큰 힘이 걸려서 구부러질 염려가 있으므로 주의하여야 한다. 그림 (b)는 그림 (a)와 달리, 죔쇠에 지지부를 만들어 볼트의 구부러짐을 방지하기 위한 것이다.

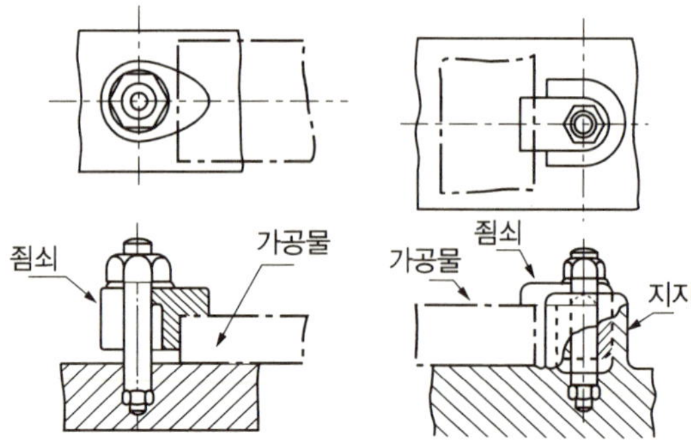

(a) 가벼운 체결(볼트) (b) 지지된 볼트

그림 2.115 • 작은 가공물용 체결장치

그림 2.116은 드릴링 지그에 흔히 사용되는 체결장치이다. 죔쇠의 가운데에 있는 누름쇠는 가공물에 직접 압력을 준다. 그러나 그림 (a)와 같이 가공물보다도 작을 경우에는 면에 파고 들어갈 염려가 있다. 그림 (b)는 이러한 문제점을 해결하기 위한 것이다.

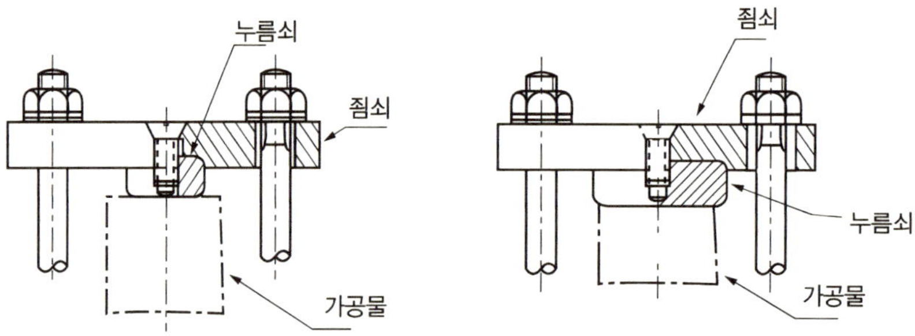

(a) 누름쇠가 가공물보다 작음 (b) 큰 누름쇠

그림 2.116 • 드릴링 머신용 체결장치

지금까지 설명한 체결장치는 가공물의 면이 평평하지 않으면 완전하게 체결할 수가 없기 때문에 누름쇠를 어느 정도 회전시켜서 완전한 체결을 하여야 한다.

그림 2.117 (a)는 회전하는 **누름쇠**를 사용한 것이다. 회전하는 누름쇠를 사용하면 가공물에 균일한 힘이 작용하므로 죔쇠가 가공물에 파고 들어가지 않는다. 그림 (b)는 죔쇠에 구멍을 뚫어서 그 속에 누름쇠를 넣고 위아래를 핀으로 고정한다. 위쪽 핀은 가공물을 떼어낼 때에 누름쇠가 죔쇠에서 빠져나가지 않도록 한다. 이러한 방법은 가공물이 어느 정도 경사져도 균일한 힘으로 체결할 수 있고, 누름쇠가 가공물에 파고 들어가지 않는다.

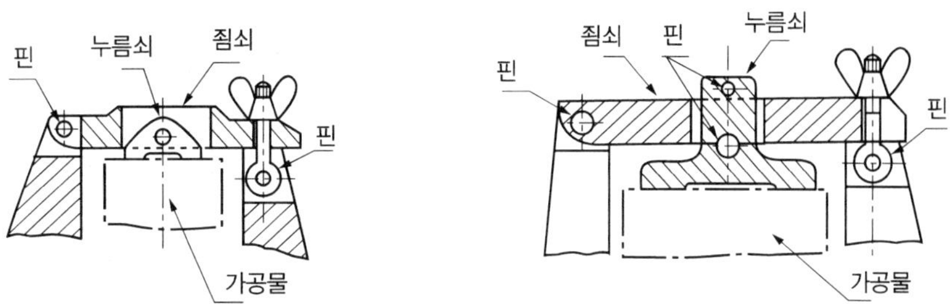

(a) 판형 회전 누름쇠

(b) 죔쇠에 끼운 누름쇠

그림 2.117 • 회전누름쇠

그림 2.118은 구형의 보스를 죔쇠에 부착하고 누름쇠의 홈에 보스를 끼워 맞추어 가공물을 체결한다.

이러한 누름쇠는 가공물에 균일한 압력을 작용시킨다. 보스를 체결하는 방법은 두 곳에서 볼트로 체결하고 누름쇠의 아래에 있는 작은 핀으로 고정하는 것이다. 이 경우에는 보스를 통하여 나사가 뚫고 나오지 않도록 해야 한다. 또 보스의 길이 방향에 대한 움직임은 누름쇠의 밑에 있는 핀을 때려 박아서 멈추게 한다.

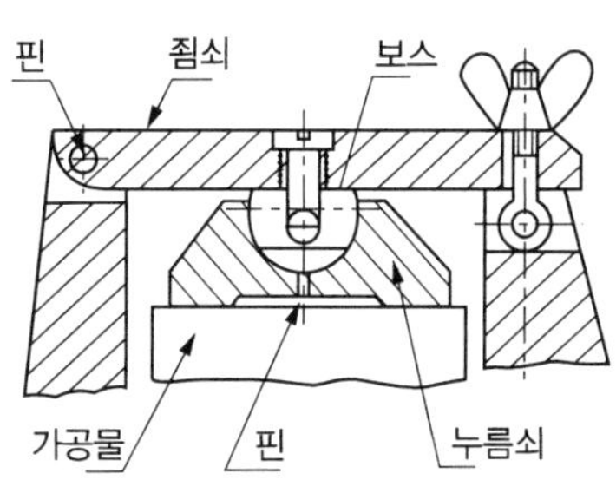

그림 2.118 • 보스에 붙인 누름쇠

그림 2.119는 가공물을 두 방향에서 체결하는 보기이다. 이 장치는 가공물의 높고 낮음에 관계없이 체결할 수 있는 장점이 있다. 특히 주의할 사항은 완전하게 체결할 수 있도록 죔쇠 끝을 둥글게 하고, 나사를 죌 때 죔쇠가 회전하지 않도록 해야 한다.

그림 2.120은 2개의 가공물을 1개의 죔쇠로 직접 체결한 경우이다. 이것은 높이가 다른 2개의 가공물을 균일한 힘으로 체결할 수가 있다. 그러나 체결할 때에는 가공물의 간격과 죔쇠의 길이가 중요하다. 또 축에 설치한 **안내나사**는 축 주위로 회전시키지 않고 상하로 안내하는 역할을 해야 한다.

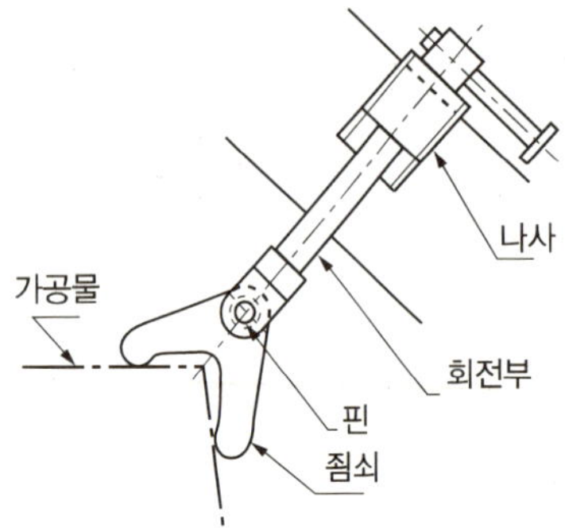

그림 2.119 • 두 방향에서 가공물 체결

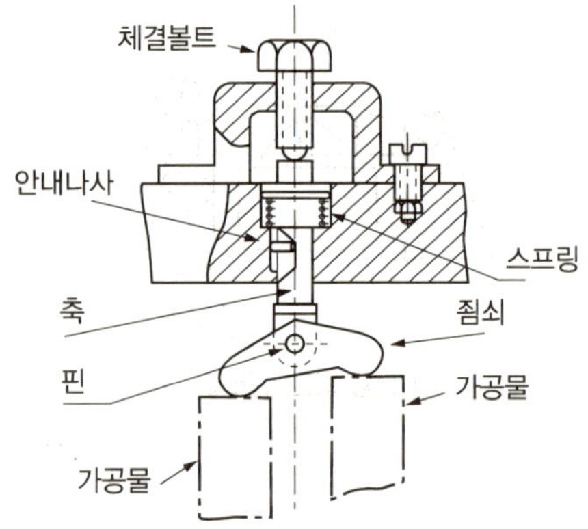

그림 2.120 • 1개의 죔쇠로 2개의 가공물 체결

그림 2.121은 동시에 2개의 가공물을 체결할 때 사용한다. 1개의 체결장치에 2개의 죔쇠를 부착하여 각 죔쇠가 가공물에 닿으면 가압면을 수평으로 유지할 수가 있다. 그림 (a)는 2개의 가공물을 2개의 죔쇠로 체결하고 그림 (b)는 4개의 가공물을 두 죔쇠의 일부분으로 체결하기 위한 것이며 죔쇠 끝은 둥글게 해야 한다.

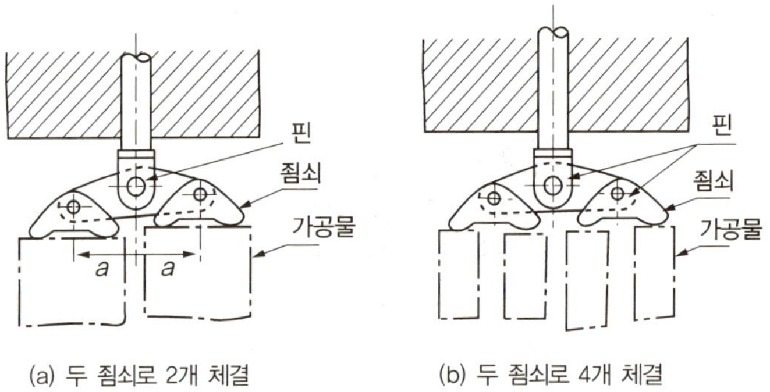

그림 2.121 • 2개의 죔쇠에 의한 체결

그림 2.122 (a), (b)는 1개의 체결장치에 의하여 여러 개의 가공물을 동시에 체결하는 장치이다.

그림 2.122 (a)에서 A부의 길이 x는 되도록 짧게 하고, 가공물 상호 간의 거리는 같도록 한다. 또한 x_1, x_2를 동일한 간격으로 잡는다. 만약 가공물이 8개일 때에는 a를 중심으로 4 : 4로 잡고, 가공물이 7개일 때에는 3 : 4로 각각 좌우로 분배한다.

그림 2.122 (b)는 중앙에 있는 한 가공물만 양쪽의 죔쇠로 체결하는 경우이다. 죔쇠에 걸리는 힘이 2 : 1이 되도록 하여 전체 가공물에 균일한 힘을 작용시킨다.

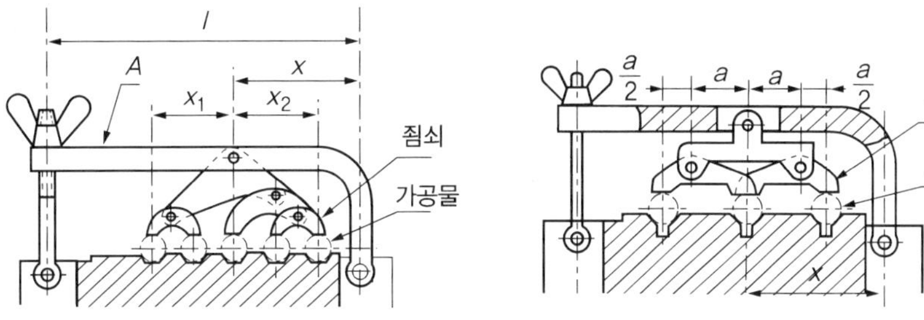

(a) 한 체결장치에 여러 개 체결　　(b) 한 개를 두 죔쇠가 체결

그림 2.122 • 여러 개 가공물 체결

죔쇠의 배분 방식은 가공물의 개수가 n이라면 가공물의 수가 홀수일 경우에 다음의 식을 적용한다. 즉

$$\frac{n-1}{2} \quad \text{및} \quad \frac{n+1}{2}$$

과 같이 배치한다. 물론, 짝수인 경우에는 양쪽이 같도록(n개 및 n개) 배치하면 된다.

다음은 그림 2.123의 기구에서 필요한 체결력 F를 구해 보자. 이는 방법이며, 각 가공물에는 균일 분포력 f가 작용한다. 따라서 중앙 좌측의 한 죔쇠에는 $2f$의 힘이 걸리고, 중앙 우측의 두 죔쇠에는 $4f$의 **체결력**이 작용한다.

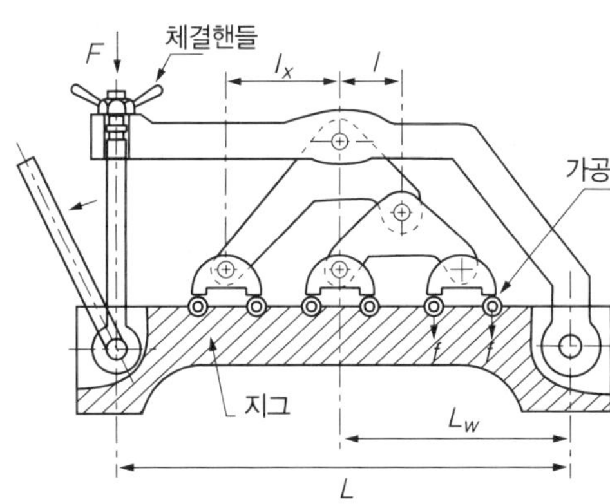

그림 2.123 • 다수 체결방법

중심 핀은 좌우의 모멘트가 같으므로,

$$l_x \times 2f = l \times 4f$$

$$\therefore l_x = 2l$$

즉, l_x는 l의 2배의 길이로 만들어야 한다.

다음에는 전 가공물에 걸리는 체결력은 $6f$이다. 체결 핸들이 F의 힘으로 화살표 방향으로 죄면 체결 모멘트와 반력의 모멘트는 같으므로,

$$L \times F = L_w \times 6f$$
$$\therefore\ F = L_w \times 6f/L$$

이 된다.

그림 2.124는 살 두께가 얇은 가공물을 체결하는 방법이다. 그림과 같이 얇은 가공물을 죔쇠의 안쪽과 바깥쪽 사이에 끼이도록 죄어서 고정하는 장치로, 핸들로 죔쇠를 죄면 가공물을 양쪽에서 누르게 된다.

그림 2.125는 바이스형이며, 핸들을 회전시키면 동시에 두 곳의 죔쇠가 작동하여 가공물을 체결한다.

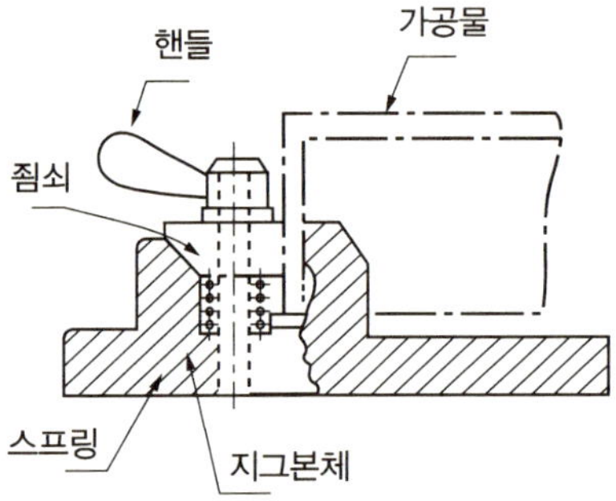

그림 2.124 • 얇은 가공물의 체결

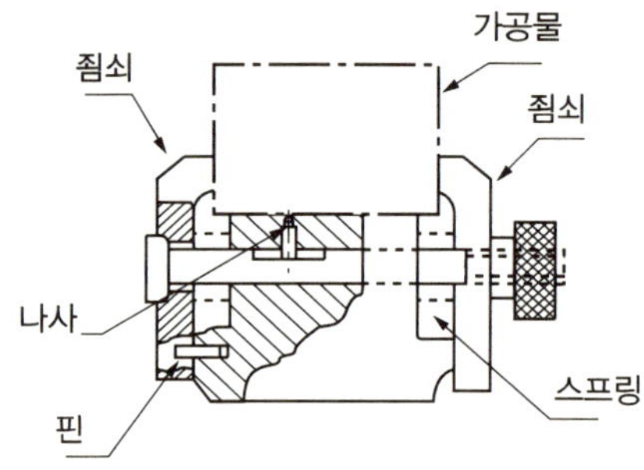

그림 2.125 • 두 죔쇠를 같이 체결

표 2.15 • 지그용 C형 와셔 (단위 : mm)

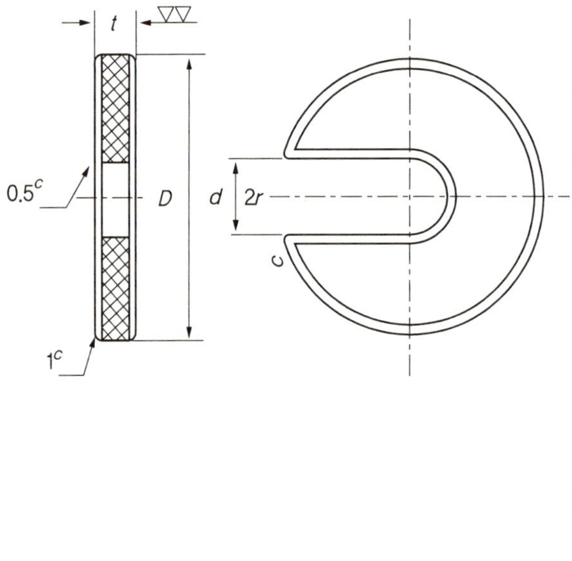

호칭	d	l	D
6	6.4	6	20, 25
8	8.4	6 8	25 30, 35, 40, 45
10	10.5	8 10	30, 35, 40, 45 50, 60, 70
12	13	8 10	35, 40, 45 50, 60, 70, 80
16	17	10 12	50, 60, 70, 80 90, 100
20	25	10 12	70, 80 90, 100
27	28	10 12	70, 80 90, 100

[주] D의 치수는 널링 가공 전의 것
[비고] 널링은 생략할 수 있다.

표 2.16 • 지그용 갈고리형 와셔

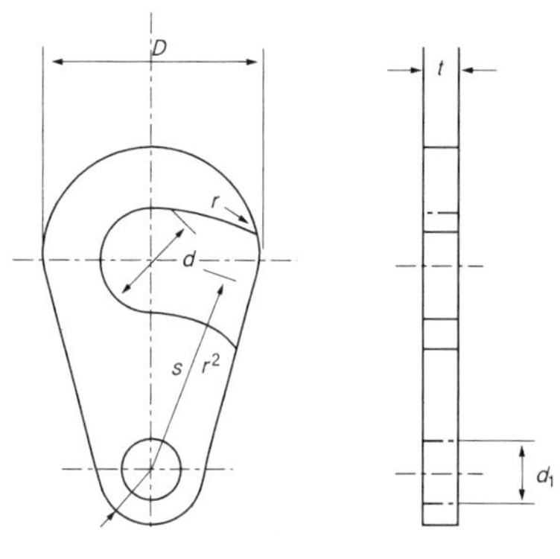

(단위 : mm)

호칭	d	d_1	D	r	R	s	t
6	6.6	8.5	20	2	8	18	6
8	9	8.5	26	2.5	8	21	6
10	11	8.5	32	2.5	8	24	6
12	13.5	10.5	40	3	10	27	8
16	18	10.5	50	3	10	33	8
20	22	10.5	60	3	10	38	8
24	26	12.5	65	4	12	42	10
27	29	12.5	70	4	12	45	10

[비고] 1. 양면 바깥 가장자리는 약 0.5 mm의 모따기를 함
2. 표 중의 d, d_1 및 s의 치수차는 KS B 0412의 중급, 기타 치수는 거친급에 따른다.

안내용 나사가 축을 회전시키지 않아야 한다. 이때, 지그 본체에 둥근 부분을 만들어서 죔쇠가 아래 핀을 지점으로 잘 작동하도록 해야 한다.

그림 2.126은 바이스형으로 나사를 사용하여 체결한 경우이고, 소형 가공물에 사용된다. 1개의 축으로 2개의 죔쇠를 동시에 작동시키므로 **같은 모양, 같은 치수**의 가공물 2개를 동시에 체결할 수가 있다. 장점은 가공물의 모양에 따라 바이스 턱의 모양을 변화시켜서 체결하므로 비교적 튼튼하게 가공물을 고정할 수 있다는 것이다. 그러나 체결력에 의해 가공물을 들어 올리는 작용과 함께 바이스 자체에 존재하는 흔들림의 영향을 받아서 정확한 위치에 고정하기 어렵고 정밀도가 떨어진다는 단점이 있다.

그밖에 **C형 와셔**를 사용하는 체결방법도 있다. 그림 2.127은 그 보기이고, 표 2.15는 지그용 C형 와셔의 KS규격을 표시한다. 또한 그림 2.128은 갈고리 모양의 와셔를 사용하여 나사로 체결하는 드릴링 지그의 보기이다. 표 2.16은 KS규격에 따라 지그용 갈고리형 와셔를 나타낸 것이다.

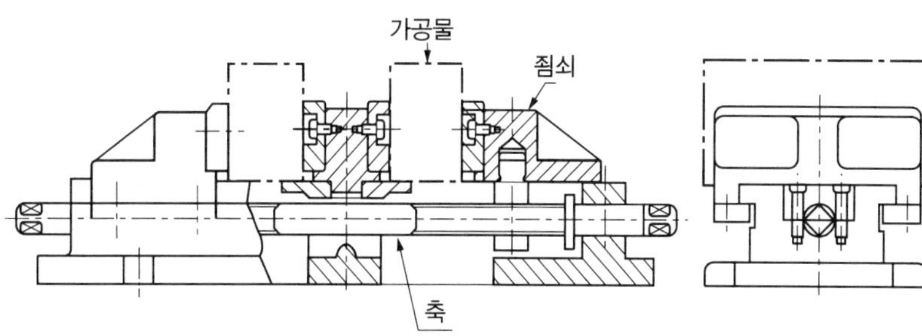

그림 2.126 • 바이스형

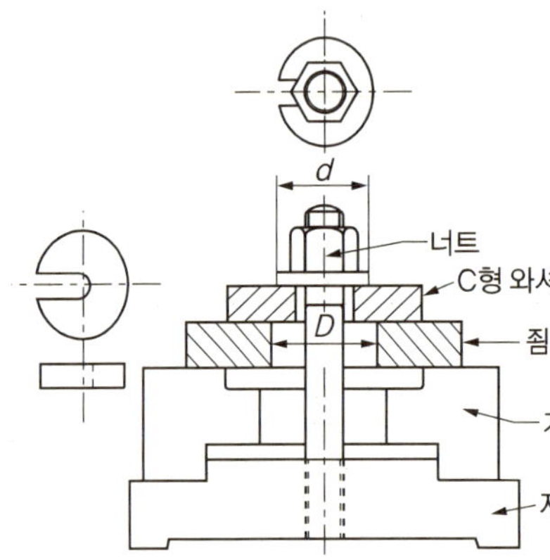

그림 2.127 • C형 와셔의 체결보기

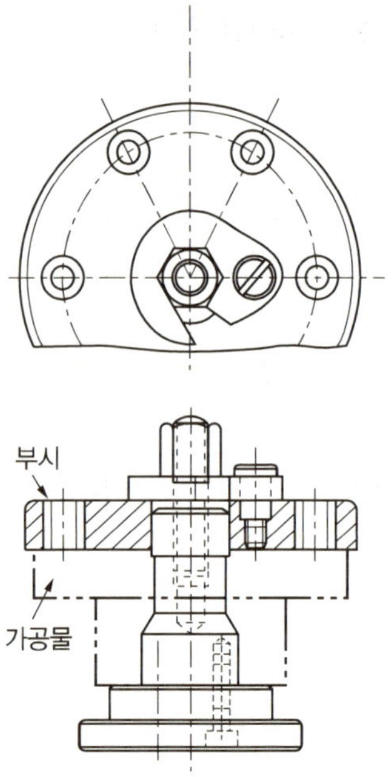

그림 2.128 • 드릴링 머신용 지그

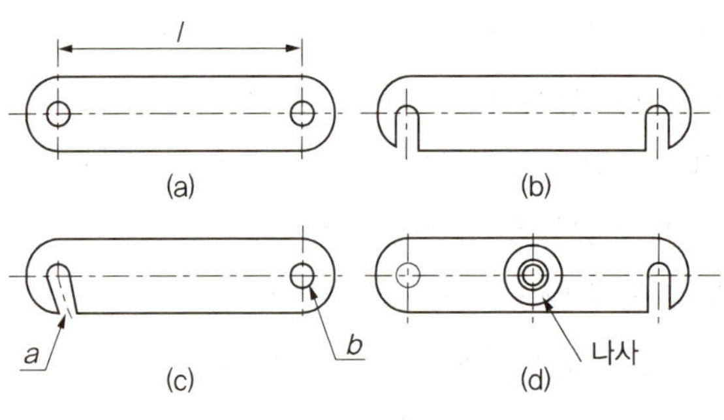

그림 2.129 • 갈고리형 죔쇠

표 2.17에서 표 2.29까지는 체결기구에 사용되지만 지금까지 설명하지 않은 부품들이다. 이밖에도 그림 2.129와 같은 갈고리형 죔쇠를 사용하는 경우도 있다.

(c) 바이스 턱

바이스로 가공물을 부착하는 방법은 그 자체의 흔들림 때문에 정밀도가 크게 필요하지 않은 경우에 사용한다. 또 이런 바이스 체결은 간편하기 때문에 현장에서도 많이 사용된다.

표 2.17 • 지그용 6각 너트

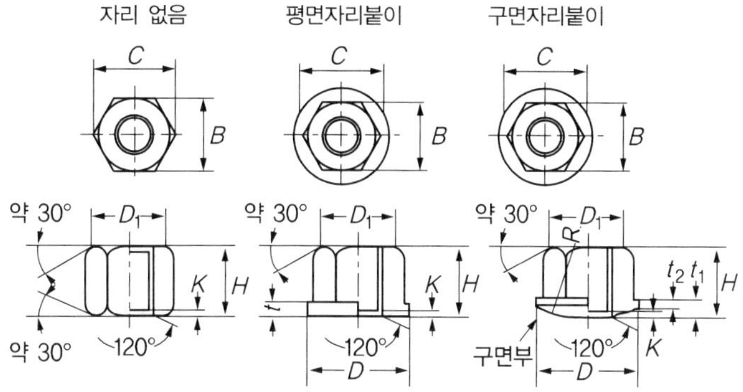

(단위 : mm)

호칭	H	B	C(평면)	D_1(약)	K(약)	D	t	R	t_1	t_2
6	9	10	11.5	9.8	0.5	13	2	15	2.5	1.5
8	12	14	16.2	3.5	0.6	18	2.5	20	3.5	1.8
10	15	17	19.6	16.5	0.8	22	3	25	4	2.1
12	18	21	24.2	20	1	32	3	30	5	3
16	24	26	30	25	1	32	3	35	6	3.4
20	30	32	37	31	1.3	40	4	40	7.5	3.8
24	36	33	43.9	36	1.5	48	4	50	9	4.9
27	40	41	47.3	39	1.6	52	5	60	10	6

[비고] 1. 나사는 KS B 0201 미터 보통나사에 따르고, 그 치수차 및 공차는 KS B 0211 미터 보통나사의 치수차 및 공차의 3급으로 한다.

2. H, D, t, t_1, t_2의 치수차는 KS B 0402 [보통 치수차(절삭가공)]의 거친급을, 그밖의 치수(차)는 KS B 1012[6각 너트(미터나사) 2~8 mm], [6각 너트(미터나사) 10~130 mm]의 중급을 적용한다.

표 2.18 • 지그용 나비볼트

d	5	6	8	10
e	25	32	40	50
a	3	4	5	6
d_1	1.6	1.6	2	3
g(약)	1.5	2	2.5	3.5
h	7	8	9.5	12
h_1	12	16	20	25
l	l_1			
22	16			
25	19			
28	22	20		
30		22		
35		27	25	
40			30	
45			35	
50				38
55				43
60				48
65				53

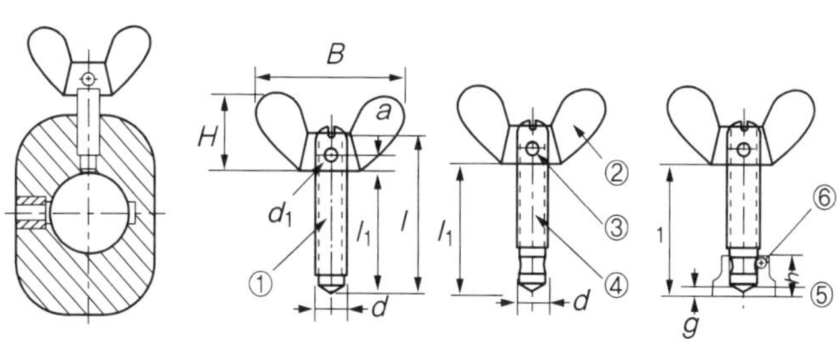

부품표

부품수			부품번호	명칭 종류	d			
갑	을	병			5	6	8	10
1			1	볼트	5×l	6×l	8×l	10×l
1	1	1	2	나비너트	5	6	7	10
1	1	1	3	평행핀	1.6×8	1.6×10	2×14	3×18
	1	1	4	누름볼트	5×l	6×l	8×l	10×l
		1	5	멈춤쇠	10	12	16	10
		1	1	평행핀	1.6×6	1.6×8	2×8	2×12

표 2.19 • 지그용 C형 누름볼트

(단위 : mm)

d	5	6	8	10
d_1	20	24	30	36
d_2	1.6	1.6	2	3
e	2.5	2.5	3	3
g(약)	1.5	2	2.5	3.5
h	7	8	9.5	12
h_1	12	14	17	20
l	l_1			
22	15			
25	18			
28	21	20		
30		22		
35		27	25	
40			30	
45			35	
50				38
55				43
60				48
65				53

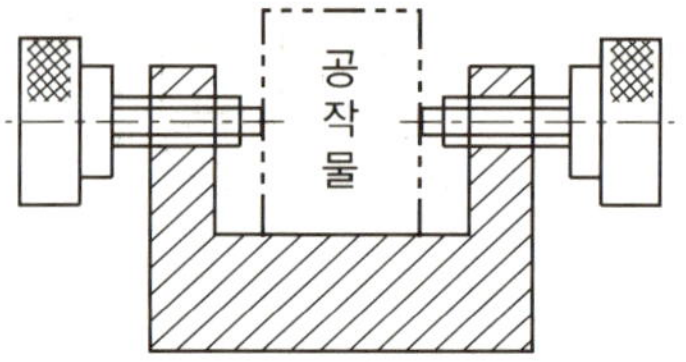

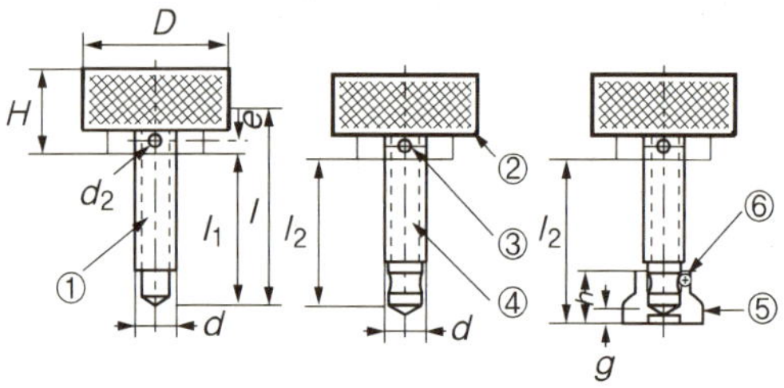

표 2.20 • 지그용 갈고리형 체결볼트

(단위 : mm)

d	d_1	D	H	a	b	T	l
8	6	12	5	1.6	2.6	6.5	21
10	8	15	6	1.6	2.6	8.5	27
12	10	7	18	2	3	10.5	33

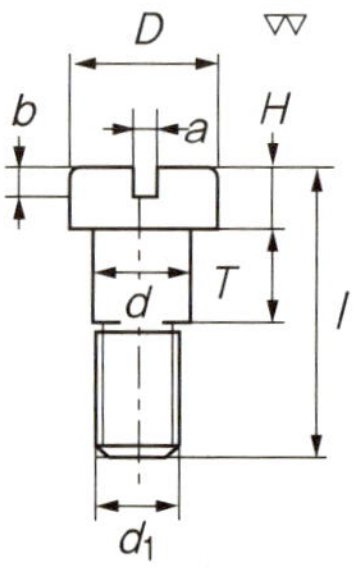

[비고] 재질은 보통 볼트 및 너트용 냉간 인발봉 제1종을 사용한다. 또 나사는 KS B 0201에 따른다.

표 2.21 ◦ 지그용 구형 핸들

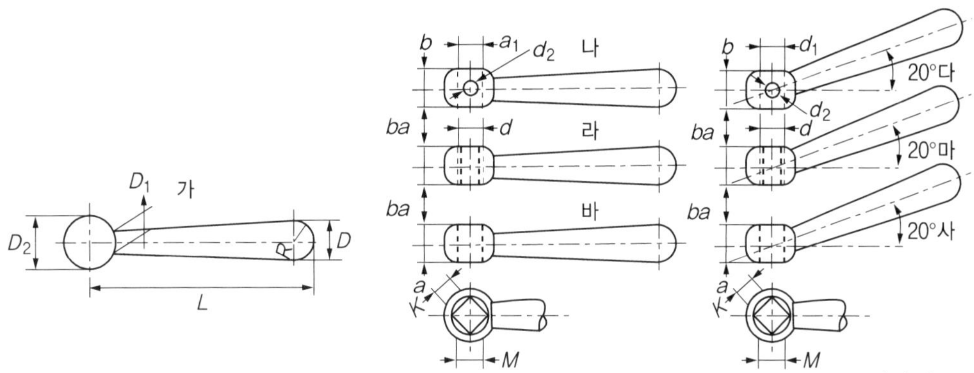

(단위 : mm)

D	L	D_1	D_2	R	a	b	d_1	d_2	d	K	M (최소)
10	64	7	16	5	5	6.5	8 6	2.6	8	6	8.2
13	80	9	20	6.5	6	8	10 8	3	10	7 8	9.2 10.8
16	100	11	25	8	7.5	10	12 10	4	12	9 10	12.2 13.6
20	125	14	32	10	10	13	16 14	5	16	12	16.5
25	160	18	40	12.5	12.5	16	20 18	6	20	14	19.2
32	200	22	50	16	18	20	24 22	8	24	17 19	23 26

표 2.22 • 지그 부착 자리부 치수

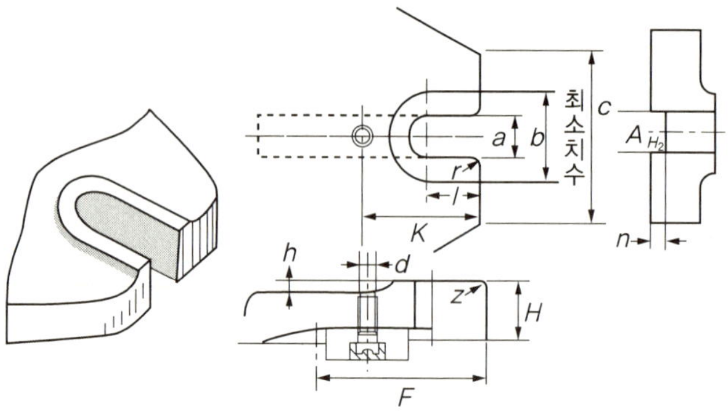

(단위 : mm)

고정볼트의 지름		A_{H2}	*a*	*b*	*c*	*H*	*h*	*l*	*F*	*K*	*n*	*d*	*r*
mm	in												
6	1/4	8	8	16	32	12	2	10	30	20	3.5	3	1
8	5/16	10	10	20	40	15	2.5	12	45	30	4	3	1
10	3/8	12	12	24	48	18	3	15	50	35	4	4	1.5
12	1/2	14	14	28	56	21	3.5	18	60	40	4.5	5	1.5
14	9/16	16	16	32	64	24	4	20	70	50	5	6	2
16	5/8	20	20	40	80	30	5	25	85	60	6	8	2
20	3/4	24	24	48	96	36	6	30	100	70	7	8	2.5
22	7/8	28	28	56	112	42	7	35	115	85	8	10	2.5
27	1	32	32	64	128	48	8	40	130	95	10	10	3
30	1 1/4	36	36	72	144	54	9	45	150	110	11.5	10	3

표 2.23 • 지그 체결 자리부 치수

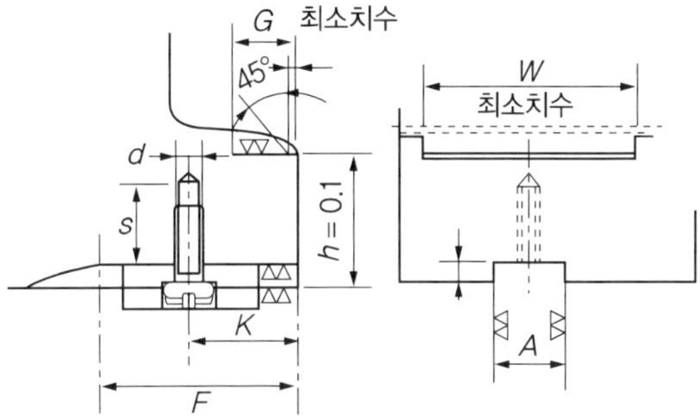

(단위 : mm)

체결용 볼트 지름	A_{H2}	n	F	K	d	s	W	G	R
12	14	4.5	40	20	5	15	50	15	25 30
14	16	5	45	25	6	18	50	15	30 35
16	20	6	55	30	8	22	60	15	35 40
20	24	7	65	35	8	22	60	20	40 45
22	28	8.5	75	40	—	25	70	20	45 50
27	32	10	85	45	10	25	70	20	50 –

[비고] H6은 KS의 끼워맞춤 기호이다.

표 2.24 • 지그용 누름볼트

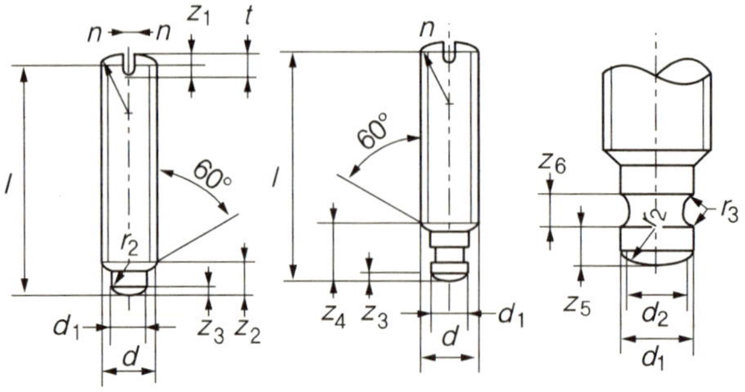

d	5	6	8	10	12	16	20
d_1	3.5	4.5	6	7	9	12	15
d_2	2	3	4	5	6	9	10
z_1	0.9	1	1.5	1.8	2	2.3	3
z_2	3	3.5	5	5.5	7	9	9
z_3	0.6	0.7	1	1.5	1.5	2	2.3
z_4	6	6.5	8.5	10	13	17	21
z_5	1.6	2.2	2.8	3.2	4.3	6.3	7.4
z_6	2.2	2.2	3	3	4.5	4.5	6
r_1	4	5	6	8	10	15	18
r_2	3	4	5	5	8	10	15
r_3	0.6	0.6	0.8	0.8	1	1	1.5
n	0.8	0.8	1.2	1.6	2	2	3
t	1.8	2	2.5	3	4	4.5	5.5
l	22	28	35	40	50	65	80
	25	30	40	45	55	70	85
	28	35	45	50	60	75	90
	–	–	–	55	65	85	100
	–	–	–	60	70	95	100
	–	–	–	65	75	105	120
	–	–	–	–	80	–	130

[비고] 나사는 미터나사 보통에 따른다.

표 2.25 ◦ 지그용 누름볼트

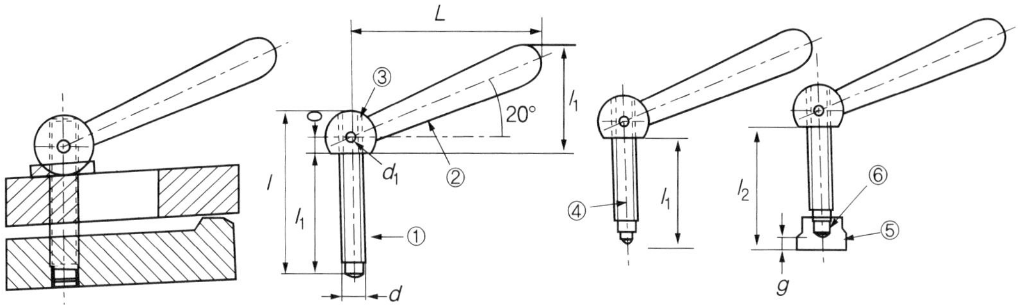

(단위 : mm)

d	10	12	16	20
d	6	7.5	10	12.5
d_1	3	5	5	6
e	75	94	117	150
g	3.5	4	4.5	6.5
h	12	15	19	24
l_2	40	50	63	80
l	l_1			
40	26	–	–	–
45	31	–	–	–
50	36	32	–	–
55	40	37	–	–
60	46	42	–	–
65	51	47	42	–
70	–	52	47	–
75	–	57	52	–
80	–	52	–	52
85	–	–	62	57
90	–	–	–	–
95	–	–	72	–
100	–	–	–	72
105	–	–	82	–
110	–	–	–	82
120	–	–	–	92
102	–	–	–	102

표 2.26 ◦ 지그용 죔쇠 V자형

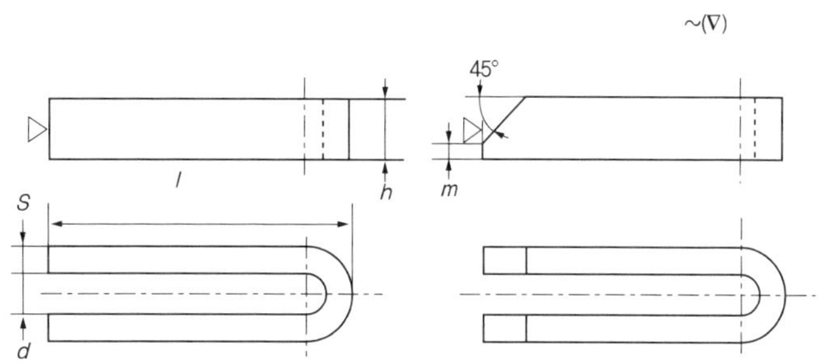

(단위 : mm)

체결 볼트의 바깥 지름	d	l	k	m	s	고정 볼트의 외경	d	l	h	m	s
12	14	100 125 160 200	25	6	12	24	27	200 250 315 400	38	10	19
16	19	125 160 200	32	8	16	27	30	200 250 315	38	10	19
		250	38	10				400	50	12	
20	23	160 200 250	38	10	16	[비고] 재질은 일반 구조용 압연 강재를 보통 사용한다.					
		315			19						

표 2.27 • 지그용 죔쇠평형

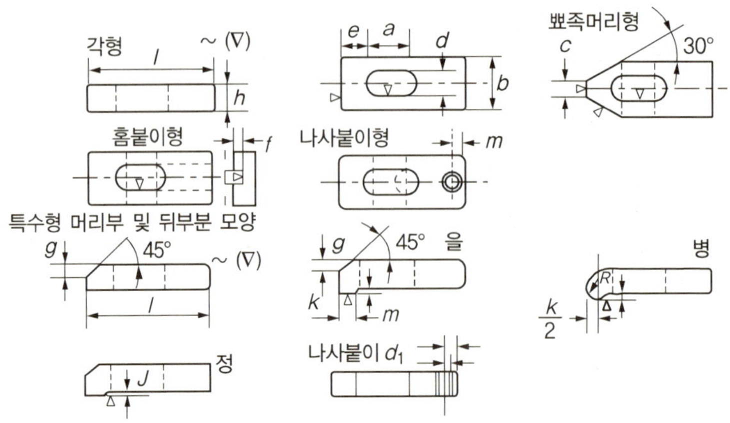

(단위 : mm)

호칭	d	L	a	b	e	h	f	i	j	k	m	d_1	
6	7	40 50 63	15 20 25	20	10	9	3	6	1.5	7	6	M6	M6
8	9.5	50 63 80	20 25 35	25	12	12	4	8	1.5	9			M8
10	12	63 80	22 32	32	15	16	5	10	2	12	8	M8	M10
		100	40			9			3	14			
12	14	63	28	32	14	19	6	12	3	14	10	M10	M12
		80 100 125	30 40 50	40	20								
16	19	30	35	40	18	19	7	16	3	14	11	M12	M16
		100 125 160	35 45 65	50	26	25			3.5	17			
20	23	100 125	45 55	50	22	25	9	20	3.5	17	13	M16	M20
		160 200 250	60 80 105	63	32	30			4	20			
24	27	125 160 200	50 60 80	63	36	30	10	24	4	20	15	M18	M24
		250 315	100 130	71	42	35			5	27			
27	30	125 160 200	50 60 80	71	36	30	11	26	4	20	16	M26	M27
		250 315	100 130	80	42	40			5	27			

[비고] 1. 모따기를 필요로 하는 경우의 모따기 각도 θ의 값은 15~45°로 한다.

2. 치수의 허용차는 KS 0412의 거친급으로 한다.

표 2.28 • 지그용 죔쇠 다리붙이형

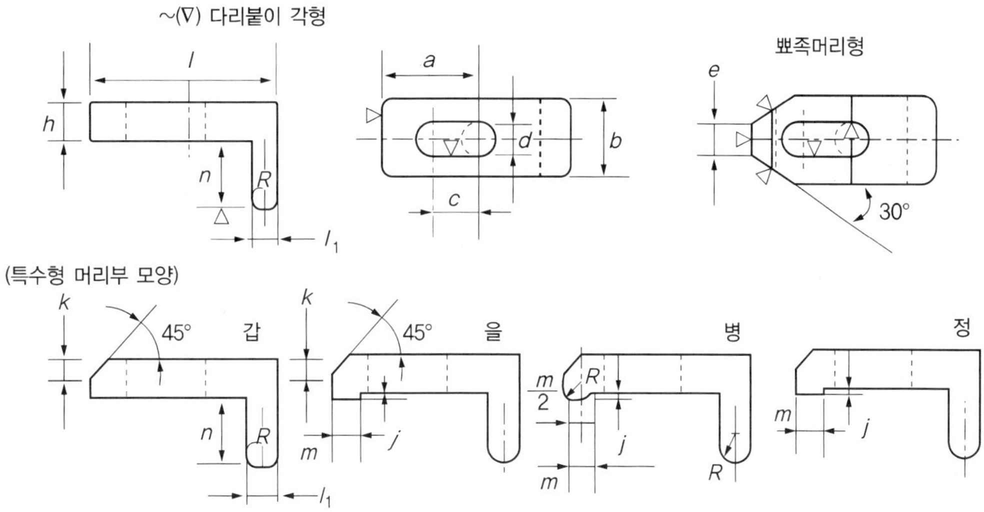

(단위 : mm)

호칭	d	l	a	b	e	h	l_1	k	j	n										참고 체결 볼트
6	7	40 50 63	15 20 25	20	10	9	7	7	1.5	5	10	15	20	–	–	–	–	–	–	M6
8	9.5	50 63 80	20 25 35	25	12	12	9	9	1.5	–	10	15	20	25	–	–	–	–	–	M8
10	12	63 80	22 32	32	15	16	12	12	2	–	–	15	20	25	30	–	–	–	–	
		100	40			19	14	14	3											
12	14	60	28	32	14	19	14	14	3	–	–	–	20	25	30	35	–	–	–	M12
		80 100 125	30 40 50	40	20															
16	19	80	35	40	18	17	14	14	3	–	–	–	20	–	30	–	40	50	–	M16
		100 125 160	35 45 65	50	26	25	17	17	3.5											
20	23	100 125	45 55	50	22	25	17	17	3.5	–	–	–	–	–	30	–	40	50	60	M20
		160 200 250	60 80 105	63	32	30	20	20	4											

[비고] 1. 모따기가 필요한 경우의 모따기 각도 θ의 값은 15~45°로 한다.
2. 치수의 허용차는 KS 0412의 거친급으로 한다.

표 2.29 • (a) 손잡이 2호

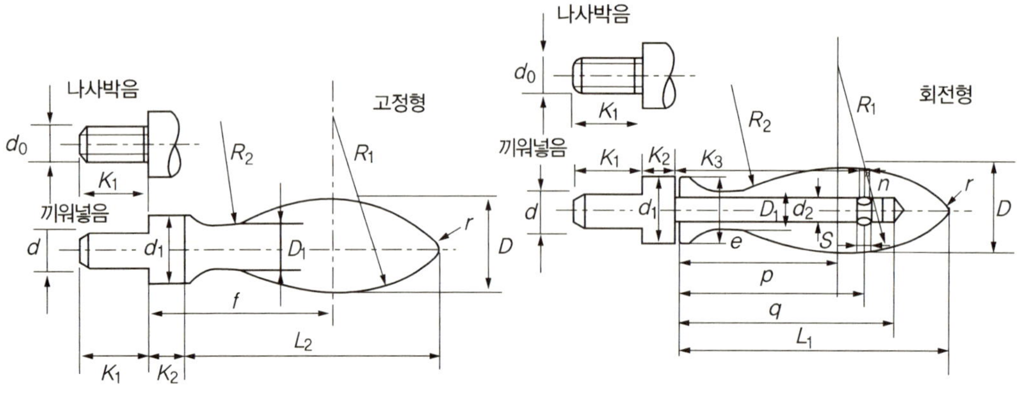

(단위 : mm)

호칭치수		10	13	16	20	20	32	36	40
D		10	13	16	20	25	32	36	40
나사의 호칭		M4	M5	M7	M8	W3/8	W1/2	W5/8	W5/8
d	기준치수	4	5	7	8	10	13	16	10
	치수차(j_7)	+0.009 −0.003		+0.010 −0.005			+0.012 −0.006		
K_1	기준치수	9	10	13	15	18	20	22	24
	치수차	±0.3				±0.4			
K_2		4	5	7	8	10	13	14	16
L_1		–	–	46	58	75	94	106	118
D_2		28	35	43	56	70	87	98	109
d_1		7	8	10	13	16	20	22	26
D_1		5	65	8	10	13	16	18	20
D_2		–	–	11	14	18	22	25	28
f		20	25	32	40	50	64	70	80
e		–	–	28	34	45	58	64	73
R_1		20	24	28	40.5	50	55	68	71
R_2		9.5	14.5	19	21	29	40.5	41	47
r		2	2.5	3	4	5	6	7	8
비고	p	–	–	3.18	39	50.5	64	70.5	82.5
	q	–	–	31	47	59	75	85	97
	K_3	–	–	38	33	49	62	68	80
	m	–	–	2.5	3	4	5	6	6
	n	–	–	2	3	3	4	6	6
	d_2	–	–	5	6	7	9	11	13
	s	–	–	2	2.3	3.2	4	5	5

[비고] 나사 박음형의 손잡이는 d_1 부분에 스패너를 걸기 위한 노치를 붙여도 좋다.

표 2.29 ◦ (b) 손잡이 3호

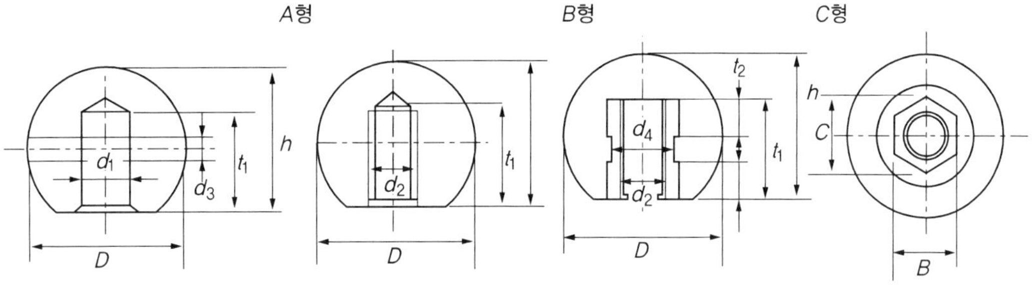

(단위 : mm)

호칭 치수	D	d_1		나사의 호칭	h	t_1	비고				
		기본 치수	치수 (H8)				d_3	d_4	B	C	t_2
20	20	7	+0.022 −0	M7	18	14	2	8	8	9.3	5
25	25	8		M8	22.5	17	3	10	10	11.5	6
32	32	10		W3/8	29	21	4	14	14	16.2	11
40	40	13	+0.027 −0	W1/2	36	25	5	17	17	19.6	8
50	50	16		W5/8	45	33	6	21	21	24.2	11

또 바이스 턱의 모양 등 가공물에 알맞는 체결장치를 개발하면 실제로 이용도가 높은 **체결기구**가 된다.

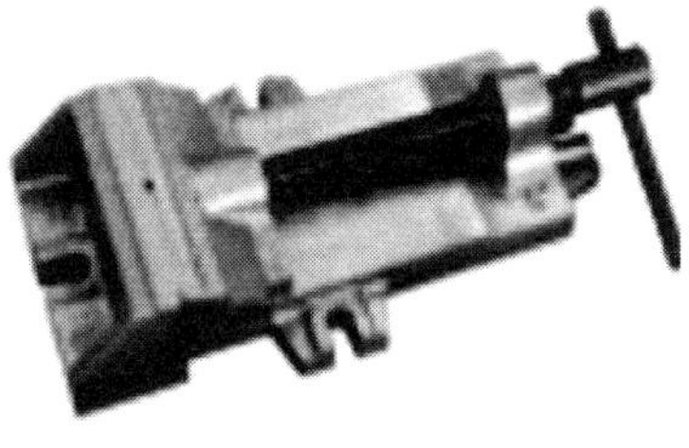

그림 2.130 ◦ 일반가공용 바이스

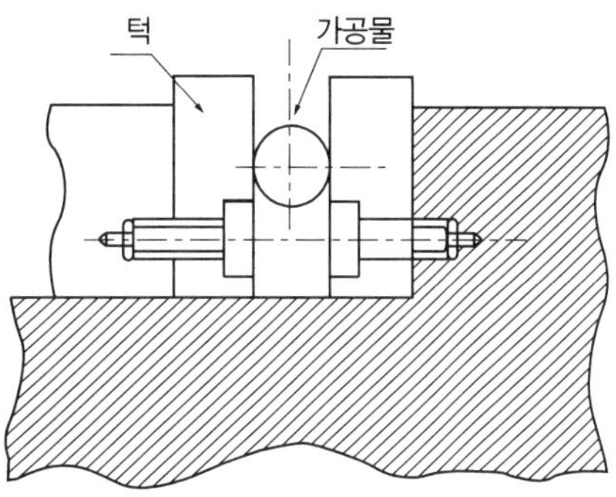

그림 2.131 ◦ 범용 바이스 턱

그림 2.130은 기구를 가공할 경우에 사용되는 바이스이고, 그림 2.131은 범용 바이스 턱을 표시하였다. 가공물을 체결할 때에 미끄러질 염려가 있으면 그림 2.132와 같은 **턱**을 사용한다.

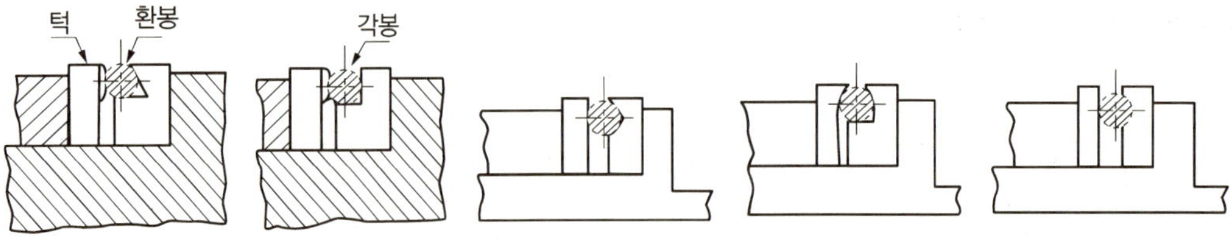

(a) 환봉의 체결 (b) 각봉의 체결 (c) 한쪽이 V형, 다른 쪽이 수직인 것 (d) 한쪽이 사면에 수직인 것 (e) 한쪽이 수직, 다른 쪽이 원형인 것

그림 2.132 • 바이스 턱의 예

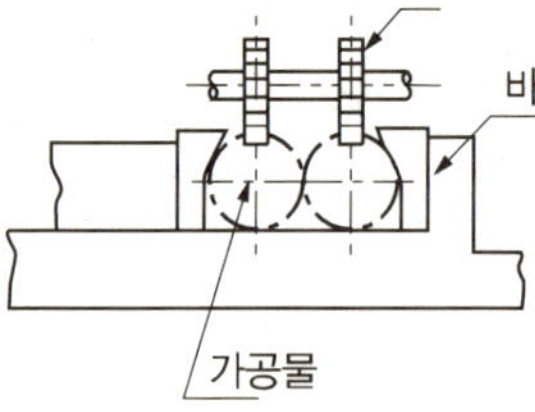

그림 2.133

그림 2.133은 2개의 환봉을 동시에 1개의 바이스로 체결한 것이다. 만약 직경이 같으면 편리하지만 반대로 환봉의 지름 차이가 크면 환봉에 센터가 지나가는 정확한 홈을 파기가 매우 어렵다.

각재를 체결하는 바이스 턱은 여러 가지 모양이 있으나 어느 것이든 턱 부분의 높이가 가공물 높이의 1/2 이상이 되도록 해야 한다.

이것은 가공물을 확실하게 체결하여 이동하지 않도록 하기 위한 것이다.

그림 2.134는 각재를 체결하는 바이스 턱의 보기이다. 그림 (a)는 핀으로 가공물의 위치 결정을 하지만, 밑에 지지부가 붙어 있는 턱도 있다. 보통 턱(jaw)은 가공물의 하중에 따라서 선택한다. 즉 핀형은 가벼운 하중, 다른 것은 비교적 중(重)하중에 사용한다.

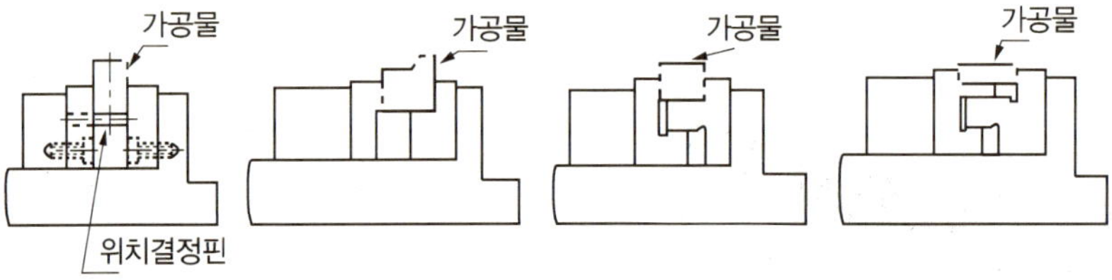

(a) 가벼운 하중 (b) 비교적 중하중 (c) 중하중(안내핀) (d) 중하중(안내핀)

그림 2.134 • 각재용 바이스 턱과 핀

그림 2.135는 I 형강을 체결하는 턱이고, 그림 2.136과 그림 2.137은 가공물을 절단할 때에 사용하는 턱이다.

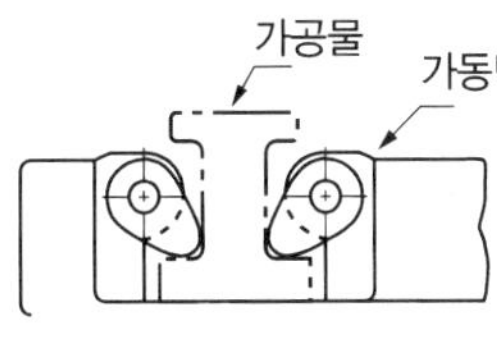

그림 2.135 • I형강용 바이스 턱

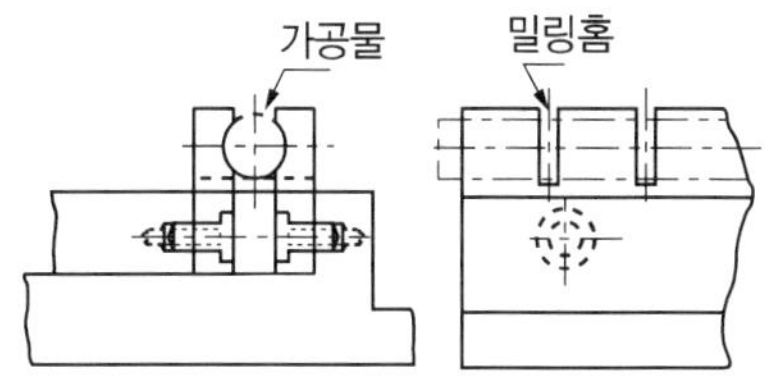

그림 2.136 • 가공물 절단용 턱

그림 2.137 (b)는 슬리팅 소(saw)로 절단할 때에 가공물이 경사진 블록을 따라 잘 떨어지도록 설계한 것이다. 가공물의 위치결정은 보통 핀을 사용하지만, 핀 대신에 멈춤나사를 사용해도 좋다.

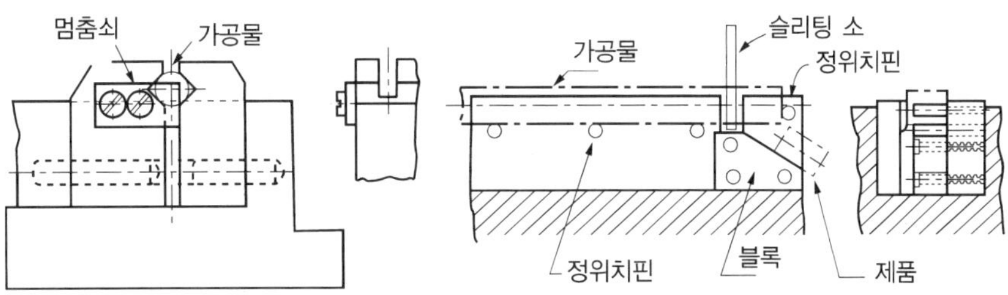

그림 2.137 • 가공물 절단용 턱

가공물을 체결할 때에 가공물의 표면이 주물이나 조잡한 단조 제품과 같이 복잡한 경우에는 바이스 턱을 어느 정도 조절할 필요가 있다. 이와 같은 경우에 그림 2.138 (a), (b)와 같이, **체결 보조구**를 가진 바이스 턱이 사용된다.

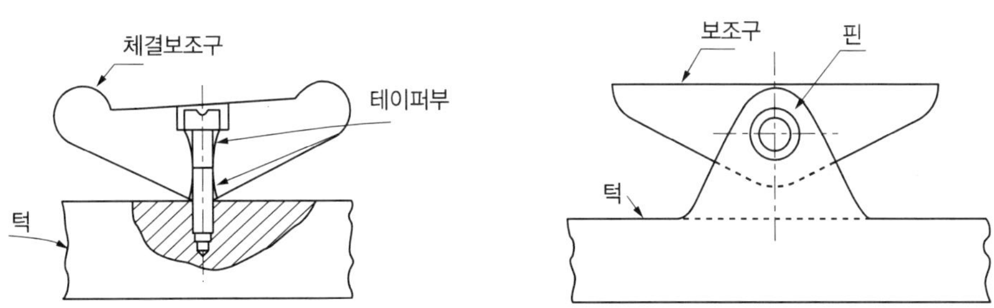

(a) 테이퍼 (b) 핀

그림 2.138 • 체결 보조구

그림 2.138 (a)는 나사를 사용하여 바이스 턱에 체결 보조구를 부착한 것으로, 테이퍼양 만큼 턱을 조절할 수 있고, 그림 (b)는 핀형 체결 보조구를 부착한 것이다.

또 그림 2.139는 동시에 가공물을 체결할 수 있는 바이스를 표시한 것이다.

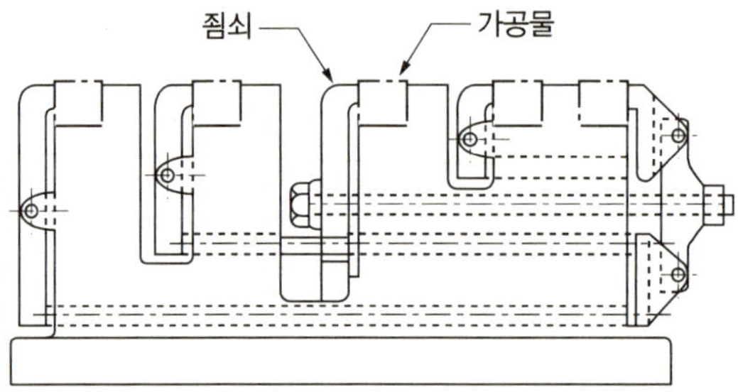

그림 2.139 • 가공물을 동시에 체결하도록 한 것

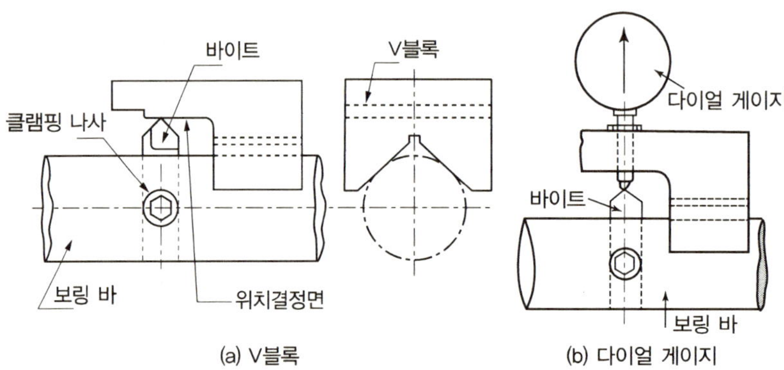

그림 2.140 • 보링 바이트의 위치결정

2.2.3 공구의 안내와 위치결정 기구

(1) 공구의 안내

절삭 작업에 있어서 공구를 정확한 위치로 안내하는 것은 매우 중요하다. 부시는 가공물을 안내 또는 유도하는 역할을 하는 중요한 요소로, 드릴링 지그에서 상세히 설명할 것이다. 그리고 부시의 규격은 KS B 1030으로 규정하고 있다.

(2) 절삭공구의 위치결정

절삭공구의 위치결정에는 기준블록, 기준링, 핀, 드릴 부시, 모형 등 위치결정 게이지를 사용한다.

❶ 보링 바이트의 위치결정 : 그림 2.140은 보링 바이트를 일정량만큼 돌출시켜서 위치결정을 하는 것이다. 이것은 V블록을 사용하여 2단의 위치결정을 하므로 거친 다듬질과 중간 다듬질을 할 수 있다.

❷ 셰이퍼 및 플레이너용 바이트의 위치결정 : 플레이너와 셰이퍼용 바이트의 위치결정은 처음 게이지에 맞추어서 가공물을 절삭하여 측정한 치수를 검토한 뒤에 바이트의 위치를 다시 수정한다.

❸ 핀에 의한 바이트의 위치결정 : 핀이 **스토퍼**의 역할을 하면서 가공하는 양을 결정하는 것으로 그림 2.141은 그 보기이다.

❹ 밀링공구의 위치결정 커터의 높이를 결정하기 위해 바이트를 1개씩 게이지에 맞추면서 클램핑한다(클램프식). 이런 경우에는 게이지와 바이트 사이에 일정한 두께의 **틈새 게이지**를 넣는다.

그리고 밀링 가공에서는 바이트의 위치결정을 정확하게 하더라도 높은 가공 정밀도를 기대할 수 없다. 따라서 높은 정밀도로 가공하기 위해서 밀링 가공보다 연삭 등 다른 방법을 선택한다.

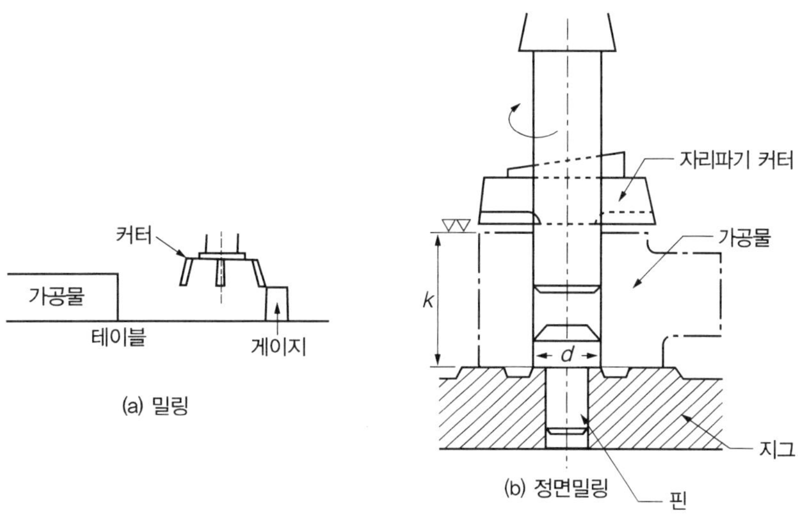

그림 2.141 • 자리파기 깊이 위치결정

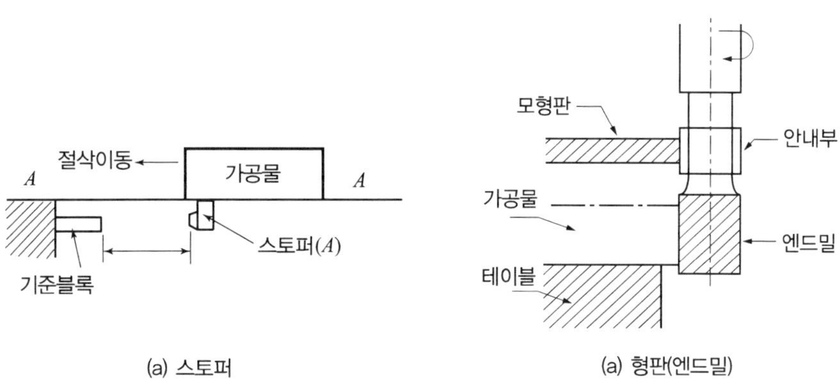

그림 2.142 • 모방절삭의 보기

❺ 엔드밀의 위치결정 : 그림 2.142는 엔드밀에서 위치결정을 하는 것으로, 위의 안내판에 따라 공구가 이동하는 구조이다. 엔드밀은 절삭 중에 흔들림이 생기기 쉬우므로 역시 정밀한 가공을 하기가 어렵다.

2.2.4 그 밖의 지그 요소

지그에는 보통 4개의 다리를 붙인다. 이것은 칩의 영향을 받지 않고 쉽게 가공물을 테이블에 안정시키기 위한 것이다. 만약 지그의 **다리**가 3개라고 하면 칩이 다리 밑으로 들어가도 흔들리지 않으므로 경사된 채로 고정될 염려가 있다.

다리의 높이는 소형 지그에서 3~5 mm 정도, 보통 지그에서 15~20 mm 정도이다. 그림 2.143은 **나사박음** 다리, 그림 2.144는 **압입식** 다리이며, 모두 가동식이다. 이것은 헐거워지기 쉽다는 단점도 있으나, 쉽게 교환할 수 있는 장점도 있다. 표 2.30은 지그 다리의 치수를 나타낸다.

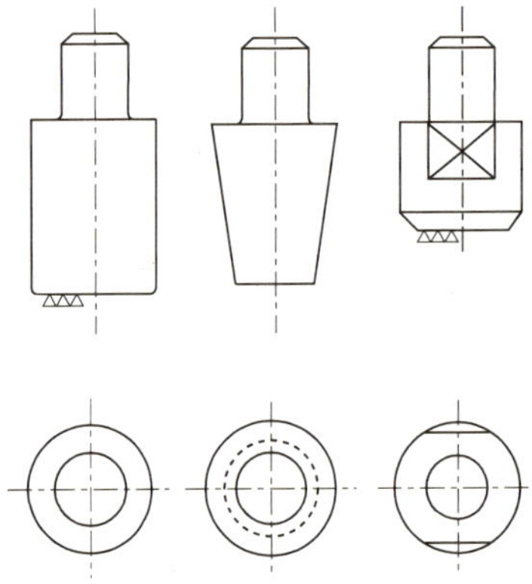

그림 2.143 • 압입식의 다리

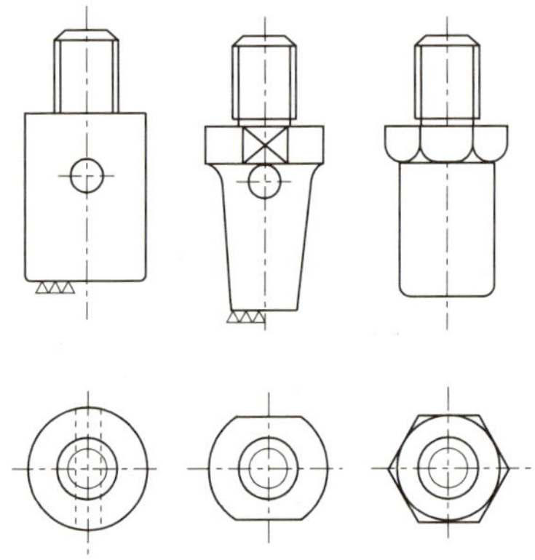

그림 2.144 • 나사박음 다리

표 2.30 ◦ 지그의 다리

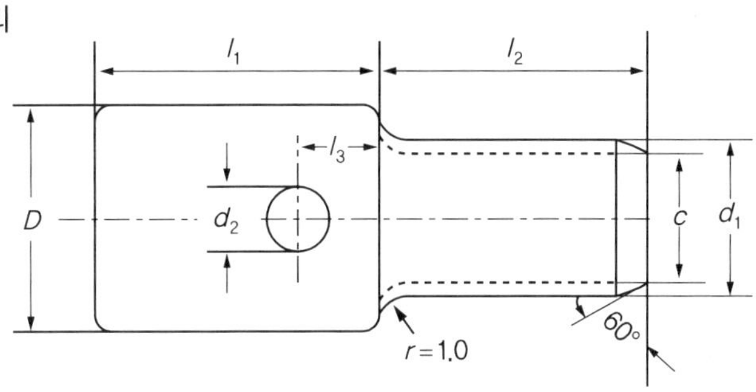

(단위 : mm)

호칭 D	d_1	l_1	l_2	l_3	e	d_2
10	6	10	10	4	5	3
10	6	16	10	4	5	3
10	6	22	10	4	5	3
10	6	28	10	4	5	3
11	8	13	11	4	6	4
11	8	19	11	4	6	4
11	8	25	11	4	6	4
11	8	32	11	4	6	4
13	3/8″	16	13	4	7.5	4.5
13	3/8″	22	13	4	7.5	4.5
13	3/8″	28	13	4	7.5	4.5
13	3/8″	35	13	4	7.5	4.5
14	1/2″	16	14	5	9	5
14	1/2″	22	14	5	9	5
14	1/2″	28	14	5	9	5
14	1/2″	35	14	5	9	5
16	1/2″	16	16	5	9	5
16	1/2″	22	16	5	9	5
16	1/2″	28	16	5	9	5
16	1/2″	35	16	5	9	5

[비고] 재질은 보통 기계구조용강을 사용한다. 호칭 방법은 지름에 따른다. [예] 지그용 나사박음 다리 ϕ14

그림 2.145는 고정다리의 보기이다. 고정다리의 치수를 설계할 때에는 다리의 밑면적을 충분히 고려해야 한다. 즉 고정다리의 밑면적이 너무 넓으면 자리 잡음이 불안정하게 되고, 반대로 너무 좁으면 빨리 마멸되기 쉽다. 따라서 지그 다리의 밑변의 길이와 기울기는 지그의 살 두께를 기준으로 다음 식으로 구하는 것이 좋다(그림 2.146 참조).

표 2.31 • 소형 지그의 다리

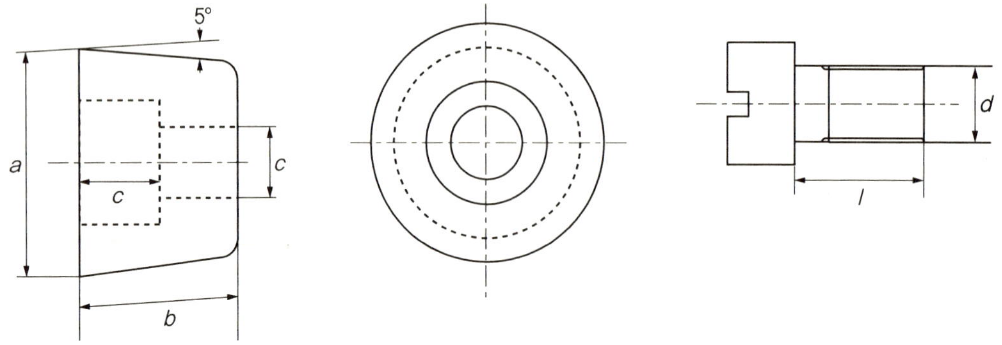

(단위 : mm)

호칭치수 *a*	*b*	*c*	*d*	*l*
9.5	5.5	3.0	3	7
11.0	5.5	3.5	3	8
13.0	6.5	4.0	3.5	9
14.0	7.0	4.5	4.0	10
16.0	8.0	5.0	4.5	11
19.0	10.0	5.5	5.0	11
21.0	10.5	6.5	6.0	12
22.0	11.0	7.0	6.5	13
25.5	13.0	8.0	7.5	14

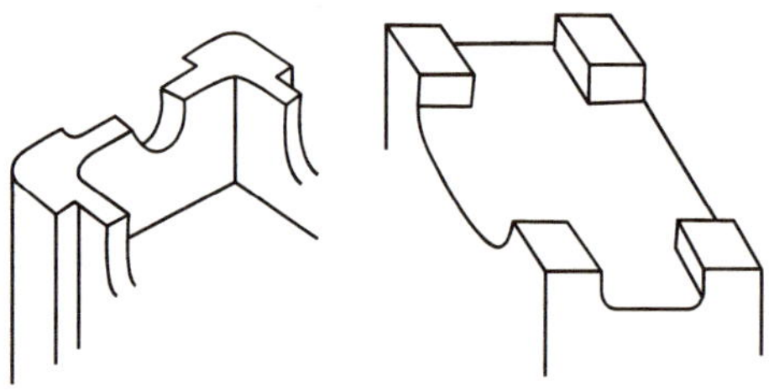

(a) (b)

그림 2.145 • 고정다리의 구조

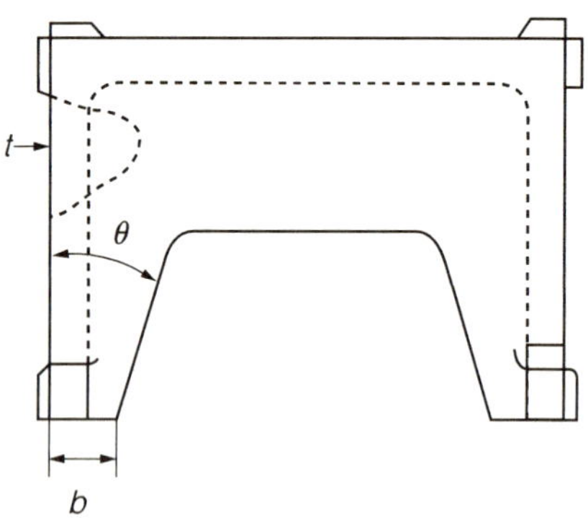

그림 2.146 • 고정다리의 치수

다리의 길이를 h라 하면,

$$b = (2 \sim 2.5)t$$

다리의 기울기 θ는

$$\theta \geqq 15^{\circ}$$

또 지그의 살 두께 t는 지그의 크기에 따라 대략 다음과 같이 결정할 수 있다.

- 소형지그 8~10 mm
- 중형지그 12~15 mm
- 대형지그 18~38 mm

2.2.5 방오법

지그에 가공물을 체결하는 경우에 부착 위치가 틀리지 않도록 하기 위한 방법을 방오법이라고 한다. 여기에 사용하는 핀이나 죔쇠를 각각 **방오핀, 방오죔쇠**이다. 다시 말하면 가공물을 부착할 때, 잘못하여 180° 돌려서 체결하는 일이 없도록 설치하는 장치이다.

그림 2.147 (a), (b)는 방오핀을 사용하여 지그가 잘못 부착되는 것을 방지하기 위한 것이다. 이때의 핀은 가공물의 위치결정과 잘못된 부착을 방지하는 역할을 한다. 그림 (c)는 가공물에 구멍을 뚫어 두고 뚜껑을 반대로 부착하는 일이 없도록 방오핀을 사용한다.

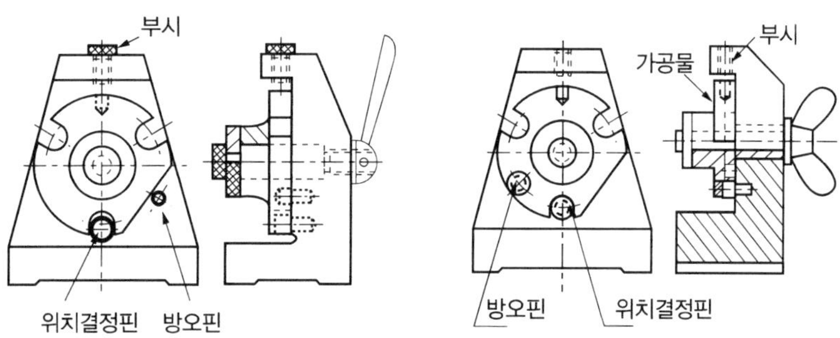

(a) 방오핀을 사용한 것 (b) 방오핀을 사용한 것

그림 2.147 ◦ 핀을 사용한 부착위치 방오법 (계속)

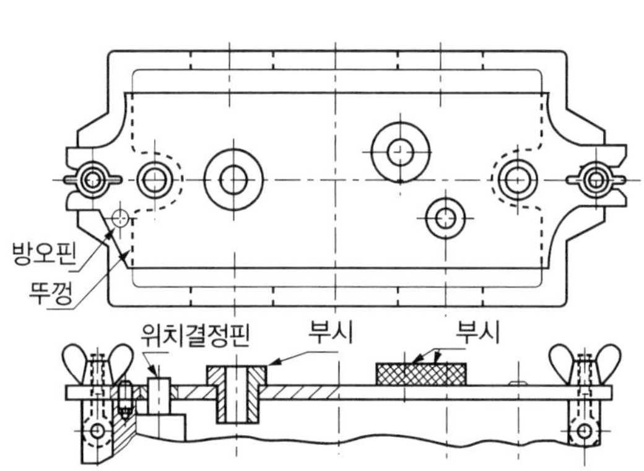

(c) 방오핀을 사용한 것

그림 2.147 ◦ 핀을 사용한 부착위치 방오법

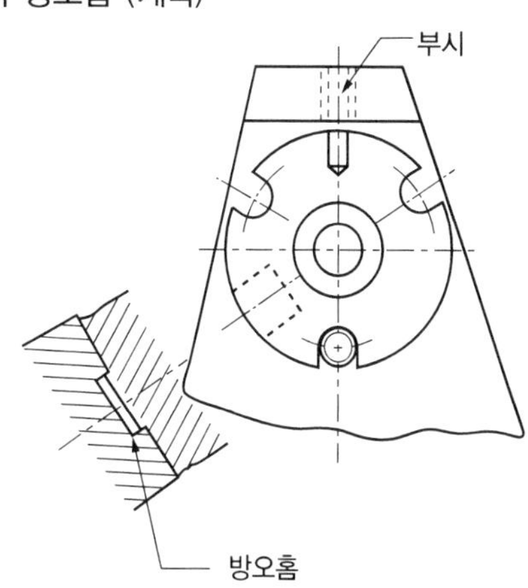

그림 2.148 ◦ 방오홈을 사용한 보기

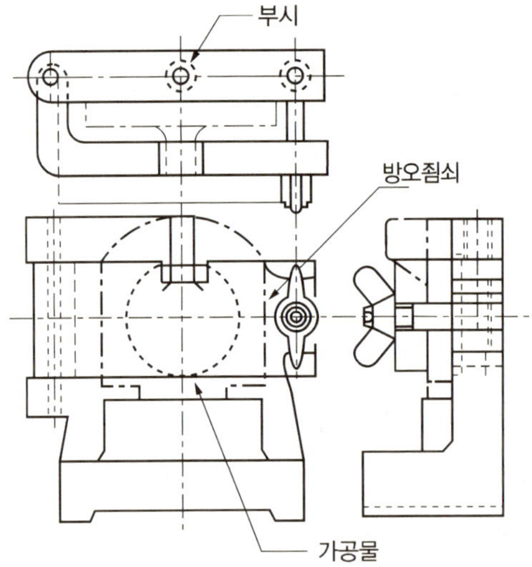

그림 2.149 • 방오좀쇠

이러한 방오핀은 잘못된 체결을 방지하기 위한 것이므로 핀과 뚜껑에 뚫어 놓은 구멍의 정밀도는 그렇게 높지 않아도 된다. 그림 2.148은 가공물의 밑에 블록이 있는 경우를 나타낸 것이다. 또 그림과 같이 **방오홈**을 만들어 두면 특별히 다른 곳에 구멍을 뚫지 않아도 된다.

그림 2.149는 방오좀쇠의 보기이며 방오핀과 마찬가지로 다른 위치에는 체결할 수 없는 기구이다. 여기서 밑면의 블록이 위치를 결정하는 역할을 하므로 적당한 곳에 핀을 사용하여 보충하여도 된다.

이상은 가공물을 지그에 부착하기 위한 방오법을 설명하였지만 지그 자체의 방오법도 고려할 필요가 있다. 즉 조립 오차가 되도록 적게 설계하는 것이 가장 중요하다. 조립 오차란 볼트로 조립하는 경우에 구멍이 너무 커서 흔들림이 생기고 정밀도가 떨어지는 것을 말한다.

이러한 경우에는 핀을 사용하거나 접촉부에 요철(凹凸)부를 만들어서 오차를 방지한다. 그리고 지그를 다시 조립할 때에 정확한 치수를 유지하도록 노력해야 한다. 특히, 많은 공정을 거치기 때문에 가공 시간이 긴 지그나 조립되어 있는 지그를 한번 분해하면 다시 조립하기가 곤란한 지그를 사용하여 제품을 가공할 때에는 기존 제품과 호환성이 떨어지게 되므로 특히 주의를 해야 한다.

그림 2.150과 그림 2.151은 지그 자체의 조립 오차를 방지하기 위한 방오법이다. 그림 2.150은 2개의 볼트로 체결한 경우로, 지그 본체와 부품은 요철(凹凸)을 통하여 접합부의 위치결정을 한다.

그림 2.151은 핀으로 위치결정을 한 것이다. 그림 2.152는 가공물의 구멍과 그 밑에 있는 지그의 구멍들의 관계 위치를 표시한 것이다. 그림과 같이 가공물의 구멍이 지그 본체의 구멍

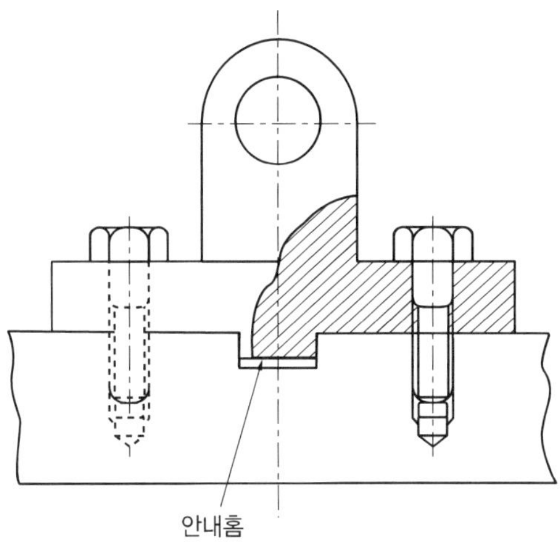

그림 2.150 ◦ 요철부를 사용한 위치결정

과 일치하도록 위치결정핀이 마련되어 있다. 이 지그에는 부시와 부시 **회전멈추개**를 설치해 둔다.

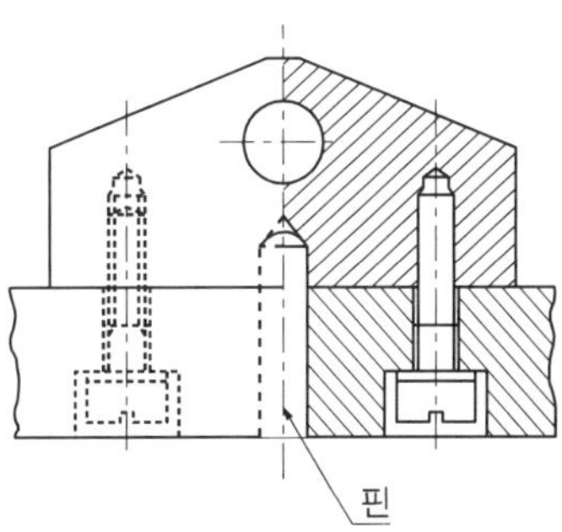

(a) 조립오차 방지핀

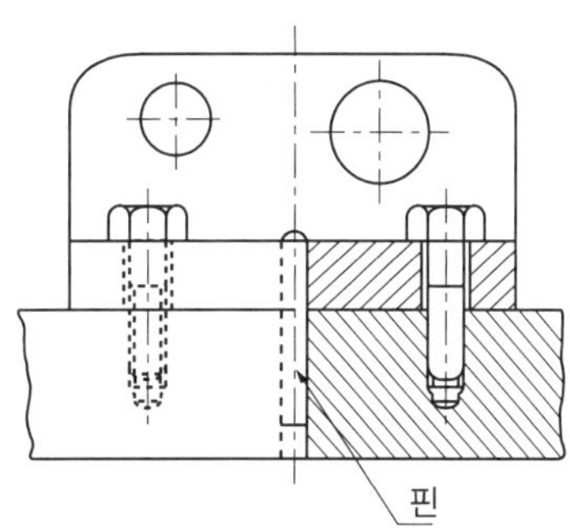

(b) 다우웰 핀

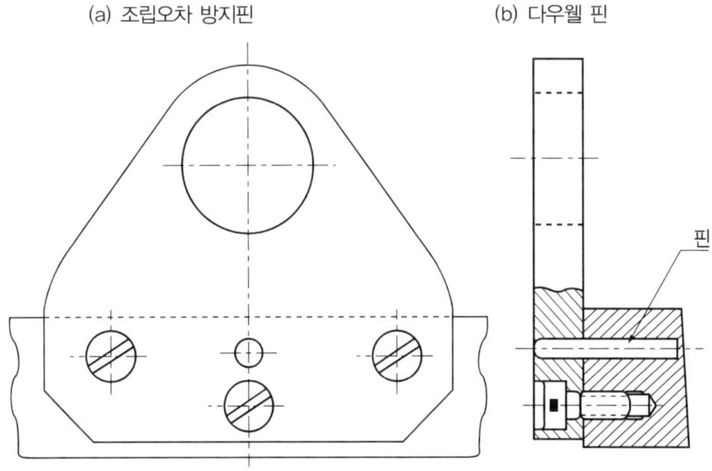

(c) 다우웰 핀(외팔보)

그림 2.151 ◦ 핀을 사용한 위치결정

여기서 지그의 밑면과 동일한 크기, 또는 조금 큰 가공물을 위에 올려놓고 핀을 때려 박아서 고정한다. 이를 위하여 지그의 강판에 정확한 핀 구멍을 뚫고 핀 구멍에 부시를 사용하는 것도 잊어서는 안 된다.

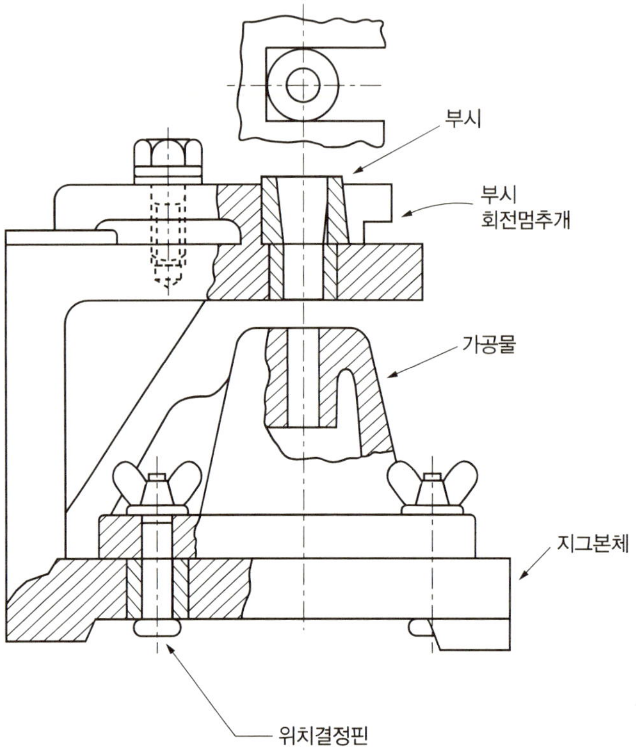

그림 2.152 • 방오법에 의한 드릴 지그의 보기

지그 본체의 부시와 가공물 사이에 오차가 발생하지 않도록 정확한 핀으로 고정하거나 요철부를 만든다. 정밀도를 높이기 위해 되도록 볼트 체결을 사용하지 않는 것이 좋다.

CHAPTER 03

치공구의 기본설계

CHAPTER 03

치공구의 기본설계

3.1 | 드릴 지그의 기본설계

3.1.1 드릴 부시

일반적으로 구멍을 뚫는 방법이 정확하지 않으면 생산성이 떨어진다. 가공물(그림 3.2)에 금긋기를 하지 않고 드릴의 흔들림을 방지하기 위하여 그림 3.1과 같은 드릴 지그를 사용하여 구멍을 뚫는다.

드릴 부시는 드릴의 흔들림을 방지하고, 4개의 부시 자리가 정확히 분할되어 있으면 가공물의 정확한 위치에 구멍을 가공할 수 있다. 이와 같이, 치공구를 사용하여 가공물에 정확한 구멍을 뚫는 것이 그 목적이다.

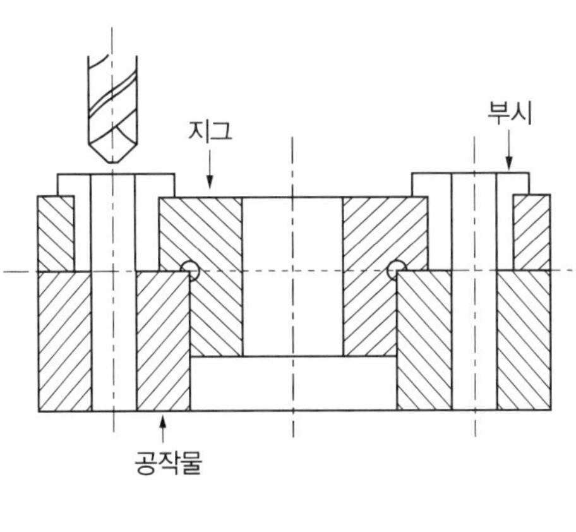

그림 3.1 • 판 지그 사용의 예

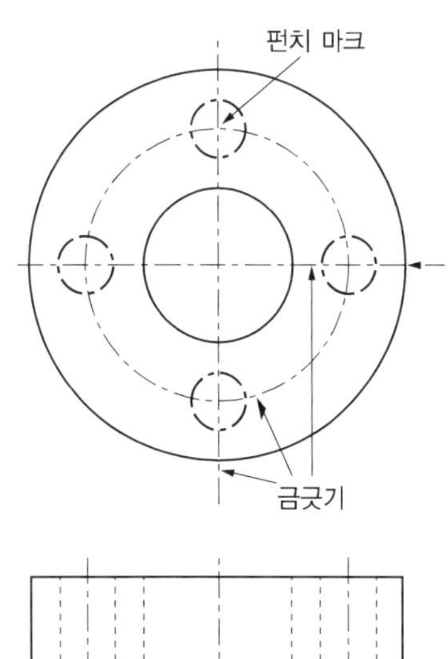

그림 3.2 • 구멍뚫기 금긋기

3.1.2 평 드릴 지그의 설계방법

한쪽 면에서 관통된 구멍을 뚫는 지그의 설계는 다음과 같다.

❶ 지그는 그림 3.3과 같은 간단한 모양으로 가공하여 그림 3.4와 같이 가공물 위에 올려 놓고 클램프로 눌러서 드릴링 머신으로 구멍을 뚫는다. 그림과 같이 한 방향에서 구멍을 뚫을 수 있는 지그를 평(平) 지그라고 한다.

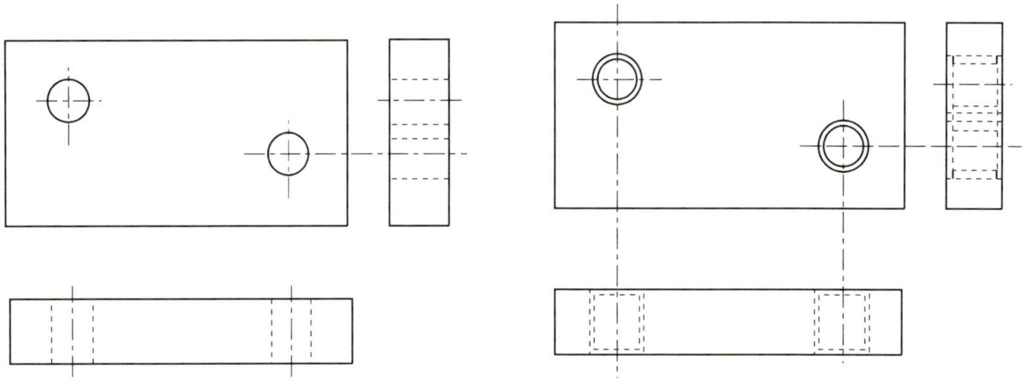

그림 3.3 • 평 지그의 가공물과 간이형 평 지그

❷ 지그판을 가공물에 정확히 맞추기 위한 장치와 부시 및 드릴이 일치해야 한다. 즉 가공물을 드릴에 위치결정하여야 한다.

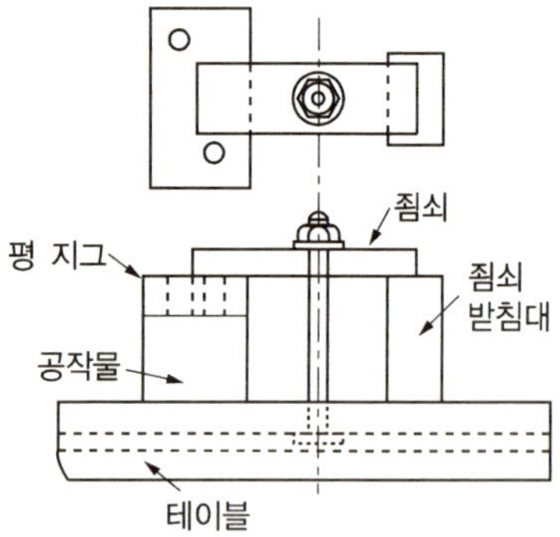

그림 3.4 • 평 지그의 사용례

❸ 가공물 위치결정을 쉽게하기 위하여 그림 3.5와 같이 지그판에 3개의 위치결정용 핀을 설치한다. 그러나 이 구조는 지그를 가공물에 고정하는 장치가 없으므로 테이블에 체결기구를 고정해야 한다.

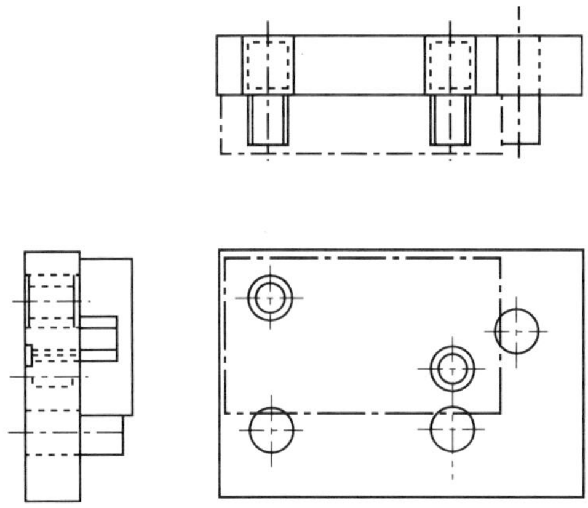

그림 3.5 • 위치결정핀을 설치한 평 지그

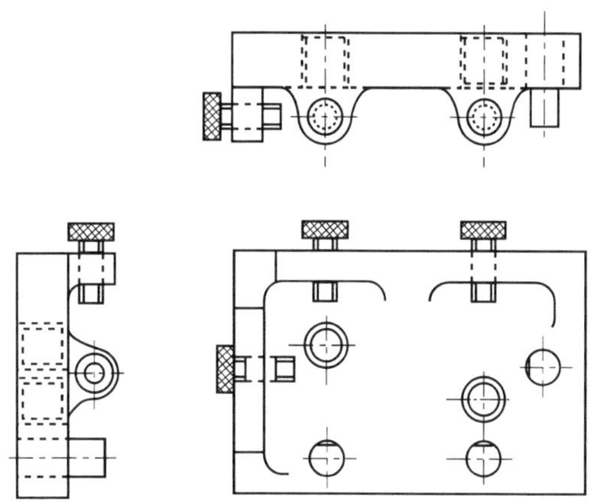

그림 3.6 • 누름나사를 설치한 평 지그

④ 3개의 누름나사를 사용하여도 위치결정과 설치가 매우 쉽다(그림 3.6). 이와 같이 설계하면 가공물의 위치결정이 간단하고, 또한 테이블을 움직여서 드릴에 위치결정을 할 필요가 없다. 다만, 지그만 드릴 아래에 옮겨 놓고 위치결정을 하여 구멍을 뚫는다.

⑤ 다리를 설치한 지그(그림 3.7)는 드릴로 가공물에 구멍을 뚫을 때, 직접 테이블 위에 가공물을 올려놓고 가공하여도 테이블의 손상을 방지할 수 있다. 그러나 이러한 구조는 강력한 구멍뚫기에는 적당하지 않다.

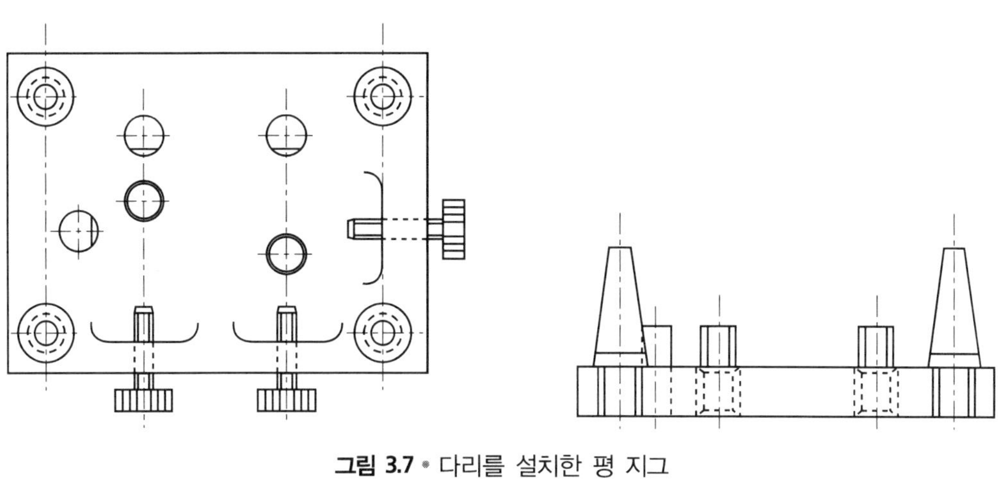

그림 3.7 • 다리를 설치한 평 지그

⑥ 위의 여러 가지 단점을 제거하기 위해 그림 3.8과 같은 구조로 지그를 설계한다. 즉 **다리 부**, 3개의 체결 볼트, 드릴의 이송력에 저항하는 클램프, 지그의 손잡이 등을 설치한다.

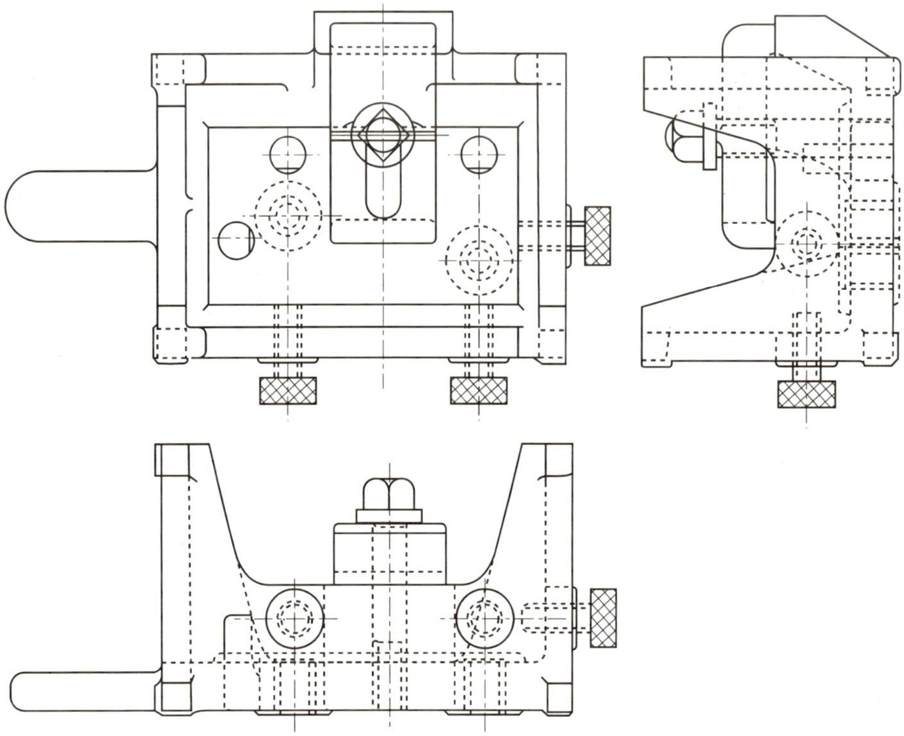

그림 3.8 • 완전한 평 지그

❼ 평 지그의 설계 과정에서 알 수 있는 것처럼, 높은 정밀도를 얻기 위해서는 그림 3.8의 지그가 가장 좋다. 가공물의 수량이 적을 때에는 이러한 고급 지그가 오히려 비경제적이므로 더욱 간단한 지그(그림 3.3 참조)를 사용하는 것이 좋다.

3.1.3 평 지그 설계의 예

평 지그의 전체적인 모양은 긴 타원형이며, 그림 3.9와 같이 가공물 A, B면에 구멍을 뚫기 위한 지그이다.

❶ 가공물 A와 B는 1쌍으로 A에는 12개의 구멍, B에는 4개의 구멍이 있다. 이것에 1개의 평 지그로 구멍을 뚫기 위해 그림 3.10과 같이 양쪽의 두 면을 사용한다.

❷ 부품 A는 그림 3.11과 같이 3개의 위치결정핀 a로 센터를 내고 클램프 C로 체결한다. 클램프에는 길고 폭이 좁은 구멍을 뚫어서 자유롭게 앞뒤로 이동한다. 따라서 가공물을 설치하거나 탈거하기가 쉽다.

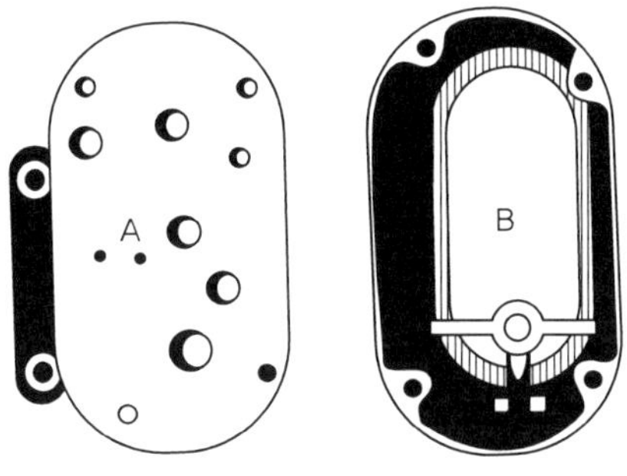

그림 3.9 • 평 지그에 적합한 가공물

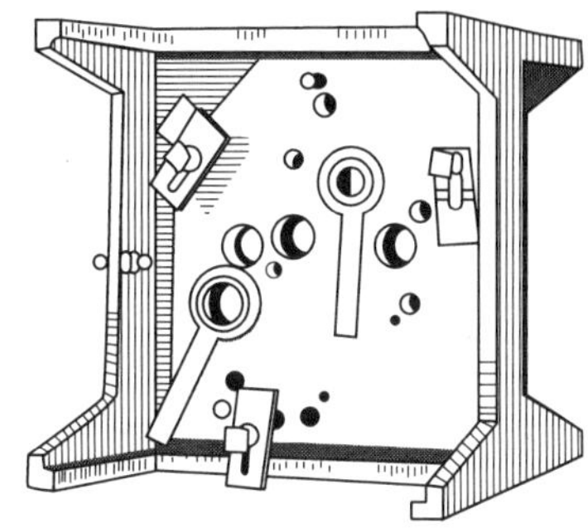

그림 3.10 • 평 지그의 구조

❸ 클램프에 코일 스프링을 사용하면 가공물을 탈거하였을 때에도 클램프가 아래로 떨어지지 않고 스프링에 의해 밀려 올라가므로 체결 볼트의 둘레를 자유롭게 회전할 수 있어서 편리하다.

❹ 3개의 핀으로 위치결정을 하고, 돌기부분 K에 의하여 위치결정을 확인할 수 있다. 만약 반대로 가공물이 설치되면 **돌기** K에 클램프가 간섭되어 체결되지 않는다(그림 3.11).

❺ 지그의 뒷면에는 그림 3.12와 같이 가공물을 설치한다. A와 B의 높이가 다르므로 혼동되지 않는다. 또한 클램프는 A에는 3개였으나 B에는 1개뿐이다. 그 이유는 부품 A에는 많은 구멍이 있기 때문이다. 그리고 다축 드릴링 머신으로 동시에 많은 구멍을 뚫으면 이송력이나 진동이 크므로 체결력도 커야 한다. 이에 반하여 부품 B에는 작은 구멍 4개가 있으므로 클램프 1개로도 충분하다.

❻ 평 지그에서 가공물을 대각선으로 설치하면 안정된 설치가 가능하고 동시에 지그 크기를 작게 할 수 있다.

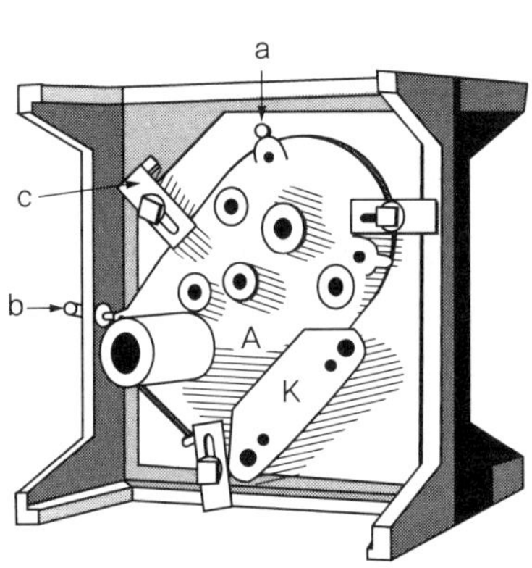

그림 3.11 • 가공물 A를 설치한 평 지그

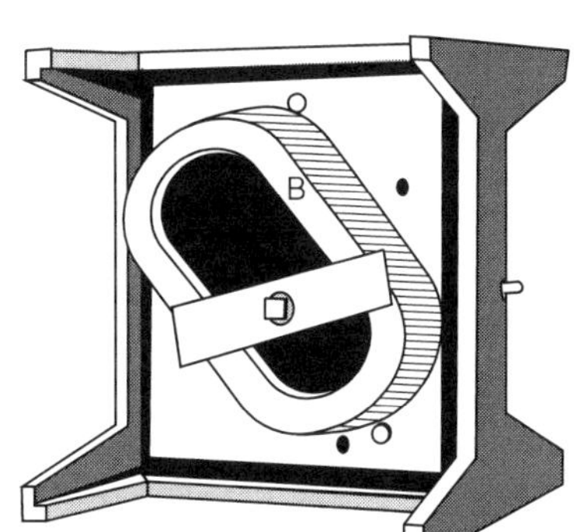

그림 3.12 • 가공물 B를 설치한 평 지그

3.2 | 상자형 드릴 지그의 기본설계

3.2.1 상자형 지그의 설계방침

그림 3.13과 같이 2개의 구멍 A는 관통되고 B, C는 막힌 구멍인 가공물을 가공할 때, 구멍 B, C는 양면에서 따로 뚫는다. 먼저 위아래로 지그판을 설치하고 그 사이에 가공물을 삽입하여 드릴링을 하는 구조이다. 이것은 평 지그와 달리 상자형 지그라고 부른다.

❶ 가공물을 위아래의 지그판 사이에 삽입하고, 위치결정은 가공물 외형과 지그판 외형을 각각 맞추고, 위 지그판은 작은 나사로 죄어 고정한다.
위 지그판은 2개의 핀 a로 아래 지그판과 센터를 맞춘다. 핀 a와 지그판 사이에는 안내핀 b가 있어서 지그판을 틀리게 맞추지 않는다(그림 3.14).

❷ 가공물의 구멍 A는 관통되어 있으므로, 어느 지그판으로도 구멍을 뚫을 수 있다. 양쪽에 드릴 부시를 설치한다.

❸ 이 지그의 단점은 정확한 위치결정이 어렵다는 것이다. 따라서 위치결정핀을 사용한다(그림 3.15). 가공물의 고정 방법은 그림 3.14의 지그와 같이 1개의 작은 볼트로 하여 절삭하는 동안 진동으로 볼트가 풀리지 않도록 보완하였다.

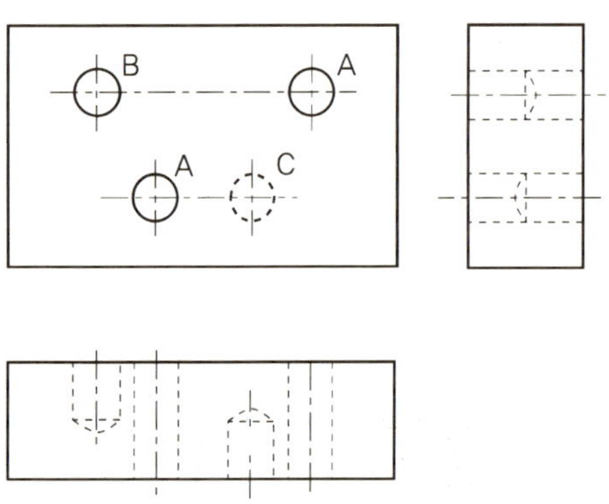

그림 3.13 • 위아래가 막힌 구멍을 가진 가공물

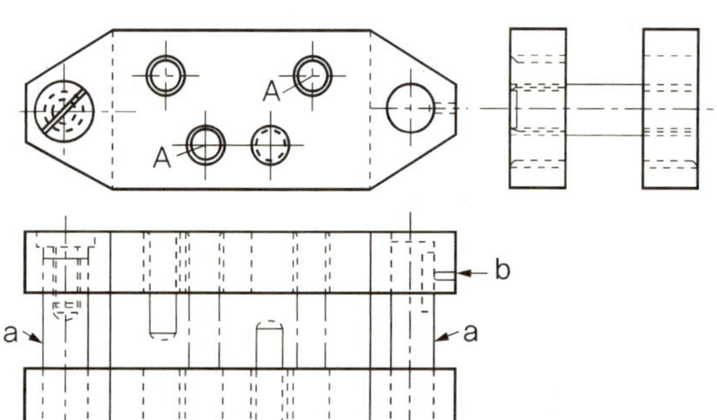

그림 3.14 • 간이 상자형

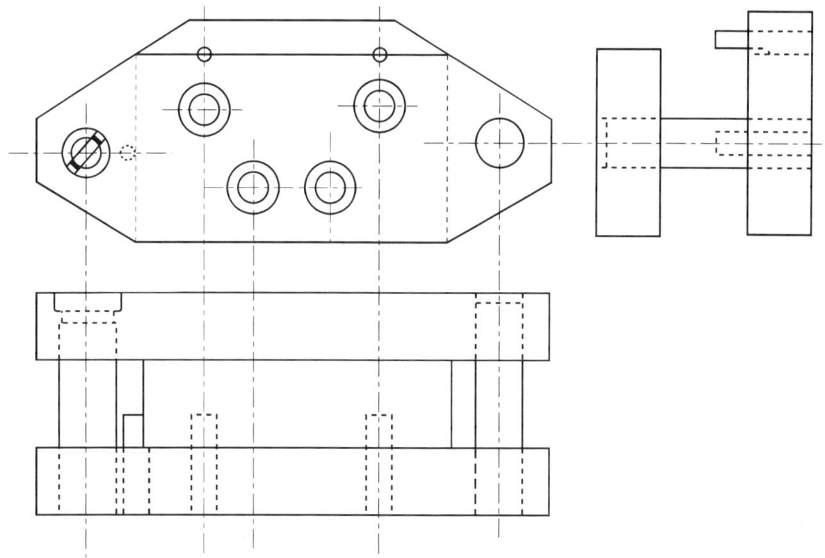

그림 3.15 ∘ 위치결정을 설치할 간이 상자형 지그

④ 그림 3.16과 같이 아래 지그판 양쪽 부분과 위 지그판을 2개의 작은 볼트로 고정하는 체결방법을 이용한다. 가공물의 설치와 탈거는 옆으로 하지만, 위치결정은 3개의 위치결정핀으로 한다. 가공물의 체결은 위 지그판에서 2개, 옆에서 1개, 또한 앞에서 1개의 볼트로 고정하는 방법을 사용한다. 앞쪽 볼트의 고정구 P는 회전하므로 가공물을 부착 및 탈거하기 위해 아래로 돌릴 때 방해받지 않아야 한다.

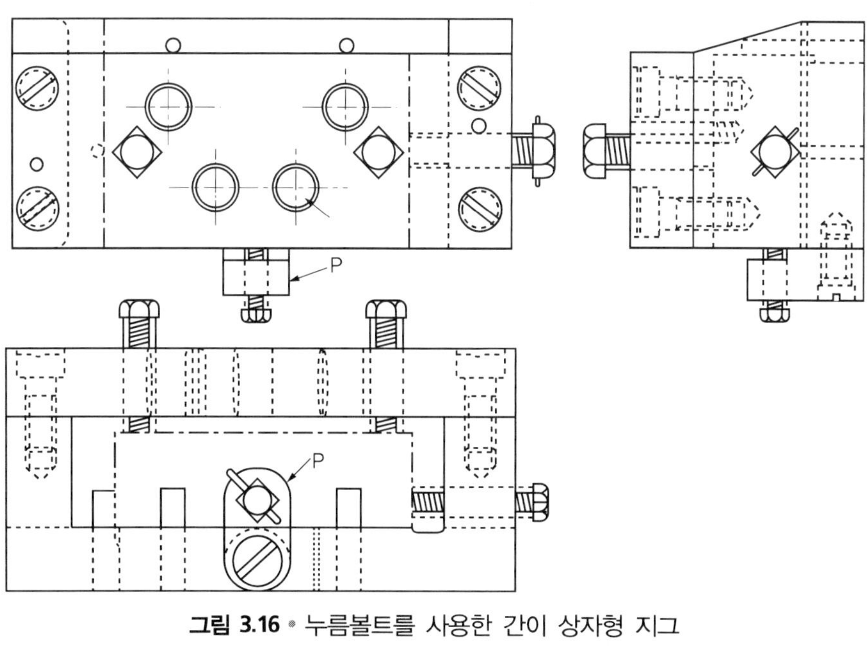

그림 3.16 ∘ 누름볼트를 사용한 간이 상자형 지그

❺ 아래쪽 구멍을 뚫기 위하여 위 지그판을 아래로 돌려서 위치결정을 해야 한다. 이때 체결볼트에 의해 방해를 받게 되므로 그림 3.17과 같은 틀을 사용한다. 따라서 위쪽 지그판에 다리 부분을 설치할 필요가 있다(그림 3.18).

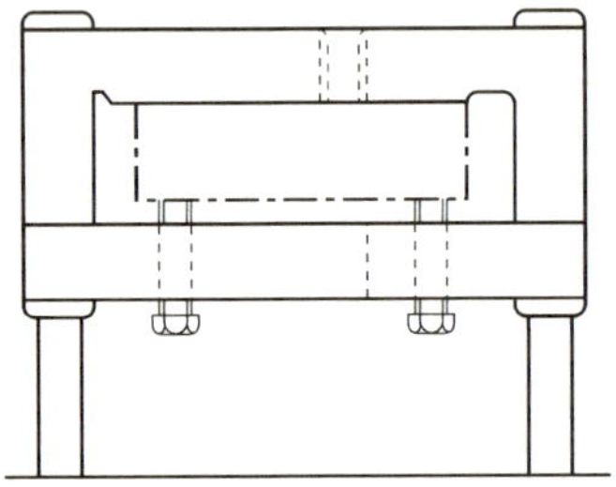
그림 3.17 • 다리를 설치한 간이 상자형 지그

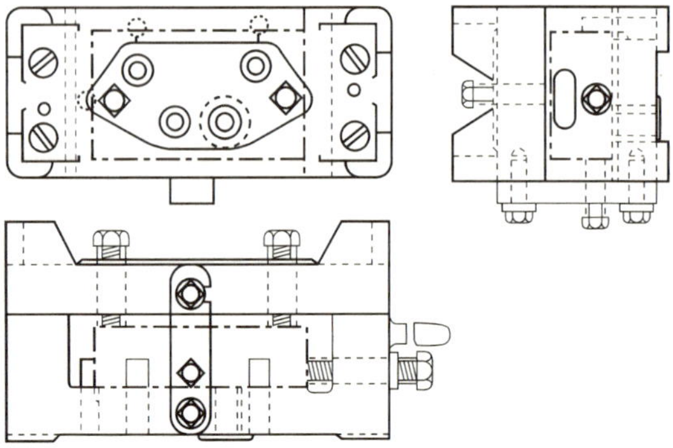
그림 3.18 • 진보된 상자형 다리를 설치한 지그

❻ 보다 생산적인 지그는 가공물을 옆에서 삽입 또는 탈거하는 불편과 지그판에 가려져 3개의 위치결정핀을 확인할 수 없는 단점을 제거하여야 한다. 그림 3.19와 같이 위 지그판을 **정첩 모양**으로 하고, 위에서 가공물을 삽입 또는 탈거한다.

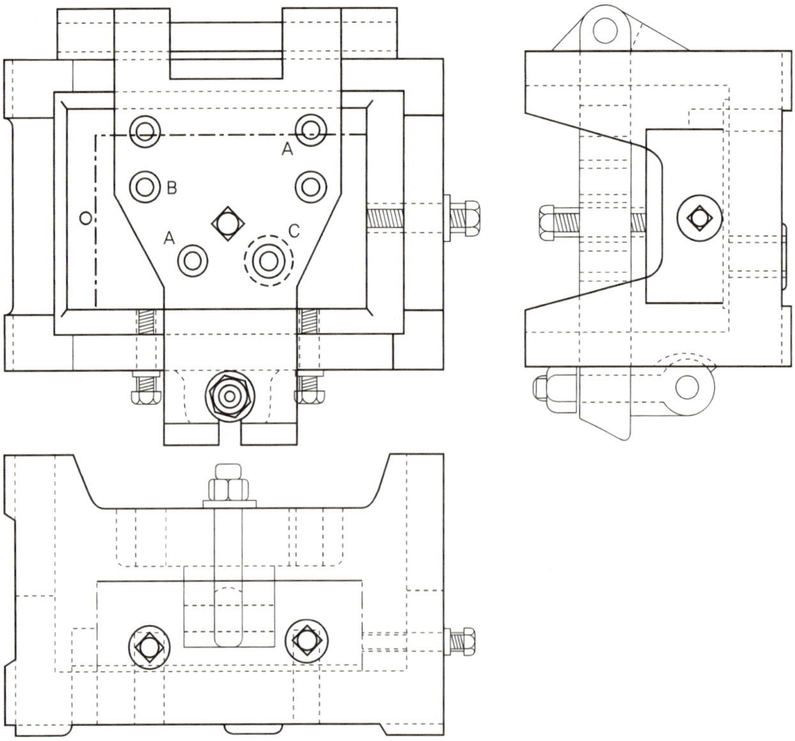

그림 3.19 • 지그판을 정첩으로 한 상자형 지그

⑦ 정첩 형식의 위 지그판은 체결볼트에 의해 변형될 염려가 있어 정첩의 정밀도를 높이기 위해 강력한 구조로 만든다. 이에 대한 대책으로 지그 본체에 2개의 클램프를 사용하여 가공물을 고정할 수 있는 간단한 지그판으로 대체한다. 이러한 구조는 위 지그판에 이송력과 체결력이 작용하지 않으므로 보다 가볍게 만들 수 있다(그림 3.20).

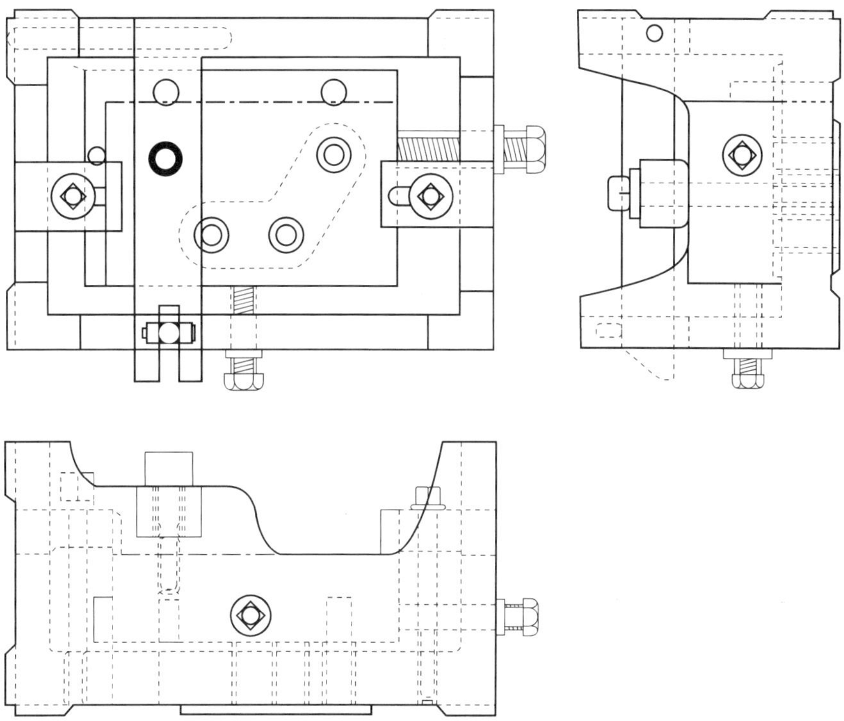

그림 3.20 • 지그판을 개선한 상자형 지그

⑧ **정첩**을 사용하지 않고 지그 본체에서 뻗어 나온 부분을 드릴 지그에 설치한다면 더욱 정밀도가 우수한 지그를 만들 수 있다. 가공물의 고정은 2개의 클램프만으로 충분하다. 가공물을 쉽게 설치 또는 탈거하기 위해 **뻗어 나온 부분**과 가공물 사이에는 충분한 틈새를 두어야 한다(그림 3.21).

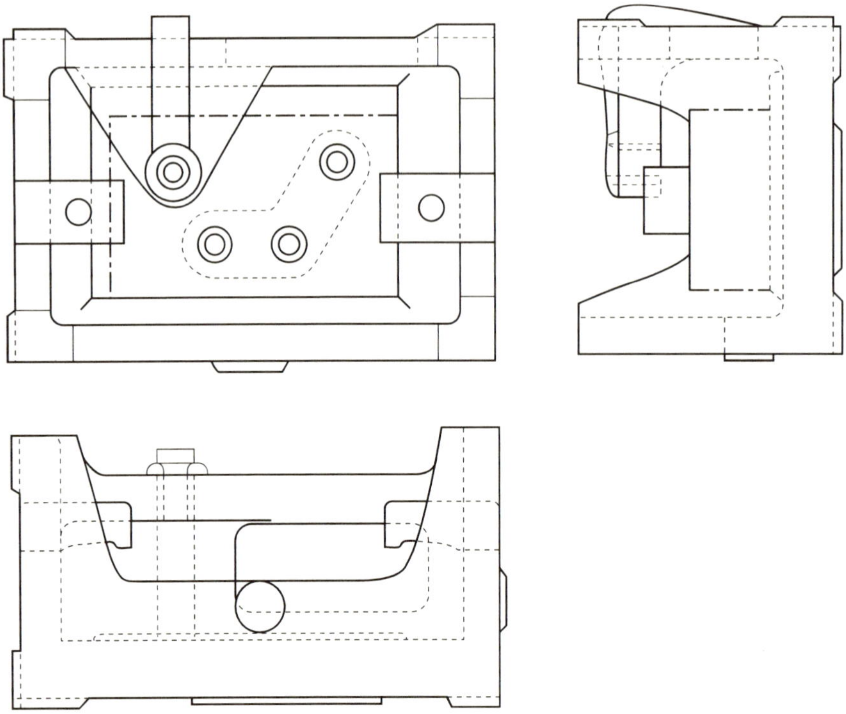

그림 3.21 • 완전한 상자형 지그

3.2.2 상자형 지그 설계의 예

❶ 그림 3.22와 같은 가공물은 5면에서 구멍 a, b, c, d, e, f의 구멍을 뚫는 상자형 지그로 설계한다. 그림 3.23과 같이 상자형 지그의 각 구멍에 대응하는 드릴 부시는 각각 a', b', c', d', e', f'이다.

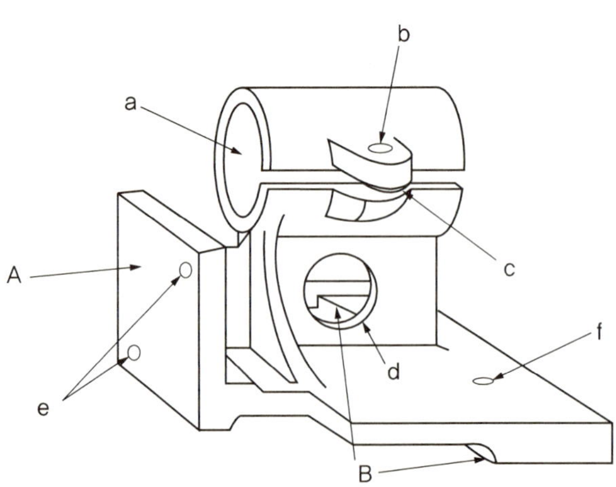

그림 3.22 • 각 면에 구멍이 있는 가공물

❷ 가공물의 기준면 A, B를 지그의 위치결정핀 h, g에 붙여서 위치결정을 한 후, 핀 h에 대하여 체결 볼트 j로, 핀 g에 대하여는 볼트 i로 고정한다. 또 **정첩형** 지그판 m은 볼트 k로 위쪽에서 가공물을 고정한다.

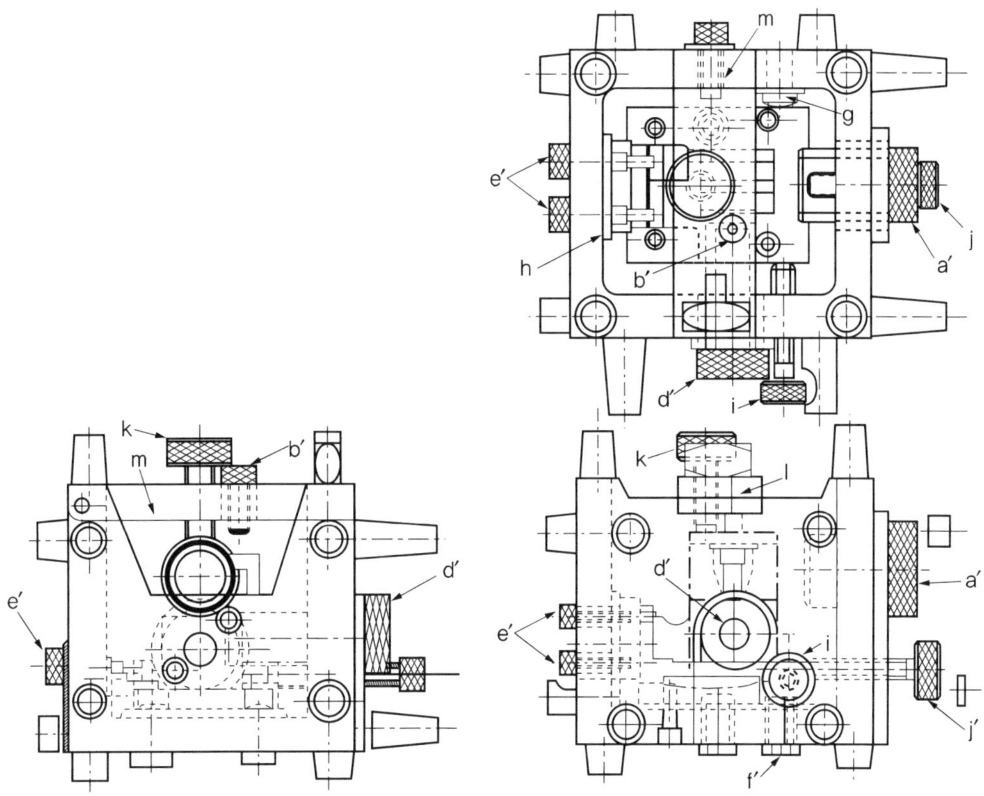

그림 3.23 • 상자형 지그 구조의 예

❸ 각 면에서 구멍을 뚫을 수 있도록 모든 면에 다리를 설치한다. 이처럼 상자형 지그의 구조는 복잡하고 칩의 처리가 불편하므로 충분한 대책을 강구하면서 설계를 진행하여야 한다.

❹ 여러 가지 지름의 구멍을 동일한 드릴링 머신으로 가공하려면 드릴을 교환하여야 하며, 대소 구멍의 크기의 차가 클 때에는 2대의 드릴을 사용할 필요가 있다. 이때에 간단한 평 드릴 지그와 상자형 드릴 지그를 겸용으로 설계하면 생산성을 향상시킬 수 있다.

3.3 | 조립 지그의 설계계획

3.3.1 가공물의 분석

조립하는 가공물은 그림 3.24와 같이 뚜껑 A와 본체 B로 되어 있고, 이것을 압입하여 한 개의 구조로 만든다(**조립 지그**).

❶ 부품 A와 B는 모두 주철이며, 전체가 가공된 부품은 본체에서 P, Q, R, S, T 뚜껑에서는 U, V, X, Y이다. 그밖의 부분은 **흑피면**이다(그림 3.24).

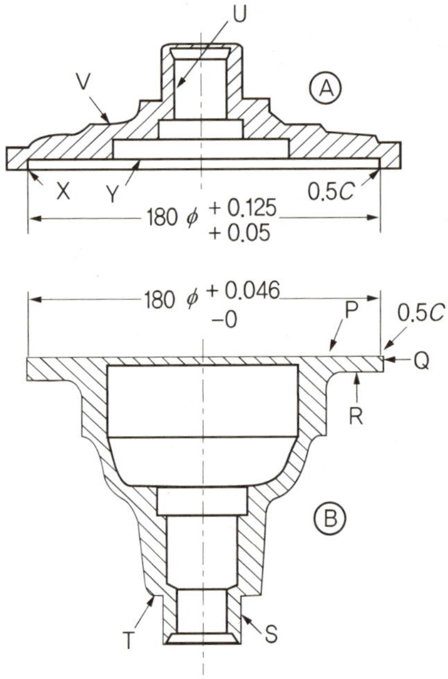

그림 3.24 • 조립부품

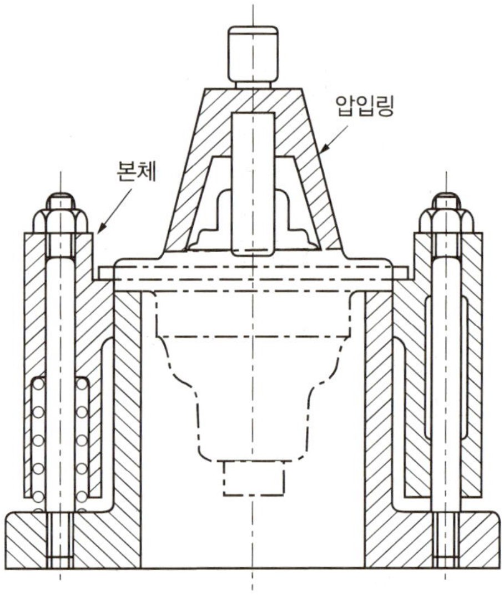

그림 3.25 • 조립 지그

❷ 본체와 뚜껑의 끼워맞춤부는 **억지 끼워맞춤**이고, H7, P6으로 적합한 공차로 조립한다. 또한 끼워맞춤부 P와 U는 끼워 맞추기 쉽도록 **모따기**를 한다.

❸ 조립할 수는 3,000개로 하고, 1시간마다 30개로 할 때, 조립 지그는 수동으로 작동하고, 작업은 간단하고 확실하게 한다.

❹ 본체의 부착은 가는 쪽을 아래로 하여 지그에 맞추고 지그와 본체와의 **센터 맞춤**부분 S의 끼워맞춤은 H7, f7의 허용 오차로 한다(**헐거움 끼워맞춤**). 또 빼내기 쉽도록 스프링을 사용한 보조 장치를 만든다. 이 내용을 정리하면 표 3.1과 같다.

표 3.1 • 가공물의 분석

분석의 기준	설계방법
1. 재질 : GC20 2. 구조 : 원통, 얇은 두께 3. 크기 : ϕ200×180 mm 4. 무게 : 약 1.5 kg 5. 무게중심 : 중심선 상에 있다. 6. 방향성 : 없음 7. 다듬질면 : 본체 P, Q, P, S, T의 각 면 뚜껑 U, V, W, X, Y의 각 면 8. 조립 : 본체와 뚜껑과의 압입	1. 수동으로 부착, 탈거한다. 2. 설치는 확실히 한다. 3. 분리는 용이하게 한다. 4. 압력하중은 다듬질면에 걸리도록 한다. 5. 압입링과 위치결정핀은 일체로 한다. 6. 본체의 부착은 가는 쪽을 아래로 한다.

3.3.2 가공법의 분석

❶ 사용하는 프레스는 유압이고 정확한 상하 운동을 하며, 회전과 진동이 생겨서는 안 된다.

❷ 누름형 압력 링에 뚜껑을 부착하고, 센터내기의 끼워맞춤은 H7, f7로 한다.

위의 사항을 정리하면 표 3.2와 같다.

표 3.2 • 가공법의 분석

분석의 기준	설계방법
1. 사용기계 : 유압 프레스 2. 기계의 정밀도 : 주축의 상하 운동이 정확할 것 3. 작동 : 상하 운동을 할 때 회전과 진동이 없는 것	1. 누름형 압력링이 프레스의 주축에 부착되기 쉽게 한다. 2. 압력링에 뚜껑을 부착하기 쉽게 한다.

3.3.3 사용 기계의 분석

❶ 지그에서 베드의 부착 면적은 사용하는 지그에 나쁜 영향을 주지 않도록 충분히 커야 하지만 너무 커도 불편할 수 있다.

❷ <u>스트로크</u>는 적어도 100 mm 이상, 베드와 주축의 간격은 400 mm 이상이 필요하다. 또 능력은 500 kg 이상이며, 압입에는 약 250 kg의 힘이 필요하다. 그리고 지그와 가공물도 압입력에 충분히 견딜 수 있어야 한다.

❸ 베드에 지그를 부착하는 데에는 T볼트를 사용한다. 위의 사항을 정리하면 표 3.3과 같다.

표 3.3 • 사용기계의 분석

분석의 기준	사용기계
1. 베드의 크기	1. 이 면적은 지그 부착에 대하여 충분한 크기가 있을 것
2. 프레스의 스트로크	2. 적어도 100 mm 이상
3. 베드와 주축과의 간격	3. 간격은 400 mm 이상
4. 압입 압력	4. 약 250 kg
5. 용량	5. 500 kg 이상
6. 장착(裝着)	6. 지그는 베드에 T볼트로 고정한다.

3.3.4 작업자에 대한 분석

❶ 가공물의 부착, 탈거는 간단히 될 수 있도록 하고, 지그의 윗면과 압입링의 간격은 200 mm 이상이다.

❷ 위치결정이 쉽고, 특히 작업자에 대하여 확실한 안전장치가 필요하다. 이것을 정리하면 표 3.4와 같다.

표 3.4 • 작업자에 대한 분석

분석의 기준	설계방법
1. 성별	1. 여성도 용이하게 작업할 수 있을 것
2. 기능	2. 특별히 필요치 않다.
3. 작업자세	3. 의자에 앉은 자세로 작업이 가능할 것
4. 가공물의 부착	4. 용이하고, 지그의 윗면과 압입링 사이에 간격이 있을 것
5. 가공물의 탈거	5. 가공물의 탈거가 용이하도록 스프링을 설치한다.
6. 뚜껑의 부착위치	6. 눈의 높이로 할 것
7. 작업 전의 정리 상자	7. 뚜껑과 본체를 잡기 쉬운 것
8. 작업 후의 정리 상자	8. 정리하여 넣기 쉬운 것
9. 안전	9. 특히 안전장치를 철저히 준비한다.

3.3.5 제작비의 분석

❶ 간단한 것은 제작비를 검토하지 않더라도 복잡한 것은 면밀하게 제작비를 검토하고 재료와 **열처리**, **제작공정** 등도 충분히 수립하여야 한다.

❷ 생산량과 시간당 작업량에 적합하도록 기구 면에서 충분히 검토하여 지그의 제조원가를 감소시키는 방향으로 설계한다.

CHAPTER 04

가공물 관리

CHAPTER 04

가공물 관리

4.1 | 가공물 관리의 정의

4.1.1 가공물 관리의 목적

가공물 관리란, 가공 공정 중에서 일정한 변위 한계량에 따라 가공물을 관리하기 위해 위치를 제어하는 것을 말한다. 즉 여러 가지 요인이 변화하더라도 가공물과 치공구는 항상 일정한 위치를 유지하도록 해야 한다.

가공물의 위치결정면과 클램핑 위치를 정확하게 결정하기 위한 가공물 관리의 목적은 다음과 같다.

❶ 어떤 요인에도 불구하고 공구와 가공물이 일정한 상대적 위치를 유지해야 한다.
❷ 절삭력, **체결력** 등 외부의 힘에 관계없이 가공물은 일정한 위치를 유지해야 한다.
❸ 공구, 체결(고정)력 및 물성 등에 따라 가공물에 큰 휨이나 변형이 발생하지 않도록 해야 한다.
❹ 작업자의 숙련도에 관계없이 가공물의 위치를 잘 유지해야 한다.

4.1.2 가공물 변위 발생요소

가공물은 다음과 같은 요소에 의하여 변위가 발생한다.

❶ 가공물의 체결력(固定力)
❷ 가공물의 절삭력(工具力)
❸ 가공물의 **위치편차**
❹ 재료의 치수 변화
❺ 먼지 또는 칩(chip)
❻ 절삭공구의 마모
❼ 작업자의 숙련도
❽ 가공물의 중량
❾ 온도, 습도 등

이와 같이, 가공물의 변위가 발생하지 않도록 가공물을 정확하고 확실하게 고정하는 장치가 필요하다. 이러한 장치는 다음과 같다.

가공물을 고정하는 요소는 척(2, 3, 4, 6), **콜릿**, 바이스, **맨드릴**, V블록, 센터 등이 있고, 공구를 고정하는 요소는 척(3), 콜릿 척, 슬리브, 드라이버, 바이트 홀더, 어댑터, **아버** 등이 있다. 치공구는 지그, 고정구 및 게이지류 등이 있지만 지지구도 가공물을 관리하는 하나의 공구이다.

이러한 장치를 가공물의 **고정장치**(workpiece holder)라고 하며, 제품을 제작하기 위한 치공구의 일부이다.

공정 설계 기사는 위치결정구, 지지구, 클램프의 수량이나 위치를 결정하지만, 치공구 설계 기사는 위치결정구, 지지구, 클램프의 형태, 크기 및 각종 세부 사항의 설계를 담당한다.

이와 같이 가공물을 잘 관리하는 것은 제작 공정에서 가장 중요하다. 또 비록 우수한 장비나 공구를 사용할지라도 가공물 관리가 제대로 이루어지지 않으면 필요한 치수 범위로 가공물을 가공할 수 없다.

4.2 | 가공물 관리의 이론

4.2.1 평형 이론

가공물 관리는 정지 상태에서 평형 상태를 유지하는 것이다. 평형에는 두 가지 형태가 있다. 즉 **직선 평형**(linear equilibrium)과 **회전 평형**(rotational equilibrium)이다.

평형이란 주어진 물체에 작용하는 균형 상태를 말하고, 물체가 평형을 이루면 정지 상태가 된다.

(1) 직선 평형

그림 4.1과 같이 자유상태의 물체에 한 방향으로 힘을 가하면 물체는 평형을 잃고 직선 방향으로 움직인다. 이러한 물체의 평형을 유지하기 위해서는 같은 크기의 힘을 반대 방향으로 작용시켜서 물체가 움직이지 않도록 한다. 그러면 직선 방향으로 물체가 움직이지 않고 **직선 평형**이 된다.

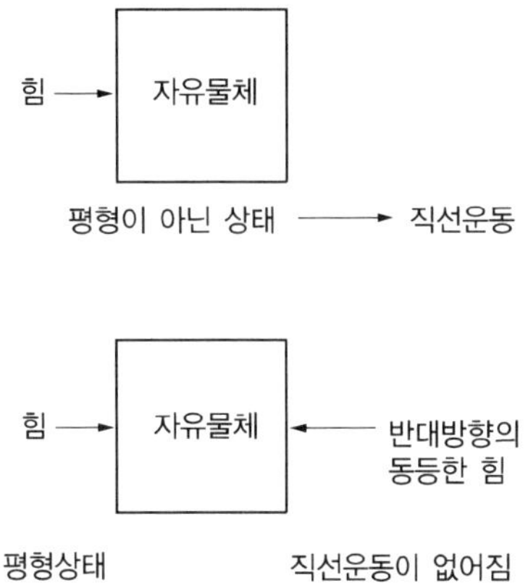

그림 4.1 • 직선 평형

(2) 회전 평형

자유 물체가 직선적으로 균형을 이루더라도 회전운동을 할 수가 있다. 자유 물체가 직선운동을 하기 위해서는 물체의 중심에 어떤 힘이 작용해야 한다. 그러나 힘이 중심을 벗어나면 그림 4.2와 같이 회전하려는 경향이 있고, 물체를 회전시키려는 모멘트는 힘과 회전축까지의 거리를 곱한 값이다. 평형을 유지하기 위해서는 같은 크기의 모멘트가 반대 방향으로 작용해야 한다. 이처럼, 크기가 같은 모멘트가 서로 반대로 작용하여 물체의 평형 상태를 유지하는 것을 **회전 평형**이라 한다. 직선 평형은 힘의 균형에 의해 성립하지만 회전 평형은 모멘트의 평형에서 나온다.

회전 평형 상태에서 평형을 이루는 힘은 작용하는 힘과 크기가 같지 않아도 된다. 비록 작용하는 힘이 작아도 회전축의 길이가 길면 모멘트는 커진다.

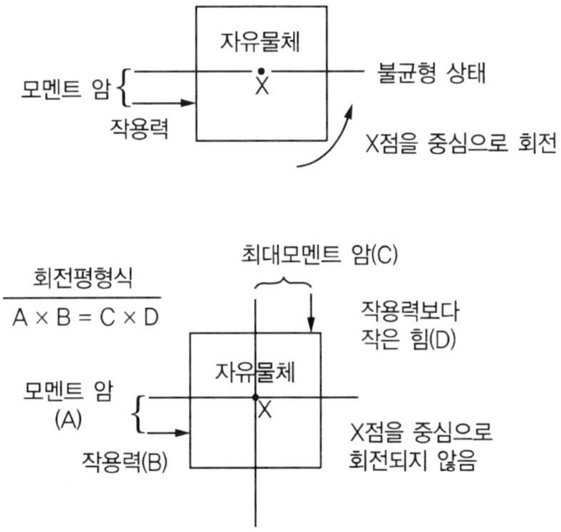

그림 4.2 • 회전 평형

(3) 평형 이론의 응용

공정 설계자는 이러한 평형을 유지하는 방법을 잘 알고 있어야 한다.

공정 설계 기사는 위치결정구와 체결(고정)력을 적절히 배치하여 평형을 유지하는 방법을 알아 둘 필요가 있다. 그림 4.3에서 가해지는 힘을 체결력이라 하며, 치공구 설계자가 설계한 클램핑 기구로부터 구한다. 또한 크기가 같고 방향이 반대인 힘이나 모멘트는 고정된 위치결정구에서부터 계산된다.

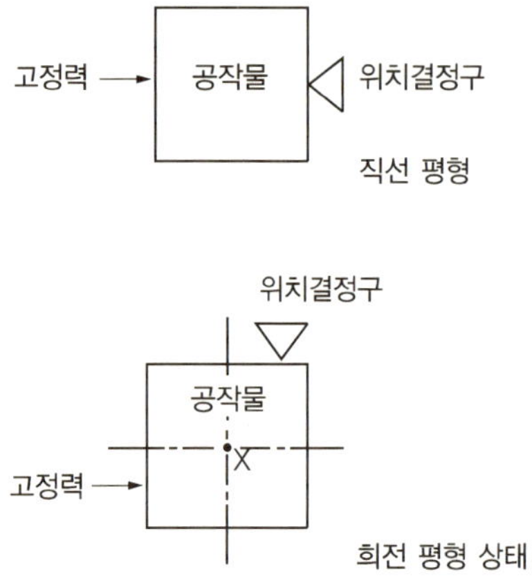

그림 4.3 • 치공구에 의한 가공물 평형

4.2.2 위치결정의 개념

위치결정의 선택은 공정 설계자의 책임이지만 치공구 설계자도 위치결정 방법의 개념을 잘 알아야 한다. 기본적인 위치결정은 가공물의 **평형**에 있고, 평형은 위치결정과 체결(고정)력을 결정할 수 있다. 가공물의 위치결정구를 통하여 위치결정에 대한 개념을 확립할 수 있다.

(1) 공간에서의 움직임

그림 4.4와 같이 공간에 놓인 정육면체는 3개의 직선운동과 3개의 회전운동이 나타난다. 각 축선과 평행하게 3개의 직선운동이 발생하고, 3개의 회전운동은 3개의 축선을 중심으로 나타난다. 그러므로 정육면체는 모두 여섯 가지의 기본 운동이 생긴다. 즉 X, Y, Z축 방향의 직선운동과 X, Y, Z축을 중심으로 한 회전운동을 합쳐서 모두 12방향으로 움직인다. 이와 같이, 위치결정의 기본 개념은 가공물의 운동을 제한하여 평형 상태로 만드는 것이다.

기본적으로 평형 상태로 만들기 위해서 하나의 위치결정구로 한 방향의 운동을 억제할 수 있다. 그렇지만 위치결정은 6방향의 운동을 제한해야 한다. 나머지 운동은 클램프를 사용하여 억제한다.

예를 들어, 위치결정구는 오른쪽 직선 방향의 운동을 억제하기 위해 체결(고정)력을 왼쪽 방향으로 작용시켜 운동을 제한한다. 만약 위치결정구가 시계 방향의 회전을 방지하려면 체결력으로 반시계 방향의 회전을 주어야 한다.

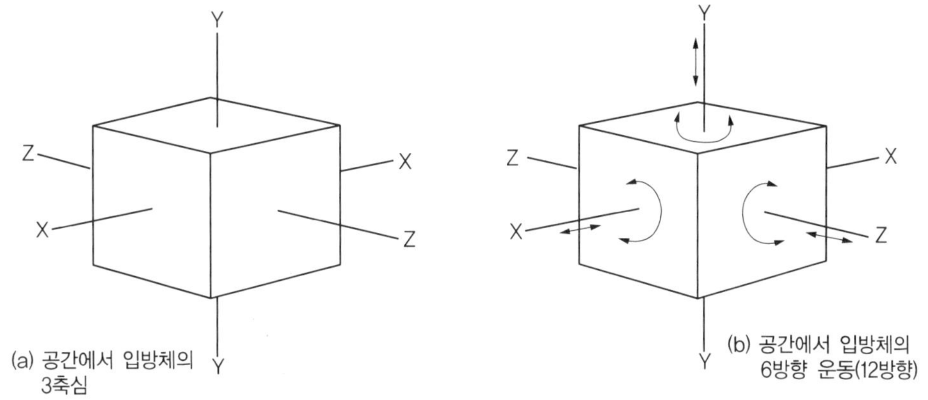

그림 4.4 • 공간에서의 자유 이동

(2) 3-2-1 위치결정법

위치결정을 하기 위해서는 최소한의 조건이 필요하다. 특히, 정육면체에 위치결정구를 배열하는 것을 위치결정법이라 한다. 육면체의 가장 이상적인 위치결정법은 3-2-1 **위치결정**(3-2-1 location system) 방법이다 그림 4.5는 가장 넓은 표면에 3개의 위치결정구를 설치하고 넓은 옆면에 2개를 설치하며, 좁은 옆면에 1개의 **위치결정구**를 설치한 것이다.

이렇게 위치결정구를 배열하더라도 가공물의 밑면에 배치한 3개의 위치결정구로는 기계가공 중에 확실한 안정성을 확보하기 어렵다. 즉 이 3개의 위치결정구로 이루어진 삼각형 지점 밖에서 절삭력이 작용할 경우에 가공물이 변형되기 쉽다.

강력한 절삭을 할 경우, 버튼(삼각형 안의 한 점)으로 이루어진 삼각형 지점에 절삭력이 작용하면 가공물은 기울어지거나 뒤집어지려고 할 것이다. 이러한 운동에 대하여 클램프에 의한 압력과 마찰력은 반작용을 일으킨다. 따라서 기계가공 중에 생긴 진동과 충격으로 클램프에서 가공물이 미끄러지는 현상이 생긴다.

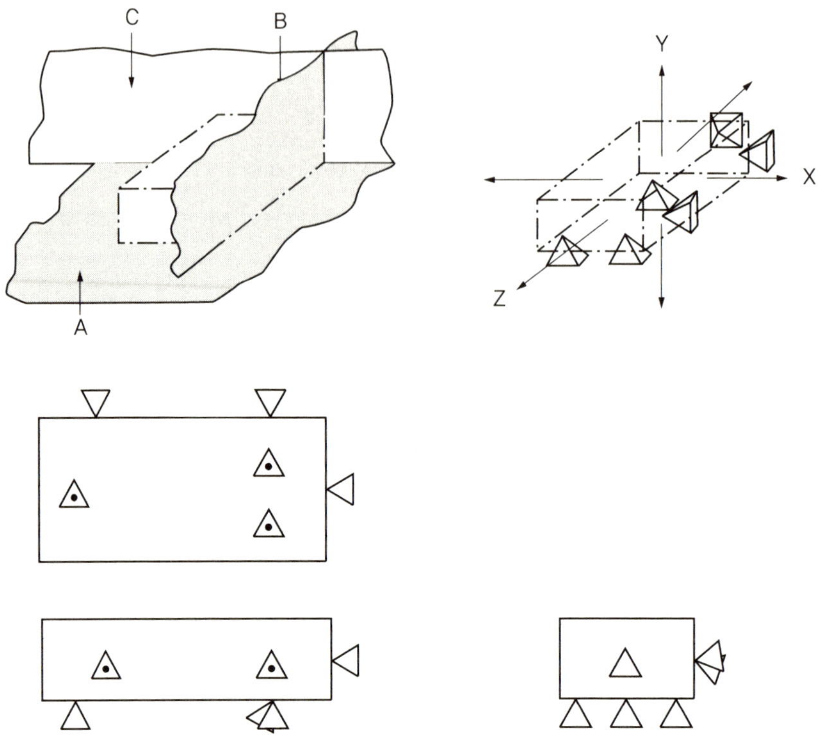

그림 4.5 • 3-2-1 위치결정법

(a) 3점 위치결정의 장단점

위치결정면은 다섯 가지의 자유도를 구속하는 조건이 필요하다. 따라서 3점 지지로 가공물을 고정하는 방법의 장단점은 다음과 같다.

❶ 가공물의 표면에 요철이 있어도 흔들리지 않는다.
❷ 가공면을 수평으로 해도 칩의 처리가 쉽다.
❸ 가공물의 기준면이 스텝 블록일 경우에 매우 좋다.
❹ 기계가공을 할 때는 수평으로 지지하기가 어렵다.
❺ 클램프로 가공물을 바르게 고정하지만 변형을 확인할 수 없다(위치결정구에 먼지나 칩이 붙어도 흔들림이 없음).
❻ 지지구에서 멀리 떨어진 곳을 가공할 경우 가공물이 불안정하므로 되도록 위치결정 간격을 길게 만든다. 가공물의 표면에 요철이 있을 때는 나사형의 지지구를 사용하여 높이를 조정할 수 있도록 한다.

(3) 2-2-1 위치결정법

원통형 가공물의 위치결정을 할 경우, 가장 이상적인 위치결정 방법은 다음과 같다.

즉, 가공물의 원통부에 2개씩 2곳에 설치하고, 단면에 1개의 위치결정구를 설치하여 안정감을 유지한다(그림 4.6 참조).

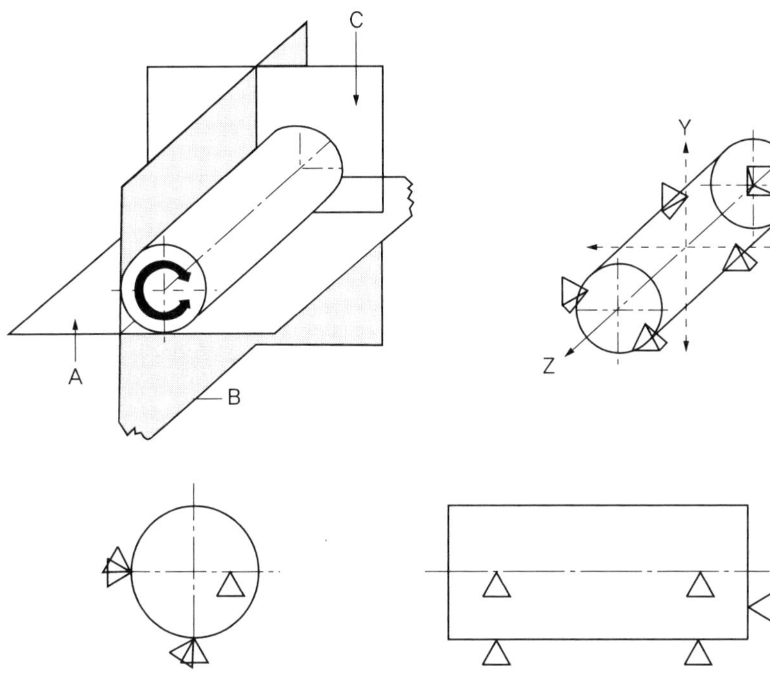

그림 4.6 • 2-2-1 위치결정법

(4) 4-2-1 위치결정구

밑면에 4번째 위치결정구를 추가하여 사각형의 지지 면적을 만들면 안정감을 얻는 원리를 4-2-1 위치결정법이라 한다.

기계가공된 가공물의 모든 면에 고정식 위치결정구를 사용할 수 있는 장점도 있다. 또 4개의 위치결정면에 가공물을 설치할 수 있지만, 만약 칩이나 이물질이 끼면 가공물은 안정성을 잃고 흔들린다.

흔들림은 작업자에게 설치 방법상 결함이 있다는 것을 환기시켜준다. 거친 주조품과 같은 가공물에서는 4개의 밑면 위치결정구의 하나를 조절할 수 있다. 또한 측면도에서 6개 이상의 결정구를 위치결정면에 배치할 경우에는 불필요한 위치결정구가 생긴다. 이것은 위치결정구의 과잉 상태가 되기 때문이다. 만약 그림 4.7의 (a)와 같이 제7의 과잉 위치결정구가 3개의 위치결정구와 같은 표면에 위치한다면, 2면은 평면이기 때문에 3개의 위치결정구만이 접촉하고, 4개의 위치결정구가 동시에 접촉하기는 어렵다(물체가 흔들림). 그밖에 X-X, Z-Z축을 중심으로 가공물이 약간 회전할 수 있다. 이 경우에 4개의 점에서 위치결정을 하고 다른 면은 클램핑하여야 한다.

이렇게 되면 추가되는 제7의 위치결정구의 제작비가 필요하고 변위가 생기는 과잉위치결정구가 될 수 있다. 만약 제7의 위치결정구를 그림 4.7의 (b)와 같이 제6의 위치결정구의 맞은편에 설치한다면 가공물이 움직여서 제6, 제7의 위치결정구 사이의 틈새가 커지게 되므로 이와 같은 **과잉 위치결정구**는 바람직하지 않다.

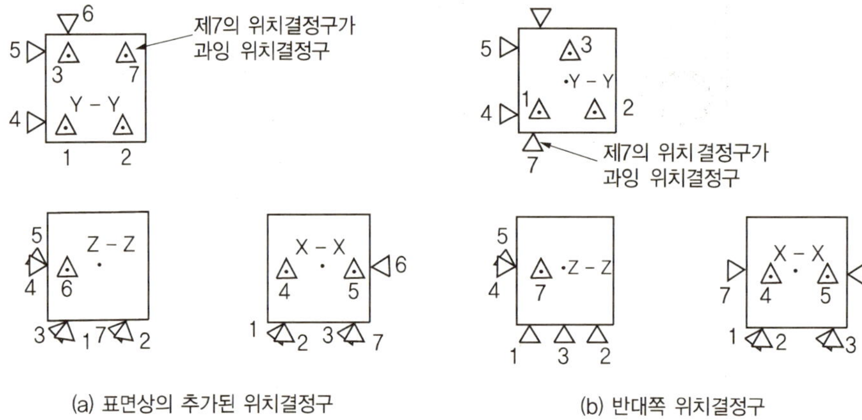

그림 4.7 • 과잉 위치결정구(4–2–1 위치결정)

4.2.3 교체 위치결정 이론(Alternate locater theory)

3-2-1 위치결정은 6개의 위치결정구를 가지고 일반적으로 초과된 위치결정구는 가공물 관리에 좋지 않다. 많은 위치결정구가 필요할 때에 초과된 위치결정구를 **교체 위치결정구**라 한다. 이것은 아래와 같은 결과를 얻기 위하여 사용한다.

❶ 중심선 관리를 개선한다.
❷ 체결력이 작용하지 않을 때에 기계적 관리를 위해 사용한다.
❸ 가공물을 부착할 때에 작업자의 숙련이 필요하지 않을 곳에 사용한다.
❹ 교체 위치결정구를 사용하면 치공구의 설계가 쉽고, 클램프 장치의 제작비가 감소한다. 교체 위치결정구는 외관상 다른 위치결정구와 다르지 않으므로 전체적으로 위치결정구를 분석하여 결정한다.

(1) 중심선 관리

❶ 둥근 표면상의 1개의 위치결정구는 중심선 위치 관리를 하지 못한다.

❷ 둥근 표면상의 2개의 위치결정구는 위치결정구에 얹혀 있는 중심선만 관리한다.

❸ 3개의 고정된 위치결정구는 2개의 위치결정구와 같이 중심선을 관리한다.

❹ 3개의 이동 위치결정구는 원형 가공물의 두 중심선을 관리한다.
하나의 위치결정구는 교체 위치결정구가 되며 체결력도 함께 작용한다.

(2) 구멍의 위치결정

(a) 1개의 교체 위치결정구 + 2개의 위치결정구(그림 4.8 참조)

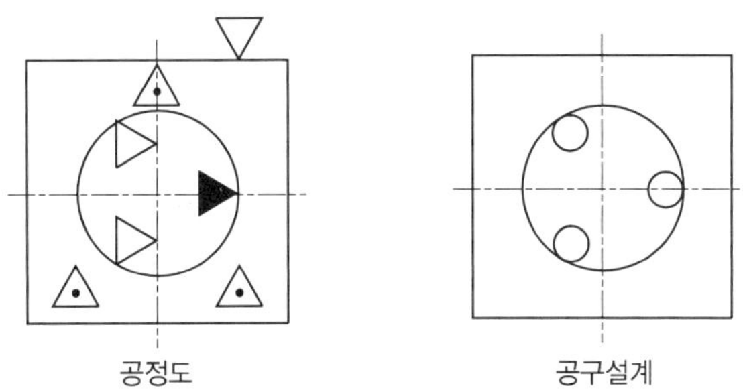

그림 4.8 • 구멍의 위치결정

이러한 치공구에는 3개의 작은 핀을 설치(한 핀 또는 두 핀 접촉)한다. 헐거움 끼워맞춤이 가능하도록 하고 수평 방향의 체결력은 사용하지 않는다. 큰 구멍의 위치결정을 할 때에 사용한다.

(b) 2개의 교체 위치결정구 + 1개의 위치결정구(그림 4.9 참조)

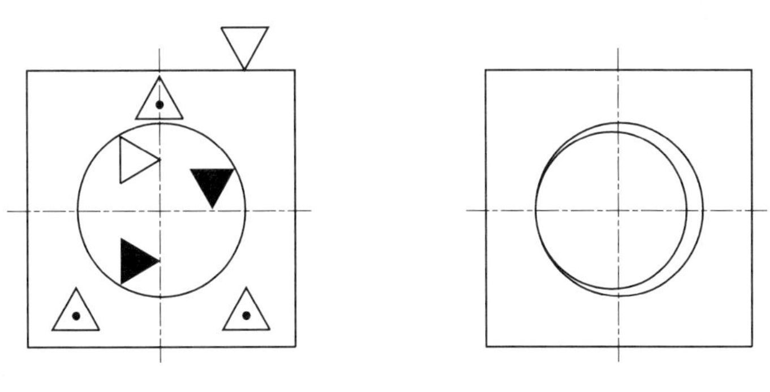

그림 4.9 • 구멍의 위치결정

그림과 같은 치공구에는 1개의 큰 핀(고정 위치결정구)을 설치(1점 접촉)한다. 헐거움 끼워 맞춤이 가능하고, 수평 방향의 체결(고정)력은 사용하지 않는다. 큰 공차의 중심선 관리에 사용한다.

(c) 3개의 이동 위치결정구(그림 4.10 참조)

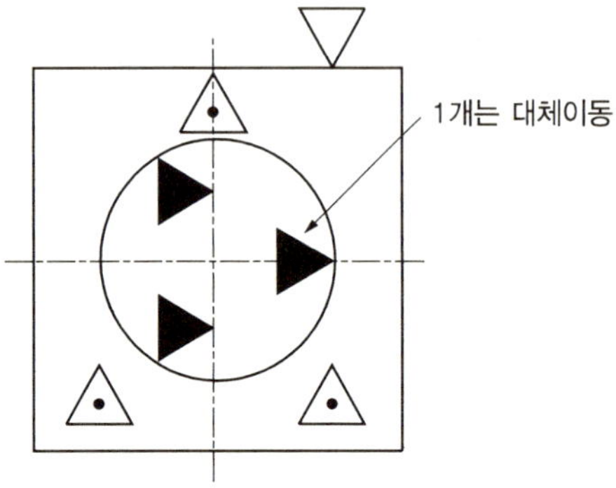

그림 4.10 ◦ 3개의 이동 위치결정

치공구 설계에서, 테이퍼 핀 또는 콜릿(팽창 핀)에 의한 3점 접촉과 체결력이 추가되면 가장 양호한 X, Y 두 방향의 중심선을 관리하지만 공구비가 상대적으로 증가한다. 또한 불규칙한 구멍에 고정된 핀을 사용하면 중심선 관리가 곤란하므로 내면의 정밀도와 관계없이 위치결정을 한다.

(3) 교체 위치결정구의 용도

❶ 가공물에 체결(고정)력을 사용하기 곤란한 경우에, 교체 위치결정구를 사용하여 체결력을 보충하거나 작업자의 숙련도를 높이고 피로를 감소시키는 역할을 한다.

❷ 교체 위치결정구는 가공물 관리를 개선 또는 감소시키기 때문에 품질, 비용, 생산성 등에 큰 도움이 된다.

4.3 | 형상 관리(기하학적 관리: Geometric Control)

4.3.1 형상(기하학적) 관리의 기본법칙

(1) 직육면체 형상

직육면체의 형상에서는 다음과 같은 세 가지 규칙이 있다.

❶ 가공물 위치결정 평면을 결정하기 위해서 가장 넓은 표면에 3개의 위치결정구를 배치한다.
❷ 2개의 위치결정구는 두 번째로 넓은 표면에 배치한다(보통 옆면에 배치한다).
❸ 1개의 위치결정구는 가장 좁은 표면에 배치한다(보통 끝면에 배치한다).

직육면체 모양의 가공물을 가장 양호하게 형상관리하기 위해서는 그림 4.11과 같이, 3개의 위치결정구를 가장 큰 표면에 배치시킨다. 3개의 위치결정구는 가공물의 윗면이나 아랫면에 넓은 간격으로 배치시킨다. 직육면체의 옆면과 끝면은 크기가 작으므로 3개의 위치결정구를 넓게 배치할 수 없다. 따라서 2개의 위치결정구를 옆면(두 번째로 큰 면)에 배치시킨다. 마지막 1개의 위치결정구는 끝면에 배치시킨다. 그러면 직육면체는 양호한 기하학적 관리 상태가 되고 안정된다. 이러한 위치결정 방법은 무게 중심이 낮고 3개의 위치결정구에 가깝기 때문에 가공물을 안정시킨다. 한편, 그림 4.12는 직육면체 형상에 대한 잘못된 위치결정 방법이다. 이것은 무게 중심이 3개의 위치결정구에서 멀기 때문에 불안정하다. 또 그림과 같이 3개의 위치결정구 위에서 가공물이 흔들릴 수도 있다. 작업자의 기술이나 큰 체결력을 사용하여 가공물을 되도록 위치결정구에 접촉시켜야 한다.

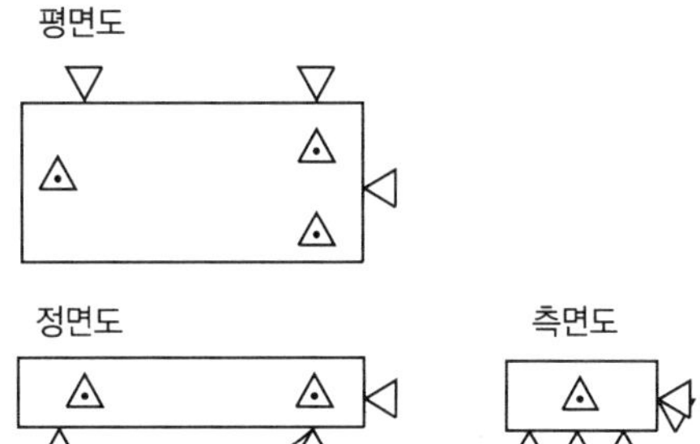

그림 4.11 • 양호한 직육면체의 형상 관리

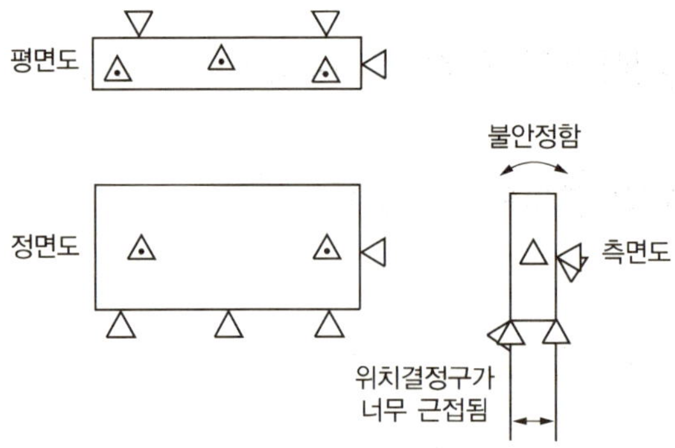

그림 4.12 • 잘못된 직육면체의 형상 관리

(2) 원기둥 형상

(a) 짧은 원통

높이가 지름보다 작은 경우는 위치결정구를 5개 설치한다.

❶ 평면을 결정하기 위해 3개의 위치결정구를 밑면에 배치한다.
❷ 2개의 위치결정구를 원주에 배치한다.
❸ 중심에 대한 회전을 방지하기 위하여 마찰구를 사용한다.

원기둥형의 위치결정은 새로운 형식이므로, 먼저 지름과 높이를 비교해 본다. 높이가 지름보다 아주 작은 경우에는 그림 4.13과 같이 위치결정을 한다.

(b) 긴 원통

높이가 지름보다 큰 경우 5개의 위치결정구가 필요하다.

❶ 원주 표면의 양쪽 끝 부분에 직각이 되도록 2개씩 가깝게 놓아 4개의 위치결정구를 배치한다.
❷ 한쪽의 끝면 상에 1개의 위치결정구를 놓는다.
❸ 중심선에 대한 회전을 방지하기 위하여 필요하다면 마찰구를 사용한다.

그림 4.14는 긴 원통에서 길이가 지름보다 큰 경우의 양호한 가공물의 관리이며, 그림 4.15는 높이가 지름보다 큰 경우로 잘못된 가공물 관리이다.

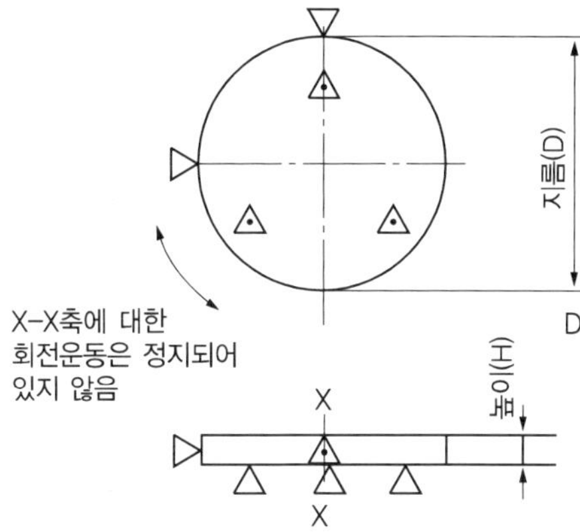

그림 4.13 ◦ 짧은 원통의 형상 관리

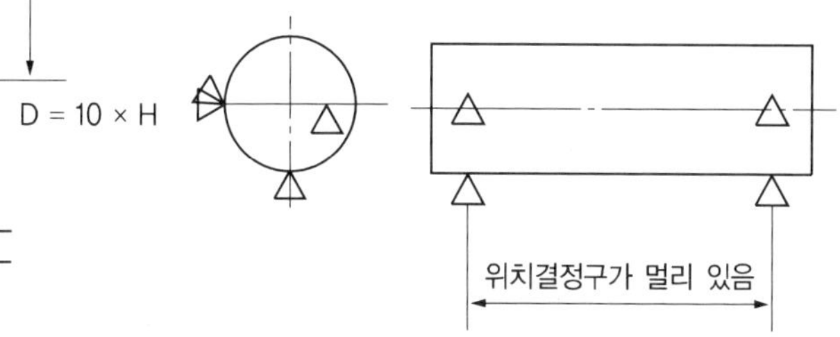

그림 4.14 ◦ 긴 원통의 양호한 형상 관리

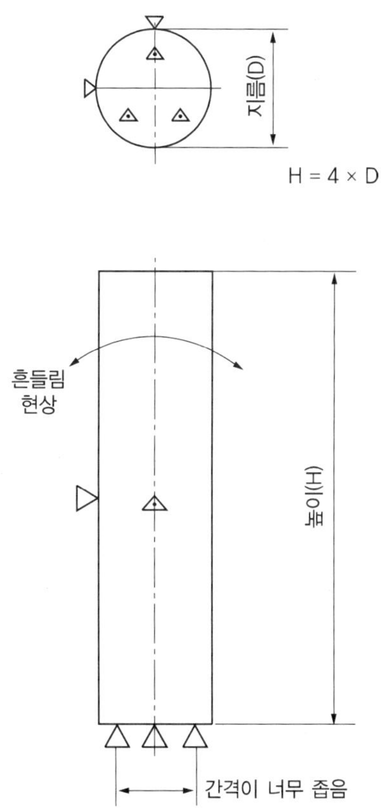

그림 4.15 ◦ 긴 원주의 잘못된 형상관리

(3) 원추 형상

(a) 짧은 원추는 5개의 위치결정구가 필요하다.

❶ 밑면에 3개의 위치결정구를 배치한다.

❷ 원주면 아래에 2개의 위치결정구를 사용한다.

(b) 긴 원추는 5개의 위치결정구가 필요하다.

❶ 원추면에 2쌍의 위치결정구 4개를 배치한다.

❷ 밑면에 1개의 위치결정구를 배치한다. 원추형도 원통형과 비슷하게 관리한다.

짧은 원추형과 긴 원추형에 적용되는 관리법은 그림 4.16과 같다. 중심선에 관한 회전은 위치결정구로 정지할 수 없으므로 마찰구를 사용한다. 그러나 긴 원추형은 원추 각의 변화가 조금만 있어도 중심선의 위치가 변하므로 정확한 위치결정을 하기가 곤란하다. 주의할 것은 2개의 위치결정구를 표면 대신에 밑면 모서리에 배치한다는 것이다.

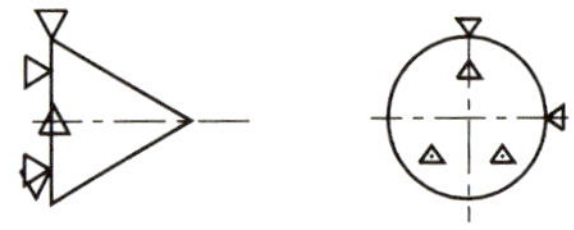

(a) 짧은 원추

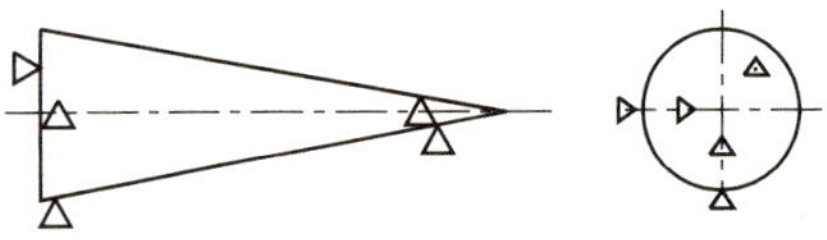

(b) 긴 원추

그림 4.16 • 원추형상의 위치결정

(4) 피라미드 형상

(a) 짧은 피라미드형은 6개의 위치결정구가 필요하다.

❶ 3개의 위치결정구를 밑면에 배치한다.

❷ 2개의 위치결정구를 밑면의 가장 긴 모서리에 배치한다.

❸ 1개의 위치결정구를 밑면의 가장 짧은 모서리에 배치한다.

(b) 긴 피라미드형(정사각추, 직사각추)도 6개의 위치결정구가 필요하다.

❶ 가장 긴 경사면에 3개의 위치결정구를 배치한다.

❷ 가장 작은 경사면에 2개의 위치결정구를 배치한다.

❸ 밑면에 1개의 위치결정구를 배치한다.

피라미드형의 가공물은 직사각형과 비슷하게 관리한다. 길고 짧은 피라미드형의 관리는 그림 4.17로 나타낸다. 긴 피라미드형의 경우에는 3개의 위치결정구를 각진 면에 배치한다. 이것은 직각 피라미드처럼 전면이 같은 경우이지만 직사각형의 피라미드인 경우, 가장 큰 면에 3개의 위치결정구를 놓는다. 1개의 위치결정구가 그 다음 큰 면에, 2개의 위치결정구가 밑면에 놓인다.

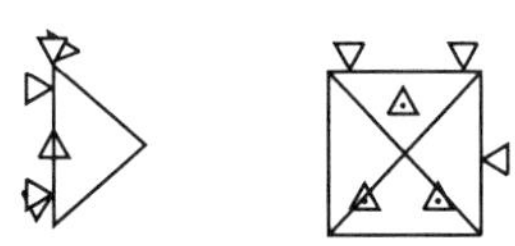

(a) 짧은 피라미드

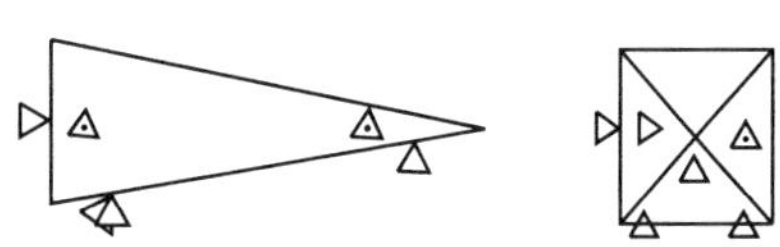

(b) 긴 피라미드

그림 4.17 • 피라미드 형상의 위치결정

(5) 파이프 형상

파이프 형상 내면의 위치결정을 할 때는 원통과 같은 기본적인 방법을 그대로 사용한다. 또한 가공물 안에 있는 구멍도 원통과 같은 방법으로 위치결정을 한다. 이러한 원통 내면에 대한 특수한 적용례를 그림 4.18로 표시하였다.

원통의 지름과 높이가 같은 경우에는 긴 원통의 위치결정 방법이나 짧은 원통에 대한 위치결정 방법 중 어느 것을 사용하여도 좋다.

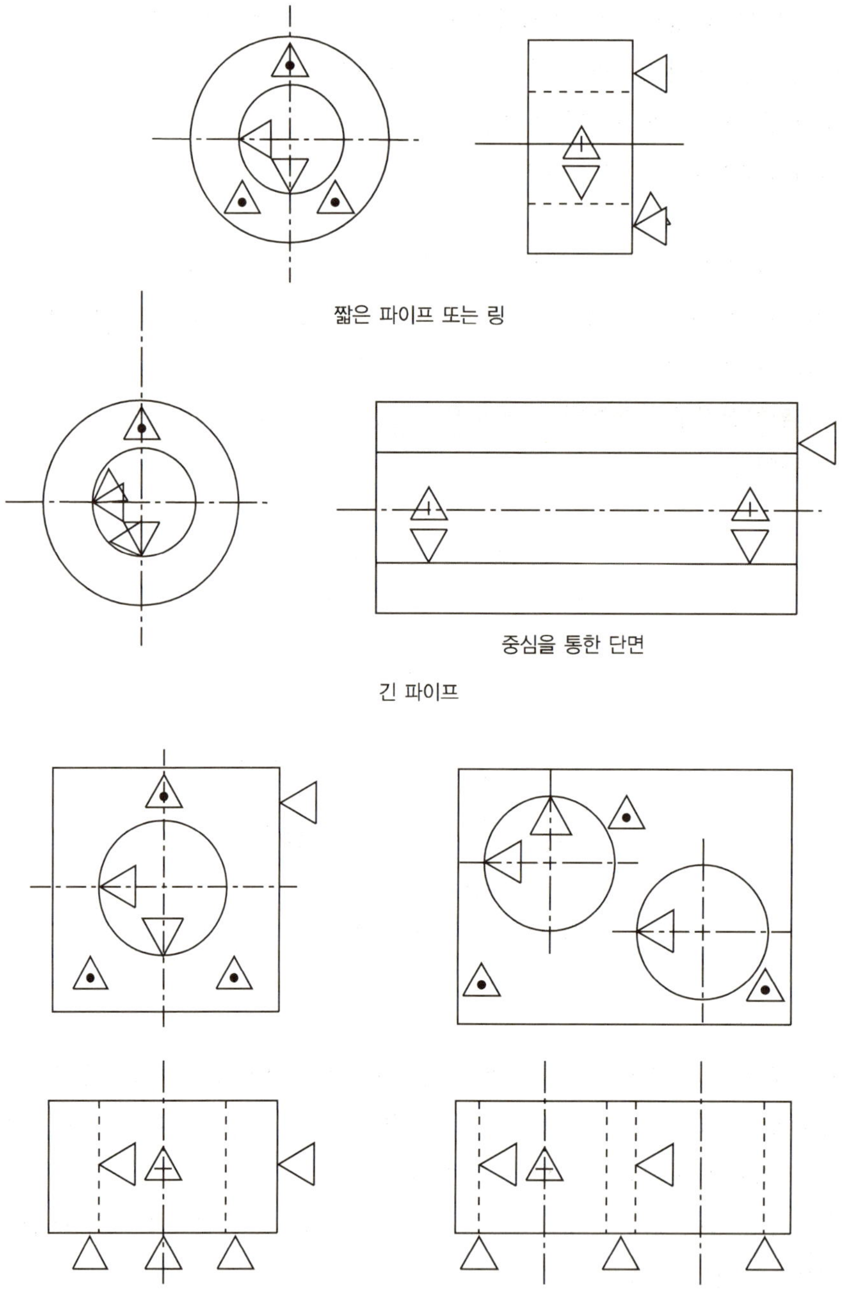

공작물 본체의 6개의 위치결정구가 구멍에 2개의 위치결정구가 위치결정 되므로 완전한 위치결정이 됨

공작물 본체의 6개의 위치결정구가 구멍에 3개의 위치결정구가 위치결정 되므로 완전한 위치결정이 됨

그림 4.18 • 파이프 형상의 위치결정

4.4 | 치수 관리

치수 관리(dimensional control)란 제품도에 표시한 치수대로 가공물을 정확히 가공할 수 있도록 위치결정구의 위치를 선택하는 것을 말한다.

치수 관리와 형상 관리가 동일한 조건이라면 치수 관리를 형상 관리보다 우선적으로 고려해야 한다. 또 허용 공차로 치수 관리나 형상 관리가 불가능할 때에는 제품도의 도면을 변경한다. 좋은 치수 관리는 공차 누적이 발생하지 않고 가공물의 변위가 치수 공차의 범위 안에 있어야 한다. 불균일한 가공물의 형상이라도 치수 공차의 범위를 벗어나지 않도록 우수한 치수 관리를 해야 한다. 우수한 치수 관리는 가공면에 위치결정구가 잘 접촉되거나 정확하게 지지되어야 한다.

만약 치수 관리를 잘못하면 작업자가 가공할 공차의 범위가 더욱 작아지므로 비경제적이다. 치수 관리는 드릴링이나 보링을 하기 위한 가공 평면을 선택하는 것으로, 만약에 환봉을 가공할 경우에 "긴 원통형의 위치결정법"에 따른다. 중심선은 이론적인 선이기 때문에 적절한 중심선 관리와 함께 직육면체의 평행도, 직각도, 동심도 등에 엄격한 공차가 요구된다. 그러므로 공차가 필요한 면에 1개 이상의 위치결정구를 배치하여 적절한 평면도 관리를 하여야 한다.

4.4.1 우수한 치수 관리

❶ 공정상에 공차 누적이 생기지 않을 때

❷ 가공물에 치수 변화가 생겨도 공차 범위에 들어가는 치수를 얻을 수 있을 때

❸ 불규칙한 가공물이라도 공차 범위에 들어가는 치수를 얻을 수 있을 때

❹ 알맞은 표면에 위치결정구를 선택하였을 때

❺ 표면에서 위치결정구를 정확하게 배치하였을 때

❻ 제품도에 표시한 두 표면 중의 하나에 위치결정구가 배치되었을 때

❼ 제품도에 표시한 치수에 따라 중심선 양쪽에 위치결정구를 배치할 때

❽ 원주 위에 배치한 2개의 위치결정구로는 수평 및 수직 중심선 치수 관리를 할 수 없다.

❾ 평행도, 직각도, 동심도 등에 엄격한 공차가 요구될 때에는 공차가 적용되는 한 면에 1개 이상의 위치결정구를 배치해야 한다.

만약 관리자가 치수 관리를 철저히 하지 않으면 가공 공차가 감소하여 가공비가 차지하는 비중이 높아진다.

4.4.2 위치결정면의 선택

정확한 위치결정면을 선택하면 공정상의 공차 누적을 제거할 수 있다. 그림 4.19는 4개의 구멍이 있는 주조품에 자리파기를 할 때의 위치결정 방법이다.

위치결정구를 적절히 배치하면 공정상 기하학적 공차가 크게 누적되지 않는다. 우수한 치수 관리는 치수가 표시된 두 표면 중의 하나에 위치결정구를 배치하는 것이 좋다.

그러므로 가장 좋은 치수 관리를 하기 위해 기하학적 형상 관리를 수정할 필요가 있다. 양호한 기하학적 형상 관리를 위하여 공정상 공차가 누적되거나 축소된 공차를 사용할 수밖에 없다. 공차가 너무 작아서 양질의 가공물을 생산할 수 없으면 제품도를 변경해야 한다.

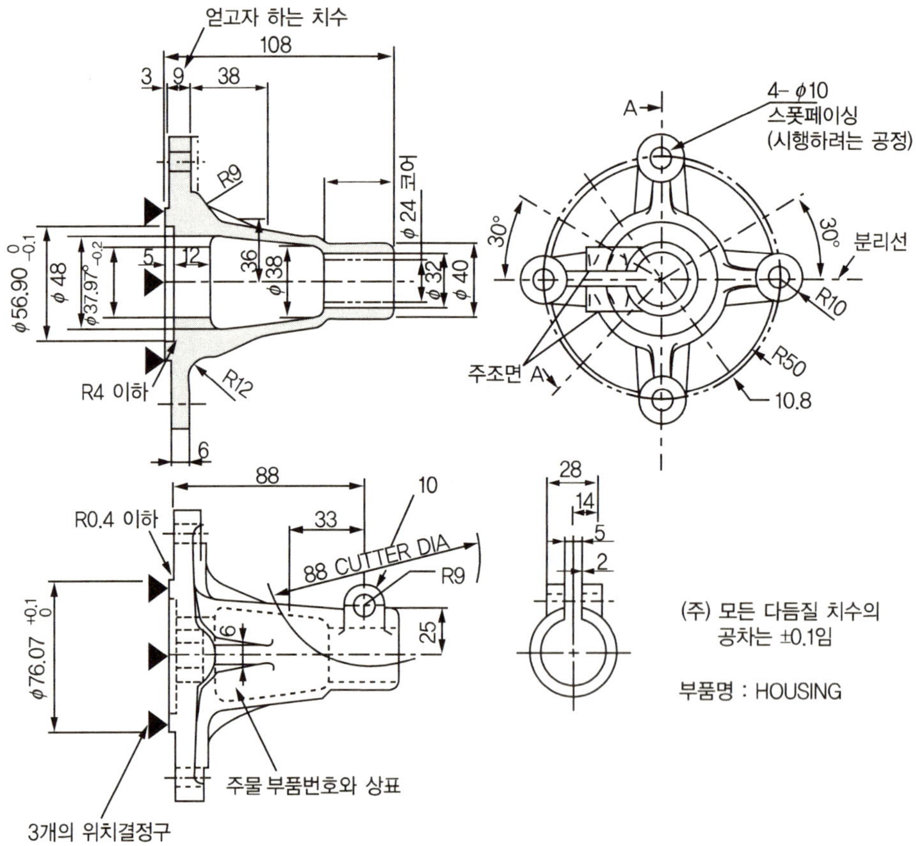

그림 4.19 • 공정상의 공차 누적

(1) 치수 관리와 기하학적 형상 관리에 좋은 방법

가공물을 관리하기 위해, 제품 설계자와 **공정 설계자**는 설계 단계에서부터 가공물 관리에 대한 공차를 충분히 고려해야 한다. 그림 4.20은 4개의 구멍에 자리파기 작업을 하기 위한 위치결정구를 나타낸 것이다.

(a) 위치결정구로부터 자리파기 면까지 치수(X)를 계산한다.

$$X = (3 \pm 0.1) + (9 \pm 0.1) = 12 \pm 0.2$$

(b) 플랜지 두께 9치수 공차 (12 ± 0.2) – (3 ± 0.1) = 9 ± 0.3이다.

결과적으로, 도면 치수 공차 9 ± 0.1을 초과하므로 공정상 누적 공차가 발생한다. X 치수 공차를 0으로 하면 공차 안에 존재하지만 "0" 공차로는 가공할 수 없다.

$$(12 + 0.0) - (3 - 0.1) = (9 + 0.1),\ (12 - 0.0) - (3 + 0.1) = (9 - 0.1)$$

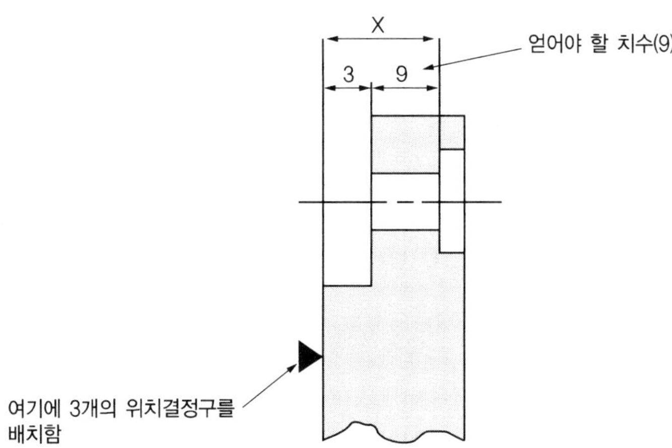

그림 4.20 • 치수 관리 및 기하학적 관리를 모두 얻기 위한 방법

(c) 해결방법

(방법 1) : 위치결정면을 그대로 사용할 때: 거리 12치수와 3치수 공차를 ± 0.05로 제품도를 변경한다[(12 ± 0.05) − (3 ± 0.05) = 9 ± 0.1]. 결과적으로 제품도 공차는 (± 0.1) 만족하나 공차가 축소되면 가공비용이 증가한다.

(방법 2) : 위치결정면을 변경한다(그림 4.21 참조).

결과적으로 양호한 치수 관리는 가능하다(공정 공차 누적이 없음). 3치수와 9치수 공차가 ±0.1이 가능하므로 기하학적 형상 관리가 우수하다. 치수 관리는 제품도 치수가 있는 두 면 중에 한 면에 위치결정구를 배치했을 때에 가장 좋다.

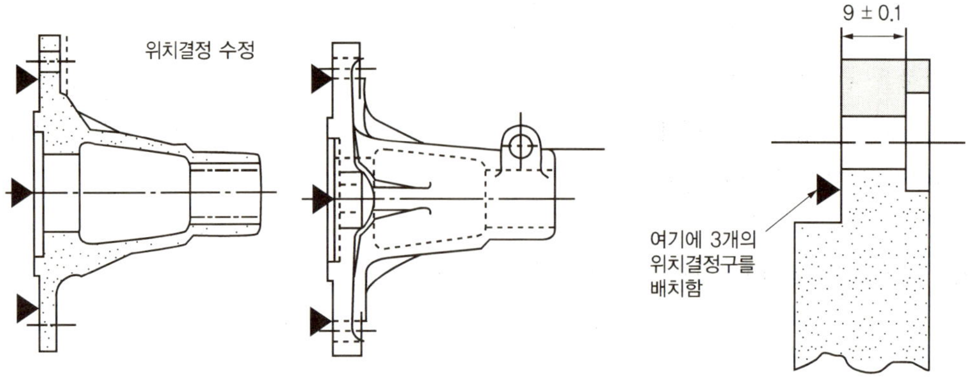

그림 4.21 • 양호한 치수 관리를 위한 위치결정구 배치

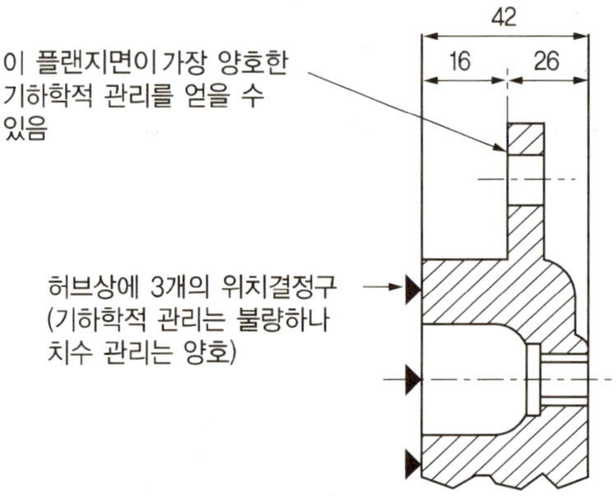

그림 4.22 • 치수 관리와 기하학적 관리를 동시에 만족하기 어려운 경우

4.4.3 중심선 관리

원통형 가공물의 경우, 위치결정은 외경을 기준으로 하는 경우가 많다. 가공물의 위치결정구가 외부에 설치되는 관계로 부적합한 위치결정구를 설치하는 경우가 있다. 이런 경우에 가공물의 외경이 변경되면 가공물의 중심선에도 변화가 생긴다. 중심선의 변화를 최소화하기 위한 관리를 중심선 관리라 한다. 그림 4.23은 환봉으로 가공할 때에 중심선 관리를 설명하기 위한 부품도이다.

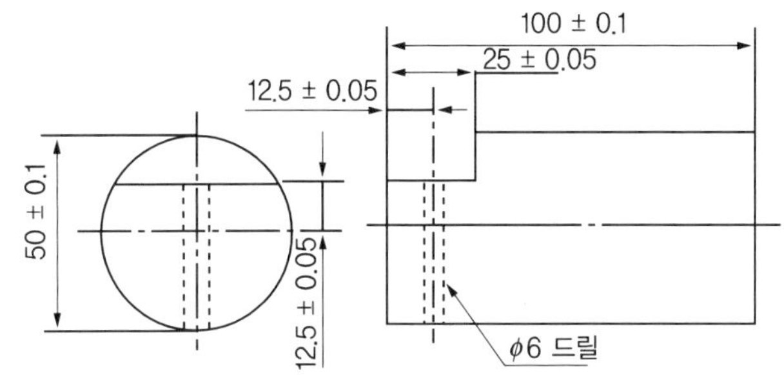

그림 4.23 ◦ 환봉으로 가공될 부품도면

(1) 불량한 치수 관리

공정 설계자가 가공물의 위치결정을 그림 4.24와 같이 하였다고 가정하면 "긴 원통의 위치결정 규칙"을 적용하여 4개의 위치결정구를 원통에 배치하고 1개의 위치결정구는 끝면에 배치한다.

수평 중심의 총 변화량은 $\Delta t \times \sin\theta = 1/2 \times \Delta t \times \sqrt{2} = 1/2 \times 0.2 \times \sqrt{2} = 0.14$이고, 상·하 이동량은 $1/2 \times 0.14 = 0.07$이다. 결론적으로 공차는 0.05보다 0.02 초과$(0.07 - 0.05 = 0.02)$해 제품의 공차를 유지하기 곤란하므로 치수 관리가 불량하다. 그러나 수직 중심의 변화는 없다. 중심선은 이론적인 선이므로 치수 관리를 위하여 중심선에 위치결정구를 배치할 수는 없다. 따라서 위치결정구는 중심선이 있는 표면에 배치하여야 한다.

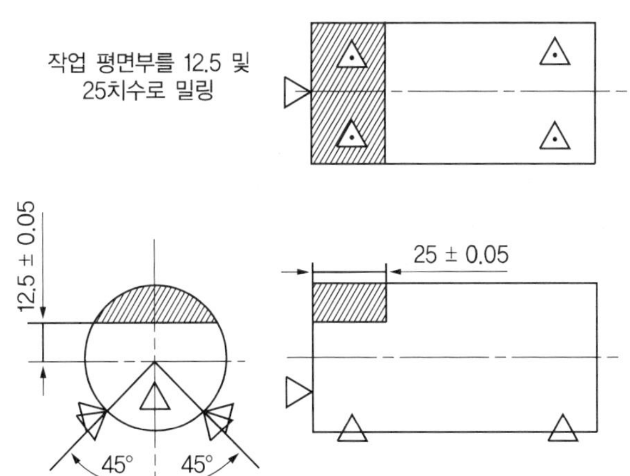

그림 4.24 ◦ 밀링 가공에 대한 부적절한 위치결정

(2) 양호한 치수 관리

좋은 치수 관리를 위해 그림 4.25와 같이 위치결정구를 배치하였다. 1개의 위치결정구의 배치는 양호하므로 변경하지 않고, 2개의 위치결정구는 본래의 위치에서 90° 회전시켜 놓았다.

지름의 변화에 따라서 수직 중심선의 위치는 이동하지만, 그 중심선의 변화는 12.5 mm 치수에 영향을 미치지 않는다. 수직 중심선의 변화는 가공물의 치수에 관계없이 위치결정구와 일정한 관계를 유지한다. 그러므로 이제 양호한 치수 관리가 되므로 12.5 mm 치수에 대한 공차를 유지할 수가 있다. 즉 같은 표면상에서 위치결정구만 이동시켜도 더욱 양호한 치수 관리를 할 수 있다. 수직 중심의 변화량 0.14는 가공물의 치수변화와 관계없지만 치수와 관련된 수평 중심의 변화도 생기지 않는다(90° 회전으로).

치수 관리에 대한 또 하나의 규칙은 다음과 같다.

치수 관리는 제품도에 주어진 치수에 대해 중심선 양쪽에서(치수의 방향과 평행) 위치결정구를 배치하는 것이 좋다. 이러한 규칙에 따라 제품에 드릴링 작업을 할 때 위치결정구는 그림 4.25와 같이 배치한다. 밀링이나 드릴링 작업에서 모든 가공물의 위치결정을 같게 할 수는 없다. 드릴 구멍의 중심선은 평면부에 주어진 치수의 중심선과는 다르다. 따라서 구멍의 중심선과 밀링한 평면 부분의 직각도를 관리하기 위하여 참고할 필요가 있다.

결론적으로 중심선 치수 관리는 제품도에 주어진 치수에 대해 중심선 양쪽에 위치결정구를 배치(치수선과 평행으로 배치)해야 한다.

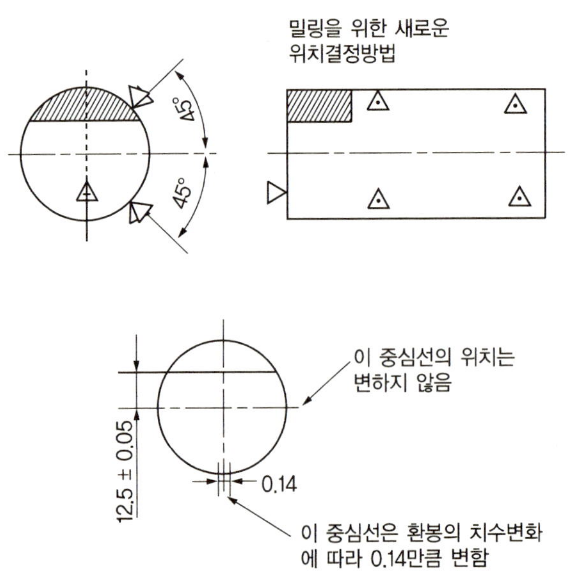

그림 4.25 • 밀링작업을 위한 양호한 위치결정

4.4.4 위치결정구의 간격

또한 치수 변화는 둥근 표면에서 위치결정구를 배치할 간격에 따라 발생한다. 위치결정구가 중심선 양쪽으로 배치되었다 할지라도 불안한 위치결정이 될 수 있다. 위치결정구 사이의 간격에 대한 영향은 그림 4.26, 4.27, 4.28로 표시한다.

(1) 60°(120° Vee Block)

❶ 수평 중심 : 최소 변화로 치수 관리가 양호하다.

❷ 수직 중심 : 불안정하다. 기하학적 관리가 불량하다.

❸ 체결(고정)력 : 크다.

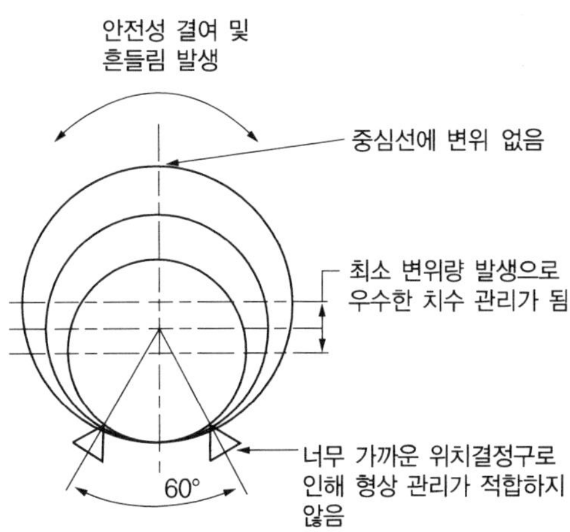

그림 4.26 • 60°(120° Vee Block) 위치결정구 간격의 영향

(2) 90°(90° Vee Block)

❶ 수평 및 수직 중심 : 평균이다.

❷ 체결력 : 평균이다.

❸ 일반적으로 많이 사용한다.

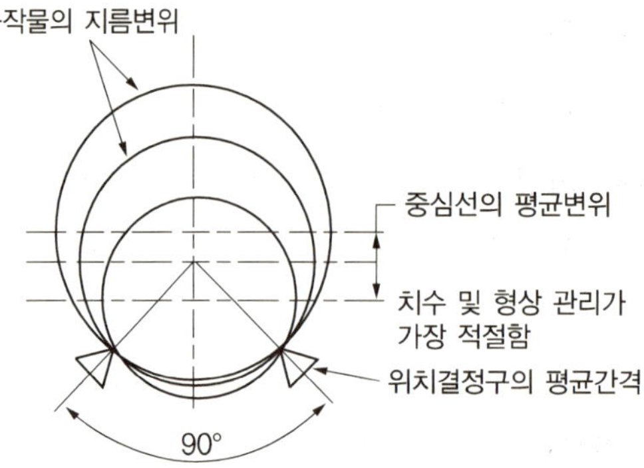

그림 4.27 • 90°(90° Vee Block) 위치결정구 간격의 영향

(3) 120°(60° Vee Block)

❶ 수평 중심 : 최대로 변화하므로 치수 관리가 불량하다.

❷ 수직 중심 : 안정된다. 기하학적 관리가 양호하다.

❸ 체결력 : 적다.

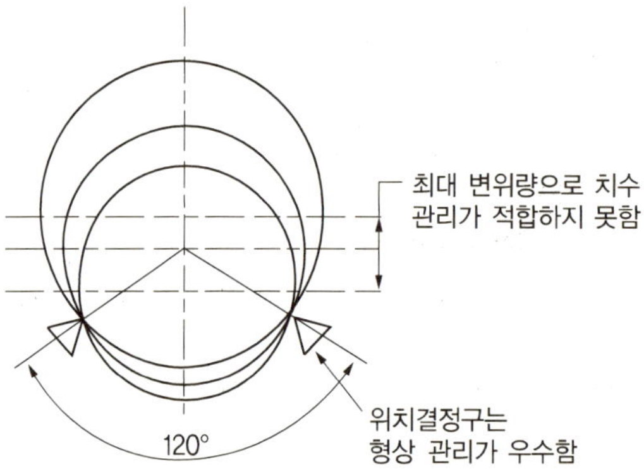

그림 4.28 • 120°(60° Vee Block) 위치결정구 간격의 영향

위치결정구 사이에 둔 수직 중심선은 확실히 위치결정구의 간격과 상관없이 정확하게 위치결정을 한다. 위치결정구 사이의 간격을 가깝게 하면 수평 중심선의 치수 관리는 좋아지지만 반대로 기하학적 관리는 불리하게 된다. 또 기하학적 관리를 좋게 하기 위해 위치결정구의 간격을 벌려 놓으면 수평 중심선 관리가 나빠진다. 그러므로 규칙에 따라 수직 중심선 양쪽에 위치결정구를 배치한다.

만약 치수가 수직 중심선상에 주어졌다고 하자. 공정 설계 기사는 위치결정구를 가깝게 배치하여 수평 중심선에 대한 치수 관리만 보장하려고 한다. 그러면 가공물은 위치결정구로부터 흔들리기 쉬우므로 기하학적 관리가 어려워진다. 위치결정구에 가공물이 접촉하지 않으면 중심선의 위치결정은 어렵고, 불안정하게 된다.

그러므로 다음과 같은 결론을 내릴 수 있다. 원주상에 배치된 2개의 위치결정구로는 중심선의 수평과 수직 방향 모두를 동시에 만족시킬 수 있는 치수 관리는 없다.

4.4.5 평행도 관리

두 표면 사이에 **평행도**가 필요한 경우에 기호와 치수를 병기(그림 4.29)한다. 치수가 표시된 평행도에 따라 가공하기 위하여 위치결정구를 잘 배치해야 한다.

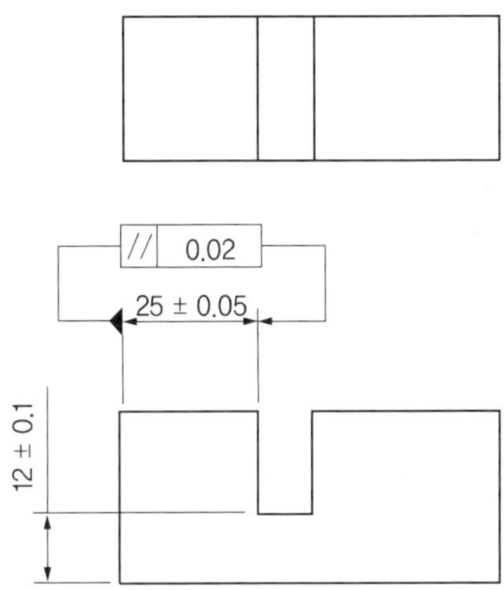

그림 4.29 • 평행도 공차가 엄격한 가공물

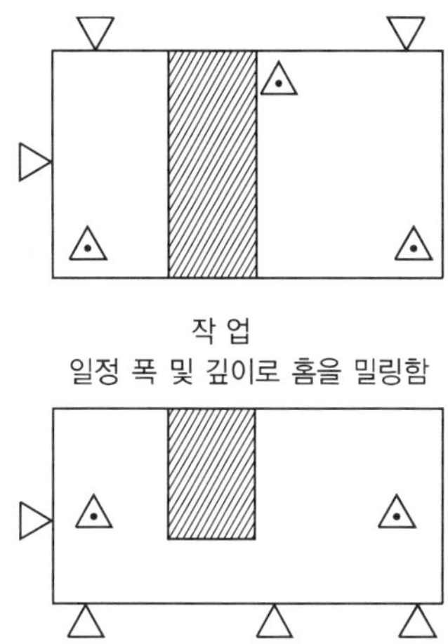

그림 4.30 • 양호한 형상 관리를 위한 위치결정

그림 4.29와 같은 가공물의 치수에 특별한 평행도가 따로 기입되어 있지 않으면, 공정 설계자는 그림 4.30과 같은 위치결정 방법을 선택할 것이다. 가장 양호한 기하학적 관리와 치수 관리가 되도록 가공물의 위치결정을 해야 한다. 따라서 직육면체 형상의 위치결정 규칙을 따라 적절한 표면을 선택하여 공정상 공차의 누적이 생기지 않도록 한다. 만약 평행도에 별도의 치수가 명기되어 있으면 위의 위치결정 방법은 적당하지 않고 주어진 공차대로 유지하기가 어렵다. 가공물의 밑변에 대해서는 3개의 위치결정구로 위치결정을 하였지만, 왼쪽 끝면은 밑면에 대해 직각이 되거나 그렇지 않을 수도 있다. 옆면도 2개의 위치결정구로 잘 배치하였으나 왼쪽 끝면이 직각일 수도 있고 직각이 아닐 수도 있다. 또 가공물의 직각도가 변하면 홈과 왼쪽 끝면 사이의 평행도가 떨어질 수도 있다. 결국, 양호한 치수 관리가 어렵기 때문에 위치결정 방법을 변경할 필요가 있다(그림 4.31 참조).

홈이 왼쪽 끝면에 대해 평행을 유지하기 위해, 왼쪽 끝면이 평면이 되어야 한다. 이를 위하여 3개의 위치결정구를 가공물의 끝면에 배치하여 양호한 치수 관리가 되도록 노력한다.

그러나 이것은 기하학적 관리가 무시될 수 있다. 이와 같이, 가공물의 평행도, 직각도, 동심도 및 기타 특성을 고려하여 위치결정 방법을 수정해야 한다.

특히, 별도의 치수 관리가 필요한 경우에는 다음과 같은 주의가 필요하다.

평행도, 직각도, **동심도**에 엄격한 공차가 요구될 때는 공차가 적용되는 면 중의 한 면에 1개 이상의 위치결정구를 배치하여야 한다.

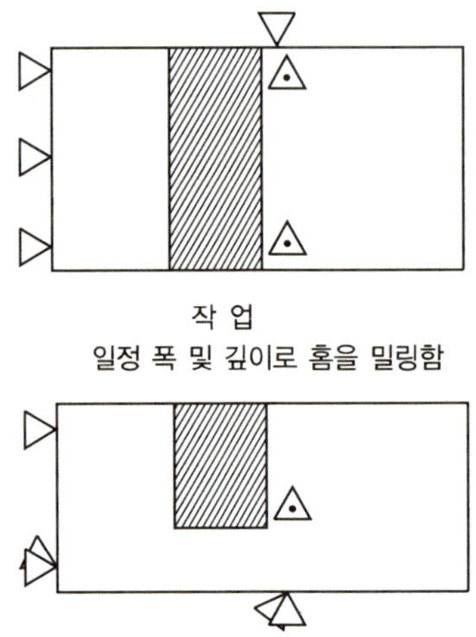

그림 4.31 • 평행도를 유지하기 위한 개선된 위치결정

4.5 | 기계적 관리

3-2-1 위치결정법은 형상 관리와 치수 관리를 동시에 얻기 위한 방법이다. 가공물은 체결(고정)력, 절삭력 및 자중 등에 의하여 휨이나 변형이 발생한다. 기계적 관리는 가공물을 가공할 때에 발생하는 외력에 대하여 가공물의 변형이나 치수 변화가 없도록 관리하는 것을 말한다.

먼저 치수 관리와 기하학적 관리를 생각하여 위치결정구를 배치하고, 두 가지 관리조건을 만족시킨 다음에 기계적 관리를 만족시키는 위치결정구를 배치한다.

4.5.1 기계적 관리를 위한 기본 조건

❶ 절삭력에 의하여 휨이 발생하지 않을 것

❷ 체결력에 의하여 가공물에 휨이 발생하지 않을 것

❸ 자중에 의하여 가공물에 휨이 발생하지 않을 것
❹ 체결력이 작용할 때에 모든 위치결정구에 가공물이 닿도록 할 것
❺ 체결력이 작용하여 가공물에 영구 변형이나 휨이 발생되지 않도록 할 것
❻ 절삭력이 작용하여 가공물이 위치결정구로부터 이탈되지 않도록 할 것

4.5.2 양호한 기계적 관리

❶ 체결력은 정확한 위치에 클램프한다.
❷ 지지구를 정확한 위치에 설치한다.
❸ 위치결정구를 정확한 위치에 배치한다.

(1) 가공물의 휨

공구의 절삭 깊이, 이송, 절삭속도가 너무 크면 절삭할 때에 공구에 의하여 가공물이 휘게 된다. 또한 절삭력을 제거하면 노치(notch)부에서 **스프링 백**(spring back) 현상으로 가공물의 휨이 원래 상태로 돌아간다. 그렇지 않으면 홈 부의 가공치수가 제품 공차를 초과하게 되어서 교정 작업이나 **스크래핑** 작업을 추가해야 한다(그림 4.32).

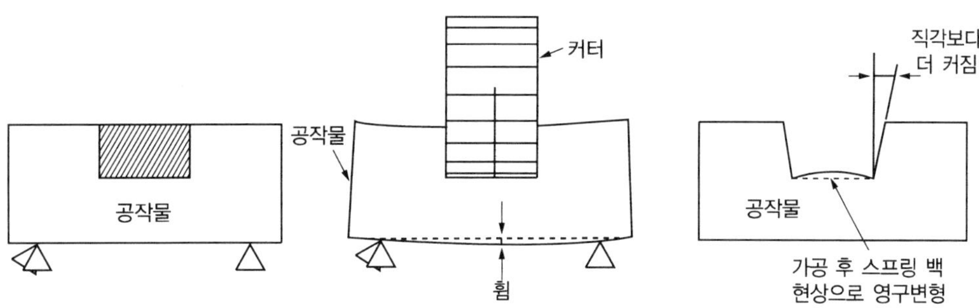

(a) 밀링 작업을 위한 공작물 위치 (b) 밀링 작업 시 절삭력에 의한 변형(휨) (c) 가공 후 스프링 백에 의한 변형

그림 4.32 • 가공물의 휨

(2) 가공물의 뒤틀림 발생

가공물의 탄성 한계를 넘어서 휨이 발생하면 어느 정도는 원래 상태로 복원되나 일부는 영구변형 상태로 남아서 불량품이 되므로 교정 작업이 필요하다(그림 4.33).

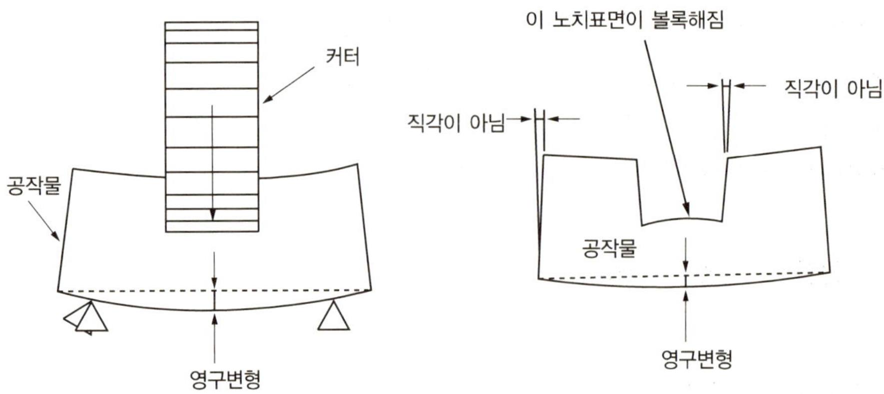

(a) 밀링 커터에 의한 절삭력이 공작물의 휨을 일으킴

(b) 공작물에 스프링 백이 생긴 후 공작물 노치 현상에 대한 영향

그림 4.33 • 가공물의 만곡 비틀림

(3) 절삭력(공구력)

공구에 의하여 가공물의 형상 변화가 생기면 기계적 관리가 불량해지게 된다. 그러므로 기계적 관리를 통해 절삭력의 작용으로 잘못된 형상이 가공되지 않도록 한다.

❶ 공구의 무딤, 공구 형상, 절삭 속도, 이송 및 절삭 깊이 등 여러 가지 요인으로 과도한 절삭력이 발생한다.

❷ 과도한 절삭력은 가공물의 휨, 뒤틀림의 원인이 된다.

❸ 기계적 관리는 절삭력을 방지하는 것이 중요하다.

그림 4.34의 (a)는 지지구를 사용하므로 가공물의 관리가 상당히 충족된 상태이다. 즉 절삭력의 작용점 밑에 지지구를 설치하여 변형을 방지한다. 절삭력의 작용점 밑에 설치된 지지구의 높이는 양 옆에 놓은 위치결정구의 높이보다 높아서는 안 되고, 가공물을 가공한 뒤에 변형이 발생하지 않도록 위치결정구보다 약간 낮아야 한다. (b)에서와 같이 위치결정과 치수 관리는 좋으나 지지구가 없으면 가공물에 변위가 발생한다. (c)는 기계적 관리는 잘되었으나 형상 관리가 좋지 않고 안정을 유지할 수 없다.

전술한 바와 같이, 형상 관리와 기계적 관리의 원칙에 맞지 않으면 교체 위치결정구를 설치하여 가공물의 변형 상태를 조정한다.

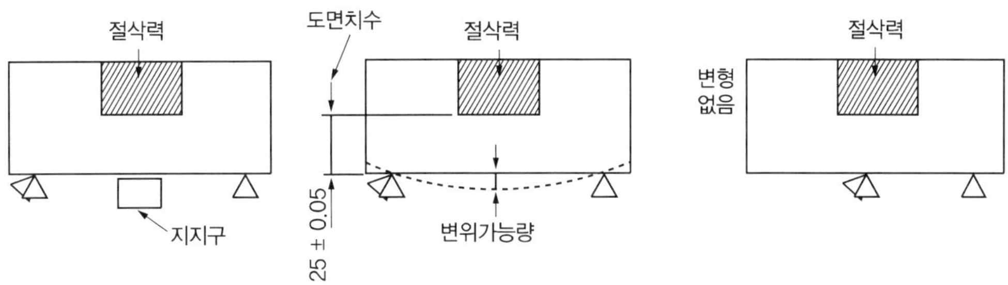

(a) 모든 관리가 지지구 사용으로 충족됨 (b) 위치결정구는 형상 및 치수 관리에 좋음 (c) 기계적 관리는 잘 되었으나 형상 관리는 좋지 못함

그림 4.34 • 기계적 관리를 위한 지지구

(4) 지지구

지지구는 가공물의 휨, 뒤틀림을 억제 또는 방지하는 장치이다. 기계적 관리를 개선하기 위해 위치결정구보다 약간 낮게 설치하거나 같게 설치한다.

지지구(support)에는 고정식(fixeed) 지지구, **조정식**(adjustable) 지지구, 동시형(equalizing) 지지구 등 세 가지 형태가 있다. 그림 4.35의 지지구는 가공물의 형상 관리를 보완하고 가공물의 위치를 정적으로 안정시킨다.

일반적으로 수동으로 작동되는 나사와 플런저, 스프링과 쐐기 및 공기 및 유압 작동 플런저 등은 기계적 관리를 위하여 사용된다.

(a) **고정식 지지구**(fixed type support)

❶ 지지구를 고정시킨 것으로 위치결정구보다 약간 아래에 위치시킨다.
❷ 절삭력에 의한 가공물의 휨을 억제한다.
❸ 제작비가 싸고 작업이 쉬우나 공차가 커진다.
❹ 품질보다 경제성을 우선할 경우에 사용한다.
❺ 기계가공 면에 한하여 사용한다.

(b) **조정식 지지구**(adjustable type support)

❶ 움직이거나 조정할 수 있다.
❷ 고정식 지지구보다 훨씬 낮게 위치시킨다.
❸ 고정식보다 우수한 기계적 관리가 가능하다.
❹ 가격이 비교적 비싸고 조정 시간이 많이 걸리지만 공차가 작아진다.
❺ 경제성보다 품질을 우선할 경우에 사용한다.
❻ 불규칙한 주조, 단조 면(기계가공하지 않은 면)에 주로 사용한다.

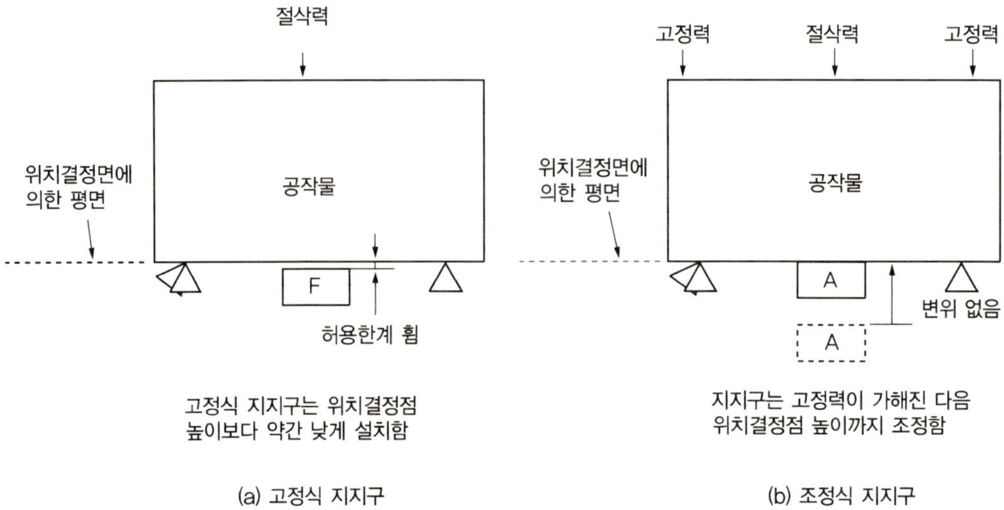

그림 4.35 • 고정식 지지구와 조정식 지지구

(5) 공구의 회전방향

가공물의 휨을 방지하기 위한 두 번째 대책은 커터를 역회전시켜서 절삭력의 방향을 바꾸는 것이다(그림 4.36 참조).

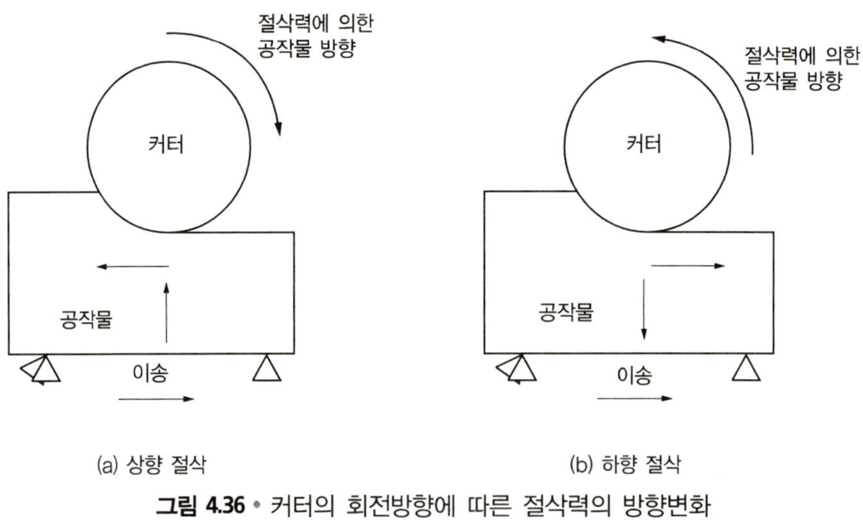

그림 4.36 • 커터의 회전방향에 따른 절삭력의 방향변화

(a) 상향 절삭

❶ 절삭력이 위로 향하므로 가공물에 휨이 생기지 않고 지지구가 필요 없다.

❷ 절삭력은 위치결정구로부터 가공물을 들어 올리는 경향이 있으므로 바람직하지 않다.

❸ 클램핑 체결(고정)력이 커야 한다.

(b) **하향 절삭**

❶ 절삭력이 아래로 작용하기 때문에 위치결정구에 가공물을 고정시키는 데 도움이 되므로 체결력이 작아도 된다.

❷ 위치결정구에 가공물을 고정시키는 힘이 작용하여 지지구를 받쳐주면 기계적 관리가 충분해진다.

결론적으로 기계적 관리는 가공물의 휨을 감소시키기 위해 커터 회전 방향을 잘 관리해도 얻을 수 있다.

(6) 절삭력에 대한 기계적 관리 기준

공정 설계자나 치공구 설계자가 절삭력에 대한 기계적 관리를 하기 위한 규칙은 다음과 같다.

❶ 먼저, 가공물의 휨을 관리하기 위하여 절삭력의 반대쪽에 위치결정구를 배치한다. 그러면 이것은 기하학적 관리와 치수 관리를 함께 할 수 있다.

❷ 절삭력에 의한 휨이 발생할 경우에 고정식 지지구를 사용하여야 한다.

❸ 경제성보다 품질이 요구될 때에는 조정식 지지구를 사용한다.

❹ 절삭력은 체결력과 같은 방향으로 작용시켜서 체결력을 보조한다.

(7) 체결력

기계적 관리의 두 번째 목표는 클램프의 체결력(clamping force)을 사용하는 것이다.

체결력은 형상 관리와 치수 관리가 양호한 상태에서 작용시키고, 가공물의 기계적 관리를 위하여 필요한 힘이다.

공정 설계자와 치공구 설계자는 절삭력의 크기, 위치결정구 배치, 클램핑 장치 및 위치결정구를 잘 설계하여야 한다.

(a) **체결력의 사용 목적**

❶ 가공물에 균일한 힘을 가하기 위해 작업자의 기술과 관계없이 모든 위치결정구가 가공물에 동시에 접촉되도록 한다.

❷ 절삭력에 상관없이 가공물이 모든 위치결정구에 접촉되어야 한다.

❸ 가공물의 치수 변화에 상관없이 모든 위치결정구가 가공물과 접촉되어야 한다.

(b) **체결력을 사용할 때 주의사항**

❶ 가공물에 휨 또는 비틀림이 발생하지 않도록 할 것

❷ 힘이 지지구에 직접 가해지지 않도록 할 것

❸ 절삭력 반대편에 체결력을 배치하지 말 것

체결력을 가하는 또 다른 방법은 그림 4.37로 표시하였다. 가공물의 중심부에 수직으로 작용하는 하나의 체결력에 의해 가공물을 3개의 위치결정구로 고정시킨다. 6개의 위치결정구에 대하여 가공물을 정확하게 고정하기 위해서는 두 번째의 체결력을 가한다. 먼저 1개의 체결력이 가해지면 두 번째 체결력이 작용해도 가공물은 위치결정구로부터 움직이지 않는다.

이 문제는 그림 4.38에 나타낸 바와 같이 2개의 힘을 1개의 합력으로 결합시켜 해결할 수 있다. 따라서 1개의 클램프만 사용하여도 좋다. 두 번째 힘이 첫 번째 힘보다 크고 가공물을 움직이기에 충분하면 힘을 둘로 분리한다.

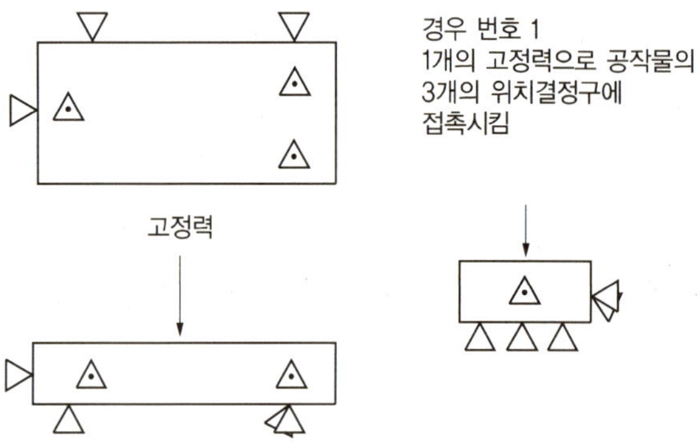

(a) 1개의 고정력으로 공작물이 3개의 위치결정구에 접촉시킴

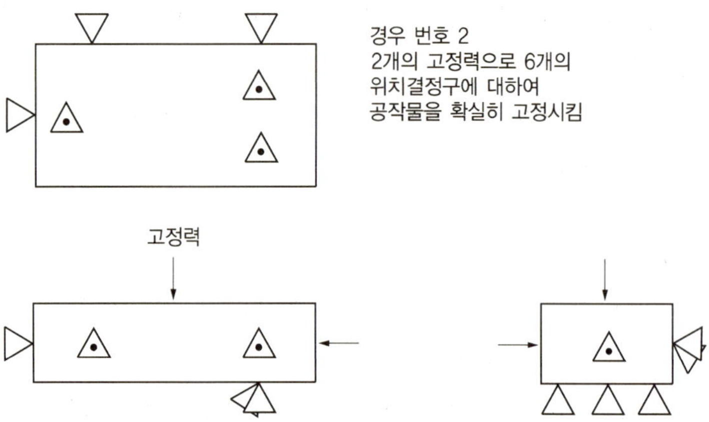

(b) 2개의 고정력으로 6개의 위치결정구에 대하여 공작물을 확실히 고정시킴

그림 4.37 ◦ 체결(고정)력의 위치

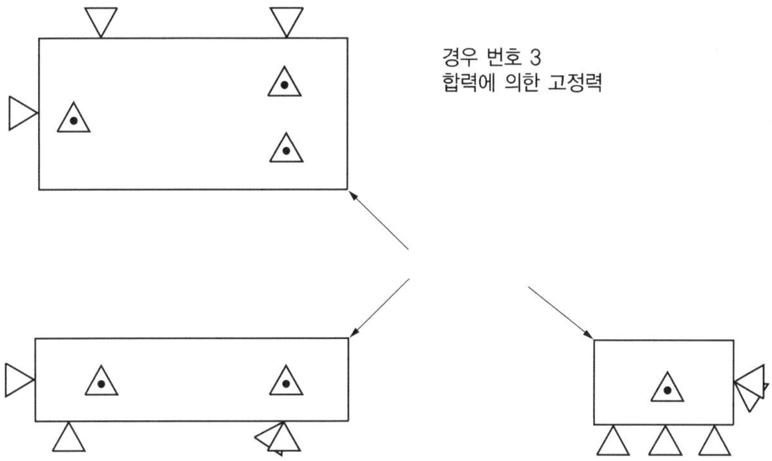

그림 4.38 ◦ 합력에 의한 체결(고정)력

그림 4.39는 체결력에 의한 가공물의 변형을 나타낸 것이다. 지그에 체결력이 작용하면 가공물에 변형이 일어나고, 휜 상태에서 가공을 하면 탈거한 뒤에도 가공 부위에 변형이 남는다. 이러한 경우에 고정위치와 체결력의 크기는 매우 중요하다.

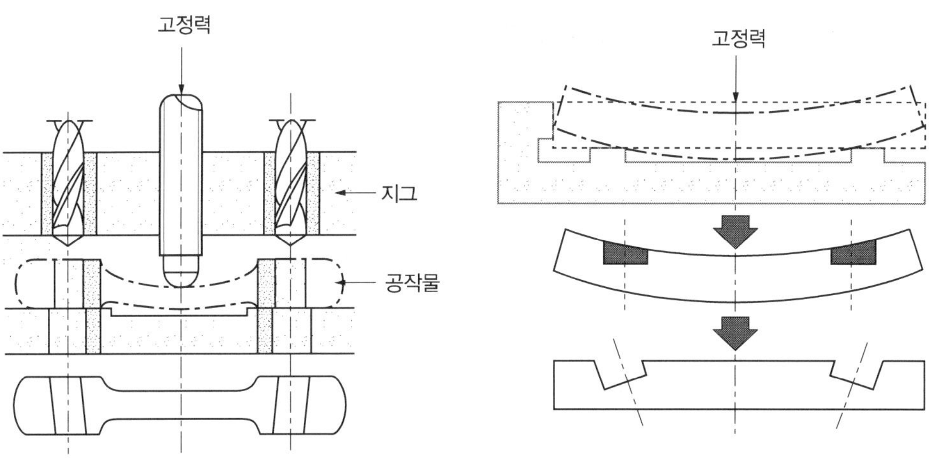

그림 4.39 ◦ 체결(고정)력에 의한 가공물의 변형

연습문제

1. 가공물 관리의 목적을 설명하시오.

2. 가공물 변위 발생 요소를 설명하시오.

3. 3-2-1 위치결정 원리와 4-2-1 위치결정 원리를 간단하게 비교 설명하시오.

4. 형상 관리, 치수 관리, 기계적 관리에서 우선순위를 설명하시오.

5. 고정식 지지구와 조정식 지지구를 비교 설명하시오.

6. 동등 양측 공차 35.01 ± 0.04를 편측 공차로 변환하시오.

7. 편측 공차 $35^{+0.05}_{-0.03}$을 동등 양측 공차로 변환하시오.

CHAPTER 05

치공구의 설계 각론

CHAPTER 05

치공구의 설계 각론

5.1 | 드릴 지그

5.1.1 드릴 지그를 구성하는 3대 요소

드릴 지그를 구성하는 3대 요소에는 위치결정, 체결 및 공구의 안내 장치 등이 있고, 그 구성요소를 구체적으로 살펴보면 다음과 같다.

(1) 위치결정

절삭공구와 지그의 상대위치, 지그와 가공물의 관계위치를 정확하고 일정하게 유지하면서 위치결정을 하여야 한다. 또 체결방법이나 칩의 배출 등에 주의하고, 체결하여 위치가 어긋난다든가, 절삭력이나 절삭 중의 진동에 의하여 위치결정이 불안정하게 되지 않는 구조가 좋다.

위치결정에서 주의할 일반적인 사항은 다음과 같다.

❶ 가공물의 기준면이나 기준점을 미리 결정해 둔다. 특히, 제품을 사용 또는 조립할 경우에 중요한 곳에 기준 위치를 정하고 안내 방법을 결정한다.

❷ 여러 공정으로 가공할 경우에는 오차가 누적되지 않도록 모든 공정에 대하여 같은 기준 위치를 적용하는 것이 좋다. 부득이한 경우라면 최초의 기준 위치로부터 평행, 직각, 치수 등을 정확하게 잡아 놓은 제2, 제3의 가공 위치를 새로운 지그의 기준으로 설정한다.

❸ 가공물이 안정된 위치결정을 할 수 있는 곳을 기준으로 한다.

❹ 위치결정의 기준이 되는 접촉면에 먼지나 칩이 쌓이지 않도록 하기 위하여, 칩을 제거하거나 작업자가 점검하기 쉽도록 한다.

❺ 가공물은 정해진 위치에, 단 한 가지 방법으로 위치결정을 하도록 한다. 만약 잘못된 위치결정을 할 때에는 즉각 검출할 수 있도록 비대칭 위치에 노치나 핀을 설치하고, 2개의 핀으로 위치결정을 할 때는 핀의 지름을 서로 다르게 만드는 방법 등도 고려해 본다.

❻ 위치결정 방법은 체결방법과 관련되므로 이에 따른 체결방법을 검토한다.

❼ 절삭력에 저항할 수 있도록 위치결정을 한다.

❽ 위치결정의 원칙은 3점 지지이므로, 필요 이상의 면이 닿지 않도록 한다.

❾ 주물 표면은 조절할 수 있도록 위치결정을 한다.

위치결정에 있어서, 자리면도 검토해야 한다. 자리면이란 지그의 본체에 가공물을 설치하는 면이다. 가공물을 지지하기 위해 원칙적으로 3점으로 받쳐야 하나, 다듬질면을 가공 기준으로 사용할 때는 지점을 사용하지 않고 평면으로 지지한다.

원칙적으로 3점 지지의 경우에 고정점에서 자리를 잡지만, 소재가 정밀하지 않을 때에는 나사박음을 한 조절형(척형)을 사용하는 경우도 있다.

자리면은 필요한 접촉면만 남기고 다른 곳은 1단으로 낮추어 칩이 쉽게 떨어지도록 한다. 전면에 가공 압력을 받을 때에 반드시 **자리면**에 바둑판 눈금의 홈(폭 0.5 mm, 깊이 0.5 mm)을 만들어 가공물이 미끄러지면서 위치결정을 하도록 한다. 이렇게 하면 홈 속에 쌓인 칩이 들어가서 안정되게 자리를 잡기 때문이다.

그림 5.1 (a)는 치공구의 일부에 돌출부를 만들고 키를 부착한 것이다. (b)는 공정식 나사 위치결정 키로 지그를 부착한 것이다. 이들은 지그를 운반, 보관할 때 키의 돌출부가 부딪쳐서 상처가 생기기 쉽다.

그림 (c), (d), (e)는 부착 홈의 규격과 표준 **위치결정 키**를 지그에 올바르게 부착하는 방법이다.

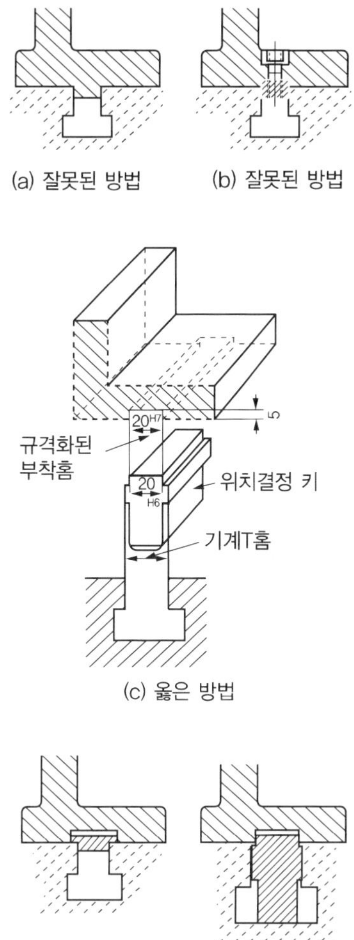

(a) 잘못된 방법 (b) 잘못된 방법

(c) 옳은 방법

(d) 옳은 방법 (e) 옳은 방법

그림 5.1 ◦ 기계에 지그를 부착하는 방법

지그에 위치결정 키를 부착하면 운반하거나 보관할 때, 키 돌출부가 부딪쳐서 상처가 생기기 쉽다.

그림 5.2는 위치결정에서 칩 처리 방법의 양부를 나타낸 것이다.

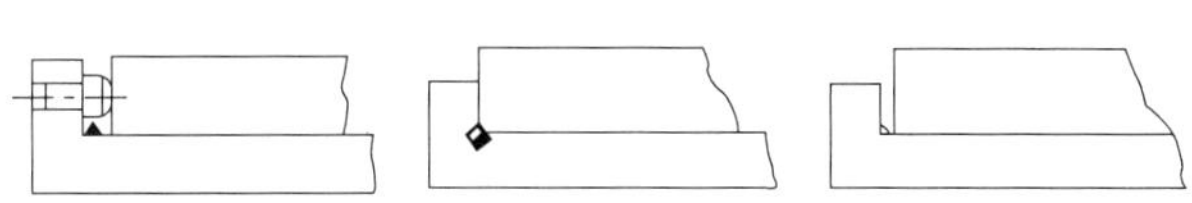

(a) 양호 (b) 양호 (c) 불량

그림 5.2 ◦ 위치결정과 칩의 처리

그림 5.3은 각종 위치결정핀의 모양이고, 그림 5.4는 조절용 위치결정 나사를 사용한 것이다.

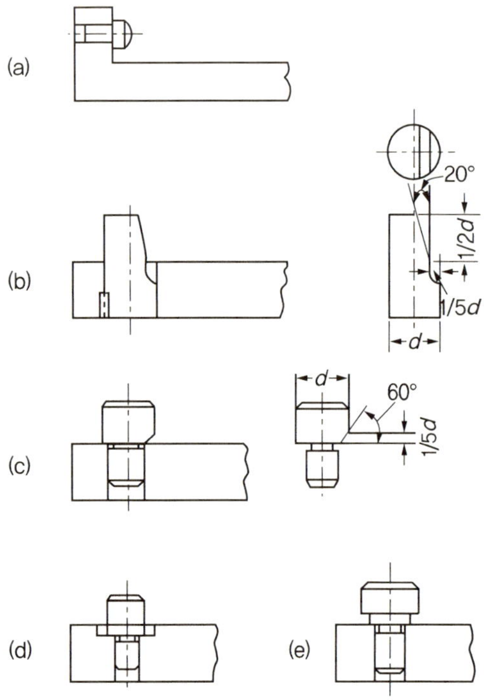

그림 5.3 • 위치결정핀

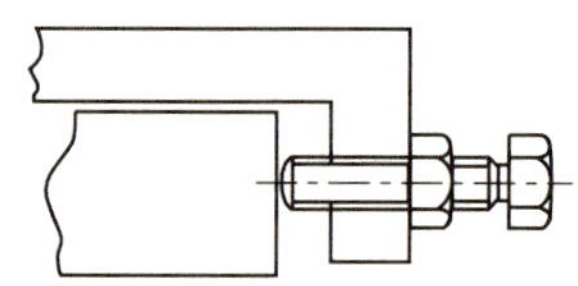

그림 5.4 • 조절용 위치결정 나사

그림 5.5는 위치결정 방법의 양부(良否)를 나타내고, 그림 5.6은 2개의 구멍을 기준으로 위치결정을 한 보기이다. 그림 5.7은 **과잉 위치결정**으로, 2면으로 위치결정을 하지 않고 1면은 지지핀으로 받쳐 놓은 구조이다.

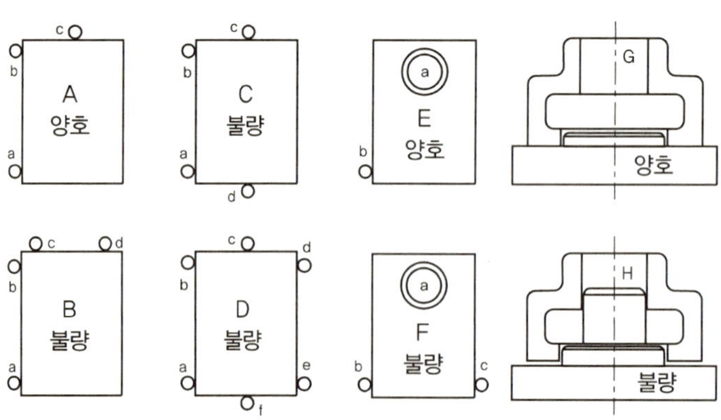

그림 5.5 • 위치결정 방법의 적부

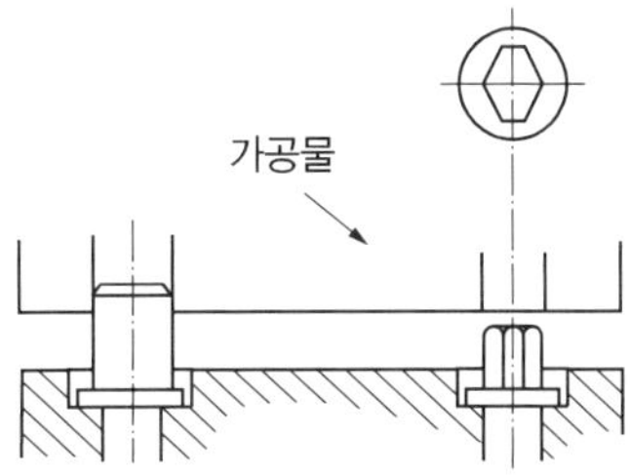

그림 5.6 ◦ 2개 구멍 기준 위치결정

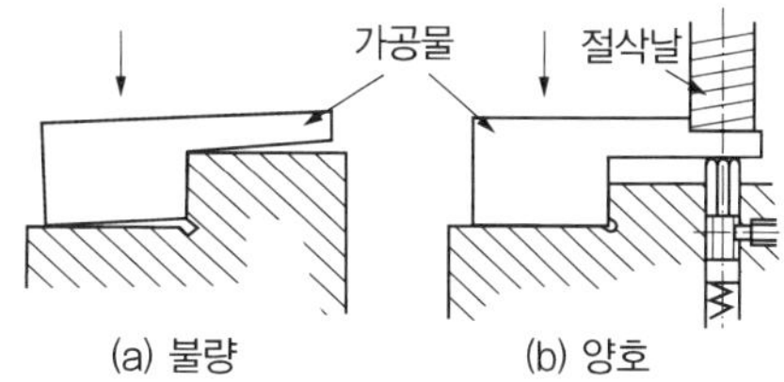

그림 5.7 ◦ 과잉 위치결정

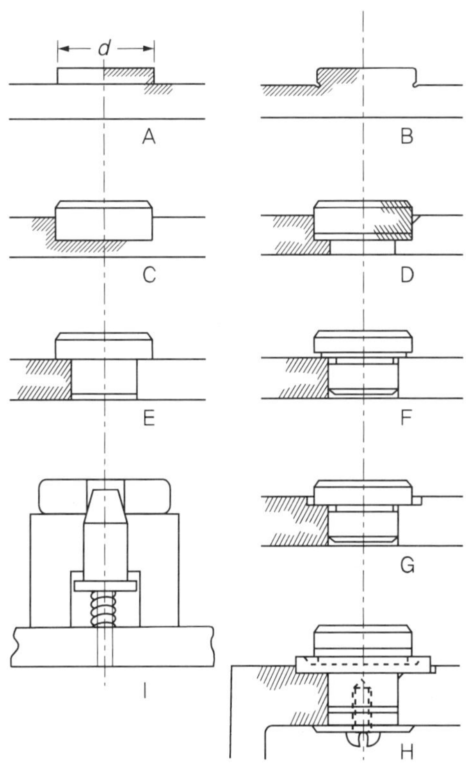

그림 5.8 ◦ 센터내기 플러그

또 그림 5.8은 **센터내기 플러그**의 보기이다.

그림 5.9는 자리면이고, 그림 5.10은 지점, 그림 5.11은 지점 자리잡기, 그림 5.12는 보조 지점의 보기이다.

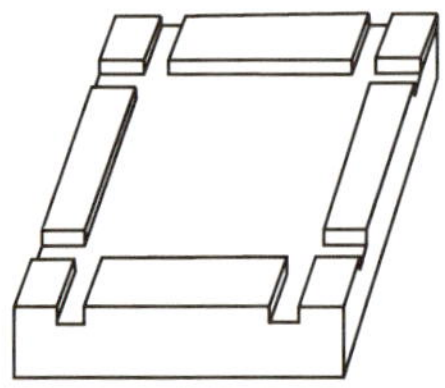

그림 5.9 • 자리면

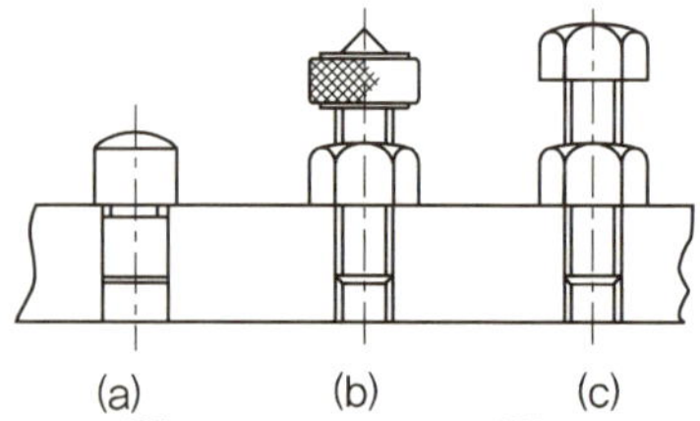

그림 5.10 • 지점

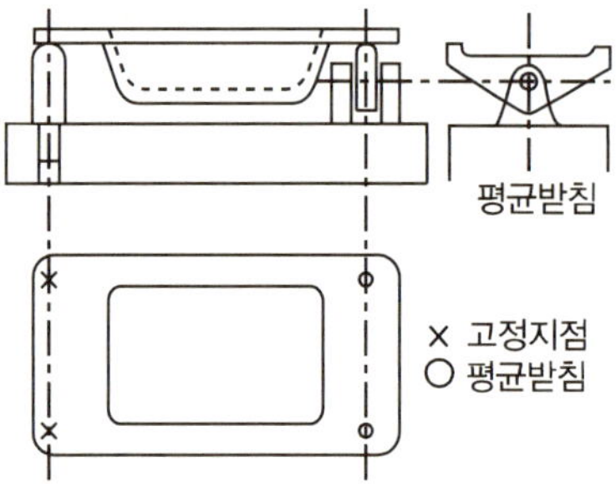

그림 5.11 • 지점 자리잡기

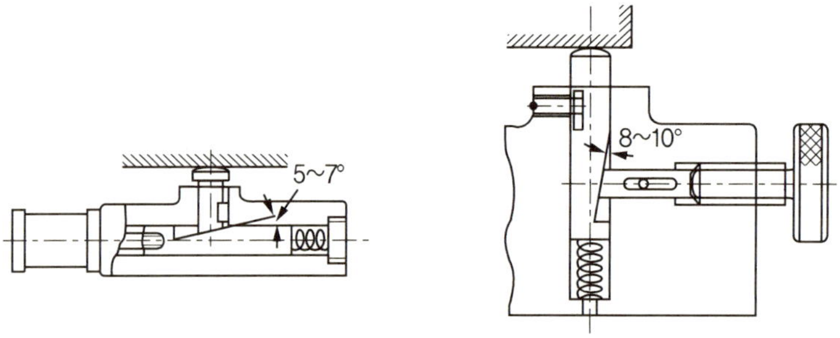

그림 5.12 • 보조지점

(2) 체결

가공물을 지그에 체결하는 장치는 구조에 따라서 가공 정밀도와 시간에 큰 영향을 미치므로 설계할 때에 충분히 주의하여야 한다.

❶ 기구는 되도록 부착, 탈거하기 간단하고 조작이 쉽도록 한다.

❷ 체결력이 충분해야 한다.

❸ 절삭력이나 절삭 중에 생기는 진동으로 헐거워지지 않아야 한다.

❹ 체결력으로 가공물이 변형, 편심 및 떠밀려 올라가는 현상 등이 생기지 않도록 한다.

그러므로 지그는 지지면이나 위치결정핀의 바로 위나 옆에 체결력이 작용해야 한다.

⑤ 지그는 여러 가공물을 체결할 때에 체결력이 균등하게 작용하도록 한다.

⑥ 체결력은 가공물의 재질 또는 모양에 따라 가감할 수 있으면 편리하다.

그림 5.13~5.15는 가공물이 기준면이나 기준점으로부터 이탈되지 않도록 만든 장치이다. 그림 5.16은 죔쇠의 가압위치를 설명한 것이고, 그림 5.17은 **6각형 지지대**와 단붙이 지지대를 사용한 죔쇠이다.

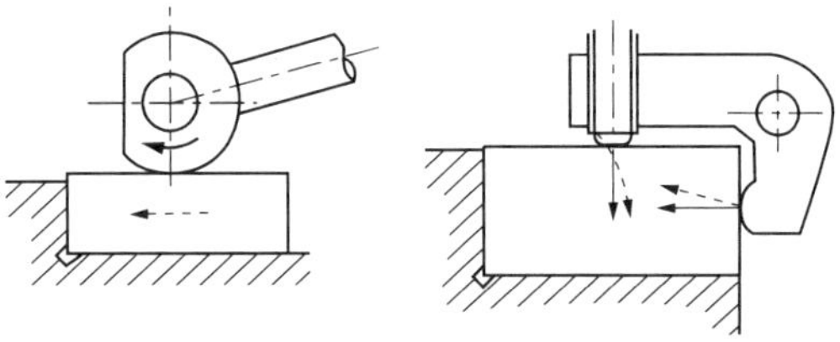

그림 5.13 • 가공물의 이탈 방지법

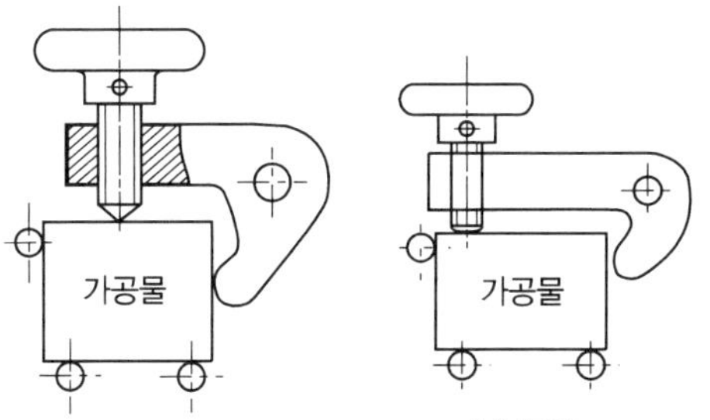

(a) 양호 (b) 불량

그림 5.14 • 가공물의 이탈 방지법

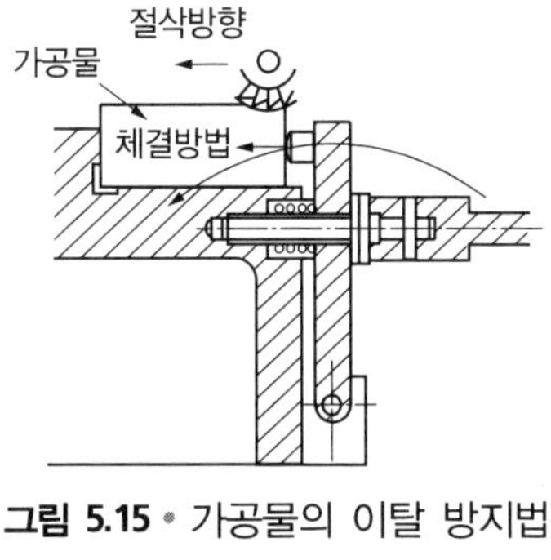

그림 5.15 • 가공물의 이탈 방지법

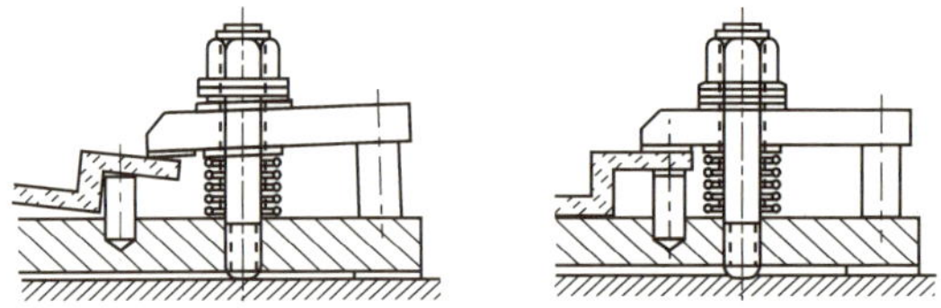

(a) 불량 (b) 양호

그림 5.16 ◦ 죔쇠의 가압 위치

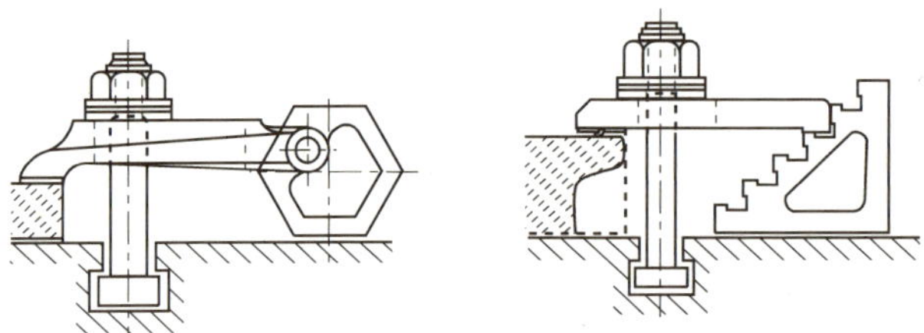

(a) 대각형 지지대를 사용한 죔쇠 (b) 단붙이 지지대를 사용한 죔쇠

그림 5.17 ◦ 지지대의 사용

또 그림 5.18은 3개의 가공물을 동시에 체결한 것이고, 그림 5.19는 2점 체결에서 **간접 체결용 쐐기**를 나타낸 것이다.

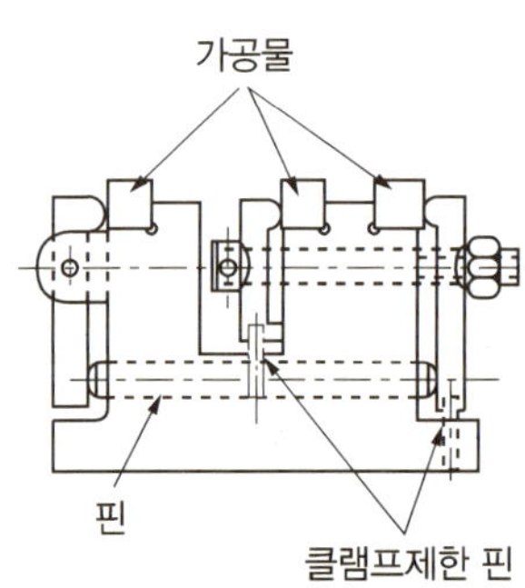

그림 5.18 ◦ 3개의 가공물을 동시에 체결한 장치

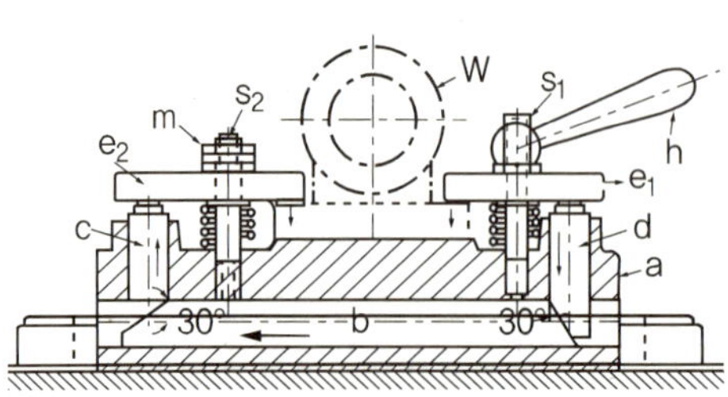

그림 5.19 ◦ 2점에서 체결할 때의 간접체결용 쐐기

체결방법은 인력에 의한 것과 기계력에 의한 것이 있다. 일반적으로 작은 가공물은 인력으로 체결하는 경우가 많고, 다음과 같은 방법이 있다.

① 나사에 의한 방법
② 편심 캠에 의한 방법
③ 레버에 의한 방법
④ 쐐기에 의한 방법
⑤ 스프링에 의한 방법

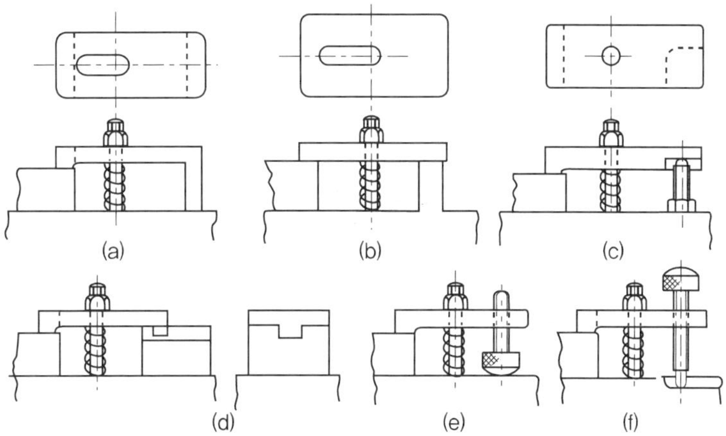

그림 5.20 • 나사에 의한 체결방법

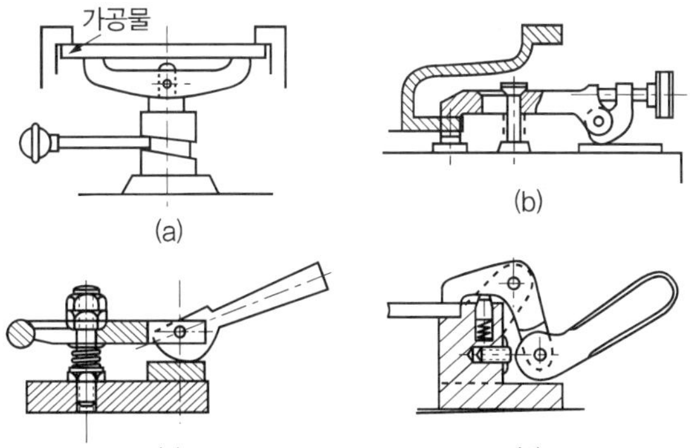

그림 5.21 • 편심 캠에 의한 체결방법

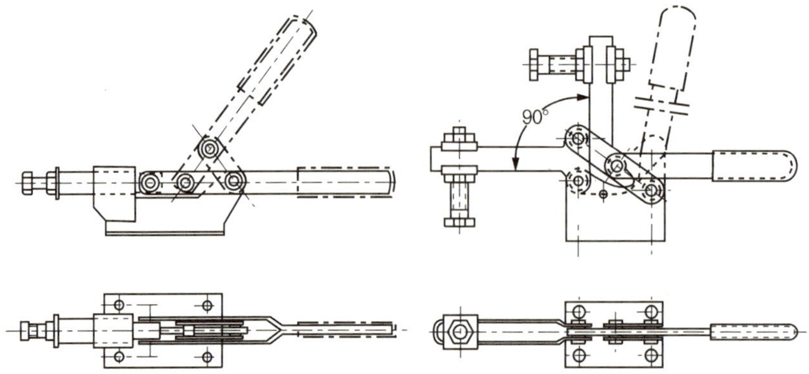

(a) 수평가압 (b) 수직가압

그림 5.22 • 레버식 체결장치

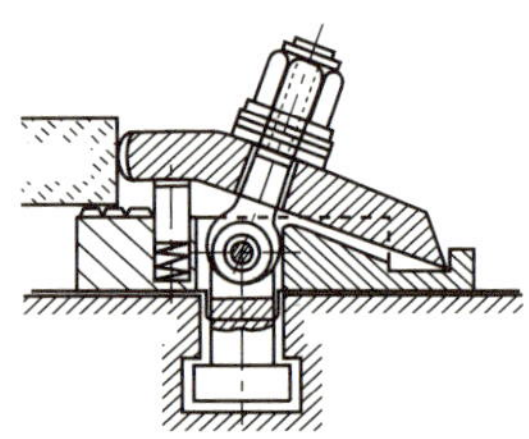

그림 5.23 • 경사진 죔쇠를 사용한 체결장치

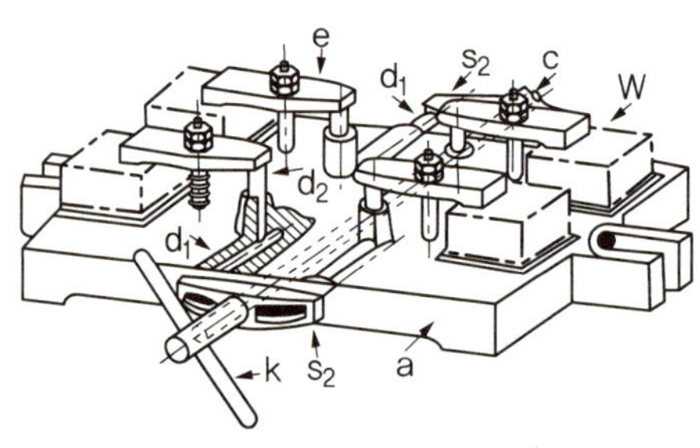

그림 5.24 • 4점 체결을 사용한 간접체결용 쐐기의 보기

기계력에 의한 체결은 가공물이 크거나 전용 기계를 사용하여 대량생산할 때에 많이 사용된다.

기계력에 의한 체결 방법에는 다음과 같은 것이 있다.

❶ 유압을 이용하는 방법
❷ 공기압을 이용하는 방법
❸ 전자기력을 이용하는 방법

인력에 의한 방법은 구조가 간단하고 체결력을 조절하기가 쉬운 장점이 있으며, 체결 시간이 많이 걸리는 단점도 있다. 기계력에 의한 방법은 구조가 복잡하고 체결력을 가감하기 어렵다. 그러나 체결이 빠르고 원격 조작이 가능한 장점이 있고 시스템을 자동화하기 쉽다. 그림 5.25는 공기압을 이용한 체결장치이다.

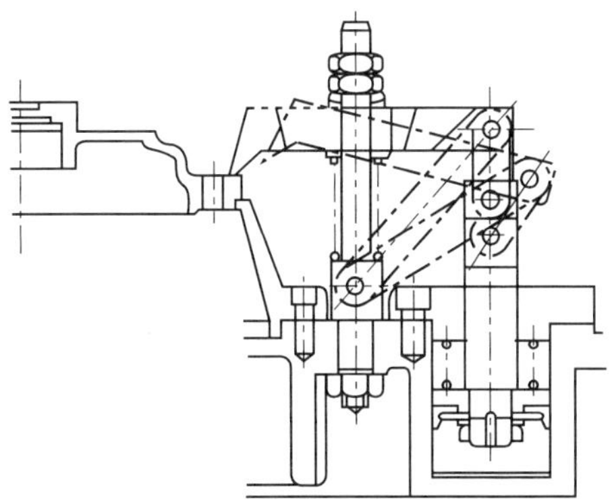

그림 5.25 ∘ 공기압을 이용한 체결방법

(3) 공구의 안내

지그를 사용하여 정해진 위치에서 일정한 지름의 구멍을 가진 가공물을 가공하기 위해 지그판의 안내를 따라 드릴이 유도되면서 구멍을 뚫는다. 따라서 **안내판**은 많은 회전 공구를 안내해야 하기 때문에 마멸되기 쉽다. 그러므로 담금질하여 경화시킨 부시를 안내판에 끼워서 오래 사용하도록 한다.

부시는 여러 가지 종류가 있고, 크게 2종류로 나눈다.

❶ 고정 부시
❷ 삽입 부시

고정 부시는 지그 구멍의 마멸을 방지하기 위하여 지그판에 압입한 부시이고, 삽입 부시는 같은 위치에서 지름이 다른 여러 구멍을 가공할 때에, 압입된 고정 부시에 끼워 놓은 부시이다.

대표적인 부시의 보기를 들면 그림 5.26과 같다.

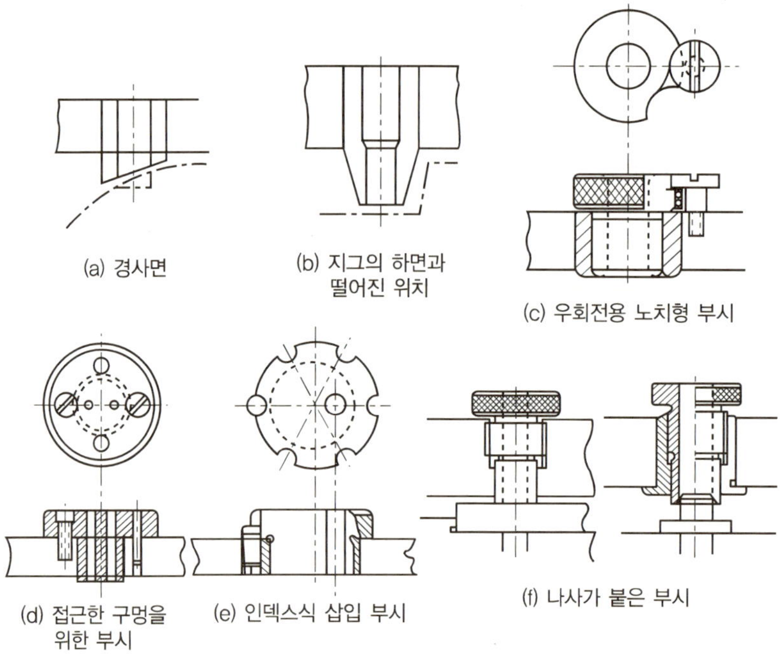

그림 5.26 • 대표적 부시의 보기

지그를 사용하여 구멍을 뚫을 때, 가공물 구멍의 중심거리에 오차가 생기는 원인은 다음과 같다.

❶ 지그 자체의 구멍 중심거리 오차
❷ 부시와 공구 사이의 틈새
❸ 고정 부시와 삽입 부시 사이의 틈새
❹ 고정 부시의 안팎 지름의 편심량
❺ 삽입 부시의 안팎 지름의 편심량
❻ 부시 구멍의 기울기
❼ 부시의 끝과 가공물 사이의 틈새에 의하여 생기는 오차
❽ 가공물을 체결할 때에 생기는 위치결정판과의 틈새
❾ 온도 변화에 의하여 생기는 오차
❿ 지그 또는 가공물을 체결할 때 변형으로 오는 오차
⓫ 절삭압력 등에 의한 변형으로 생기는 오차
⓬ 주조 가공품의 내부 결함 등에 의한 오차
⓭ 판금 등을 여러 개 겹쳤을 때의 구멍의 오차(지그로부터 멀수록 오차가 크다)

칩 처리를 쉽게 하기 위해, 보통 부시와 가공물 사이에 틈새를 준다. 그림 5.27 (a)와 같이 가공물과 지그 부시의 밑면이 접촉할 때, 칩은 화살표와 같이 드릴의 비틀림 홈과 부시의 내면을 통과하여 나온다. 그림 (b)와 같이 간극편을 끼워서 가공물을 부착하면 칩은 지그판의 밑면과 가공물의 표면 사이로 나온다. 그리고 지그판과 가공물 사이의 틈새를 통해 주철처럼 가루형의 칩이 나오면 드릴 지름의 1/2, 강이나 황동과 같이 연속적인 칩이 나오면 보다 큰 틈새를 주어야 한다.

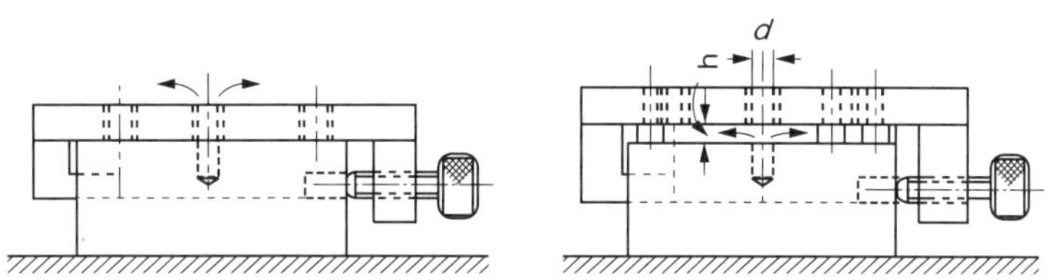

(a) 지그와 가공물을 밀착시킨 보기 (b) 지그와 가공물 사이에 간극이 있는 보기

그림 5.27 ◦ 부시와 가공물 사이의 틈새

지그와 가공물 사이를 밀착시켰을 때와 떼었을 때를 비교해 보면 다음과 같다.

1. 구멍 위치의 정밀도는 밀착시킬수록 좋다. 틈새가 있으면 드릴이 부시를 빠져 나와 안내 없이 가공물까지 접근하는 동안에 구멍 위치에 오차가 생기기 쉽다.
2. 밀착시켰을 때는 칩이 부시 속을 통과하여 제거되므로 부시 내부가 마멸되어 정밀도가 떨어지기 쉽다.
3. 칩이 부시 속을 통과하면 절삭유를 공급해도 칩과 함께 묻어 나오기 때문에 절삭부에 잘 도달하지 않는다.

일반적으로 부시의 밑면과 가공물을 밀착시키는 것이 좋다. 특별한 이유가 없으면 틈새를 두지 않는 것이 좋다.

이상 드릴 지그 구성 3요소인 위치결정, 체결과 공구의 안내에 대한 설계 기준은 3요소뿐만 아니라 보조기구로 **가공물을 밀어내는 장치**, 칩 처리장치, 매달기 장치, 지지다리 등도 고려해야 한다.

그림 5.28은 가공물을 밀어내는 장치의 보기이다.

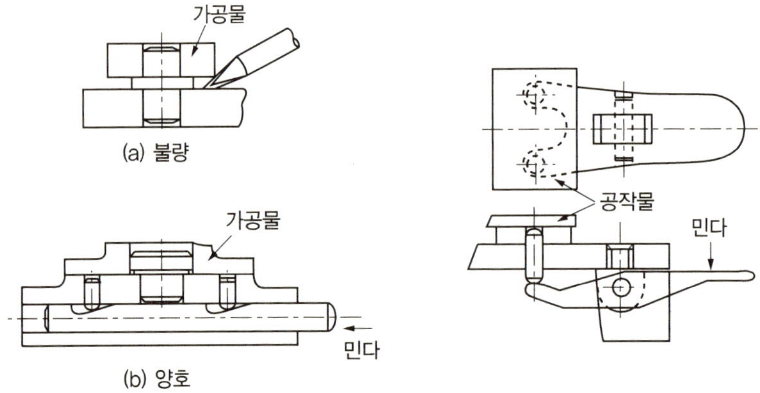

그림 5.28 • 가공물을 밀어내는 장치

5.1.2 드릴 지그의 분류 및 구조

(1) 드릴 지그의 분류

가공 기술이 발달한 최근에는 드릴 가공이 전 공정의 약 20%를 차지하고 작업 방식도 다양하다. 수많은 드릴 작업에서 여러 가지 요구(경제성, 정밀도, 조작성 등)를 충족시키는 것은 어렵다. 그러나 드릴 지그의 설계 제작에 있어서는 설비 기계의 능력 등을 충분히 고려해야 한다.

드릴 지그를 목적에 따라 분류하면 다음과 같다.

❶ 평판형 지그(plate jigs)

❷ 상자형 지그(box jigs)

- 개방형(open type)
- 밀폐형(closed type)
- 조립형(built up type)

❸ 회전형 지그(trunnion jigs)

❹ 분할 지그(indexing jigs)

❺ 조립 지그(assembling jigs)

❻ 기타 지그

(2) 드릴 지그의 구조

(a) 평판형 지그

평판형 지그는 드릴 지그 중에서도 가장 간단한 형식이다. 판 모양의 가공물이나 지그를 부착하여 평탄한 구멍을 뚫을 때에 많이 이용된다. 이런 지그는 제작이 쉽고 조작이 간단하며 경제적이므로 널리 사용된다(그림 5.29).

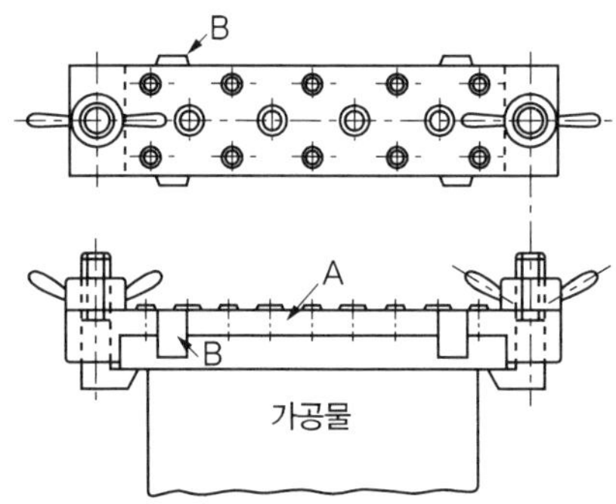

그림 5.29 • 평판형 지그의 보기

(b) 상자형 지그(개방형, 밀폐형, 조립형)

명칭과 같이, 강판 또는 주물로 상자 모양을 만들어 가공물을 그 속에 넣고 드릴 가공을 하는 지그이며, 최근에는 용접기술이 발달하여 강판이나 형강의 용접구조로 만들므로 가볍고 강성이 높다. 가공물의 모양이 복잡하면 용접구조로 만들기 어렵고 보링 지그를 겸해야 할 경우에는 주물로 만든다. 가공물의 모양이나 구멍의 위치 등에 따라 **개방형**, **밀폐형** 및 **조립형**으로 한다.

상자형 지그에서 가장 주의해야 할 것은 칩 처리이다. 드릴 가공 작업 중이나 가공물을 착탈할 때에 청소하기 편리해야 한다. 또한, 상자형 지그로 가공되는 가공물은 입체형이 많다. 한번 장착하여 여러 면의 드릴 가공을 하지 않으면 상자형 지그로서 효과가 반감된다. 그러므로 이러한 점들을 충분히 고려해야 한다. 그림 5.30 및 5.31은 상자형 지그의 보기이다.

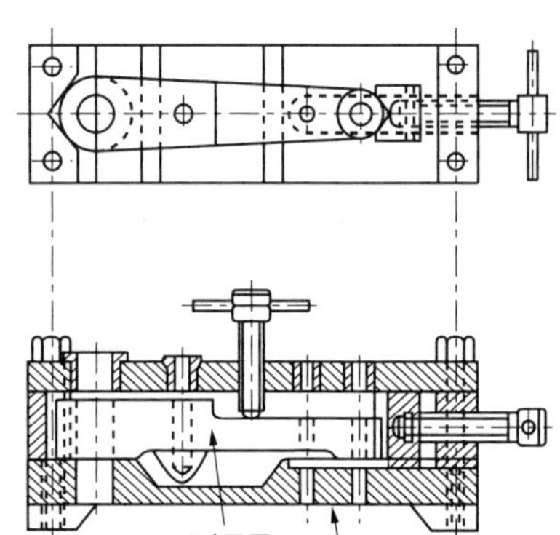

그림 5.30 • 상자형 지그의 보기

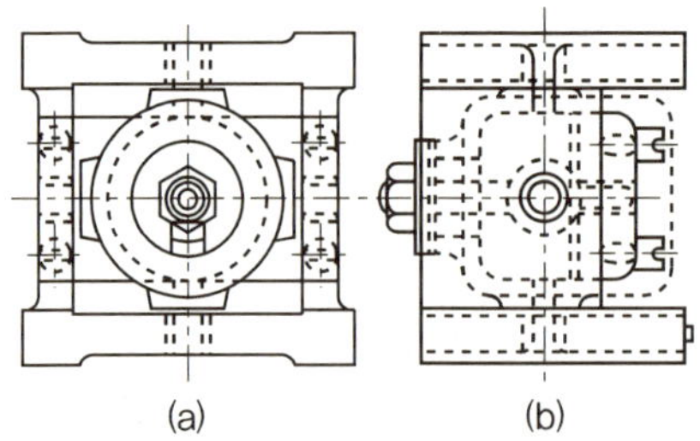

그림 5.31 ◦ 여러 면 가공용 상자형 지그의 보기

(c) 회전형 지그

상자형 지그에 들어 있는 가공물을 회전시키면서 위치결정을 한 후에 드릴 가공을 하는 지그로 분할 지그와 비슷하다. 그림 5.32의 (a)에서 피봇 P를 축으로 상자형 지그를 회전시켜서 기준구멍 H에 핀 D를 삽입하여 위치결정을 하고 구멍을 뚫는다. 자동차 또는 공작기계의 기어 박스 등과 여러 면의 구멍을 뚫을 때에 사용되고, 충분한 강성을 얻기 위하여 주물로 설계해야 한다.

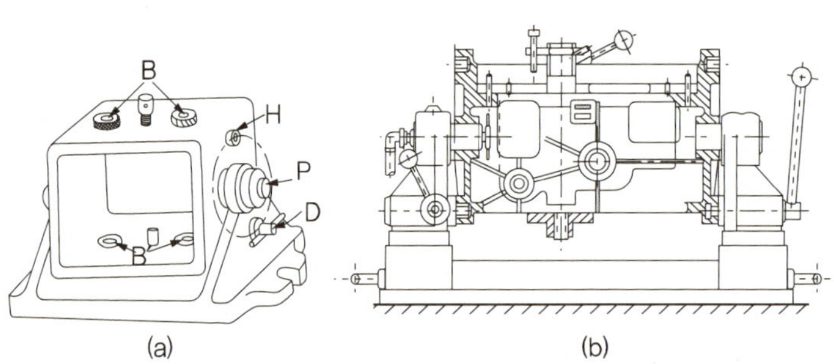

그림 5.32 ◦ 회전형 지그의 보기

(d) 분할 지그

각도를 분할해 가면서 여러 구멍을 뚫는 지그이다. 분할하는 방법은 생산량이나 정밀도에 따라 결정된다. 분할 지그는 위치결정핀을 뺐다 끼웠다 하므로 강성과 정밀도가 나빠지기도 하지만, 제작비가 싸고 무게가 가볍기 때문에 회전형 지그에 널리 사용된다.

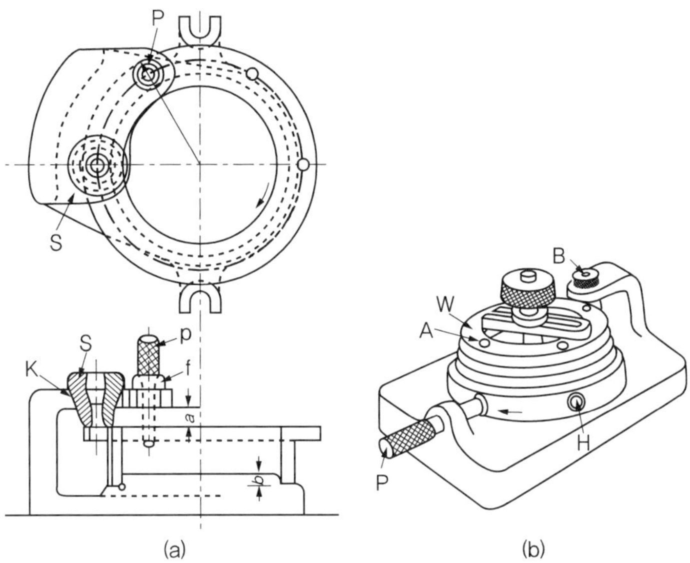

그림 5.33 • 분할 지그

(e) 조립 지그

조립 작업에서 부품의 관계 위치를 드릴 가공하기 위해 사용하는 지그이다. 또 현장의 조건에 따라 지그의 종류는 다양하나 정밀도를 잘 유지할 수 있고 가공물의 착탈이 편리한 지그가 되어야 한다. 그러므로 조립 지그는 강성이 높고 비싸다.

그림 5.34는 간단한 조립 지그로, 척 S에 칼러 C_1, C_2, C_3를 정확하게 고정하기 위하여 H_1, H_2, H_3의 구멍을 뚫는 지그이다.

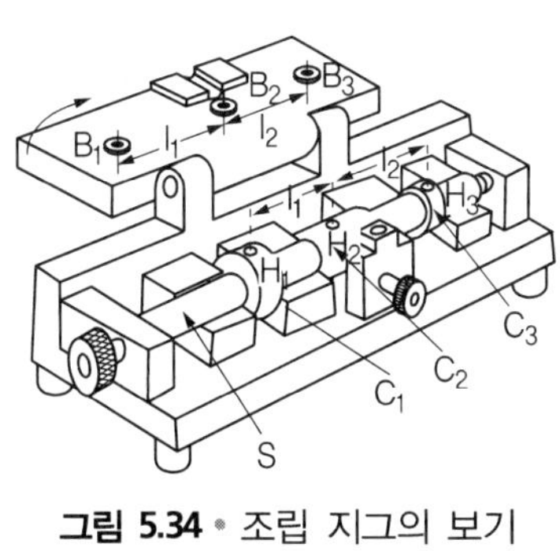

그림 5.34 • 조립 지그의 보기

(f) 기타의 지그

복잡한 드릴 작업에 사용하는 지그는 종류가 많고 수량도 증가하고 있다. 최근에는 지그의 **범용화** 또는 공용화를 모색하여 제작비를 절감하려는 노력을 하고 있다. 즉 가공물에 따라 지그 부품을 조립하여 용도에 맞는 지그를 만든다. 이것은 수백 개나 되는 지그 부품의 표준세트를 사용하므로 간단한 것에서부터 복잡한 지그에 이르기까지 매우 다양한 종류가 있다.

한 세트를 가지고 같은 종류의 지그를 2개 이상 조립할 수 없으나, 조립 시간이 짧고 가격이 싸며 내구 연수가 긴 장점 때문에 로트 수가 적은 시작품에 사용된다.

5.1.3 드릴 작업의 자동화와 지그

자동화된 드릴 작업에 사용하는 지그는 대략 다음과 같이 분류한다.

대량생산용 지그
- (a) 트랜스퍼 머신용 지그
- (b) 전용다축 드릴링 머신용 지그

다종 · 중 · 소량 생산용 지그
- (a) 다축범용 드릴링 머신용 지그
- (b) 수치제어(NC) 드릴링 머신용 지그

대량생산용 지그, 다종, 중·소량 생산용 지그에서 드릴 작업의 자동화가 반드시 필요하다. 자동화를 위해서 다음 사항에 주의해야 한다.

❶ 공구 교환과 가공물의 착탈을 빨리 하고 쉬는 시간을 단축시킨다. 가공물을 완전히 착탈시키는 자동화는 많은 어려움이 있으므로 부착 지그를 사용한다. 이때에 공구의 교환 시간이나 가공물의 착탈이 쉬워야 한다. 다양한 작업을 하기 위하여 기계의 종류나 작업 방법을 개선하고 필요하다면 로트 수, 절삭 시간의 장단 등 여러 인자를 검토하여 효과적인 설계가 되도록 해야 한다.

❷ 드릴 작업 중에도 다른 가공물을 착탈하도록 지그를 설계하여야 한다.

❸ 많은 가공물을 장착할 수 있는 지그가 되어야 한다.

❹ 지그를 공통화시킨다(특히 범용 드릴링 머신에 대하여). 재료의 발전에 따라 가공하기 어려운 가공물이 증가하므로 옛날과 같이 고정화된 지그로는 처리하기 어렵다. 따라서 경비를 절약하기 위해서 되도록 공용화를 도모해야 한다.

최근에는 **그룹 테크놀로지**의 도입으로 생산성을 향상시키고 유형별로 분류된 부품들을 드릴 가공할 수 있는 공용 드릴 지그가 급속도로 발전하고 있다.

(1) 전용 드릴링 머신용 자동화 지그

전용 드릴링 머신(트랜스퍼 머신, 다축전용기)용 지그의 3대 요소는 베드 부, 헤드 유닛, 지그 부로 구성되어 있다. 따라서 이 지그는 범용이나 NC 드릴링 머신용 지그와는 달리 강성이 높고 조작성이 우수해야 한다. 이에 대한 설계 요령은 다음과 같다.

❶ 같은 가공물은 여러 개를 동시에 가공할 것
❷ 가공물의 착탈이 쉬울 것
❸ 칩의 제거가 완전할 것
❹ 마멸부의 부품 교환이 쉬울 것
❺ 지그의 부품은 되도록 **표준품**을 사용할 것
❻ 대량생산에 알맞도록 강성을 높여 장기간 정밀도를 유지하고 고장이 적으면서 보수 점검이 쉽도록 할 것
❼ 가공물의 체결은 공기압, 유압, 전자기력 등 효과적이고 신속하게 이루어지는 체결 방식을 사용할 것

(2) NC 드릴링 머신용 지그

NC 드릴링 머신은 정확하게 위치결정을 하기 때문에 원칙적으로 지그는 필요치 않지만, 지그를 **로트 작업**에 사용하면 가공 능률이 높다. 이 지그는 가공물을 기계의 테이블 위에 고정하는 간단한 구조로, 가공물의 모양에 따라 테이블이나 보조 테이블 면 위에 위치결정 편을 부착한다. NC 드릴링 머신은 또 다른 드릴링 머신에 비해서 초기 투자비용이 크지만 쉬는 시간을 단축시킨다. 쉬는 시간의 대부분은 공구 교환시간과 가공물 착탈 시간이다.

공구 교환은 **공구 이젝터**, 신속 척 등을 사용하여 준비 시간을 줄이고 많은 가공물을 부착하여 하나를 가공하는 동안에 다른 것을 착탈한다든가 테이블 위에 여러 개를 동시에 부착하는 방법을 생각한다.

가공물을 정해진 테이블 위치에 정확하게 부착하기 위하여 지그가 필요하고, 기준면을 원점에 가깝게 설치하여 오차의 누적을 방지한다. 지그의 설계에서는 가공물의 착탈이 확실하고 정확해야 할 뿐만 아니라, 칩 처리, 강성, 조작의 용이성 등도 함께 갖추어져야 한다.

NC 드릴링 머신은 뛰어난 범용성을 유지하기 위하여 **그룹 테크놀로지**를 도입하여 유연성을 확장시킨다.

5.1.4 드릴 지그에 필요한 위치결정핀, 와셔, 너트, 부시의 대표적인 보기

드릴 지그 설계에서 가장 많이 사용되는 위치결정핀, 와셔, 너트 및 부시의 모양과 대표적인 표준치수를 참고로 표시하였다.

표 5.1 • 위치결정핀의 모양과 표준치수의 보기

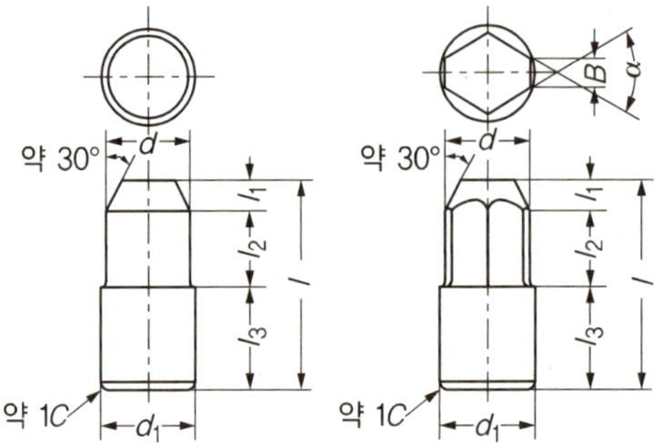

(단위 : mm)

d		d_1	l	l_1	l_2	l_3	B(약)	α(°)(약)
3 이상	4 이하	4	11 13	2	4	5 7	1.2	50
4 초과	5 이하	5	13 16	2	5	6 9	1.5	50
5 초과	6 이하	6	16 20	3	6	7 11	1.8	50
6 초과	8 이하	8	20 25	3	8	9 14	2.2	50
8 초과	10 이하	10	24 30	3	10	11 17	3	60
10 초과	12 이하	12	27 34	4	10	13 20	3.5	60
12 초과	14 이하	14	30 38	4	11	15 23	4	60
14 초과	16 이하	16	33 42	4	12	17 26	5	60
16 초과	18 이하	18	36 46	5	12	19 29	5.5	60
18 초과	20 이하	20	39 47	5	12	22 30	6	60
20 초과	22 이하	22	41 49	5	14	22 30	7	60
22 초과	25 이하	25	41 49	5	14	22 30	8	60
25 초과	28 이하	28	41 49	5	14	22 30	9	60
28 초과	30 이하	30	41 49	5	14	22 30	9	60

표 5.2 • 위치결정핀의 모양과 표준치수의 보기

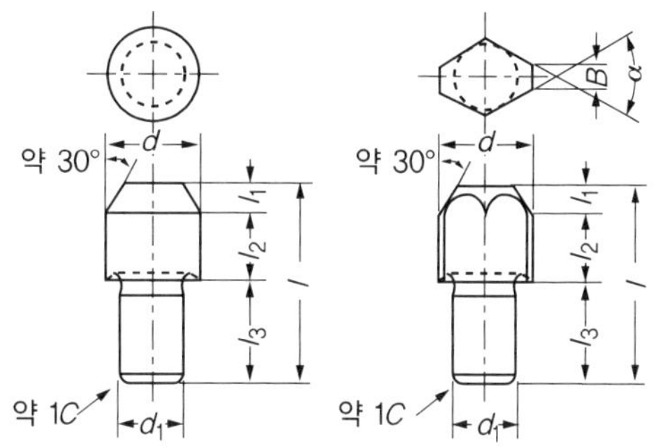

(단위 : mm)

d		d_1	l	l_1	l_2	l_3	*B*(약)	α(°)(약)
6 이상	8 이하	5	19	3	6	10	2.2	50
8 초과	10 이하	7	22	3	8	11	3	60
10 초과	12 이하	8	25	4	8	13	3.5	60
12 초과	14 이하	10	28	4	9	15	4	60
14 초과	16 이하	12	32	4	10	18	5	60
16 초과	18 이하	13	35	5	10	20	5.5	60
18 초과	20 이하	14	37	5	10	22	6	60
20 초과	22 이하	16	39	5	12	22	7	60
22 초과	25 이하	18	42	5	12	25	8	60
25 초과	28 이하	20	42	5	12	25	9	60
28 초과	30 이하	22	42	5	12	25	9	60

표 5.3 • 지그용 와셔의 모양과 표준치수의 보기

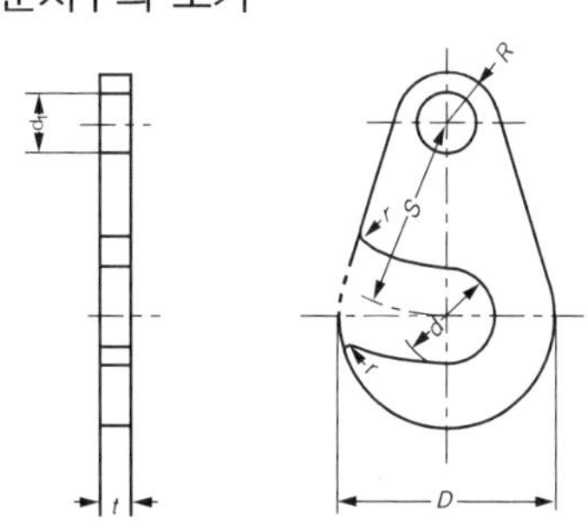

(단위 : mm)

호칭	*d*	d_1	*D*	*r*	*R*	*S*	*t*
6	6.6	8.5	20	2	8	18	6
8	9	8.5	26	2.5	8	21	6
10	11	8.5	32	2.5	8	24	6
12	13.5	10.5	40	3	10	27	8
16	18	10.5	50	3	10	33	8
20	22	10.5	60	3	10	38	8
24	26	12.5	65	4	12	42	10
27	29	12.5	70	4	12	45	10

표 5.4 • 지그용 와셔의 모양과 표준치수의 보기

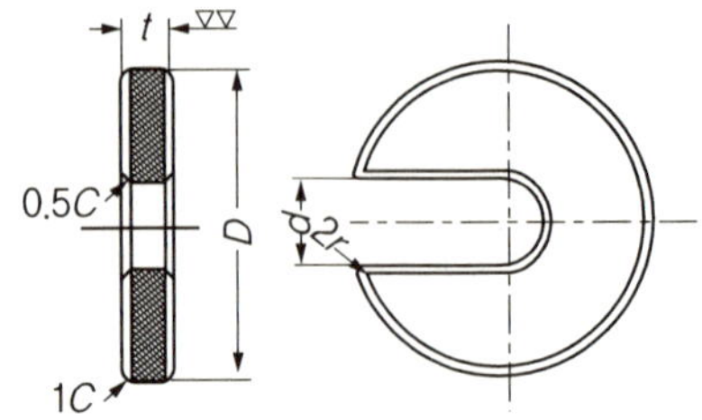

(단위 : mm)

호칭	d	t	D											
6	6.4	6	20	25	–	–	–	–	–	–	–	–	–	–
	8.4	6	–	25	–	–	–	–	–	–	–	–	–	–
8		8	–	–	30	30	40	45	–	–	–	–	–	–
	10.5	8	–	–	30	30	40	45	–	–	–	–	–	–
10		10	–	–	–	–	–	–	50	60	70	–	–	–
	13	8	–	–	–	35	40	45	–	–	–	–	–	–
12		10	–	–	–	–	–	–	50	60	70	80	–	–
	17	10	–	–	–	–	–	–	50	60	70	80	–	–
16		12	–	–	–	–	–	–	–	–	–	–	90	100
	21	10	–	–	–	–	–	–	–	–	70	80	–	–
20		12	–	–	–	–	–	–	–	–	–	–	90	100
	25	10	–	–	–	–	–	–	–	–	70	80	–	–
24		12	–	–	–	–	–	–	–	–	–	–	90	100
	28	10	–	–	–	–	–	–	–	–	70	80	–	–
27		12	–	–	–	–	–	–	–	–	–	–	90	102

표 5.5 • 지그용 와셔의 모양과 표준치수의 보기

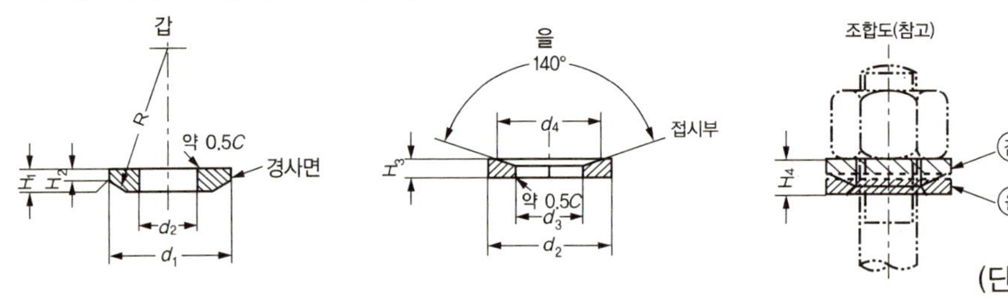

(단위 : mm)

호칭	d_1	d_2	d_3	d_4	H_1	H_2	H_3	H_4 (참고)	R	체결볼트의 호칭
6	13	6.7	7	12	2.5	1.5	2.5	4.5	15	M 6
8	18	8.7	9.5	16.5	3.5	1.8	3	5.5	20	M 8
10	22	10.5	12	20.5	4	2.1	3.5	6	25	M10
12	26	13.5	15	24	5	3	4	7.5	30	M12
16	32	17	19	29.5	6	3.4	5	9.5	35	M16
20	40	21	23	37	7.5	3.8	7	12	40	M20
24	48	25	27	44.5	9	4.9	8	14	50	M24
27	52	28	30	48	10	6	9	16	60	M27

표 5.6 ◦ 지그용 너트의 모양과 표준치수의 보기

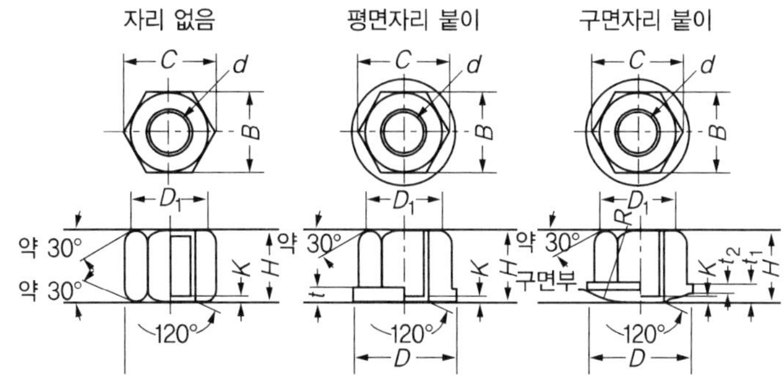

(단위 : mm)

너트의 호칭	나사의 호칭(d)	H	B	C (약)	D_1 (약)	(k) (약)	D	t	R (약)	t_1	t_2
6	6	9	10	11.5	9.8	0.5	13	2	15	2.5	1.5
8	8	12	13	15.0	12.5	0.6	18	2.5	20	3.5	1.8
10	10	15	17	19.6	16.5	0.8	22	3	25	4	2.1
12	12	18	19	21.9	18	1	26	3	30	5	3
16	16	24	24	27.7	23	1	32	3	35	6	3.4
20	20	30	30	34.6	29	1.3	40	4	40	7.5	3.8
24	24	36	36	41.6	34	1.5	48	4	50	9	4.9
27	27	40	41	47.3	39	1.6	52	5	60	10	6

표 5.7 ◦ 지그용 부시의 모양과 표준치수의 보기

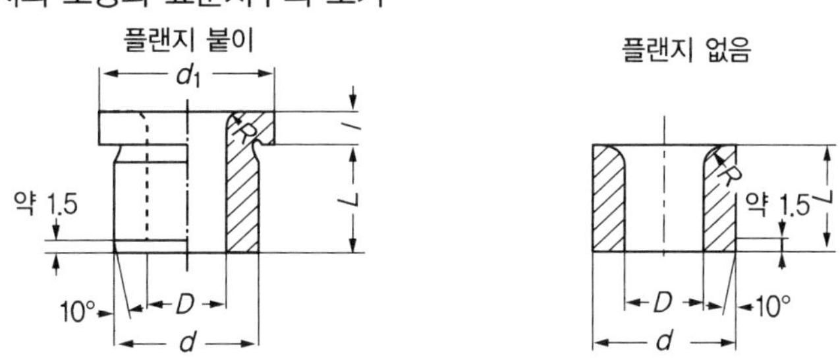

(단위 : mm)

D	d	d_1	R		L									
2 이하	5	9	1	2.5	8	10	12	–	–	–	–	–	–	–
2 초과 3 이하	7	11	1	2.5	8	10	12	–	–	–	–	–	–	–
3 초과 4 이하	8	12	1	3	–	10	12	16	–	–	–	–	–	–
4 초과 6 이하	10	14	1	3	–	10	12	16	–	–	–	–	–	–
6 초과 8 이하	12	16	2	4	–	–	12	16	20	–	–	–	–	–
8 초과 10 이하	15	19	2	4	–	–	12	16	20	–	–	–	–	–
10 초과 12 이하	18	22	2	4	–	–	–	16	20	25	–	–	–	–
12 초과 15 이하	22	26	2	5	–	–	–	16	20	25	–	–	–	–
15 초과 18 이하	26	30	2	5	–	–	–	–	20	25	30	–	–	–
18 초과 22 이하	30	35	3	6	–	–	–	–	20	25	30	–	–	–
22 초과 26 이하	35	40	3	6	–	–	–	–	–	25	30	35	–	–
26 초과 30 이하	42	47	3	6	–	–	–	–	–	25	30	35	–	–
30 초과 35 이하	48	55	4	8	–	–	–	–	–	–	30	35	45	–
35 초과 42 이하	55	62	4	8	–	–	–	–	–	–	30	35	45	–
42 초과 48 이하	62	69	4	8	–	–	–	–	–	–	–	35	45	55
48 초과 55 이하	70	77	4	8	–	–	–	–	–	–	–	35	45	55

표 5.8 • 지그용 부시의 모양과 표준치수의 보기

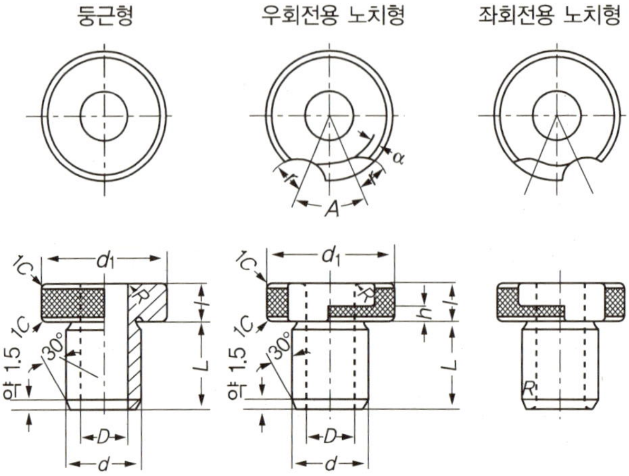

(단위 : mm)

D	d	d_1	a	l	h	R	r	A	L						
4 이하	8	16	3	8	3.5	1	7	60°	12	16	–	–	–	–	–
6 이하	10	19	3	8	3.5	1	7	60°	12	16	–	–	–	–	–
8 이하	12	22	3	8	3.5	2	7	60°	–	16	20	–	–	–	–
10 이하	15	26	3	9	3.5	2	7	60°	–	16	20	–	–	–	–
12 이하	13	30	3	9	3.5	2	7	45°	–	–	20	25	–	–	–
15 이하	22	35	4	12	5	2	9	45°	–	–	20	25	–	–	–
18 이하	26	40	4	12	5	2	9	45°	–	–	–	25	30	–	–
22 이하	30	47	4	12	5	3	9	40°	–	–	–	25	30	–	–
26 이하	35	55	5	15	6	3	10	40°	–	–	–	–	30	35	–
30 이하	42	62	5	15	6	3	10	35°	–	–	–	–	30	35	–
35 이하	48	69	5	15	6	4	10	35°	–	–	–	–	–	35	45
42 이하	55	77	5	15	6	4	10	35°	–	–	–	–	–	35	45

5.2 | 보링 지그

5.2.1 보링 머신에 사용되는 공구와 아버

보링 지그를 설계 제작하기 위하여 사용되는 공구와 **아버**에 대한 지식이 필요하다. 보링에 사용되는 절삭 공구는 대단히 많다. 중요한 부품을 정밀하게 가공하기 위하여 준비하는 공구나 측정하는 공구 등 작업능률을 향상시키기 위한 공구가 필요하다.

그림 5.35는 보링용 표준 공구이다. 가공물을 다량 혹은 반복 로트 생산하기 위해 **프리세트 보링 공구**를 사용한다. 이것은 여러 개의 바이트를 정해진 위치에 프리세트하여 고정하

거나 홀더와 일체로 만든 것이다. 그림 5.36은 프리세트 보링 공구이다.

보링 바의 지름에 대하여 안전하게 보링을 할 수 있는 깊이는 일정한 한계가 있으나, 일반적으로 1 : 4(깊이 : 바 지름)로 한다. 한계 깊이를 향상시키기 위하여 비싼 텅스텐 카바이드 보링 바를 사용한다.

그림 5.37은 각종 밀링 커터를 보링 주축이나 밀링 주축에 부착하는 공구들이다.

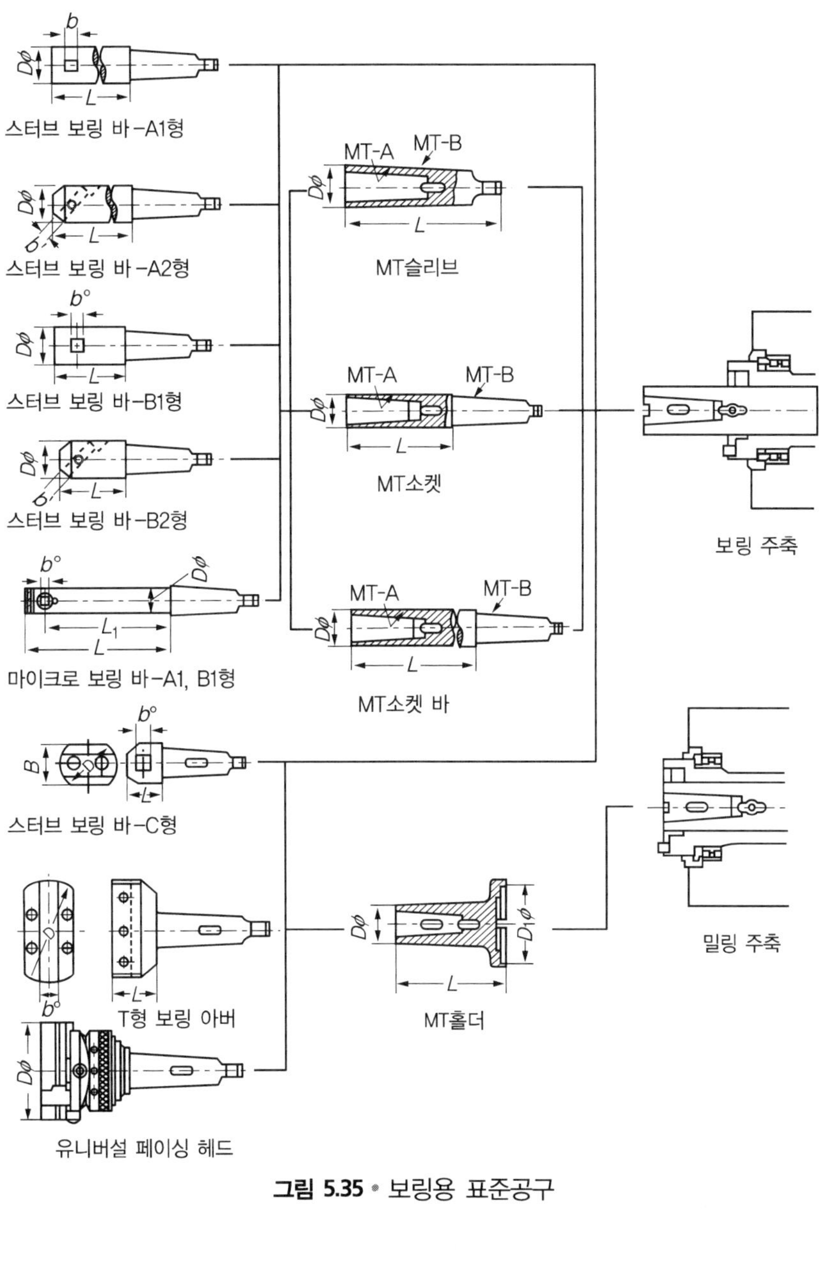

그림 5.35 ◦ 보링용 표준공구

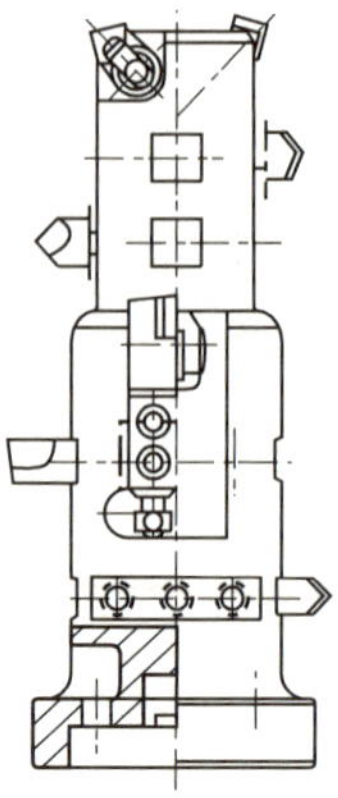

그림 5.36 • 프리세트 보링 공구

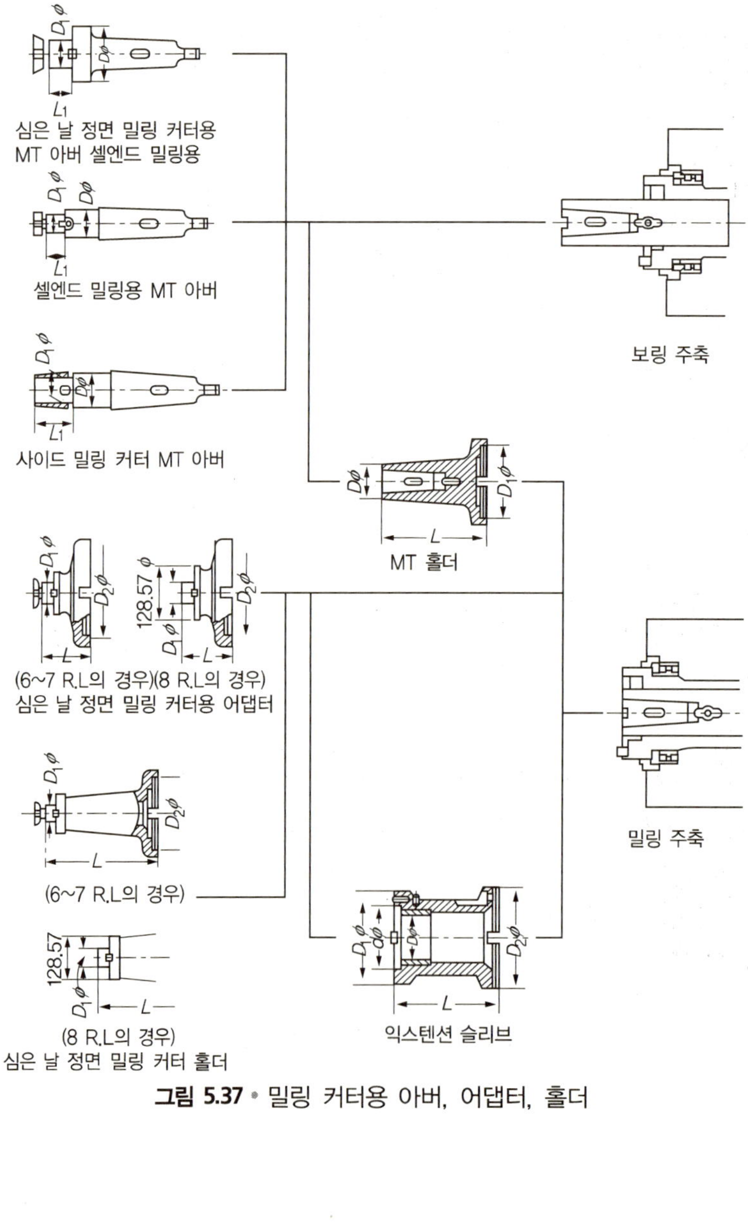

그림 5.37 • 밀링 커터용 아버, 어댑터, 홀더

보링 작업에서 완벽한 준비는 가공 정밀도에 직접 영향을 줄 뿐만 아니라, 준비시간을 단축시켜서 작업 능률도 높인다.

그림 5.38은 각종 준비용 공구를 나타낸 것이다. 즉 작업준비용 정반을 별도로 마련하여 가공물을 미리 설치해둔 뒤에, 보링 머신에 착탈시켜 가공하는 방식이다.

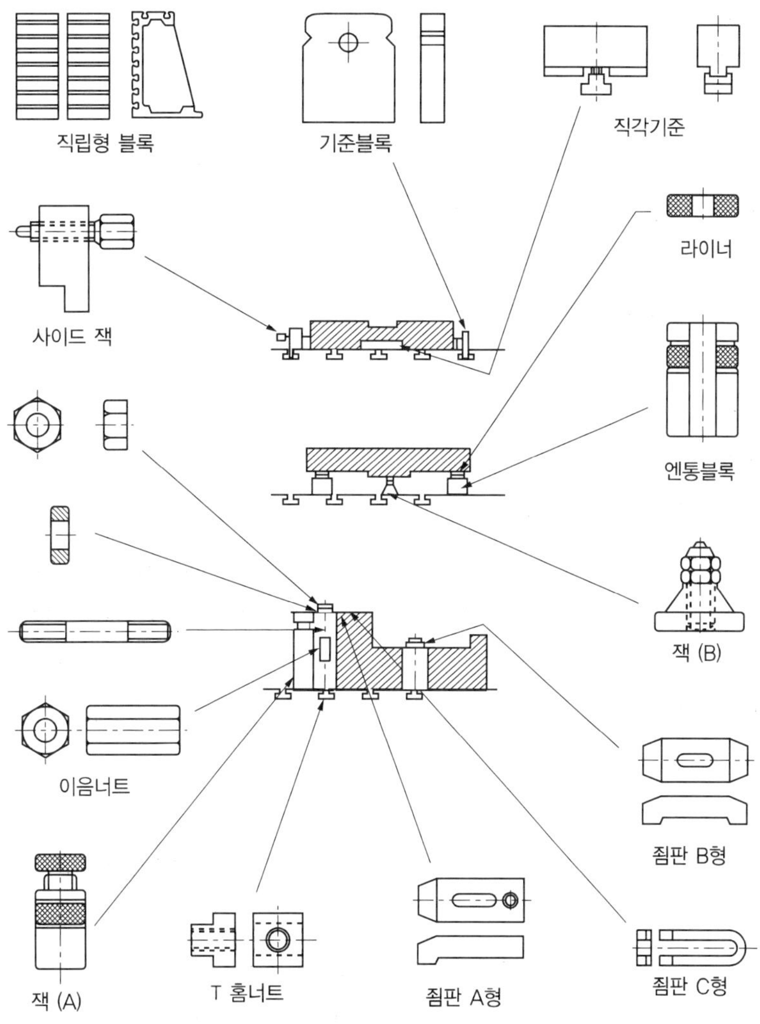

그림 5.38 • 작업준비용 표준공구

5.2.2 보링 지그의 설계

(1) 지그의 목적

가공물과 공구의 상대 위치를 정확하게 결정하기 위하여, 지그는 가공물을 잡아 주는 부분과 공구의 위치를 결정하는 부분으로 구성되어 있다.

일반적으로 지그의 목적은 다음과 같다.

❶ 공작기계의 정밀도 부족 또는 강성 부족의 해결
❷ 공구의 강성 부족 및 지지의 불안정의 해결
❸ 검사 공정의 감소
❹ 미숙련자에 의한 고정밀도 가공
❺ 불량의 감소
❻ 공정의 단축
❼ 한 단계 낮은 급수의 공작기계 활용
❽ 공수의 감소
❾ 가공 정밀도의 흐트러짐 감소

(2) 지그의 형식

보링 머신에는 보링용 지그와 밀링용 지그가 가장 많이 사용된다.

지그의 형식은 개방형과 폐쇄형이 있다. **개방형**은 지그에 가공물을 장착할 때에 대부분 가공물의 표면이 노출되어 있다. 이에 속하는 가장 간단한 것은 개방형 지그이다.

폐쇄형은 상자형으로 되어 있고 보링 가공에서 가장 많이 쓰인다. 이 형식은 가공물의 외측이 지그의 외벽으로 둘러싸여 있고, 보링 공구는 외벽에 있는 **가이드 부시**로 안내된다. 이러한 지그는 강성이 낮은 가공물을 변형되지 않도록 고정할 수 있다.

(3) 지그 설계상의 요점

❶ 강성을 크게 할 것 : 지그를 사용할 경우 가공 정밀도는 작업자에게 좌우되지 않고 지그에 의하여 결정된다. 따라서 지그는 강성이 커야 하고, 가공물의 변형을 방지하거나 공구를 지지할 수 있도록 충분한 강성을 가져야 한다.
❷ 가공물에 적절한 기준면을 선정할 것 : 지그에 가공물을 확실하게 장착하기 위하여 변형이나 절삭력이 작용하는 상태를 충분히 고려하여 기준면을 선택할 필요가 있다. 일반적으로 중요한 곳에 기준면이나 기준자리를 미리 결정해 두고 설계하는 것이 좋다. 전 가공 공정을 통하여 동일한 기준면을 사용하여야 가공물 사이에서 치수 정밀도를 확보할 수 있다.
❸ 지그의 기준면 선택 : 가공물에 작용하는 절삭력은 지그의 기준면이 직접 받도록 설치

한다. 기준면이 잘못 설정되면 가공물에 비틀림 또는 굽힘 변형이 생긴다.

④ 칩의 제거에 주의할 것 : 지그의 설계에서는 기능도 중요하지만 동시에 **칩 처리**방법에도 관심을 가져야 한다. 특히 자동 기계에서 칩의 제거 능력은 지그의 성능에 직접 영향을 주기 때문이다.

⑤ 취급과 보수가 용이할 것 : 가공 기계로부터 가공물을 착탈하기 편리하고 **가이드 부시** 또는 기준면 등이 마멸되면 교환하기 쉽도록 설계한다. 또한 작업자가 지그를 쉽게 수리할 수 있어야 한다.

(4) 보링 지그의 구조 보기

❶ 구멍이 뚫린 정반 : 보링 머신의 정밀도와 강성을 향상시키기 위하여 기계에 부착된 광학이나 전기적 계측장치에 의해 간단하고 정확하게 위치를 결정해야 한다. 또 수치제어 장치가 지정한 대로 정확한 가공을 하기 위하여 지그의 자동화가 필요하다. 특히 가공물과 공구 사이의 관계 위치를 결정하는 지그에는 점차 이용도가 감소하고 있으므로, 수치제어식 보링 머신에는 구멍이 뚫린 정반을 사용한다.

이 정반은 피치 정밀도가 ±0.005 mm인 바둑판 모양 구멍이 여러 개 뚫려 있고, 가로로 A, B, C,⋯⋯, 세로로 1, 2, 3,⋯⋯의 번호가 붙어 있어 가공물과 정반의 관계위치를 정확하게 결정할 수 있다. 또 이 정반은 이케일, 잭 등과 조합하여 가공물에 적합한 지그를 빌딩 블록 식으로 만든다.

❷ 구멍 뚫린 블록 : 구멍 뚫린 블록과 정반이 조합되면 가공물을 정확한 좌표에 장착할 수 있고, 수치제어 공작기계 등으로 프로그래밍하기가 쉽다.

❸ 수평 보링 머신용 지그 : 가공물은 지그에 장착하기 전에 밑면과 4측면을 밀링 가공한다. 보링 가공의 정밀도를 확보하기 위하여 전(前) 가공이 잘 되어야 한다. 보링용 지그는 표면뿐만 아니라 내부의 가공에서도 능률적이다.

보링 바는 **유니버설 조인트**를 매개로 구동되기 때문에, 작업자는 기계의 센터내기나 열 변형 등에 대해서 충분히 고려해야 한다.

❹ 전용 보링 머신용 지그 : 전용 보링 머신의 경우, 전 가공에서 위치결정용 구멍을 뚫어 놓고 여기에 핀으로 위치결정을 한 후에 유압을 작동시키기 위한 장치를 설치한다.

5.2.3 보링 작업의 자동화

보링 작업의 자동화에는 두 가지 방식이 있다. 어느 특정한 가공물을 반복하여 대량생산하는 보링 가공에는 보링 전용기나 **트랜스퍼 머신**을 사용한다. 다른 하나는 수치제어용 자동화 시스템으로, 지그 보링 머신이나 수평형 보링 머신을 사용한다.

(1) 보링 전용기 및 트랜스퍼 머신

트랜스퍼 머신을 사용하면 다음과 같은 장점이 있다.

❶ 가공정밀도가 안정되어 품질의 흐트러짐이 감소된다.
❷ 생산성이 향상되고 안정된다.
❸ 작업자, 특히 숙련자가 필요하지 않다.
❹ 반제품의 수량이 감소한다.
❺ 기계설비의 점유 면적이 감소한다.
❻ 공구의 수명이 몇 배로 향상된다.

(2) 수치제어에 의한 자동화

수치제어는 공작기계를 자동화하고 생산성을 향상시킬 뿐만 아니라, 생산방식이나 경영 전반에 대한 개선 효과도 크다.

수치제어의 특징을 다음과 같이 요약할 수 있다.

❶ 본래의 목적에 따라 관리할 수 있다. 전에는 작업자가 생산성, 가공 정밀도 및 원가를 좌우하였으나 수치제어 공작기계는 프로그래밍 단계에서 가공 공정이나 절삭조건을 설정하여 자동적으로 생산한다. 또한 기계 자체에 계측 기능이 있으므로 작업자는 오직 가공물의 착탈, 공구의 교환이나 기계를 감시하는 역할만 한다. 따라서 품질과 생산성이 향상되고 안정되므로 엄격한 품질 관리를 할 수 있다.

❷ 그러므로 대량생산뿐만 아니라, 소량생산에서도 가공의 자동화가 가능하다. 그리고 기술 혁신이 필요한 분야에서는 생산 규모가 소량 또는 중량이라 할지라도 **수치제어** 기계를 사용하는 것이 좋다.

❸ 가공물의 위치결정이 자동적으로 이루어지므로 별도의 지그가 필요하지 않다. 또한 미리 프로그래밍된 절삭 조건에 따라 제품이 가공되므로 공구 수명이 연장된다.

❹ 새로운 가공물을 가공할 경우에 생산 시간이 짧아지고, 가공물의 설계를 다시 변경하여도 생산에 큰 혼란을 일으키지 않는다.

❺ 기계의 실제 절삭시간은 전보다 2～3배 정도 향상된다. **자동 공구 교환장치**가 부착된 수치제어 공작기계, 즉 머시닝 센터는 절삭 시간이 짧고 매우 능률적이다.

(3) 수치제어 보링 머신

수평형 보링 머신은 기본적으로 가공 자유도가 크고 작업 내용이 다양하므로 기어 박스 등 중요한 부품을 가공할 때에 가공 정밀도가 높다. 또 작업자의 경험이나 숙련도에 좌우되던 기존의 공작기계에 비해 수치제어 장치는 작업자의 숙련도, 품질, 가공 원가 등에 관계없이 자동으로 가공된다. 이와 같은 이유로 각종 공작기계 중에서 수평형 보링 머신용 수치제어 장치가 가장 많이 사용된다. 수치제어식 수평형 보링 머신은 테이프나 카드 정보에 의하여 작동되므로 도면에 따라 가공물이 완성된다. 일반적인 보링 머신의 경우처럼 작업 도중에 중간 측정, 미세 수동 조정이 불가능하므로 기계는 강성이 높고 절삭력 등 외력에 의한 탄성변형이 생기지 않아야 한다. 또한 절삭조건에 따라 **프로그램**이 안정되어야 하므로 공작 기계는 높은 동적 강성이 필요하다.

수치제어식 지그 보링 머신은 테이프의 지령에 따라 정확한 운동과 가공 정밀도가 유지되도록 본체의 강성, 미끄럼면, 주축헤드의 배치 등도 충분히 고려해야 한다.

5.3 | 밀링 지그

밀링 머신은 일반적으로 많은 날을 가진 회전공구로 가공물을 절삭한다. 이것은 여러 종류가 있고 각종 부속 장치와 범용 지그에 이르기까지 적용 범위가 대단히 넓다.

5.3.1 밀링 지그의 설계

생산 공장에서는 다른 설비기계와 마찬가지로 지그를 사용할 경우와 사용하지 않을 경우의 이익을 생각해야 한다. 지그에 투자할 수 있는 비용은 주로 대상 가공물의 수량으로 결정된다. 그러나 비록 적은 수량이더라도 제품이 요구하는 정밀도나 모양에 따라서는 **전용 지그**를 사용하는 것이 더욱 원가를 절감할 수 있다.

따라서 지그의 사용 목적은 요구하는 정밀도를 유지하고, 짧은 시간에 많은 제품을 되도록 값싸게 제작하는 것이다.

밀링 지그를 포함해서 일반적으로 지그는 범용과 전용형으로 나눈다. 대표적인 범용 지그는 머신 바이스이다. 이 밖에 밀링 머신의 부속품으로 각종 체결 기구가 있다. 특히 범용 지그는 생산 개수가 적은 부품을 체결할 때 사용한다. 최근에는 수치제어 공작기계가 급속하게 진보하여 많은 종류의 제품을 가공할 수 있으므로 지그는 되도록 범용성을 갖는 것이 바람직하다. 범용성은 강성이나 조작성과는 서로 반대되는 개념이다. 즉 수치제어 공작기계를 잘 활용하기 위해서는 지그의 구성요소와 각 기능을 충분히 검토하여 표준화시키거나 범용성을 가진 조립식으로 설계하는 것이 좋다. 전용 지그는 특정한 공정이나 가공용으로 많이 사용되고 일반적인 제품이나 소량 생산에는 부적당하다.

지그를 설계하기 위하여 밀링 머신에 관한 충분한 사전 지식을 가져야 한다. 다시 말하면, 테이블의 치수, 작업면적, T홈의 치수, 좌우, 전후, 상하 이동량, 전동기의 출력, 주축의 회전수, 이동속도의 범위, 조작 방법 및 가능한 사이클의 종류 등이다. 또한 직립형이나 수평형 밀링 머신에 따라 지그의 구조가 단순 또는 복잡해질 수 있다.

지그 부품의 표준화(규격화의 사용 등)를 통해 유사한 **부품의 공통화**나 가공 방식의 개선을 도모할 수 있다. 부품의 표준화나 공통화는 다품종 소량생산에서 가공 원가를 경감시키는 주요한 요인이다.

그림 5.39는 공통화 지그의 보기이다.

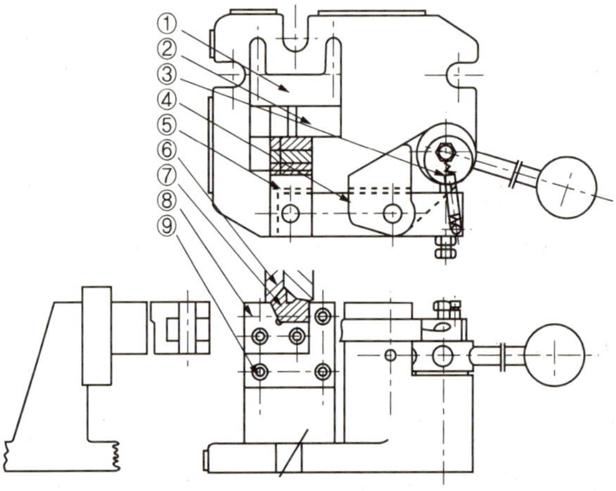

① 지그 본체(표준) ② 플레이트(전용)
③ 체결 암(표준) ④ 체결 암(표준)
⑤ 체결편(전용) ⑥ 조합밀링 커터
⑦ 가공부품(3개 부착) ⑧ 위치결정판(전용)
⑨ 플레이트 부착나사(표준)

그림 5.39 • 공통화 지그의 보기

그림에서 플레이트(②), 체결편(⑤), 위치결정판(⑧)을 바꿔 끼워서 각종 부품을 체결할 수 있다. 필요에 따라 절삭방향을 90° 방향으로 바꾸기 위한 4개의 체결 홈이 있다.

체결 핸들도 4방향의 구멍에 바꿔 끼우거나 능률과 안전을 고려하여 가장 사용하기 쉬운 위치에 부착한다. 밀링 머신의 테이블에 가공물을 체결할 때에는 치공구 본체와 직각으로 2면을 다듬질하여 기준면을 만들면 높은 평행도를 얻을 수 있다. 이 지그는 머신 바이스에 비하여 비록 체결력은 약하지만 대용할 수 있다. 그러나 경(輕) 절삭을 할 때에는 캠을 사용하는 것이 능률적이다. 특히, 전용 지그의 비용은 전체의 30% 정도를 차지하므로 제작비가 절약된다.

또 밀링 작업에서 다음 항목들을 검토할 필요가 있다.

❶ 가공물의 크기, 중량, 강성 및 가공 기준에 따라, 특히 주물 흑피면 기준이든, 가공면 기준이든 관계없이, 전체 가공 상태와 정밀도를 명확하게 정리해 둔다.
❷ 절삭 여유와 가공물의 피절삭성
❸ 요구되는 정밀도(표면거칠기, 평면도, 평행도, 직각도, 치수공차 등)
❹ 생산개수, 소요시간 및 허용 생산원가
❺ 가공방법(정면 밀링 가공인가, 평면 밀링 가공인가, 측면 밀링 가공인가, 엔드밀 가공인가, 조합 커터로 한 번에 가공하는가, 공정을 분할해서 가공하는가 등)
❻ 사용하는 밀링 머신의 형식, 크기 및 능력
❼ 지그의 형식과 **자동화의 정밀도**
❽ 커터의 종류, 모양 및 재질

이상을 검토하여 현재 계획하고 있는 밀링 작업과 비슷한 작업에 대해서도 그 실태를 잘 파악해 두어야 한다. 특히 지그는 경험적 요소가 많으므로 작업자의 의견을 충분히 반영하는 것이 좋다.

5.3.2 가공물의 배열방법

가공물을 밀링 머신의 테이블 위에 배열하는 방법에는 여러 가지가 있고, 그에 따라 지그의 구조도 달라진다. 일반적으로 사용하고 있는 방식을 그림 5.40에 표시했다.

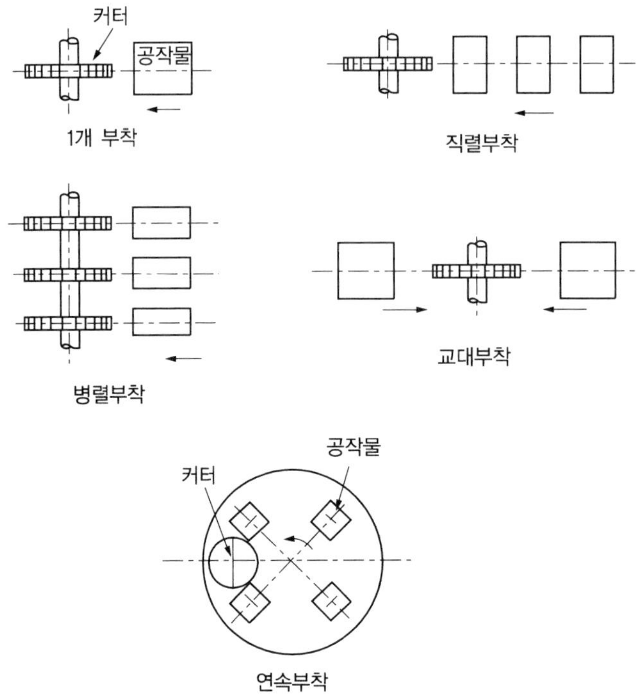

그림 5.40 • 가공물의 배열

❶ 1개 부착 : 이러한 지그는 쉽게 제작되기 때문에, 소형 부품 이외에는 1개 부착이 많다. 특히 **라인 생산**에서는 착탈 시간을 단축하기 위하여 1개만 부착한다.

❷ 직렬부착 : 테이블의 길이 방향으로 2개 이상의 가공물을 일렬로 배열하는 방법이다. 이송 속도가 느리면 가공이 끝난 가공물을 순차적으로 탈거하고 새로운 공작물을 부착하여 기계의 가동률을 높일 수가 있다. 또 가공물을 서로 접근시켜 부착하면 에어 커트량(공 회전)이 감소되고, 가공 시간이 단축된다. 그러나 지그 조작이 불편하므로 충분히 고려해야 한다.

❸ 병렬부착 : 테이블의 길이 방향과 직각으로 2개 이상의 가공물을 배열하는 방식이다. 동시에 여러 개의 제품을 가공하기 때문에 1개당 가공 시간이 단축된다.

사용하는 밀링 머신의 능력, 커터의 불균일성, 가공물의 불균일성, 지그의 제작 오차 등을 고려하지 않고 배열 수를 결정하면 오류가 발생하기 쉽다.

높은 정밀도로 가공하기 위하여 다음 사항에 주의해야 한다.

❹ 교대부착 : 테이블의 좌우에 가공물을 부착하는 방법이다. 한쪽에서 가공물을 가공할 때에, 다른 쪽에서 가공물을 착탈하기 때문에 기계의 가동률이 높아진다. 직렬부착과

병렬부착 방법이 있으나, 특히 교대 부착은 로트 생산, 라인 생산에 모두 좋은 방법이다. 아버에 설치한 밀링 커터를 사용할 때에 한쪽은 상향 절삭, 다른 쪽은 하향 절삭이 된다.

⑤ 연속부착 : 회전 테이블이나 드럼에 가공물을 부착하는 방법이다. 가공과 착탈이 연속적으로 이루어지므로 기계를 정지할 필요가 없고 가동률이 아주 높다. 이러한 가공은 회전 테이블형 밀링 머신이나 **드럼형 밀링 머신**으로 한다. 그러나 보통의 밀링 머신도 소형 부품은 원형 테이블에 부착하여 연속적으로 가공할 수 있다.

이상의 **부착방법**들은 1개의 가공물에 하나의 공정만을 고려한 것이나, 그림 5.41과 같이 한 대의 기계에서 동시 또는 연속 2공정 이상의 가공도 가능하다. 그림은 병렬형으로 3개의 가공물을 부착하여 3공정을 동시에 가공하고, 소형 부품들을 양산할 때에 사용한다.

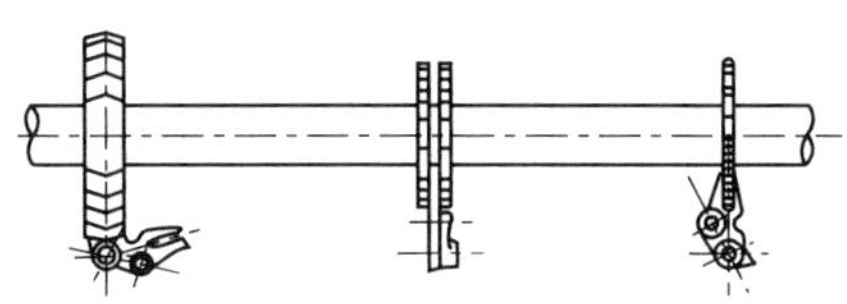

그림 5.41 • 병렬부착으로 다공정 동시 가공

5.3.3 지그 설계상의 유의 사항

(1) 체결 기준

가공물을 지그에 체결할 때에 어느 곳을 기준으로 하여 체결할 것인가를 충분히 검토해야 한다. 기준면이 가공된 면이라면 좋으나, 주물표면 또는 단조표면과 같은 경우에는 미리 기준을 정하여 체결한다. 가공된 면이 기준이 될 때에는 면 전체로 받아도 좋으나, 되도록 3점으로 지지하여야 한다. 4점 이상의 점으로 지지하면 가공물을 안정시키기 어렵다. 안정되지 않은 채 가공물을 고정하면 틈새가 있는 기준점이 무리하게 눌려서 체결 시에 가공물을 변형시키므로 가공 정밀도가 떨어진다. 또 가공물의 모양이 허용하는 한도 안에서 지지점을 가공 위치의 바로 아래에 놓는 것이 좋다. 가공물이 크거나 모양이 복잡하여 3점으로 지지하기 어려울 때는 **내추럴 클램퍼**로 불안정한 지점을 고정한다.

(2) 고정방법

기능면에 따라 고정 장치를 분류하면, 가공물을 고정하는 것(주클램프), 가공물을 기준면에 밀어붙이는 것(보조클램프), 작은 힘으로 가공물을 변형시키지 않고 고정하거나 고정력 또는 절삭력에 의한 진동 또는 변형을 방지하는 것(내추럴 클램프) 등 3종류가 있다. 지그 구조는 주절삭력을 클램프에 받지 않고, 절삭력은 되도록 기준부에 걸리도록 한다. 양산용 지그에서는 작동시간을 단축하기 위하여 공기압 또는 **유압 클램프**를 사용한다. 공기압이나 유압으로 직접 고정하는 것은 피해야 하고, 테이퍼 캠 등을 매개로 하여 고정한다. 공기압이나 유압장치에 고장이 생긴다든가 정전되었을 때에 클램프가 헐거워져서 예기치 않은 사고가 일어날 수 있다. 이런 경우에도 안전하게 고정되어야 한다.

그림 5.42는 테이퍼 캠을 설명하는 그림이다. 테이퍼 캠을 통하여 클램핑을 하면 공기압이나 유압장치에 고장이 생겨도 캠에 의한 자체적인 고정으로 클램프가 헐거워지지 않는다.

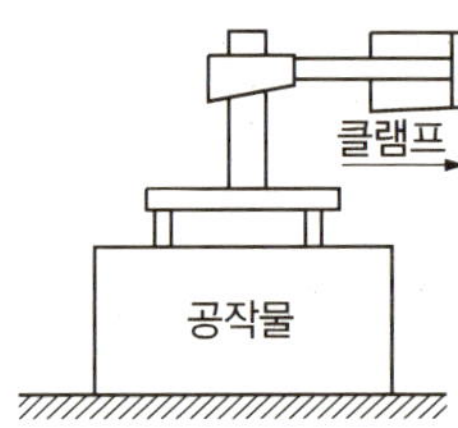

그림 5.42 • 테이퍼 캠을 이용한 클램프

자체 체결의 경사각도는 약 10° 이하이고, 각도가 작을수록 확실하게 고정된다. 그러나 경사각이 너무 작으면 풀 때에 테이퍼 캠이 빠지지 않거나 밸브를 변환시켜도 고정이 풀리지 않는다. 이러한 경우에는 그림과 같이 실린더를 사용하면 고정할 때보다 풀 때에 피스톤의 단면적이 커지고 큰 힘이 작용하므로 쉽게 풀 수 있다. 또한 내추럴 클램프는 아주 잘 설계된 스프링을 사용해야 한다.

그림 5.43은 가장 좋은 내추럴 클램프의 보기이다.

그림 (a)는 수동식으로, 스프링의 힘에 의해 클램프가 가공물을 누르면 **콜릿**으로 로드를 죄어서 고정한다. 이 장치에서 주의할 사항은 스프링 압력을 간단하게 조절하거나 클램프를 교환할 수 있는 구조로 만들어야 한다는 것이다. 또한 이 기구에서 클램프의 위치는 콜릿의 마찰만으로 지탱하기 때문에 중(重)절삭을 할 때에는 절삭력이 작용하여 내려간다. 이러한 경우에 그림 (b)와 같이 끝에 쐐기를 사용한다. 그림 (b)는 그림 (a)를 유압식으로 변경한 것이다.

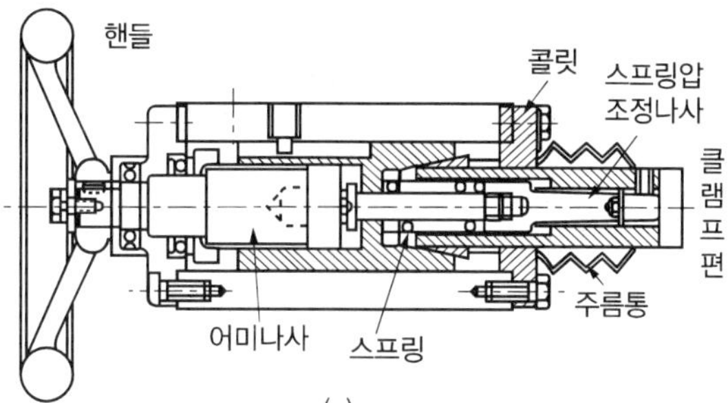

(a)

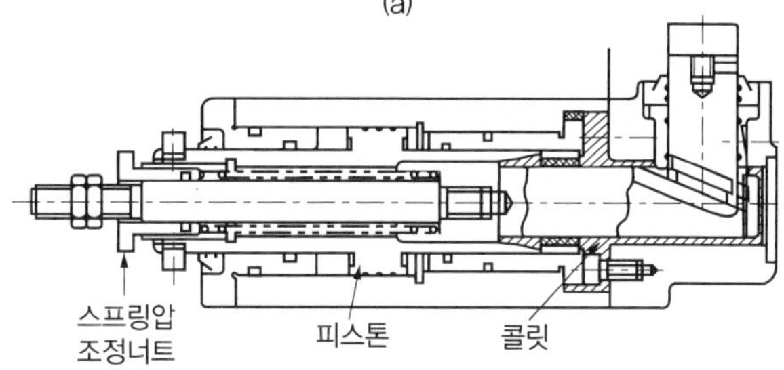

(b)

그림 5.43 ◦ 내추럴 클램프

(3) 공구부착

대량생산에서는 특수 기구를 부착하여 일정한 주기로 공구를 교환하는 것이 좋다. 공구의 교환이 빠르고 정확하면 효율성과 생산성에 큰 영향을 준다. 일반적으로 그림 5.44와 같이 지그 안쪽의 기준면에서 게이지를 설치하여 커터의 위치를 결정한다. 치수 정밀도가 높은 곳은 그림 5.45와 같이 다이얼 인디케이터와 **마스터 블록**을 사용한다.

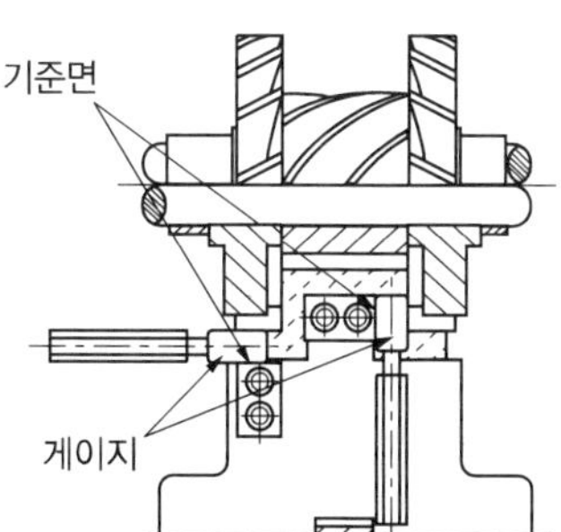

그림 5.44 ◦ 게이지 블록에 의한 커터의 부착

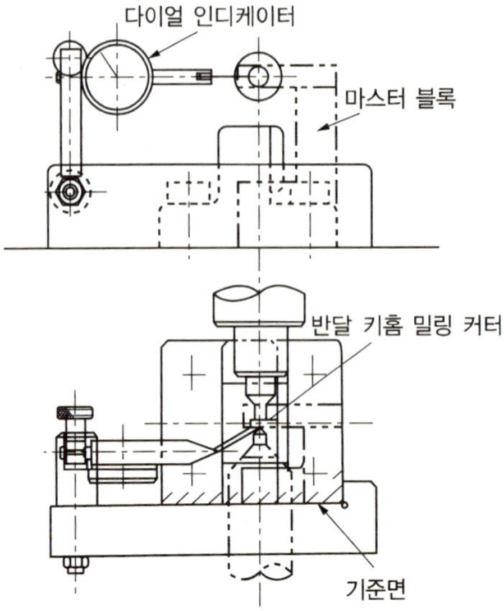

그림 5.45 • 다이얼 인디케이터와 마스터 블록에 의한 커터의 부착

또 이와 같이 시험 절삭을 하지 않고 공구를 간단하게 부착할 수 있는 구조가 좋다.

(4) 지그의 부착기준

밀링 머신의 소량 생산용 지그는 많은 종류의 가공물을 착탈하기 위해 자주 사용한다. 이때 지그의 중심을 맞추기가 어렵다. 지그는 밑면에 테이블의 T홈에 들어갈 키를 만들고 키를 테이블 T홈에 끼워서 위치를 결정한다. 더욱 정확하게 하기 위해서는 테이블 운동방향으로 지그 베이스의 한 면을 다듬질하여 이것을 기준으로 지그를 조립하면 테이블의 이송방향과 평행을 유지한다. 이런 방법은 지그를 제작하거나 검사하기 위하여 이용된다.

(5) 칩의 처리

칩을 너무나 쉽게 생각하기 쉬우나, 지그가 작동하지 않는 원인이 될 수 있다. 기준면에 칩이 들어가면 정밀도가 떨어지고, 대부분의 가공열을 흡수한 칩은 지그의 온도를 상승시켜서 가공 정밀도에도 큰 영향을 준다.

그리고 얼마나 칩이 나올 것인가를 계산하여 지그 본체의 높이, 경사각도, 기준부의 모양 등을 설계해야 한다. 특별히, 밀링 가공은 칩이 비산되기 때문에 작업자를 보호하기 위한 덮개를 설치하는 것이 좋다. 자동화된 지그에 있어서의 칩 처리 문제는 어려운 일이지만, 앞으로 해결해야 할 중요한 과제이다.

5.3.4 밀링 지그의 구조 보기

그림 5.46은 큰 지름을 가진 축에 홈을 가공하는 지그이다.

축의 지름에 따라 그림의 ②를 ③ 위의 특정 위치에 고정하고 쐐기 블록 ①을 볼트로 고정하여 축에 맞추고 쐐기를 체결한다. 이 지그는 구조가 간단하고 범용성이 넓다.

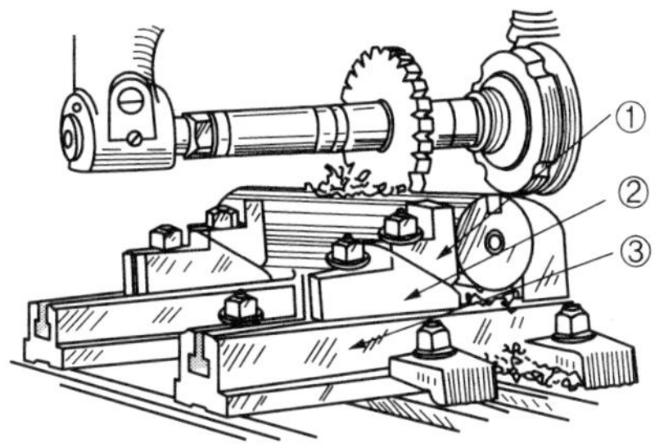

그림 5.46 • 축 고정용 지그

그림 5.47은 **이퀄라이저**와 캠을 이용하여 8개의 가공물을 동시에 고정하는 지그이다. 캠 핸들 ①의 회전에 의하여 클램프 지지구 ②와 ③이 스프링을 압축하면서 중앙으로 밀어 가공물을 고정한다. 지지구 ②는 구면와셔 ④에서 접촉하고, 클램프 ⑤는 핀 ⑥에서 접촉하는 구조이다. 블록 ⑦과 ⑧은 커터를 고정하기 위한 기준면이다. 일정한 판 게이지를 대고 커터의 위치를 정하면 가공물을 시험 절삭하지 않고도 일정한 치수로 가공한다.

그림 5.48은 클램핑 레버 ①을 눌러 가공물 ②의 고정을 풀어 두면 동시에 가공물을 밀어낸다.

그림 5.49는 **토글 클램프**에 의하여 2개의 가공물을 고정하는 지그이며, 수동으로 체결한다. ①은 가공물을 항상 좌측으로 밀어내는 장치이며, 스프링이 내장되어 있다. 가공물의 착탈은 레버를 우측으로 잡아당겨 준다. 블록 ②는 왼쪽 절삭부가 들뜨는 것을 방지하는 장치이다. 가공물의 회전방향의 위치결정은 블록 ③으로 하고, 블록은 위아래 방향으로 조절한다. ④는 지그를 밀링 머신의 테이블에 체결할 때의 기준핀이 되고 ⑤는 커터 고정용 판 게이지이며, 보통은 이 위치에서 떼어 놓는다.

4개의 구멍 ⑥은 볼트의 구멍이다. ⑦은 냉각장치 덮개로 칩이 테이블 위에 떨어지는 것을 방지하고 청소하기 쉽도록 한 것이다.

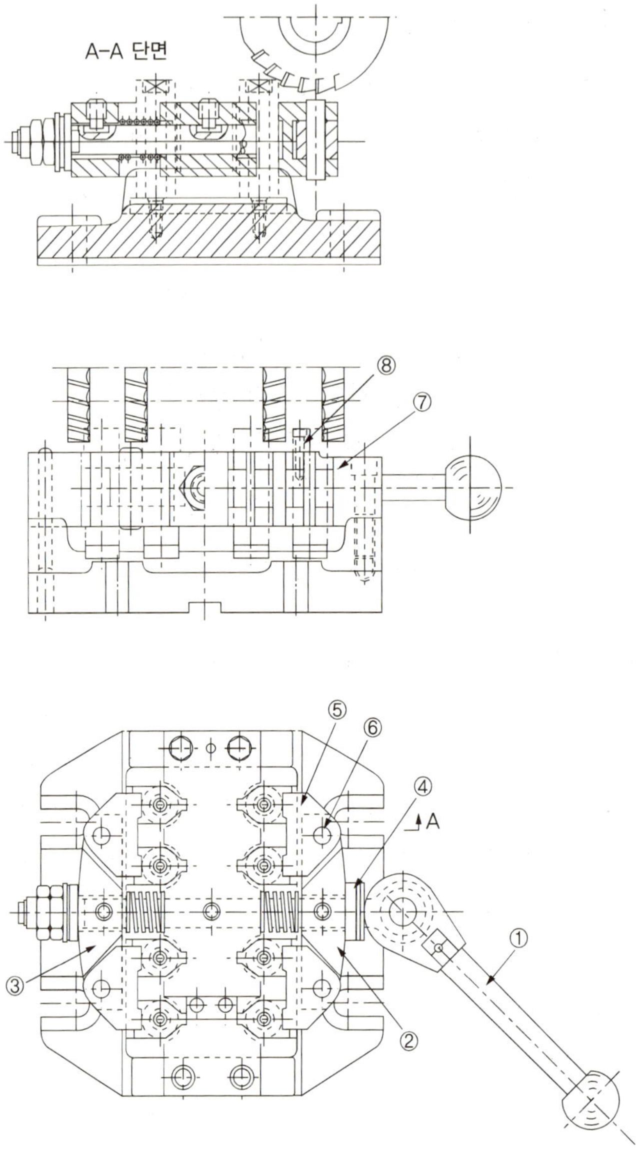

그림 5.47 • 이퀄라이저를 이용한 지그

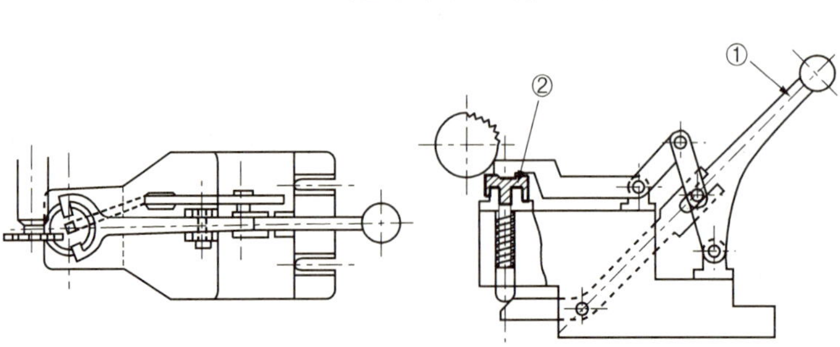

그림 5.48 • 클램핑 레버에 의한 착탈

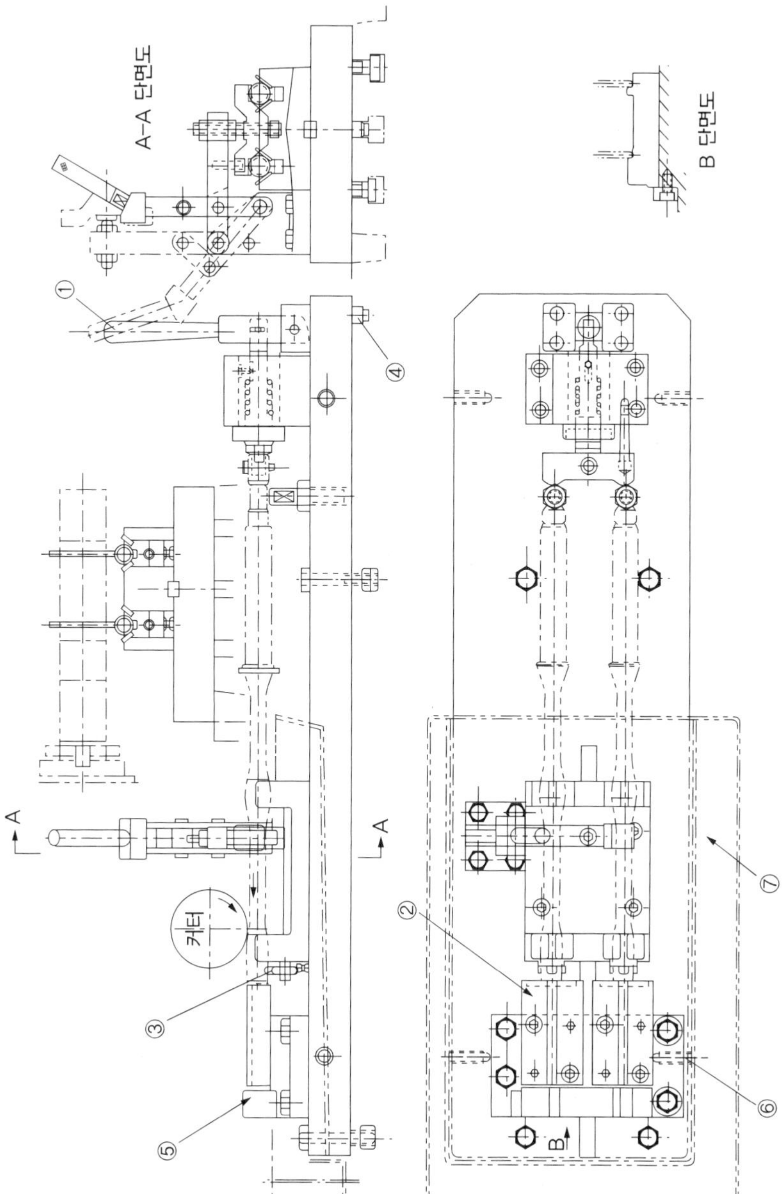

그림 5.49 ◦ 토글 클램프를 이용한 지그

그림 5.50은 치차의 원형 주유 홈을 가공하는 공기압 작동 지그이다. ①은 콜릿이며, 센터내기와 고정을 동시에 수행하고 가공물을 축 방향의 기준면에 밀어붙인다. 로드 ②는 로드 ③에 의하여 위아래로 움직인다. ②와 ③은 쐐기 기구로 **배력 작용**과 함께 작용력을 전환하는 역할을 한다. 틈새 ④는 쐐기 ③에 충격을 주어 고정하거나 풀어 준다. ⑤는 리미트 스위치로 실린더의 전진 끝단과 후진 끝단을 확인하는 기구이다.

⑥은 콜릿의 회전 방지용 키이고, **콜릿**의 갈라진 홈에는 칩이나 먼지가 들어가기 쉬우므로 고무를 녹여 붙여서 방지한다. Z의 윗부분은 간단하게 착탈할 수 있는 구조이고, 이것을 바꾸어 끼우면 다른 유사한 치차 가공도 할 수 있다.

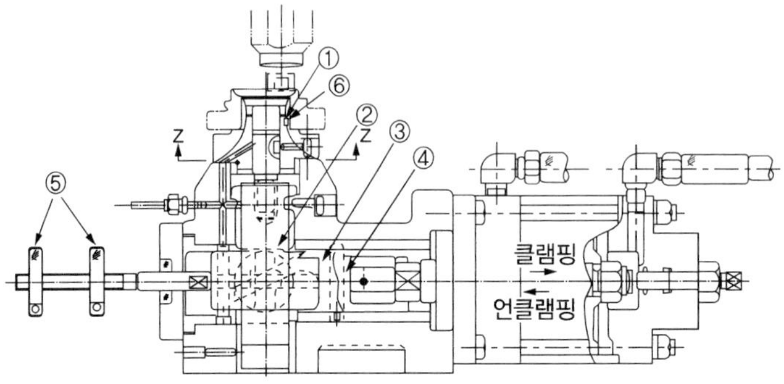

그림 5.50 • 콜릿을 이용한 지그

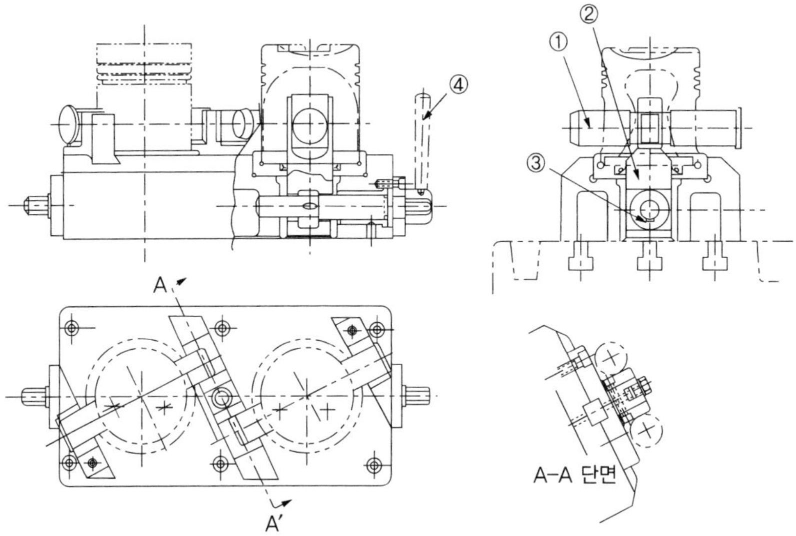

그림 5.51 • (a) 플러그를 이용한 지그

그림 5.51은 피스톤 머리부의 자리면을 가공하는 지그이다. 가공물의 구멍에 플러그 ①을 끼워서 가공물의 회전 위치를 결정하고 클램프 로드 ②를 중개하여 캠 ③으로 플러그를 고정한다. 또 캠의 작동은 핸들 ④로 한다. 2개의 가공물을 동시에 체결하여, 2축 일체형의 **버티컬 어태치먼트**를 가진 밀링 머신에 사용한다.

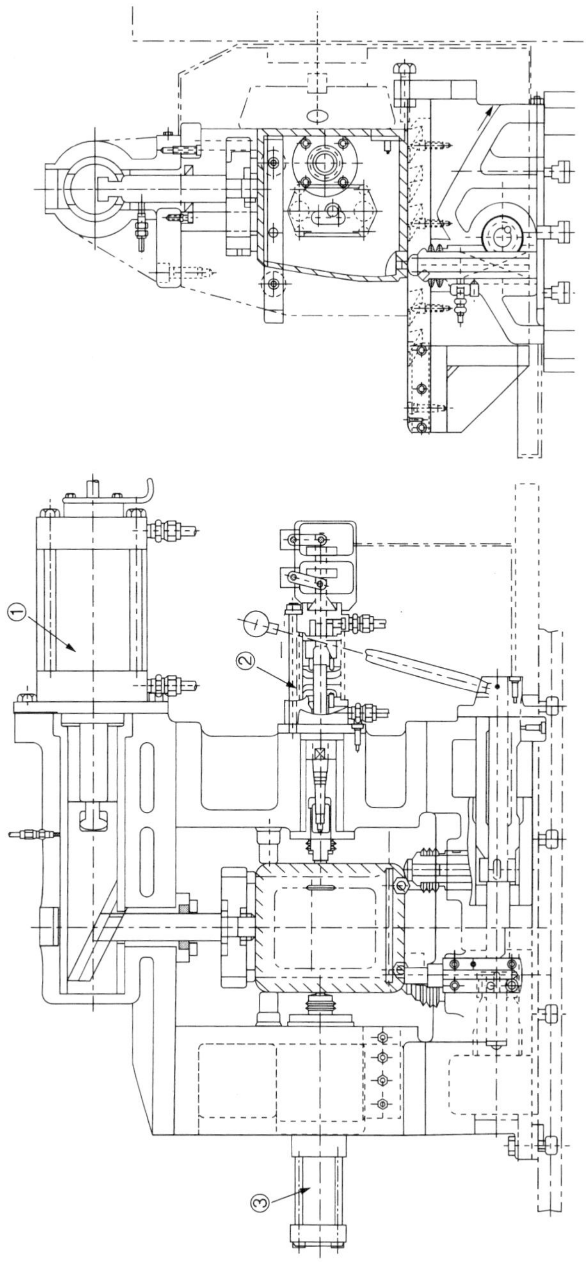

그림 5.51 • (b) 내추럴 클램프를 이용한 지그

그림 5.51 (b)는 트랜스미션 케이스의 윗면을 가공하는 공기압 지그이다. 가공물이 가이드 레일로 들어가면 수동 레버를 조작하여 노크를 삽입한 후에 기동 버튼을 누른다. 그러면 실린더 ①이 작동하여 메인이 클램핑되고, 그 후에 실린더 ②, ③이 작동하여 내추럴 클램핑이 작용한다. 클램핑된 가공물이 밀링 가공 사이클에 들어가면 자동적으로 가공물이 탈

거된다. 만약 노크를 조작하지 않으면 기동 버튼을 눌러도 작동하지 않는다. 범용 밀링 머신용 지그의 설치 공간이 한정되므로 이런 조건에서도 칩을 처리할 수 있도록 한 것이다.

지그의 본체를 주물로 제작할 때에는 그림과 같이 큰 기울기를 준다.

이미 언급한 여러 가지 조건을 감안하여 가장 적합한 구조의 지그를 설계해야 한다.

5.3.5 밀링 작업의 자동화

(1) 작업 내용과 자동화 계획

자동화는 일반적으로 비싼 설비투자가 필요하므로 그 목적을 잘 파악하여 자동화 계획을 세워야 한다. 아무리 정교한 기구라도 인간의 판단에 의한 정확성과 속도에는 미치지 못한다. 또한 기계나 공정의 연관성을 무시한 자동화는 존재하지 않는다.

그러므로 밀링 머신뿐만 아니라 일반 공작기계의 자동화에는 다음과 같은 4개 항목을 고려해야 한다.

❶ 기계 자체의 운동 자동화
❷ 가공물 착탈의 자동화
❸ 가공물의 반입, 반출 및 공정 이동의 자동화
❹ 공구 교환의 자동화

밀링 작업에서 ❸의 반입, 반출의 자동화는 가공물의 모양이 복잡하면 곤란하며, 특별한 가공물을 제외하면 대량생산에서는 일반적으로 사용하지 않는다. 한편 ❶, ❷의 자동화는 생산능률의 향상, 미숙련자의 기계조작, 정밀도의 균일화를 이루기 위하여 최근에 많이 사용된다. ❹의 자동화는 수치제어 기계의 발달에 따라 **원형 척, 다공정 무인가공** 및 2종류 이상의 가공물을 처리하기 위한 **수치제어 기계**에서 공구를 자동으로 선택하기 위하여 발달하였다. 이와 달리 밀링 머신의 생산 상태를 살펴보면, 다음과 같은 것들이 있다.

❶ 동일 부품을 연속적으로 대량생산한다.
❷ 몇 종류의 가공물을 로트 생산한다.
❸ 유사한 모양의 부품을 가공 대상으로 한다.
❹ 특정한 대상 가공물이 없다.

❶의 목적으로 전용 기계를 사용할 때에는 밀링 머신 자체의 자동화와 함께 지그의 자동

화도 동시에 필요하다. 또 1회의 버튼 조작으로 고정, 가공, 해제까지 여러 동작을 할 수 있다. ❷는 대상 가공물에 어느 정도 유사성이 없으면 ❶과 같은 전자동이 곤란하므로, 기계 자체의 운동 자동화가 대부분인 지그는 수동으로 작동시킨다.

❸과 유사한 모양의 부품 가공은 그룹 테크놀로지의 도입으로 지그의 공용화, 기계 사이클의 자동화 등 상세한 공정 분석을 통한 작업 방법의 개선이나 가공 능률 향상을 이루기 위한 것이다. ❹는 범용 기계에만 사용된다. 이와 같이 자동화는 작업 내용에 따라서 그 정도가 달라질 수 있다.

(2) 밀링 머신 자체의 운동을 간단하게 한 자동화

테이블 운동의 자동 사이클화(급속이동, 절삭이송의 자동속도 변환, 운동 방향의 자동변환, 자동정지, 반복 사이클, 왕복절삭 사이클 등)는 최근의 밀링 머신의 표준이다. 나아가서 단 절삭이나 주변 절삭 등에는 좌우-전후, 전후-상하, 좌우-전후-상하의 연동이 필요하고, **스퀘어 자동사이클** 또는 **큐빅 자동사이클**로 표준화시키는 경향이 있다. 이와 같은 자동 밀링 머신을 사용하면 다량 생산뿐만 아니라, 다품종 소량생산에서도 기동 버튼을 눌러 연속적으로 가공할 수 있다. 그러나 범용 밀링 머신의 자동사이클은 단순한 스퀘어 사이클이나 큐빅 사이클만 가능하고, 보다 복잡한 사이클은 프로그램 제어나 수치제어 장치를 사용하는 것이 좋다.

(3) 프로그램 제어방식

프로그램 제어란 테이블, 새들 및 니 등 밀링 머신의 구성 요소로 운동방향(전후, 좌우, 상하)을 결정하고 기동, 정지, 이송, 급속이동 등의 주 동작과 주축, 절삭유 전동기의 기동, 정지 등의 보조 동작을 미리 설정해 놓은 프로그램에 의해 제어하는 방식이다. 앞에서 말한 자동사이클보다 한층 더 범용성과 적응성이 우수하여, 가공물의 모양에 따라 각각의 프로그램을 설정해 두면 다양한 제품을 가공할 수 있다. 그리고 생산 형태는 중량(中量)에서 대량(大量)까지 다양하다.

프로그램 제어용 밀링 머신은 경제성 또는 성능면에서 우수하므로 다음과 같은 경우에 사용한다.

❶ 공정 수가 많아서 지금까지 여러 대의 기계를 사용했던 복잡한 가공물의 가공
❷ 모델 체인지가 많은 가공물의 가공
❸ 유사 부품에 의하여 구성되는 로트 가공

❹ 전용 밀링 머신을 사용하기에는 약간 작은 로트 가공

프로그램 제어의 방법은 플러그 보드 방식, 버튼 조작 방식, 다이얼 세트 방식, 펀치 카드 방식 등의 여러 가지 종류가 있다.

(4) 수치제어 방식

밀링 머신의 수치제어에는 직선제어와 윤곽제어 두 가지가 있다.
수치제어 밀링 머신은 다음과 같은 장점이 있다.

❶ 생산성을 증대시킨다.
❷ 검사비용이 절감된다.
❸ 준비시간이 감소된다.
❹ 가공불량이 감소된다.
❺ 유휴시간이 감소되고 관리비가 절감된다.
❻ 표준시간이 확립된다.
❼ 작업자의 피로가 감소되고, 높은 숙련도가 필요하지 않다.
❽ 가공물의 정밀도가 균일화된다.

한편 수치제어 밀링 머신의 용도는 다음과 같다.

(a) 직선제어

❶ 지그 보링 머신에 준한 작업 : 예컨대, 다이 세트의 안내 구멍과 같이 2개 이상 중심을 가진 가공물의 피치 정밀도가 필요한 경우
❷ 리미트 스위치 작동에 의한 프로그램 제어방식으로는 충분한 정밀도가 나오지 않고 너무 모양이 복잡하여 미소한 차이가 생기는 경우
❸ 여러 개의 구멍이 뚫린 가공물에서 지그 없이 구멍을 가공하는 경우
❹ 밀링 작업, 보링 작업 및 드릴 작업을 혼합하는 경우
❺ 종류가 많고 로트 수가 적은 가공물의 자동가공

(b) 윤곽제어

❶ 캠, 템플릿, 판 게이지, 금형, 방전 가공용의 전극 등의 절삭이나 연삭처럼 임의의 곡선 또는 곡면 등 고정밀도의 가공
❷ **모방 가공**으로는 충분한 정밀도를 얻을 수 없는 경우

(5) 지그의 자동화

지그의 자동화는 가공물의 고정 분할, 가공물의 반입과 반출 동작 등을 대상으로 하며, 공기압, 유압, 에어 및 하이드로 등을 수단으로 사용한다. 공기압은 이용하기 쉬우나 일반적으로 출력이 작고 동작 속도를 조절하기 어렵다. 밀링 머신의 유압식 지그는 유압장치로 작동하므로 비싸지만 공기압과 같은 문제점이 없고 출력이 크므로 작은 지그를 만들 수 있다. 에어 하이드로는 공기압의 단점을 보완하기 위하여 유압과 공기압을 함께 사용한다.

전동기나 기계 본체의 움직임을 이용하여 분할하는 방식도 있다. 소형 부품에는 간단한 공기압을 사용지만, 어떤 방식을 사용할 것인가는 개별적인 상태에 따라 판단한다. 즉 가공물의 모양, 가공 방법, 가공정밀도, 설비의 상황, 지그 제작에 허용되는 예산 등을 고려하여 종합적으로 결정해야 한다.

지그를 자동화할 경우, 기계 본체의 운동이나 조작을 자동화시키고 밀링 머신의 기동, 정지를 간단한 레버로 조작할 수 있다. 그렇지 않으면 한 사람이 한 대의 기계만 운전하므로 가공 능률을 향상시킬 수 없다.

아무런 확인도 없이 자동화 기구에 연속 작동기구를 잘못 부착한다면 사고가 발생할 위험이 있다. 따라서 안전작업을 위해 상당한 주의가 필요하다. 즉 한 동작이 완료된 후에 다음 동작이 가능하도록 기동 조건을 설정하는 '인터록 개념'을 도입해야 한다. 기계적 또는 전기적 장치에 의해 기계와 연동시킬 때에는 확실한 동작을 확인한 후에 다음의 가공 동작을 준비하는 최소한의 인터록 개념이 필요하다.

5.4 | 선반용 치공구

5.4.1 선반용 치공구의 설계방법

선반용 치공구의 설계에서 주의해야 할 점은 다음과 같다.

(1) 가공물의 소요정밀도

❶ 주물품의 경우 탕구, 압탕, 주물귀의 위치를 확인하여 거기에는 위치결정을 하지 않고 치수가 틀리기 쉬운 위치나 분할선도 사용하지 않는다.

❷ 절삭 여유(전, 후공정도 포함)에 따라 고정하기 불가능한 것도 있다.

❸ 공정에 따라서 가공 장소, 위치결정 장소, 가공량 및 가공 방법 등에 주의한다.

❹ 편심 정밀도를 검토하여 체결할 때에 편심이 생기지 않도록 한다.

(2) 가공물 착탈의 용이성

❶ 되도록 한 동작으로 체결한다.
❷ 큰 힘이 걸리지 않도록 한다.
❸ 착탈하기 쉽도록 여유 공간을 둔다.
❹ 위치결정이 간단하고 위치결정 장소를 쉽게 틀리지 않는 구조로 한다.
❺ 가볍게 설계하여 균형 잡기 쉬운 구조로 한다.
❻ 체결장치는 콜릿, 유압, 공기압, 스프링 등을 사용한다.
❼ 한 가지 스패너를 사용하여 착탈하도록 한다.

(3) 체결의 확실화

❶ 가능하면 드라이브 핀 등을 사용한다.
❷ 되도록 큰 지름 쪽을 쥔다.
❸ 가공물을 손상시키지 않기 위해 치형 등을 붙인다.
❹ 정전 등의 사고로 유압, 공기압이 떨어져서 가공물이 튀어나오지 않도록 인터록을 설치한다.

(4) 체결력, 절삭력에 의한 변형방지

❶ 체결위치는 두껍고 튼튼한 부분을 잡는다.
❷ 얇은 판을 체결할 때는 조심하고, 특히 위치, 방향, 압력 등을 검토한다.

(5) 기타

❶ 중량은 되도록 가볍고, 충분한 강성을 가져야 한다.
❷ 가공물을 부착할 때에 균형을 맞추기 위해 조절할 수 있어야 한다.
❸ 가공물이나 지그에서 작업자에게 위험한 돌출부를 제거한다.
❹ 가공물의 부착 위치가 틀리지 않도록 한다(방오 장치).
❺ 칩 제거가 쉽도록 한다.
❻ 절삭유를 가공물에 첨가하거나 배출하기 쉽도록 한다.
❼ 밖에서도 위치결정부를 볼 수 있도록 한다.
❽ 되도록 1회의 처킹으로 체결한다.

⑨ 중복 위치결정은 피하고, 동시에 체결하는 경우는 압력이 균등하게 걸리도록 한다.
⑩ 마멸 부품은 간단하게 교체할 수 있도록 한다.
⑪ 사용기계의 정밀도에 알맞은 지그를 사용한다.
⑫ 청소가 간단하고 확실하게 한다.
⑬ 가공물의 전체 행정을 고려하여 되도록 동일한 위치결정부를 사용한다.
⑭ 사용 기계를 변경할 때는 다양한 어댑터를 사용한다.

(a) 선반용 치공구의 종류

❶ 스크롤 또는 단동척을 이용하는 것
❷ 면판을 이용하는 것
❸ 콜릿 척 또는 유사한 척을 이용하는 것
❹ 위치결정용 드라이브 핀을 가진 것과 없는 것
❺ 그립형
❻ 분할식
❼ 회전축과 직각인 분할 중심축을 갖는 것
❽ 여러 개를 동시에 부착시키는 것
❾ 특수형
❿ 가공물 드라이버
⓫ 바이트 장착구(플로팅 리머 홀, 리밍 바이트 홀더, 구면절삭 바이트 홀더, 다각면 절삭 바이트 홀더, 탭 홀더, 터릿 헤드)

기타, 보통 지그와 같이 중심을 조절하는 **만능 지그**가 있다.

선반 지그를 설계할 때에, 대량 생산용 반자동 선반에는 복잡하고 중량이 큰 전용 지그를 사용한다. 반면에 중·소량의 제품을 생산하는 지그에는 되도록 보통 척, 면판 등으로 중량을 경감시키거나 부착, 탈거가 간단한 것을 사용한다.

조정 지그나 만능 지그에는 비용을 절약하기 위하여 척, 면판 등을 사용하나, 잘못되면 불량품이 나오거나 균형을 잃을 염려가 있다. 그러므로 작업자, 기계, 가공물, 공장의 습관 등을 고려하여 전용 또는 조정식을 사용한다.

5.4.2 선반용 치공구 설계의 예

(1) 스크롤 또는 단동척을 이용한 것

그림 5.52는 스크롤 조를 탈거하고 전용 조를 부착시킨 것이다. 가공물이 박판이므로 2점 접촉식 조로 6곳에서 물린다. 그림 5.53은 축이 편심으로 되어 있는 가공용 지그이다. 면판과 스크롤 사이에 안내판과 슬라이드를 설치하고 슬라이드를 이동시켜서 축심을 조절한다.

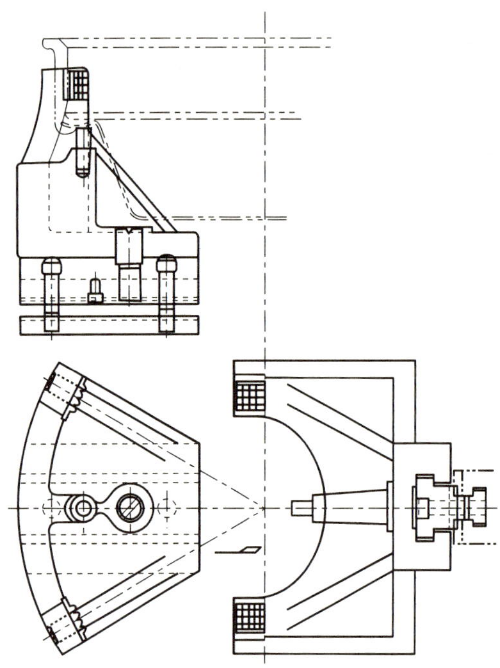

그림 5.52 • 하중분포식 척 조를 사용한 지그

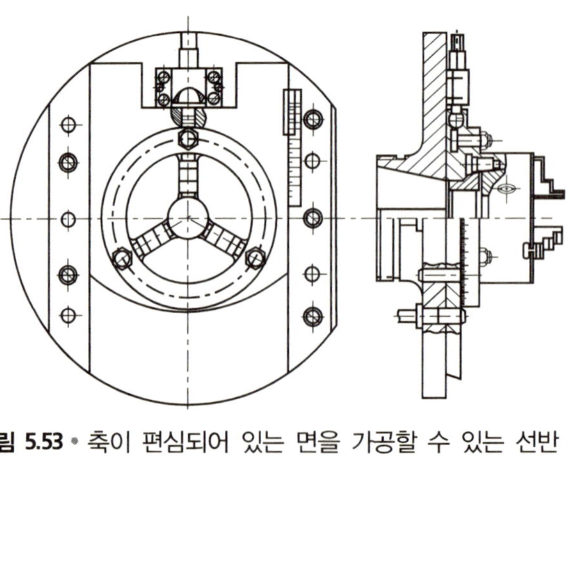

그림 5.53 • 축이 편심되어 있는 면을 가공할 수 있는 선반 척

(2) 면판을 이용하는 것

그림 5.54는 선반으로 크랭크의 핀을 가공할 때 사용한다.

(3) 콜릿 척 또는 유사한 척을 이용하는 것

그림 5.55는 보통 콜릿에 가공물을 끼우고 체결과 동시에 센터내기를 한다. 콜릿은 좌우로 끊어낸 3개의 홈을 가진 것과 3개로 분할한 것이 있고, 스프링으로 겉 둘레를 지지해 준다. 만약 너트를 조이면 콜릿이 벌어져서 가공물을 체결한다.

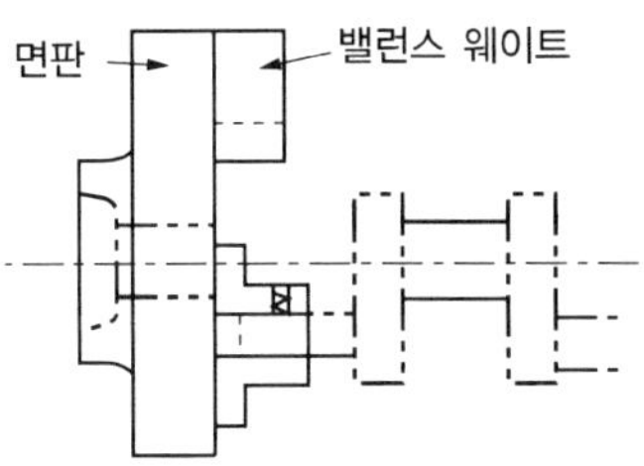

그림 5.54 • 크랭크축 가공 지그

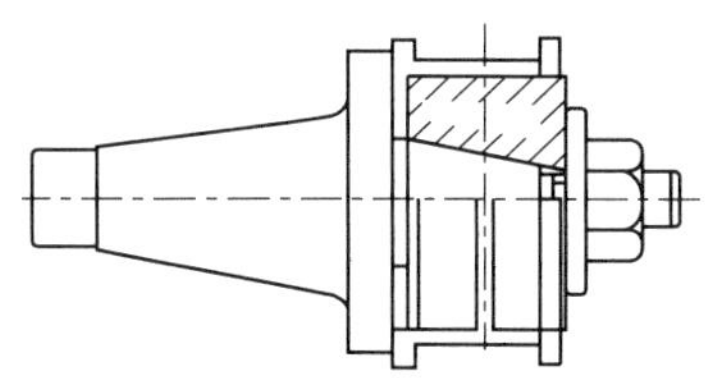

그림 5.55 • 테이퍼 척

그림 5.56은 쐐기형 콜릿 척이다. 기어의 스플라인을 아버에 끼워서 센터내기를 한 후에 A부를 아버의 턱진 부분에 대고 축 방향으로 위치결정을 한다. 테이퍼로 만든 플러그를 박아두면 2개의 쐐기가 외부로 벌어져서 가공물을 체결한다. 쐐기는 120°의 각도로 아버의 턱진 부분과 함께 3점 지지를 한다. 쐐기는 코일 스프링으로 유지되고 약간 편심되어 있다.

그림 5.57은 **드라이브 핀**이 있는 지그이다. 가공물의 구멍을 아버에 끼워 센터내기를 하고, A부를 아버의 턱진 부분에 접촉하여 축 방향으로 위치결정을 한다. 강력한 절삭을 할 때에 가공물이 미끄러지기 쉬우므로 가공물의 구멍에 드라이브 핀을 끼운다.

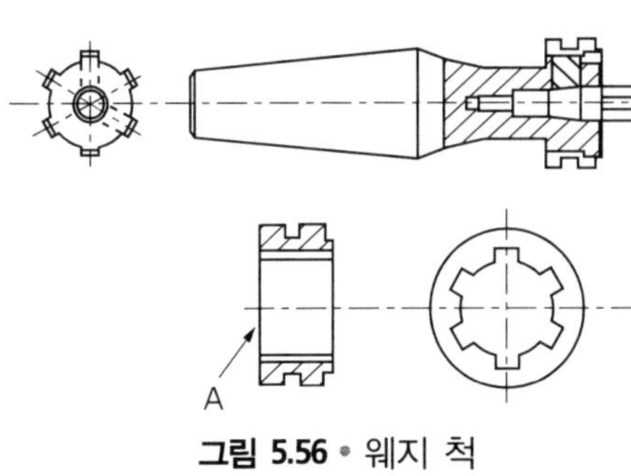

그림 5.56 • 웨지 척

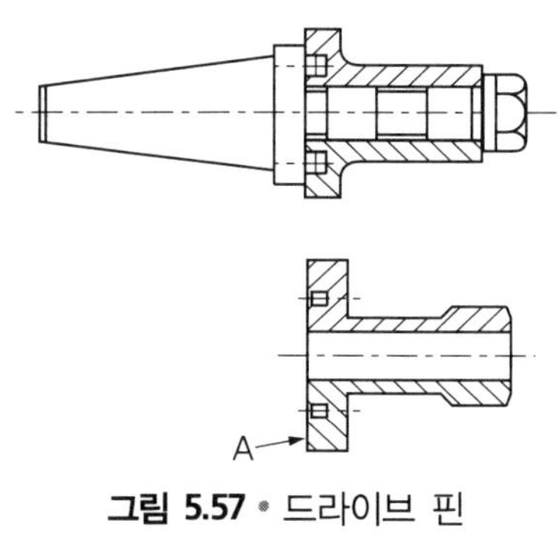

그림 5.57 • 드라이브 핀

그림 5.58은 보조 콜릿을 사용한 것이다. 가공물의 앞부분을 콜릿으로 체결하여 센터내기를 하고 뒷부분을 콜릿의 뒷면으로 밀어붙여서 축 방향으로 위치결정을 한다. 이때 보조 콜릿을 구멍에 삽입하여 콜릿 앞면에 스토퍼를 대고 구멍의 뒷면을 밀면서 체결한다.

(4) 물림 조에 의한 것

그림 5.59는 선반 **하프 너트**의 나사 절삭용 지그이며 체결은 이미 가공된 부착용 구멍을 이용한다. 이 경우에 지그를 조절하여 직각 방향으로 위치결정을 한다.

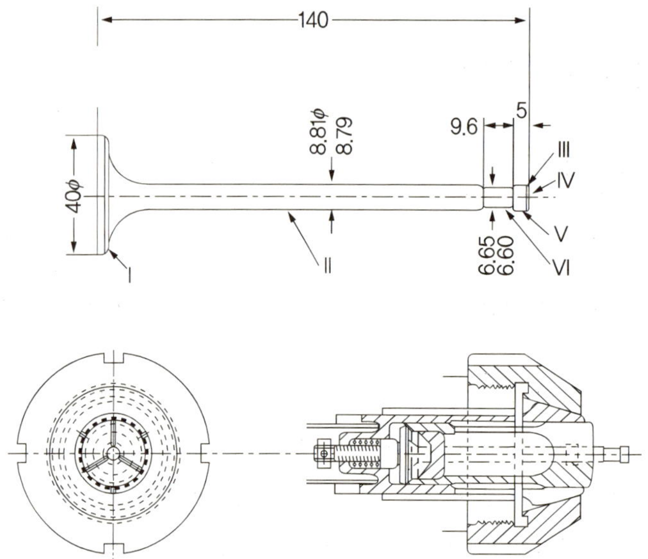

그림 5.58 • 보조 콜릿을 사용한 지그

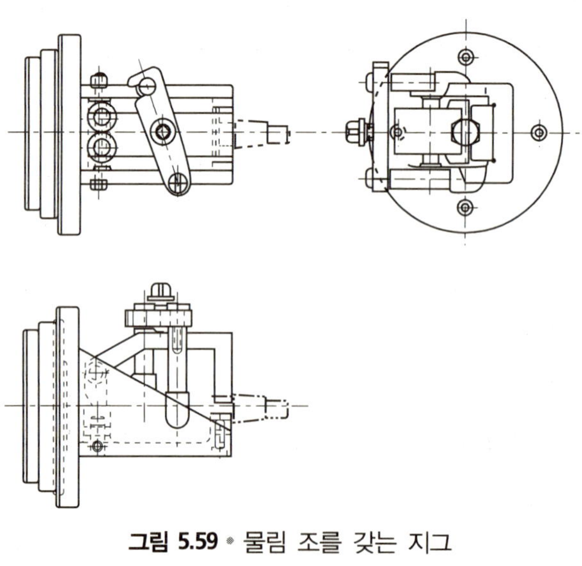

그림 5.59 • 물림 조를 갖는 지그

(5) 그립형

가공품이 복잡하거나 센터가 없는 경우에 사용한다. 그림 5.60은 **스티어링 암용 지그**로, 가공품의 테이퍼 구멍 ④를 위치결정핀에 끼우고, ③부를 위치결정핀의 턱 윗면으로 받는다. 그리고 ⑥을 ⑤블록으로 받아서 위치결정을 한다.

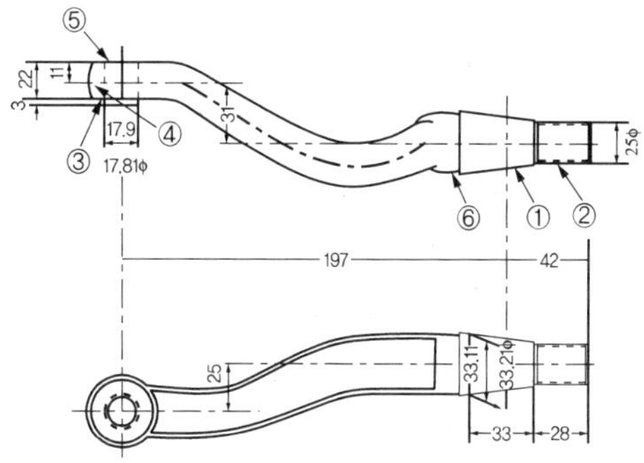

그림 5.60 ◦ 스티어링 암

(6) 분할식

그림 5.61은 동일면 상에서 2축 구멍 가공을 하는 것이다. 기계의 축심과 지그의 축심을 편심시켜서 한 축의 구멍을 전부 가공한 뒤에, 지그를 회전시켜서 다른 축 구멍을 기계의 축심에 맞추고 핀으로 위치결정을 한다.

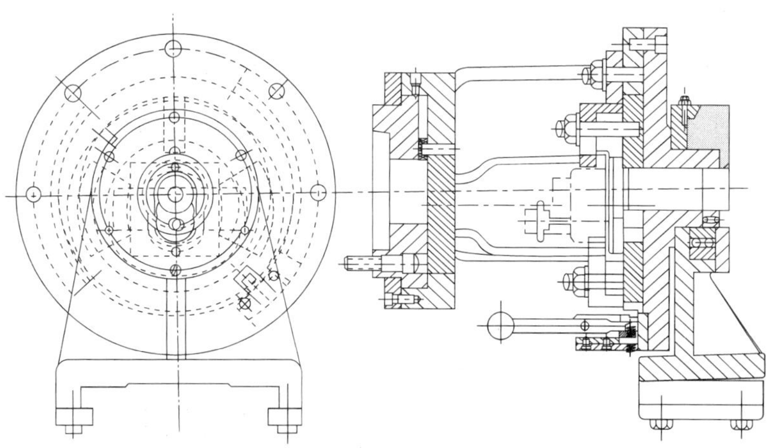

그림 5.61 ◦ 분할식 지그

(7) 회전축과 직각 분할 중심축을 갖는 것

그림 5.62는 센터내기가 어렵고 복잡한 가공물의 양쪽 구멍을 가공할 때에 사용한다. 한쪽에서 가공이 끝나면 180°로 분할한 후에 가공물을 반전시켜 반대쪽을 앞으로 놓고 가공한다. 지그의 중앙 구멍을 이용하여 선반의 **면판**에 부착시킨다.

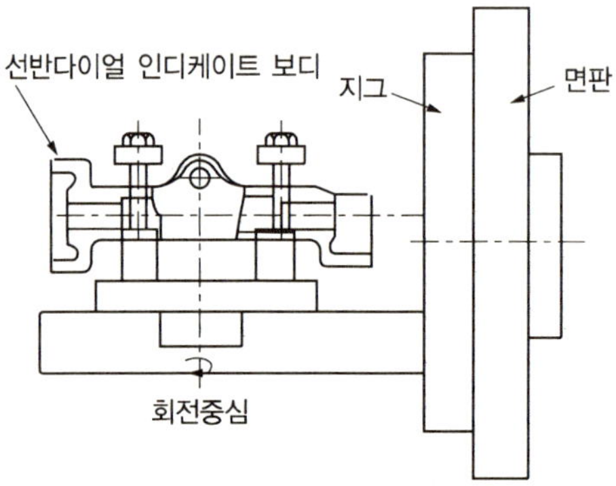

그림 5.62 • 분할 지그

(8) 여러 개를 동시에 부착시키는 것

여러 가지 방법으로 드럼의 바깥둘레나 면판에 가공물을 부착시켜서 가공한다. 가끔 **마그넷 척**을 이용한다.

(9) 바이트 고정용

플로팅 리머 홀더(그림 5.63), 릴리빙 바이트 홀더(그림 5.64), 구면절삭 바이트 홀더(그림 5.65), 다각면 절삭 바이트 홀더(그림 5.66), 탭 홀더(그림 5.67), 새들 위에 붙이는 터릿 헤드(그림 5.68) 및 심압대에 붙이는 **터릿 헤드**(그림 5.69) 등이 있다.

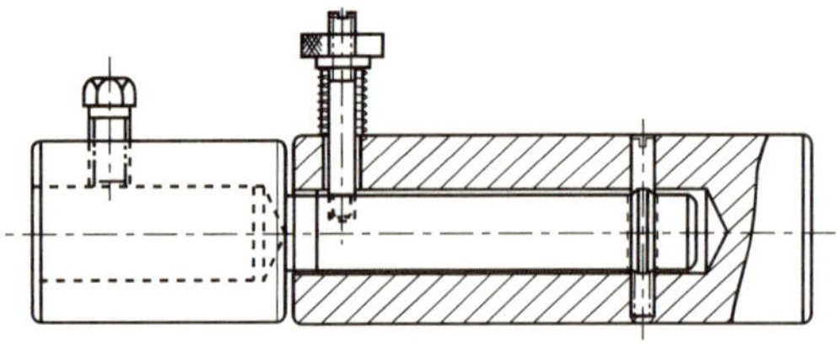

그림 5.63 • 플로팅 리머 홀더

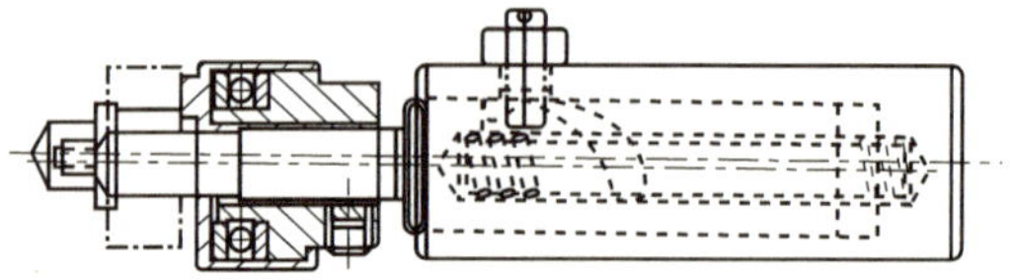

그림 5.64 • 릴리빙 바이트 홀더

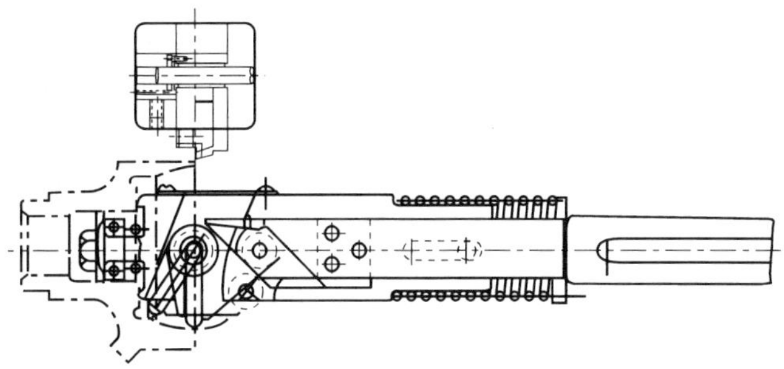

그림 5.65 • 구면 절삭 바이트 홀더

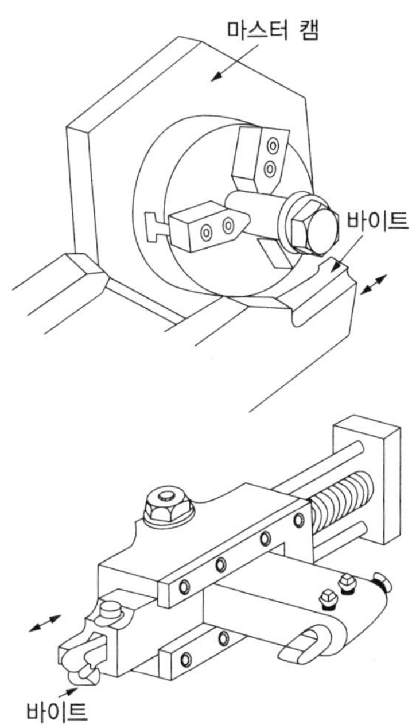

그림 5.66 • 끝면 절삭 바이트 홀더

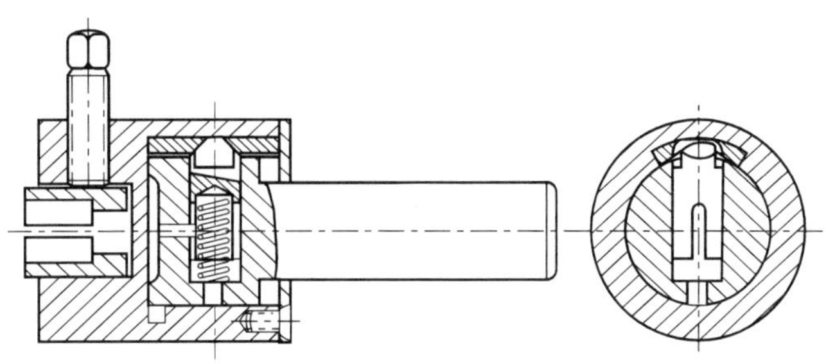

그림 5.67 • 탭 홀더

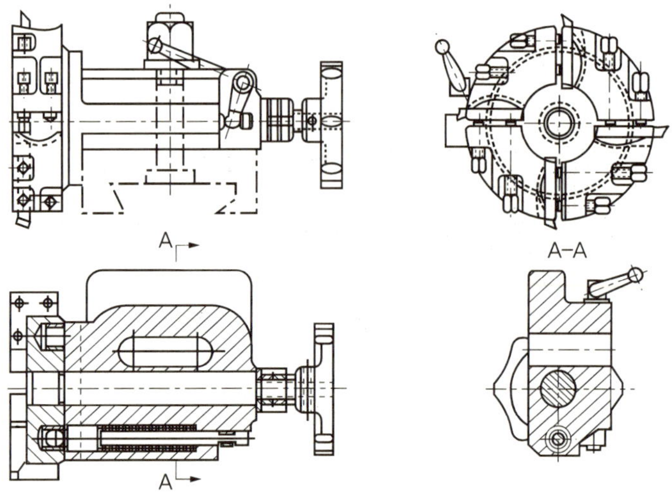

그림 5.68 • 선반 부착용 4개 바이트 터릿 헤드

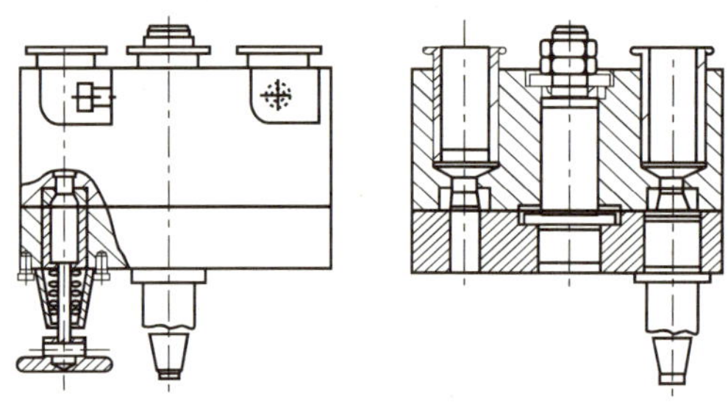

그림 5.69 • 선반 심압대에 부착시키는 4위치 터릿 헤드

5.4.3 선반작업의 단능화와 자동화

보통 선반은 모든 작업이 가능하고 생산 개수에 관계없이 사용하므로 공작기계 중에서 가장 많이 사용된다. 보통, 만능기계는 전용기보다 생산성이 떨어진다. 그래도 전용기를 사용할 만큼 생산 수량이 많지 않거나 채산성이 맞지 않을 때도 있다. 그리고 보통 선반을 단능화 또는 자동화로 만들 수 있다. **단능화**는 어느 작업만 가능한 부속장치를 부착하거나 선반을 개조하는 것(예컨대 나사 깎기 전용기, 절단 또는 홈파기 전용기, 심공장치를 가진 심공선반, 바이트를 회전시키고 새들 위에 가공물을 올려놓도록 한 선반)이다.

기계의 전체나 바이트가 어떤 특정한 운동만 가능한 구조(단능기로 알려져 있는 기계로, 어느 정도 자동화되고 바이트가 예컨대 ↑__형, ←―┐형, ↓⌐↑형 등의 특정 운동만 할 수 있게 허용한 것. 이것은 반자동기계라고 할 수 있다)도 있다.

자동화는 모방선반, **자동모방선반**(1～3사이클), 자동모방 터릿 선반, 단축 자동선반, 다축 자동선반 등에서부터 최근의 수치제어 선반까지 매우 발달하였다. 또한 보통 선반을 사이클화하거나 처음부터 자동화 기계로 설계한 것까지 여러 가지 구조로 되어 있다.

(1) 센터 작업용 자동선반

반자동(가공물의 착탈만 수동) 또는 전자동이 있고, 그 형식도 매우 다양하다. 보통 선반이나 칩 유동 형식은 대개 2개의 독립된 공구대(보통 또는 모방 공구대)를 준비하여 1개의 공구대는 축 방향으로 절삭을 하고 다른 1개의 공구는 가로 방향의 홈 또는 절단 작업을 한다. 또 보조 공구대가 장착된 기계도 있다. 이러한 공구대는 하나에서 수십 사이클까지 할 수 있다. 사이클 동작은 드럼에 왕복대의 이송 캠과 동작 제어용 롤러가 부착된 것, 동작을 변경하기 위해 성형 캠을 바꾼 것, 전기 또는 유압과 전기를 조합하여 제어하는 것 등 다양하다.

(2) 척 작업용 자동선반

이것도 반자동과 전자동이 있고, 보통은 공구대가 여러 개 있다. 공구대 대신에 터릿을 사용하여 하나 또는 여러 사이클을 수행하기도 한다.

보통은 단축 자동선반이지만, 작은 지름의 부품을 대량생산할 수 있는 다축 자동선반도 있다. 이것은 바(棒) 작업으로, 소재의 장착과 교대는 주축 **캐리어**의 회전과 함께 아이들 타임(쉬는 시간) 중에 할 수 있고, 주축의 각 위치에서 절삭이 가능하다.

(3) 수치제어 선반

NC선반은 로트당 생산 개수가 작고 고정밀도 또는 복잡한 가공에 사용되므로, 숙련된 작업자가 조작하기 편리하다. 두 번째 로트부터 테이프만 갈아 끼워도 자동적으로 복잡한 작업을 할 수 있다. 이것은 아직도 자동화되지 않은 분야까지 확장할 수 있고 동력이 많이 소비되지 않는 **생력(省力) 기계**로 발전할 것이다.

5.5 | 터릿 선반용 치공구

여기서는 터릿 선반의 특징, 공구 세팅 및 치공구의 설계 방법을 설명한다.

5.5.1 터릿 선반의 특징과 공구 세팅

터릿 선반은 보통 선반에 비하여 4～5배의 능률을 올릴 수 있다.

(1) 특징

❶ 터릿 헤드에 각종 공구를 설치하여 분할하면서 가공하는 구조이다. 작업에 적합한 공구를 미리 설치해 두고 작업하며, 선반과 같이 일일이 공구를 교환하지 않아도 된다.
❷ 1개의 툴 홀더에 여러 개의 공구를 장착시켜서 동시에 절삭하는 **다인절삭**이 가능하다.
❸ **복합절삭**은 터릿 부분과 크로스 슬라이드를 동시에 사용하여 절삭한다.
❹ 강력한 절삭의 경우 터릿 미끄럼부에 중(重)하중, 공구에는 초과 부하가 걸린다. 따라서 가공물을 **균형절삭**하는 것이 좋다.
❺ 터릿 선반에서는 환봉 가공을 할 때, 가공물의 큰 지름과 높은 강성이 유지되면 강력 절삭도 가능하다.
❻ 많은 종류의 공구를 편리하게 사용하기 위하여 자동 정지장치가 있다.

이러한 특징을 살펴서 공구를 세팅하면 능률적으로 가공할 수 있다.
공구세팅(준비) 시간과 작업 시간에는 다음 관계가 있다.

$$\text{작업시간} = \frac{\text{준비시간}}{\text{로트수}} + \text{가공시간}$$

로트 수가 커지면 제품 1개마다 준비시간이 단축된다. 그러므로 준비시간과 가공시간을 계산해 보는 것이 좋다.

(2) 세팅의 원칙

❶ 6각 터릿의 스테이션에서 동시에 2곳 이상을 절삭할 수 있는 다인(多刃)절삭으로 가공시간을 단축시킨다.
❷ 크로스 슬라이드와 **6각 터릿**의 양쪽에서 동시에 절삭하는 복합절삭을 고려한다.
❸ 중절삭에서 균형적인 절삭력으로 가공을 안정시킨다.
❹ 되도록 6각 터릿을 사용하여 크로스 슬라이드의 사용빈도를 감소시킨다.
❺ 6각 터릿에 부착된 공구를 정돈하고, 일정하게 조작하여 피로를 경감시킨다.
❻ 6각 터릿에 공구의 중량을 균등 배치하여 터릿의 회전을 경쾌하게 한다.
❼ **터릿 새들**은 되도록 주축에 가깝게 설치하여 아이들 스트로크를 단축시킨다.
❽ 1～2개의 가공수일 때에는 이송 정지장치보다 다이얼 눈금을 사용하여 조작이나 준비 시간을 단축시킨다.
❾ 홀더로부터 공구가 뻗어 나오는 길이를 최소로 짧게 설계한다.

⑩ 긴 드릴로 구멍을 뚫을 때는 중공으로 가공한다. 바이트는 거친 절삭용과 다듬질 절삭용으로 나누며, 동시에 두 작업을 할 수 없다. 다인 복합절삭에는 항상 낮은 절삭조건을 적용한다.

⑪ 중량이 큰 터릿 공구는 탈거하지 않고 몇 개의 공구를 교환하여 가공한다.

⑫ 가공물은 지름이 큰 쪽을 1차 가공하고 2차 가공에서는 연질 조를 사용하여 물기 쉽도록 한다.

⑬ 척 작업의 경우에 흑피면이면 끝면과 접촉시켜 경질 조로 물린다. 표면이 너무 거칠면 연질 척으로 물리는 부분의 바깥지름과 끝면을 다듬는다.

⑭ 다듬질 절삭은 열의 영향을 고려한다.

이 원칙대로 공구를 세팅하고 다이어그램(가공 순서표)을 미리 작성하여 실제로 적용해본다. 유사 가공물은 다이어그램에 피드백시켜서 수정하거나 알맞은 가공법을 선택하여 능률적으로 가공한다. 그림 5.70은 공구세팅 다이어그램의 예를 표시한 것이다. 또 툴 세팅 시간을 단축하기 위하여 그룹 테크놀로지를 도입하여 공통 준비(퍼머넌트 세트)를 해 두면 작업 능률이 향상된다.

여기서 다종 소량생산의 경우에 **퍼머넌트 세트**를 설명하면 다음과 같다.

직립 슬라이드 툴	3
싱글 터닝 헤드	1
직립 커터 헤드	1
멀티플 터닝 헤드	1
4각 터릿	1

조정식 공구를 사용하면 가공품 모양이 변화하여도 눈금을 조절하여 소형 공구를 변형하여 가공할 수 있다(그림 5.71).

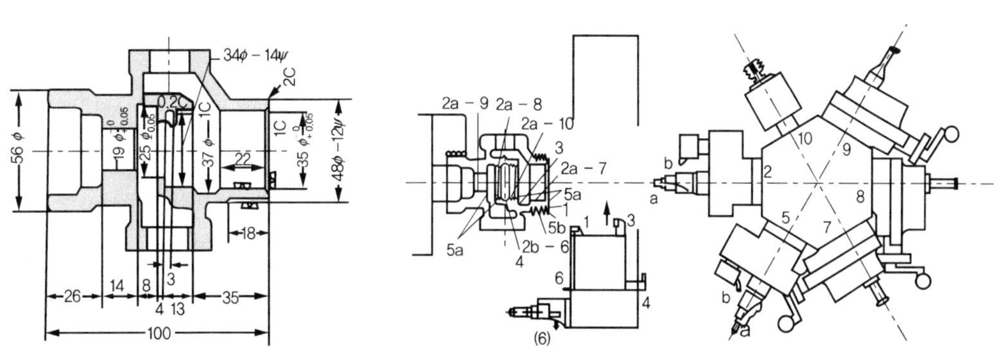

그림 5.70 ∘ 공구세팅의 예(척 작업)

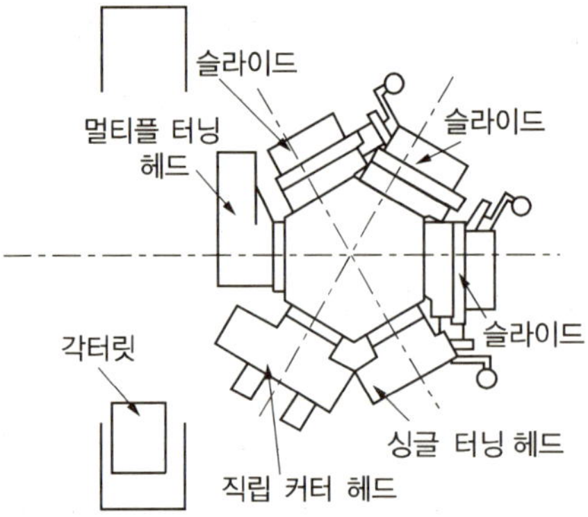

그림 5.71 • 퍼머넌트 세트의 예

5.5.2 터릿 선반용 치공구의 설계

터릿 선반에 의한 가공은 다음에 열거한 순서에 따른다.

❶ 기계의 선정(주로 크기)
❷ 척의 선정
❸ 가공물의 체결
❹ 툴링의 선정
❺ 툴링의 배열과 조합
❻ 절삭조건의 결정
❼ 절삭공구의 선정
❽ 공구세팅

여기서 ❶의 기계의 선정을 제외하고, ❷, ❸의 처킹에 관한 사항은 ❹ 이하의 모든 항과 같이 중요하다. 터릿 선반뿐만 아니라 어느 선반에서도 안정된 절삭을 위해 가공물을 완전히 체결해야 한다. 그밖의 조건은 그렇게 중요하지 않다.

가공물의 모양에 따라 고정구를 선택하는 방법은 두 가지로 나눈다.

❶ 표준 척
❷ 특수 고정구

표준 척은 4개 조, 3개 조, 2개 조의 척이나 콜릿 척을 사용한다. 실제로 척은 새롭게 설계 제작하여 시중에 판매되고 있다. 따라서 다음에는 그 사용 방법에 대하여 설명한다.

가공물의 모양에 따라 특수 고정구를 설계한다. 이때에 체결의 양부는 곧 작업의 능률,

가공 정밀도에 영향을 미친다. 따라서 기계 본체와 조작에 대한 충분한 지식과 경험을 가지고 고정구를 설계해야 한다.

고정구(척)를 설계할 때 주의할 점이나 설계 원칙은 다음과 같다.

❶ 확실히 물릴 것

❷ 가공물에 변형이 생기지 않도록 할 것

고정구를 설계할 때에 2개 조건은 서로 모순되지만 두 가지를 동시에 해결하는 방안이 가장 중요하다. 또한 두 원칙 중에서 어느 것도 간과하지 않는 것이 좋다. 비록 두 조건이 만족되더라도 되도록 작게 만들고 사용하기 쉽도록 제작한다.

(1) 표준 척을 사용할 경우

(a) 경질 조

보통 시판되는 4개 조, 3개 조, 2개 조를 가진 척은 **마스터 조**와 톱 조(직접 가공물을 물리는 조)로 분리한다. 또 소재를 물리는 경질 조와 한번 가공된 곳을 물리는 연질 조가 있다. 이 조(jaw)는 원통형 가공물에 널리 사용되나 그대로 사용할 수 없으면 가공물의 모양에 맞추어 제작한다. 경질 조로 가공물을 물려서 절삭할 동안에 미끄러지거나 마멸되는 것을 방지하기 위하여 적당한 조치를 취해야 한다. 미끄럼을 방지하기 위하여 조가 가공물에 닿는 곳의 지름이나 축 방향으로 홈을 파서 끝이 가공물에 파고 들어가도록 한다. 마멸을 방지하기 위하여 조는 H_RC 55 ~ 60의 경도로 만든다. 재질은 SCM 21을 사용하고, **침탄 열처리**를 한다(그림 5.72).

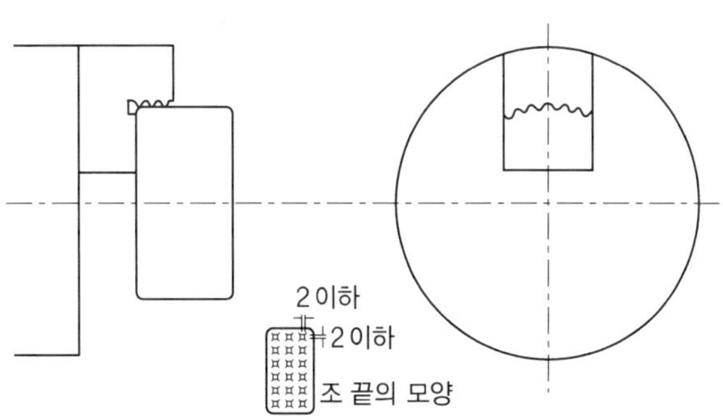

그림 5.72 • 경질 조의 모양

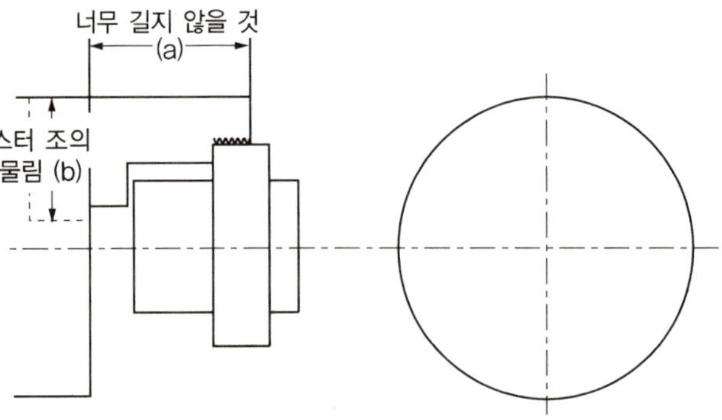

그림 5.73 • 조는 되도록 길지 않을 것

이밖에 조의 크기가 축 방향으로 너무 길면 체결력에 의한 모멘트가 발생하므로 조의 파손, 마스터 조의 불규칙한 마멸, 파지력의 저하 등으로 척의 수명이 짧아진다(그림 5.73).

마스터 조의 안내부의 길이와 조의 축 방향의 길이의 비는 1 : 1/2 또는 1 : 2/3 정도가 좋고, 길어도 1 : 1을 초과하지 않도록 한다. 이것보다 긴 조의 사용 방법은 다음에 설명할 것이다. 또 조의 폭이 너무 크면 단조품을 물릴 경우에 좋지 않다. 가공물의 단면이 원형임에도 불구하고 흐트러져 있으면 조가 닿는 부분이 등분되지 않으므로 체결이 불균일해진다. 이렇게 되면 절삭할 동안에 가공물이 움직여서 예기치 않은 사고가 발생한다. 이와 같은 경우에 다소 불규칙한 접촉을 하더라도 조의 접촉폭을 좁혀서 등분이 흐트러지지 않도록 한다(그림 5.74).

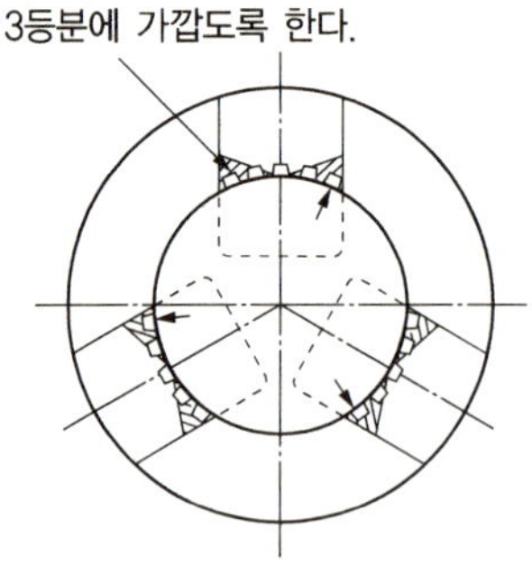

그림 5.74 • 조의 접촉이 불규칙한 경우

(b) 연질 조

연질 조는 가공된 면을 물리는 조이며 가공물의 지름에 맞도록 절삭한다.

가공물의 지름이 D일 때에 치수공차는 $D\pm0.1$ mm 정도이다. 가공물을 물릴 때에 하중은 항상 지름이나 축 방향으로 받아야 하므로, 제품이 닿는 연질 조의 끝면을 잘 다듬질하여 물리는 부분과 직각이 되도록 한다.

연질 조는 실제로 가공물을 물기에 충분한 체결력을 가져야 한다. 따라서 3개의 조를 가진 척이면 조의 중심이나 절삭할 부분의 안쪽에 링을 끼워서 체결한다. 조를 체결할 때에 힘이 걸리는 쪽에 틈새가 생기지 않도록 마스터 조를 밀어붙인다. 이와 같이 물리는 부분과 새로 깎은 가공물의 중심 흔들림은 0.01~0.02 mm 안에 있어야 한다.

연질 조라도 너무 길게 튀어 나오지 않도록 한다. 길이는 정밀도와 관계되고, 일반적으로 경질 조보다 짧게 하는 경우가 많다(그림 5.75).

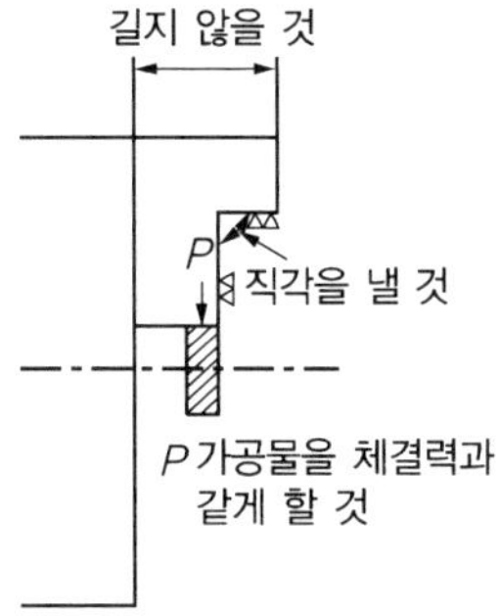

그림 5.75 • 연질 조의 사용상의 주의

(c) 콜릿 척

콜릿 척의 형식은 2종류가 있고, 체결 방식은 3종류가 있다. 직접 환봉을 물리는 부분은 콜릿 자체와 부시(패드)를 거쳐서 물리지만, 경질 조와 같이 완전하게 체결하기 위하여 환봉과 접촉되는 부분의 홈을 파고들어 가도록 한다. 또한 미끄러지지 않도록 톱니 모양으로 하는 경우도 있다(그림 5.76).

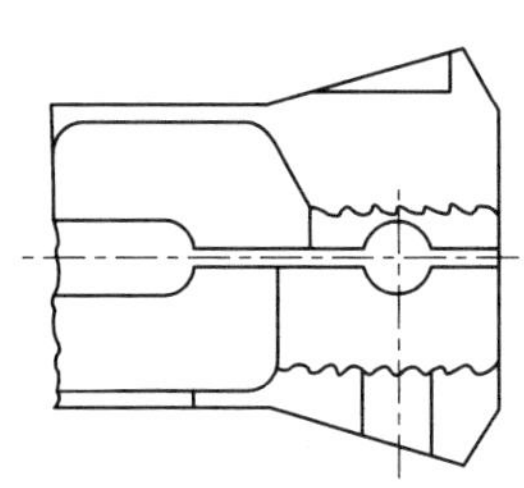

그림 5.76 • 콜릿 척의 조

(d) 표준 척의 위치결정

경질 또는 연질 조를 사용할 때는 조의 끝면에서 축 방향으로 위치결정을 하므로 가공물의 모양에 따라 잘 활용하여야 한다. 이러한 경우에 별도의 위치결정을 하기 위하여 척 끝면에 블록을 부착하여 면에 닿도록 한다. 또 연질 조의 직각도에 주의하고 블록을 같은 높이로 연삭하여 부착하며, 척 끝면에 척을 돌리면서 **셀프 그라인딩**한다. 이와 같이 복잡한 작업을 경감하기 위하여, 연질 조의 끝면으로 위치결정을 하는 것이 바람직하다(그림 5.77).

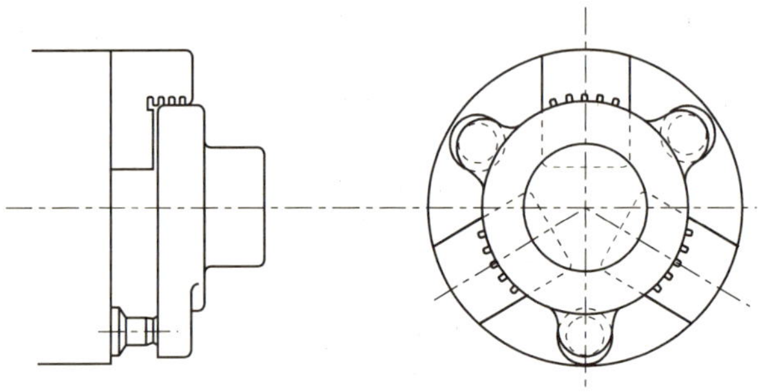

그림 5.77 • 조 끝면에 댈 수 없을 경우의 위치결정

콜릿 척은 첫 공정에서는 큰 문제가 없으나, 가공물의 반대쪽을 가공할 때에는 축 방향의 위치결정이 필요하다. 그림 5.78은 주축의 구조와 콜릿의 형식에 따른 위치결정 방법을 나타낸다.

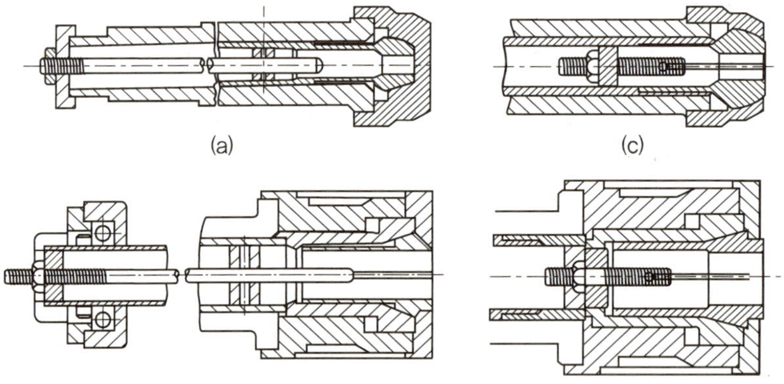

그림 5.78 • 콜릿 척의 가공물 위치결정

(e) 이퀄라이즈드 조(주로 얇은 가공물)

부동 조는 공정 조로 균일하게 물릴 수가 없거나 변형되기 쉬운 얇은 가공물에 사용한다. 구조는 조의 바탕에 핀을 설치하고 핀을 힌지로 삼아 회전 또는 부동하는 조를 부착시킨다. 또 부동 조 이퀄라이저는 1개로 가공물의 2점에 접촉하면서 거의 같은 힘으로 무는 장치이다.

3개의 조는 6곳에서 모두가 균등한 힘으로 가공물을 물리고, 변형은 6곳에 균일하게 분포시켜 전체적인 변형에는 큰 차이가 없도록 한다(그림 5.79).

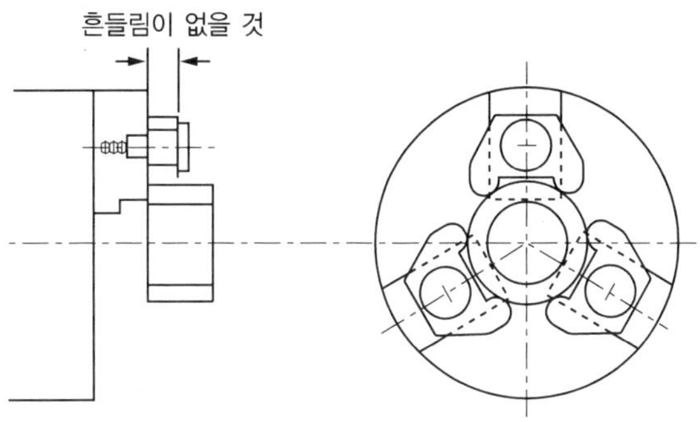

그림 5.79 ◦ 가장 간단한 이퀄라이저가 붙은 조

3개나 2개 조를 가진 척은 모두 사용하지만, 보통 2개 조의 한쪽은 부동시키지 않고 사용한다.

두 쪽을 부동시키면 가공물은 안정되지 않고 적은 충격에도 움직일 수 있다. 가공물의 모양에 따라 한쪽을 부동시키지 않으면 위험하므로 주의하여야 한다(그림 5.80).

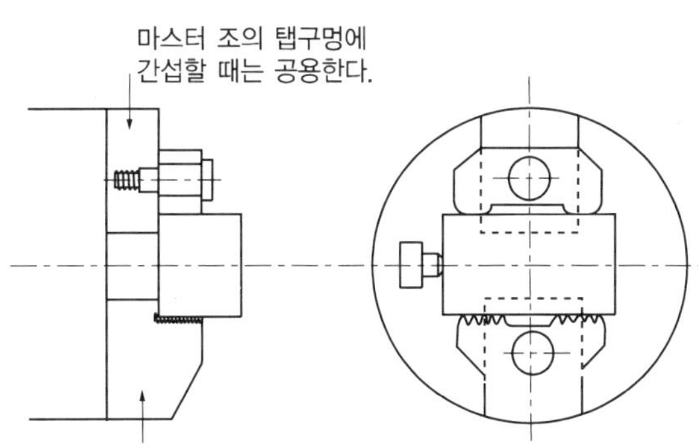

그림 5.80 ◦ 2개의 조 척의 이퀄라이저

길이가 긴 얇은 두께의 원통은 끝 쪽 2곳에서 물도록 한다. 이에 따라 이퀄라이저도 끝 쪽에 3개를 붙이고, 축 방향으로는 부동시켜야 한다. 테이퍼진 원통 가공물을 축 방향으로 부동시키는 이유는 끝 부분만 제외하고 안쪽 조가 떠 있기 때문이다.

흑피면의 가공물을 무는 조는 이미 가공된 면을 물리기에 부적당하다.

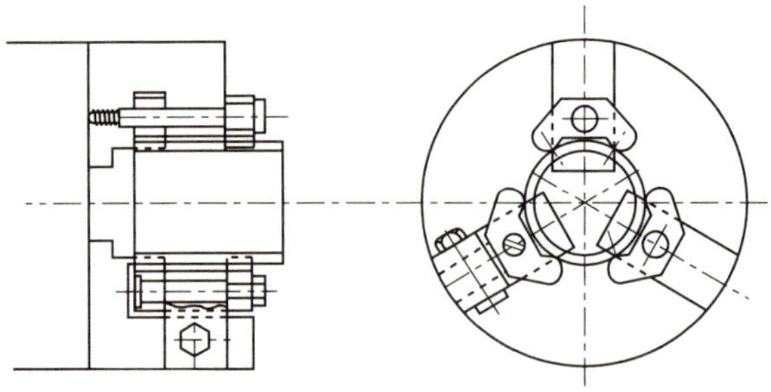

그림 5.81 • 얇은 두께 원통형 가공물의 처킹

다음 공정에서는 가공된 부분의 동심도를 높이기(정밀) 위해 이퀄라이저를 사용치 않는다. 그 이유는 이퀄라이저 조로는 높은 동심도를 얻을 수 없기 때문이다. 이러한 경우에는 폭이 넓은 연질 조를 사용하는 것이 좋다.

(f) 폭이 넓은 연질 조(얇은 두께 가공물)

가공된 얇은 가공물을 물리기 위하여 폭이 넓은 연질 조를 사용한다. 조를 물렸을 때에 서로 닿지 않도록 끝을 약간 벌려 둔다.

연질 조로 가공할 치수는 지름보다 작아야 하고, 절삭 방법은 보통 연질 조와 같다. 여기서 주의할 사항은 전가공 중에 가공물이 불량하면 변형이 그대로 남는다는 것이다. 그러므로 폭이 넓은 연질 조로 가공할 때에는 전체 공정에 변형이 생기지 않도록 가공물을 절삭하여야 한다(그림 5.82).

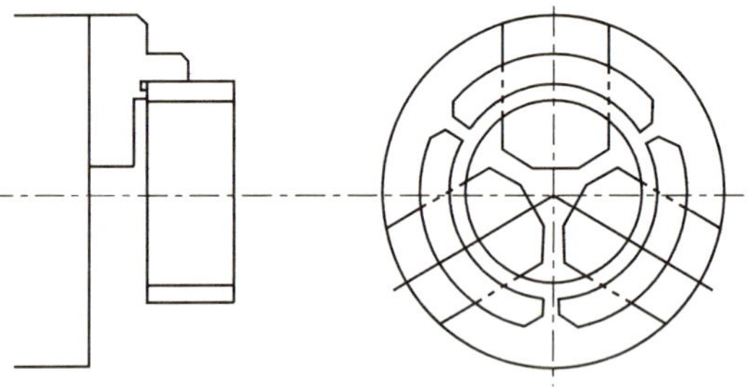

그림 5.82 • 가공이 끝난 얇은 두께의 가공물을 물리는 연질 조

(g) 3개의 조 척에 의한 이형물 물리기

3개 조를 가진 척은 모양이 다양한 가공물을 전부 물릴 수는 없다. 일반적으로 4개 조 척으로 4각형의 가공물을 물리지만 생산량이 많을 경우에 비능률적이므로 3개의 조 척을 사용한다.

원형 외주의 일부에 보스가 있으면 조의 끝 부분(폭)을 좁게, 조의 한쪽을 더 낮게 만들어 쉽게 물도록 한다. 연질 조로 정사각형 또는 직사각형의 금긋기한 가공물을 물려 본 후에 중심의 흔들림을 검사한다. 문제가 발생하면 줄로 수정하여 필요한 부분을 다듬질한다(그림 5.83).

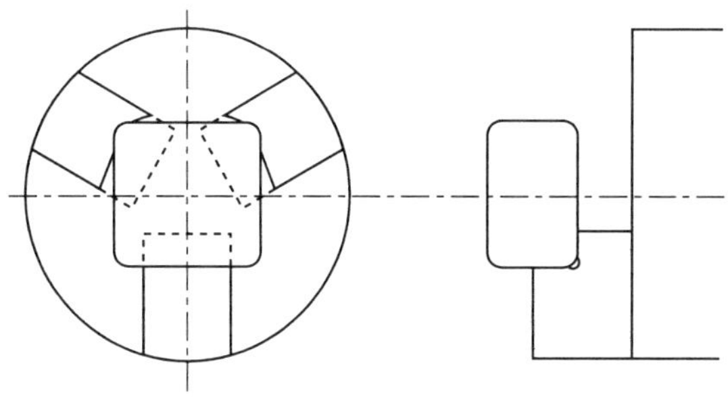

그림 5.83 • 이형물을 3개의 조로 물리는 법

(h) 비교적 긴 가공물을 위한 척

긴 가공물은 물리기가 매우 어렵고 체결이 불완전하다. 안쪽만 물리면 끝 쪽은 절삭저항에 견디기 어려우므로 공구의 파손, 균열 등을 발생시킨다. 비록 긴 조로 견고하게 물려도 조가 척의 크기에 비하여 너무 길어지면 「고정구(척)를 설계할 때 주의할 점」에서 설명한 것처럼 문제가 발생한다. 이런 경우는 결국 안쪽과 끝쪽을 물리는 것이 좋다.

안쪽은 척에 있는 조로 간단히 물릴 수 있으나, 끝쪽은 척 끝면에 가공물이 들어갈 정도로 원통을 부착시켜서 3곳 또는 4곳을 볼트로 체결한다. 이렇게 볼트 체결한 부분은 센터내기가 어렵기 때문에, 가공물이 균일하면 전 볼트를 풀지 않고 1개만 늦추어서 가공물을 착탈시킨다. 터릿 선반의 경우에는 터릿 헤드 6면 중 1면을 써서 오목센터 또는 볼록센터로 가공물을 지지하여 센터를 낸 상태에서 볼트를 죈다(그림 5.84).

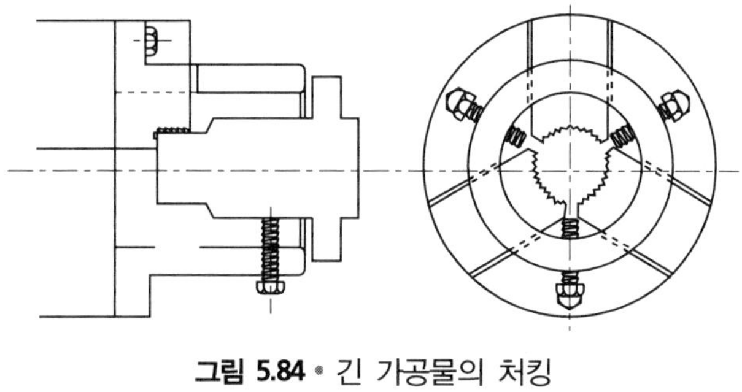

그림 5.84 • 긴 가공물의 처킹

(i) 3개의 조 척을 고정 블록으로 사용하는 법

어느 면을 기준으로 평행하게 가공할 때 보통 **고정 블록**을 사용하지만, 그때마다 3개 조를 가진 척을 떼어내고 부착하는 것은 비능률적이다. 그러므로 척을 떼지 않고 가공할 수 있으면 대단히 능률적이다. 또, 고정 블록을 사용하는 경우에 가공물의 체결, 죔쇠, 볼트, 와셔, 너트 등 작업이 필요하므로 시간이 걸리고 비능률적이다.

3개 조 척을 사용하면 손으로도 스크롤을 쉽게 죌 수 있지만, 동력 척(유압, 공기압)은 수동 척보다 쉽고 능률적으로 체결할 수 있다. 이것은 1개의 조 척만 체결하여도 해결되기 때문이며, 3개의 조 척은 다종 소량생산 또는 제1공정, 제2공정에서 고정 블록과 고정구를 교환할 필요가 있는 가공에 편리하다. 체결에 사용되는 조에는 큰 문제가 없으나, 고정대(조)의 부착 방법에 대하여 특히 주의할 필요가 있다.

우선 척 앞면에 플레이트 1장(볼트 체결)을 대고, 여기에 가공물을 받는 조를 부착시킨다. 이때 플레이트와 척 본체의 체결이 불완전하면 체결용 조는 플레이트 전체를 움직이게 한다. 체결력은 1～2톤이므로 볼트로만 죄어서는 불충분하다. 따라서 플레이트에 보스 등을 설치하여 척 중심 구멍에 끼워서 아래로 밀리는 것을 방지하여야 한다. 또 앞에 부착하는 가공물의 받침대도 같은 모양으로 체결할 때에 밀려나지 않도록 키 또는 녹핀을 플레이트에 고정시킨다. 이와 같이 강력하게 체결하면 가공물이 움직이지 않으므로 안전성이 있고 정밀도를 유지할 수 있다(그림 5.85).

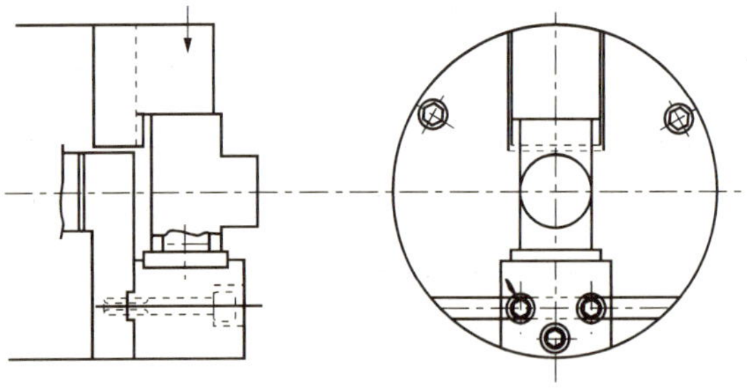

그림 5.85 • 3개의 조 척을 고정 블록으로 사용하는 법

(2) 특수 고정구

(a) 면판

가공물의 어떤 면을 기준으로 직각 방향으로 가공할 때 면판이 사용되며, 플레이트의 형상이 간단하여 설계에는 큰 문제가 없다. 크기는 3개 또는 4개의 조 척과 같이 가공물의 바깥지름을 기준으로 결정하고 경우에 따라서 시판 제품을 사용하기도 한다. 다만 체결이 수

동이므로 다루기가 어렵고 비능률적이다. 그러므로 조작하기 쉽고 위치결정이 확실하며 작은 체결력(체결 위치를 잘 등분함)으로도 절삭력에 충분히 견딜 수 있어야 한다. 또 가공물이 변형되지 않도록 볼트의 수를 되도록 줄이는 것이 좋다. 당연히 2차 공정은 1차 공정에서 절삭한 부분을 기준으로 삼고, 특히 긴 가공물에서는 면판에 가까운 부분을 기준으로 한다. 1차 공정에서 절삭한 부분이 있으면 그곳을 기준으로 센터내기를 하여 정밀도를 유지한다(그림 5.86).

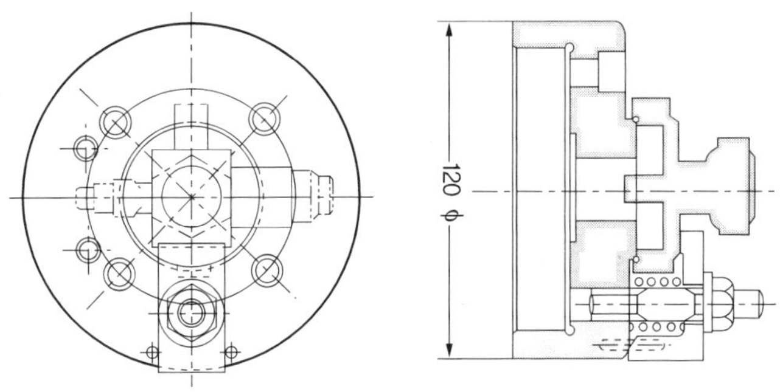

그림 5.86 • 면판

(b) 인장식 척

면판으로 가공물을 체결할 때는 수동식을 사용하지만 특수 고정구는 유압이나 공기압의 동력 척을 사용한다. 지름 방향 체결에는 2개 조, 3개 조의 표준 동력 척을 사용하지만, 축 방향의 인장 체결은 그렇지 않다. 또한 흑피면을 물리는 경우에는 조의 접촉하는 부분에 따라 기준면으로부터 두께(거리)가 달라진다. 이러한 경우에 각각의 조가 부동되지 않으면 조 전체가 가공물에 닿지 않으므로 균등한 힘으로 체결되지 않는다.

각각의 조를 중심으로 놓인 원판을 가장 간단하게 체결 방법은 각 조를 당기거나 원판을 실린더에 연결한 드로잉 바를 끌어당기는 것이다. 조의 움직임이 일정하지 않으면 원판이 약간 기울어질 염려가 있다. 이것을 방지하기 위하여 드로잉 바와 원판의 연결부에 구면와셔를 넣는다.

3개 조나 2개 조의 척은 가공물을 안전하게 체결할 뿐만 아니라 조의 체결력도 균등하다(그림 5.87 참조).

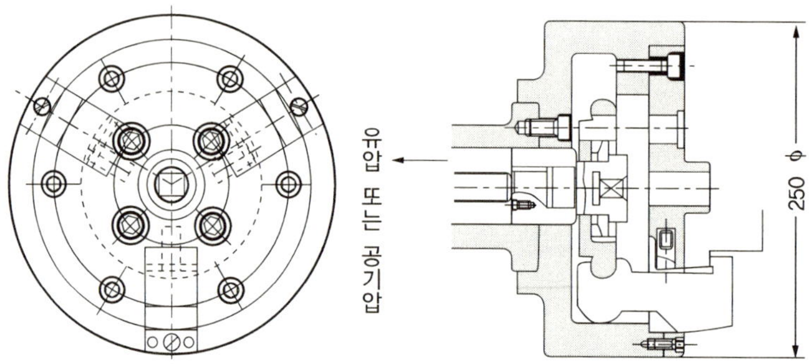

그림 5.87 • 인장식 척

가공물을 돌려서 쉽게 착탈할 수 있으나, 대부분의 가공물은 축 방향이나 지름 방향으로 벌어지지 않으면 착탈이 불가능하다. 이를 위하여 조 안내판에 외경 방향으로 작동하는 스프링을 넣고 조가 안쪽으로 움직임과 동시에 바깥쪽으로 벌어지도록 만들어야 한다. 만약 체결 위치를 4곳으로 나누면 더욱 복잡해지므로 2개 조의 끝단을 다시 2곳으로 나눈 후에 부동하는 구조로 한다.

(c) 분할 척

가공물에 따라서는 앞뒤의 모양이 같아도 일단 척에서 탈거하면 후가공이 곤란할 수 있다. 가공물을 착탈시키는 횟수를 줄이는 데는 **회전식 척**이 좋다. 분할 각도가 다른 2방향, 3방향, 4방향 등 여러 가지가 있으나 2방향 분할이 가장 기본적이고 간단한 형태이므로 이것을 예시한다(그림 5.88).

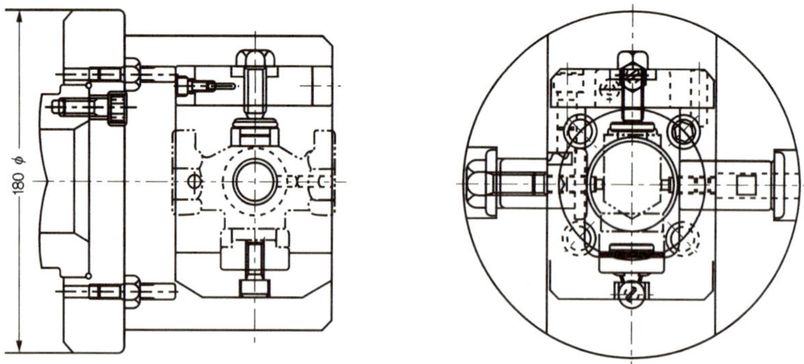

그림 5.88 • 분할 척

여기에는 가공물 자체를 분할하는 방법과 가공물을 다른 회전체에 부착시켜서 분할하는 방법 등 두 가지의 방법이 있다. 가공물 자체를 분할할 때에는 이미 가공한 부분을 기준으로 분할한다. 그러나 다른 회전체에 부착시켜서 분할하는 방법이 일반적이고, 위치결정을 하기도 쉽다. 다만 고정구가 커지면 기계에 비하여 가공물의 크기가 제한되는 단점이 있다.

척의 주요부는 다음과 같다.

- 척 본체
- 회전체(로터)
- 회전체를 저지하는 힌지
- 회전체를 본체에 체결하는 부분
- 분할대의 위치결정용 스토퍼
- 워크 베이스
- 클램프

분할 척은 척 본체를 단일체로 보고 전체적으로 균형이 이루어지도록 설계해야 한다. 또 가공물을 부착시킨 상태에서도 회전체의 균형이 맞아야 한다. 회전체의 균형이 맞지 않으면 앞뒤로 가공할 때에 균형을 잃고 진동이 발생하므로 주축 회전수를 감소시키지 않으면 절삭할 수 없다.

3방향 분할에서도 가공물을 체결하는 위치와 **분할 위치결정**을 변경하지 않으면 위의 방법을 그대로 적용할 수 없다. 이러한 경우에는 가공물 자체를 분할하는 구조로 만든다. 척의 각 부분이 절삭공구나 지지구에 간섭되지 않도록 가공물의 주위에 여유를 두는 것이 바람직하다.

(d) 중심이 다른 가공물의 분할 척

기어 펌프의 케이싱과 같이 중심이 다른 가공물을 가공할 경우에는 중심이 다른 분할 척을 사용한다. 터릿 선반을 사용하면 너무 복잡하여 공구를 부착시킬 수 없을 경우에는 무리하게 분할시킬 필요가 없다.

가공물에서 회전체의 중심은 같은 거리로 잡지만, 척 본체의 중심(주축 중심)은 가공할 부분과 일치시킨다.

회전체와 척 본체가 편심된다면 먼저 회전체에 가공물을 부착시킨 상태에서 균형을 잡고 척 본체와 조립한 후에 전체적으로 균형을 잡는다. 이것은 그림 5.87의 3방향 분할 척의 경우와 같다. 가공물이 점차로 가공되면서 균형이 흐트러지므로 완전하게 균형을 잡기가 어렵다. 따라서 주축 회전수도 약 500 rpm에서 1,000 rpm을 넘지 않도록 한다.

전체적인 균형을 잡기 위해서는 가공 후에도 중간 공정을 잘 지켜야 한다(그림 5.89).

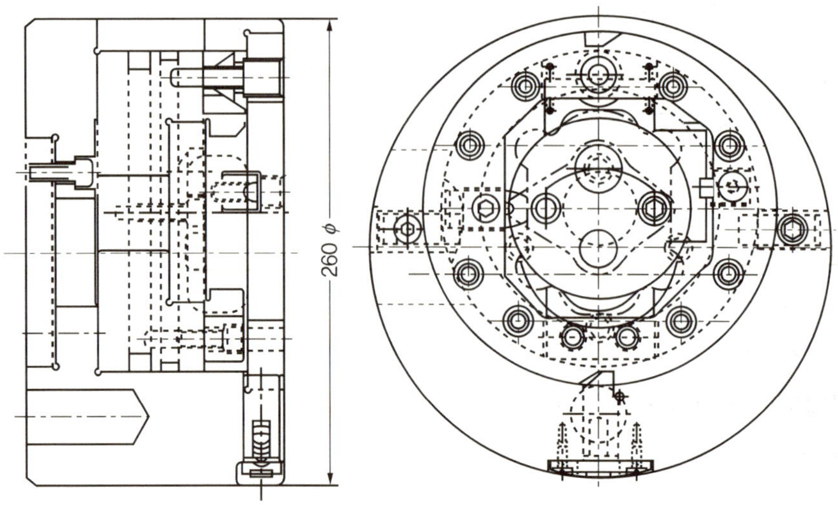

그림 5.89 • 중심이 다른 분할 척

(3) 터릿 선반용 공구의 설계

터릿 선반용 공구는

❶ 스핀들 툴

❷ 크로스슬라이드 툴

❸ 터릿 헤드 툴

로 나눌 수 있다. 단, ❶의 스핀들 툴은 고정구이다.

다음은 ❷와 ❸에 관하여 설명한다.

(a) 밸런스 컷

터릿 헤드로 가공할 때, 주의할 것은 절삭 저항의 크기와 방향이다. 터릿 선반은 다인 절삭이 가능한 것이 특징이지만, 거친 절삭에서는 공정을 줄여서 가공 시간을 짧게 해야 한다. 여기서 1개의 바이트에 전체 하중이 걸리면 위험하므로 절삭량을 2개의 바이트에 반씩 분산시킨다. 바이트는 물론 공구나 기계에도 불규칙적인 힘이 걸리지 않고 보수도 쉽도록 해야 한다. 이때 주의할 사항은 평형 상태에서 3개 혹은 4개의 바이트를 사용하면 안 된다는 것이다. 만약 바이트를 여러 개 부착시키면 칩의 흐름이 나빠지고 서로 간섭을 일으켜서 절삭에 방해가 된다. 또 각 바이트의 방향이 달라지면 그 중의 하나가 진동을 일으켜서 다른 바이트에 영향을 주므로 파손될 염려가 있다. 따라서 밸런스 컷은 2개의 바이트를 사용하는 것이 가장 좋다. 대표적인 툴로 외경 절삭에는 **직립커터 헤더**, 내경 절삭에서는 **평형 커터 홀더**를 사용한다(그림 5.90).

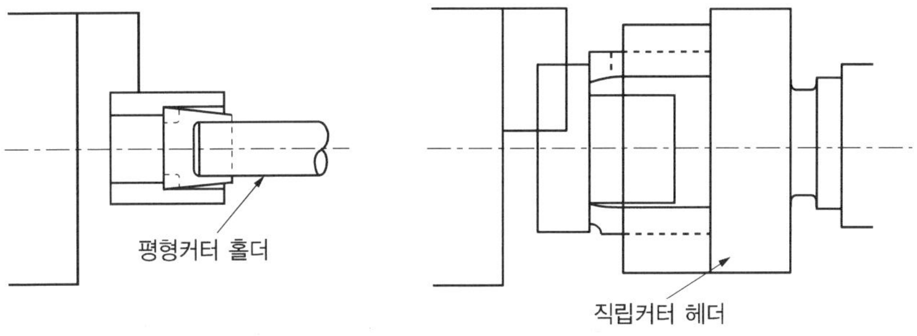

그림 5.90 ◦ 직립커터 헤더와 평형커터 홀더

(b) 테이퍼 절삭

터릿 선반에서 테이퍼를 가공하기 위해 크로스 슬라이드 위에 **복식 공구대**를 올려놓으면 터릿 헤드 툴과 간섭을 일으키므로 좋지 않다. 또 표준 공구는 크로스 슬라이드에 가공물을 설치하여 테이퍼 절삭을 하는 전용 공구이다.

터릿 헤드로 내경 테이퍼를 가공하기 위해서는 터릿 헤드에 수평형의 슬라이드 툴을 부착시키고 다시 보링 바(또는 보링 바이트)를 부착시킨 뒤에 템플릿을 따라 이동하는 롤러를 설치하여 작업한다. 즉 테이퍼에 맞추어 **템플릿**을 부착시켜서 크로스 슬라이드 위에 놓으면 슬라이드가 전후(가로 방향)로 이동하여 쉽게 테이퍼의 지름을 가공한다(그림 5.91).

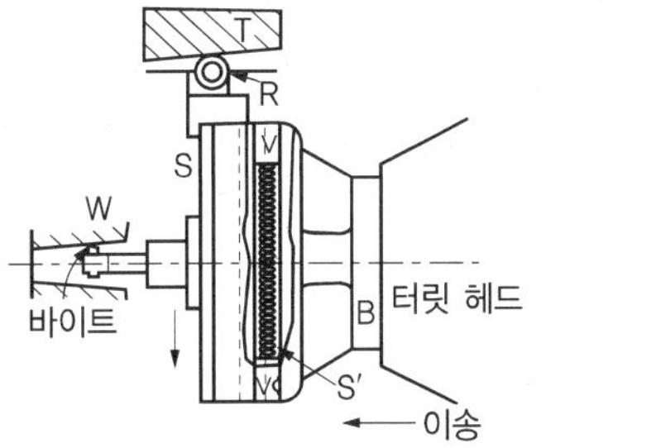

그림 5.91 ◦ 수평 슬라이드 툴에 의한 테이퍼 구멍절삭

(c) 테이퍼 나사절삭

터릿 선반으로 나사를 절삭하기 위하여, 피드 로드에 마스터 스크루를 끼우고 크로스 슬라이드에 나사절삭 어태치먼트를 부착시켜서 너트와 마스터 스크루를 물게 하여 절삭한다. 이런 방법은 직선 나사를 깎을 수 있으나 테이퍼 나사는 깎을 수 없다. 즉 **테이퍼 나사**를 깎기 위해 다른 어태치먼트가 필요하다.

지그의 주요 부분은 다음과 같다.

- 베이스
- 슬라이드
- 안내 바
- 바 스토퍼

크로스 슬라이드에 나사깎기 어태치먼트를 부착시켜서 피드를 주면 나사의 이송에 따라 크로스 슬라이드는 좌측으로 이동한다. 이때에 안내 바가 스토퍼에 닿으면 **안내 바**의 각도에 따라 슬라이드는 테이퍼의 절삭 방향으로 이동한다. 여기서 전체 크로스 슬라이드에 나사절삭 이송이 걸리게 되므로 테이퍼 나사를 깎을 수 있다(그림 5.92).

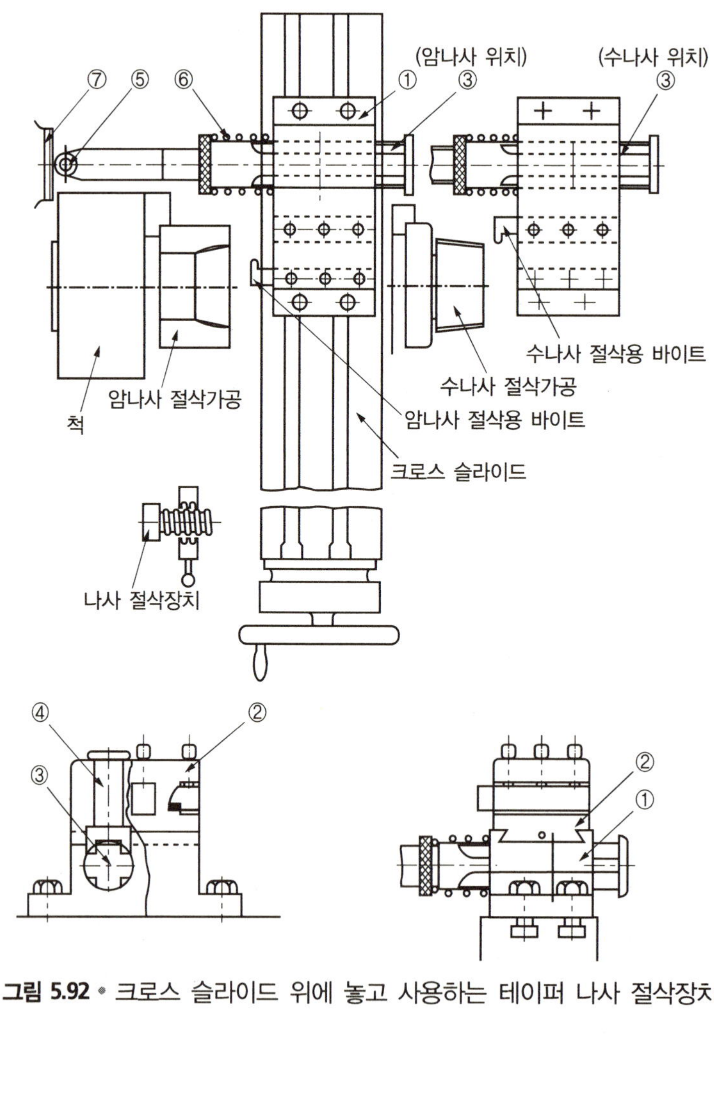

그림 5.92 • 크로스 슬라이드 위에 놓고 사용하는 테이퍼 나사 절삭장치

(d) 절단용 공구대

바 작업으로 작은 지름은 절단할 수 있지만 큰 지름의 가공물을 절단하기는 어렵다. 초경합금과 같이 강력한 바이트가 아니면 절삭 저항에 견딜 수 없는 경우에는 바이트의 두께는 작아도 50 mm 이상이 되어야 한다. 또 절단 시간을 단축하기 위해 절삭속도 10 m/min, 이송 0.1 mm/rev 이상에 견딜 수 있는 바이트를 사용한다.

너무 큰 지름으로 절단하는 경우가 아니라면 공구대에 가공물을 부착시켜서 작업한다. 이때, 사용하는 바이트의 두께는 보통 40 mm 이하이다(그림 5.93).

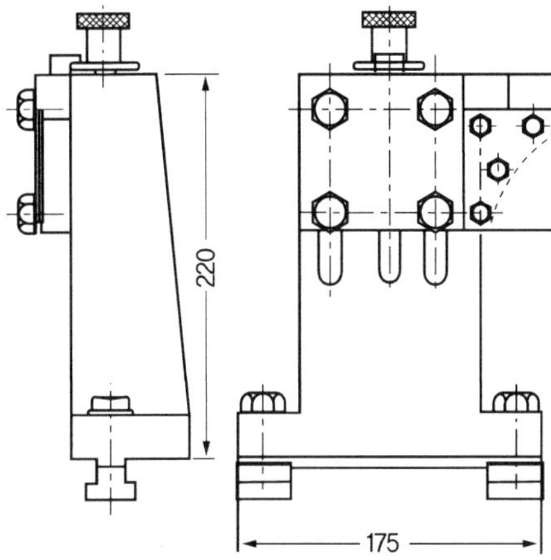

그림 5.93 • 대형 가공물 절단 공구대

(e) 트리패닝(trepanning)

드릴로 큰 구멍을 뚫기 어려울 때 가공물을 길이 방향으로 절단하면 능률적이고 남은 재료도 잘 활용할 수 있다. 특히 절삭 칩이 잘 배출되도록 해야 하고, 가공물의 지름에 비하여 공구가 너무 길게 뻗어 나오면 떨림의 원인이 된다. 그러므로 가공물의 지름과 공구 길이의 비는 1 : 1이 적당하다(그림 5.94).

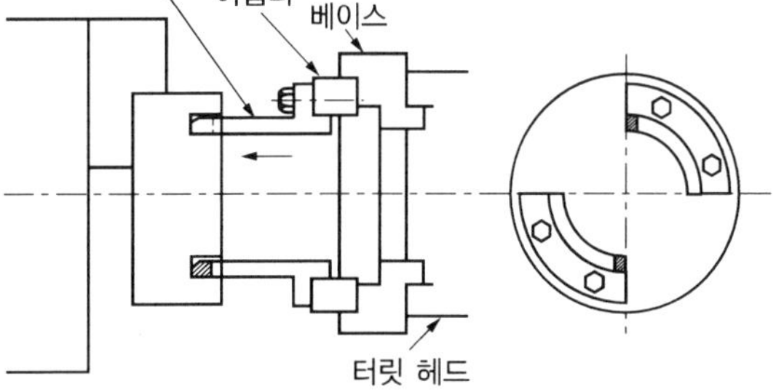

그림 5.94 • 트리패닝 툴

절삭에서 바이트 끝은 산형이므로, 칩의 폭이 바이트 폭보다 작게 하고 홈에 칩이 들어가지 않도록 한다. 칩의 흐름을 원활하게 하기 위해서 2개의 바이트가 홈의 폭을 1/2씩만 절삭하고 공구 끝에 여유를 두는 **밸런스 컷** 방식이 좋다.

공구는 여러 가지 종류가 있으나 홈의 지름이 일정하지 않으면 동시에 어댑터나 베이스까지 교체해야 하므로 비경제적이고 비능률적이다. 어댑터는 지름이 다른 몇 개의 바이트를 같이 사용하고, 베이스는 기계의 크기에 따라 규격화된 것을 사용한다. 이렇게 하면 다른 공구와 교환할 때를 제외하고는 바이트를 기계에서 분리할 필요가 없다.

(f) 다축 드릴링 어태치먼트

터릿 선반에서 터릿 헤드를 이용하면 다축 드릴링 머신을 대체할 수 있다. 이 장치는 매우 간단한 가공물에 국한되지만 드릴링 작업이 끝나면 다음 드릴링 공정이 생략되므로 한 번의 다듬질 가공으로 작업을 완료할 수 있다. 다만 단일품으로 수량이 적을 때에는 적당하지 않으며, 주기적으로 반복하여 생산하는 소량 부품인 경우에 좋다.

여기에는 회전 장치가 내장되어 있지 않고 척으로 회전 동력을 받는다. 즉 어태치먼트의 안내 바를 척의 안내부시에 꽂고 돌리면 내장된 치차열에 의해서 드릴이 회전된다.

구조는 드릴링 피치에 따라 2종류로 나눈다. 피치가 작으면 드릴 스핀들을 내접치차로 돌리고, 크면 스퍼기어로 돌린다. 스퍼기어를 사용할 때는 회전 방향을 반대로 바꾸기 위해 중간 치차를 끼운다(그림 5.95).

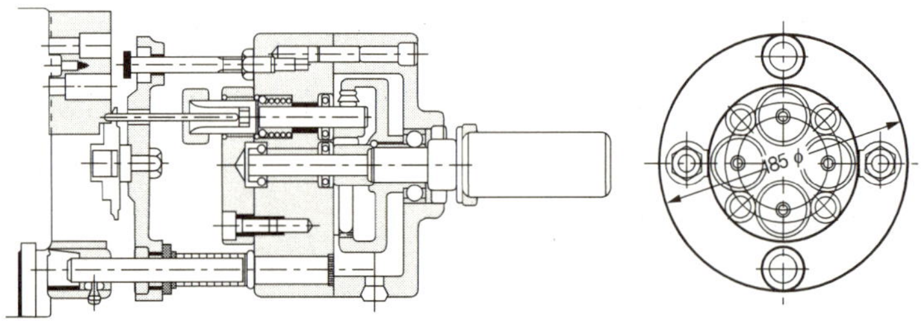

그림 5.95 • 멀티 드릴링 어태치먼트

가공물 크기가 제한되므로 뚫을 수 있는 최소 피치는 약 60 mm이다. 더 크면 터릿 헤드가 회전할 때 터릿 램이나 새들 뒷면의 어태치먼트가 닿기 쉽다.

드릴을 체결할 때에 척을 사용하지만, 장소가 좁으면 작은 콜릿을 사용한다.

치차열에 따라 드릴의 회전수를 주축의 2～3배로 설정하고, 이송이나 척의 회전수를 올리면 짧은 시간에 드릴링을 할 수 있다.

(g) 구면 절삭공구

범용 기계나 공구로는 구면 절삭을 할 수 없고, 특수 공구가 필요하다. 하지만 구면 절삭의 원리는 간단하다. 터릿 선반의 경우에 터릿 헤드와 크로스 슬라이드를 조합하면 쉽게 소형화가 가능하다.

주요 부분은 다음과 같다.

- 본체
- 리시브 바
- 바이트 홀더
- 되돌림 스프링
- 핀

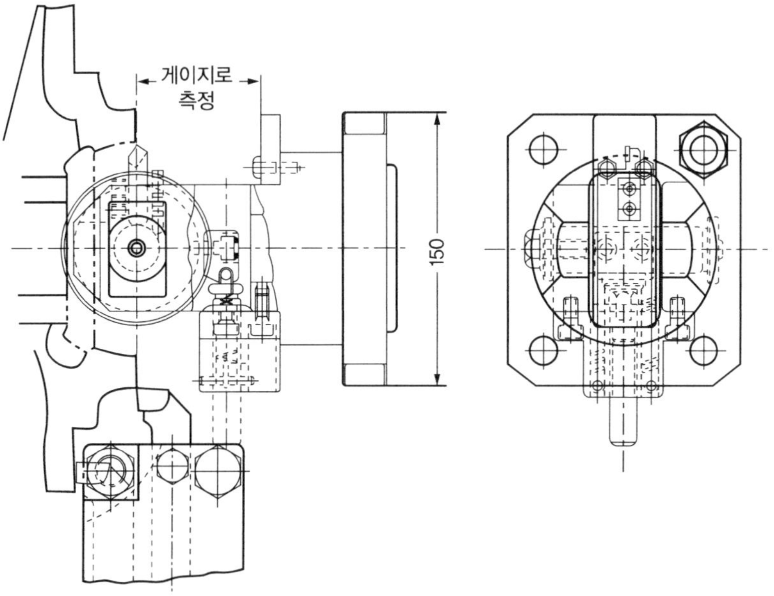

그림 5.96 • 구면 절삭공구

중심위치를 측정하려면 가공물의 한 곳에 기준면을 설정하고 구면 절삭에서 정한 기준면까지의 거리를 게이지로 측정한다. 구경의 공차가 크면 별 문제가 없으나, 높은 정밀도가 요구될 때에는 세팅 게이지에 의해 바이트의 돌출 길이를 조절해야 한다(그림 5.97).

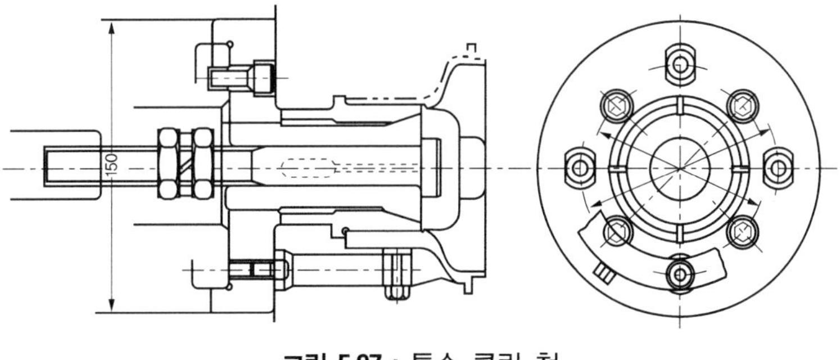

그림 5.97 • 특수 콜릿 척

5.5.3 터릿 선반용 치공구 구조의 예

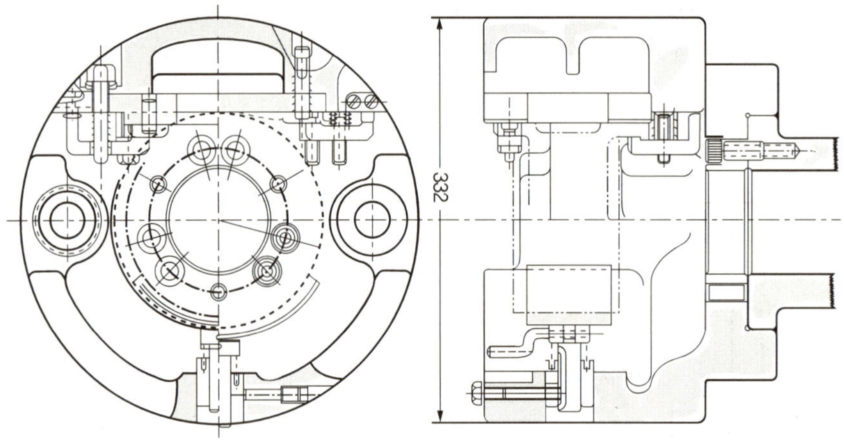

그림 5.98 • 스크롤 척을 고정블록식으로 사용한 예

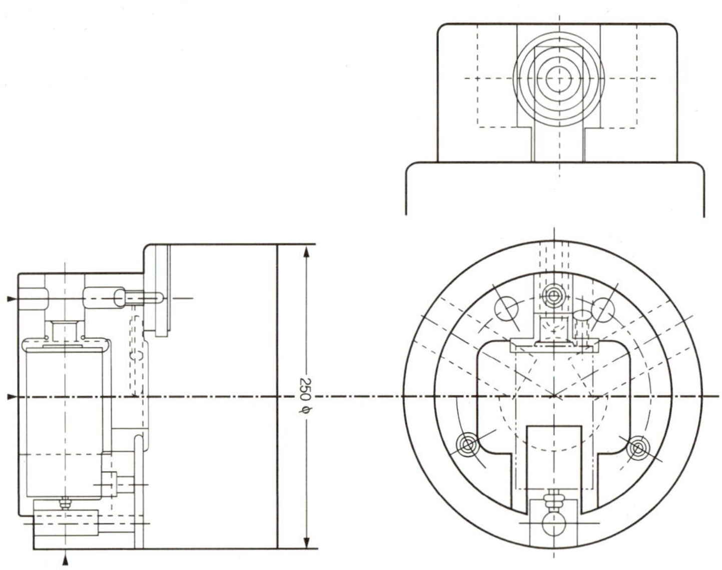

그림 5.99 • 고정블록식 특수 척

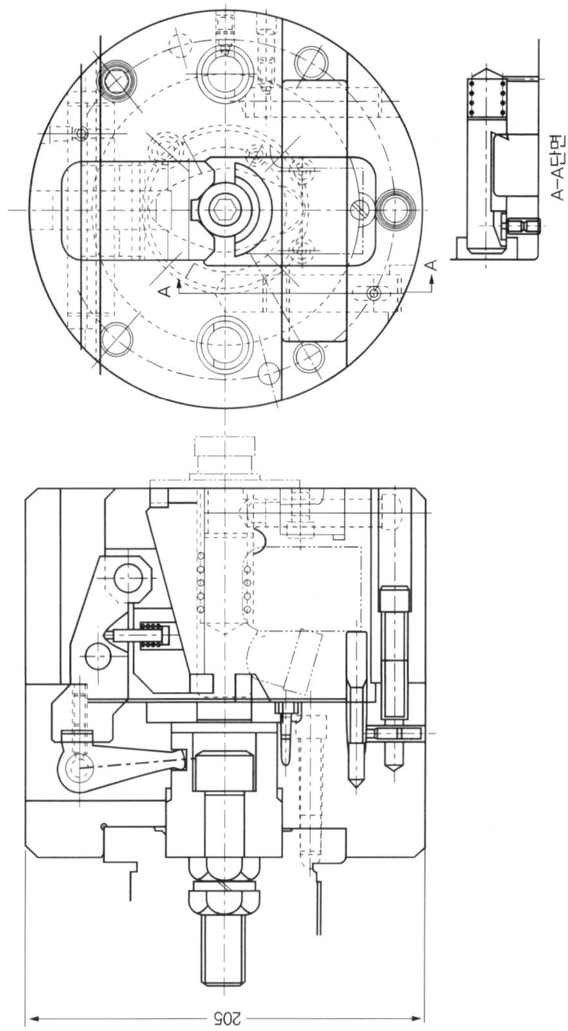

그림 5.100 • 유압식 특수 고정구

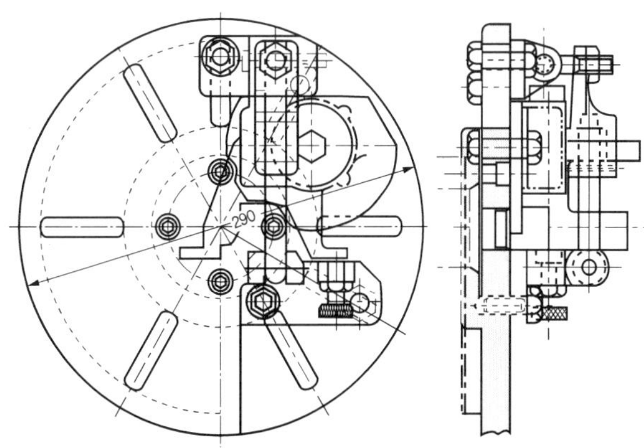

그림 5.101 • 면판

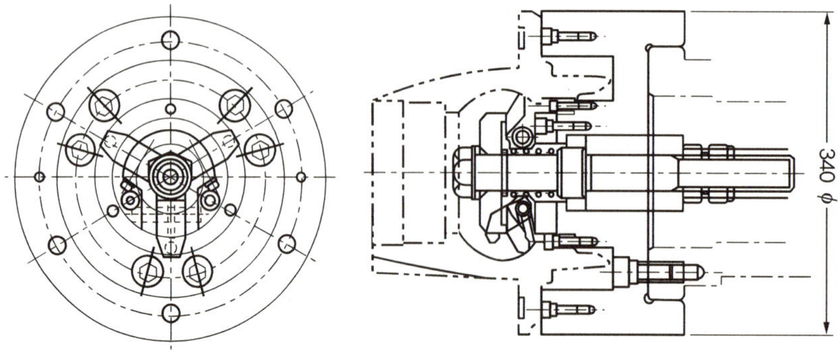

그림 5.102 • 인장식 유압 척

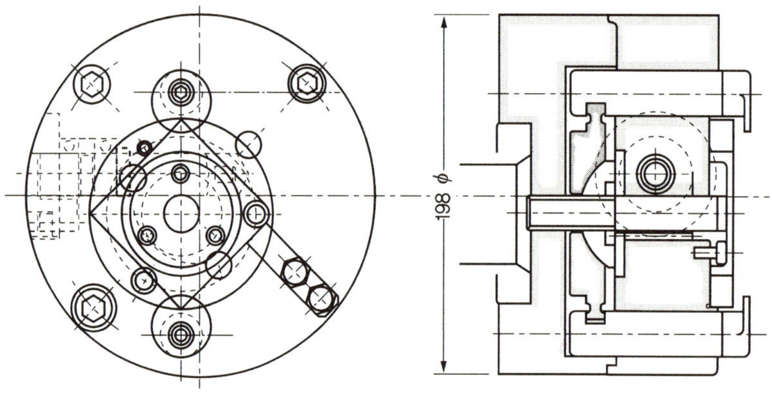

그림 5.103 • 인장식 수동 척

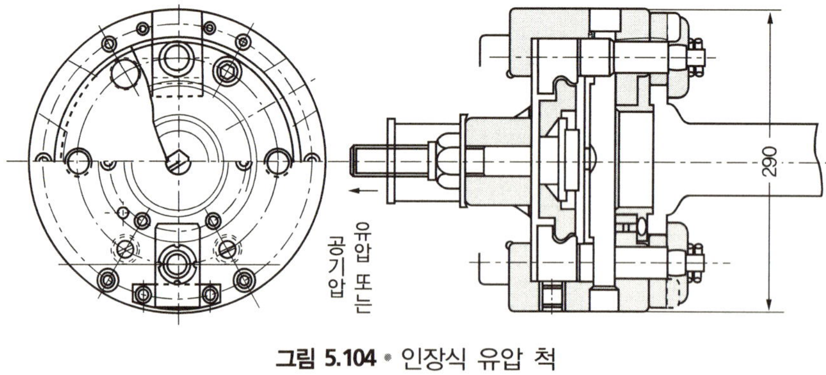

그림 5.104 • 인장식 유압 척

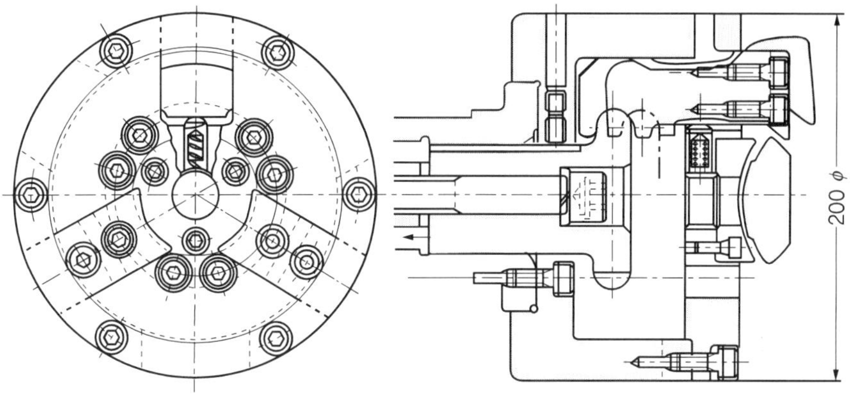

그림 5.105 • 인장식 유압 척

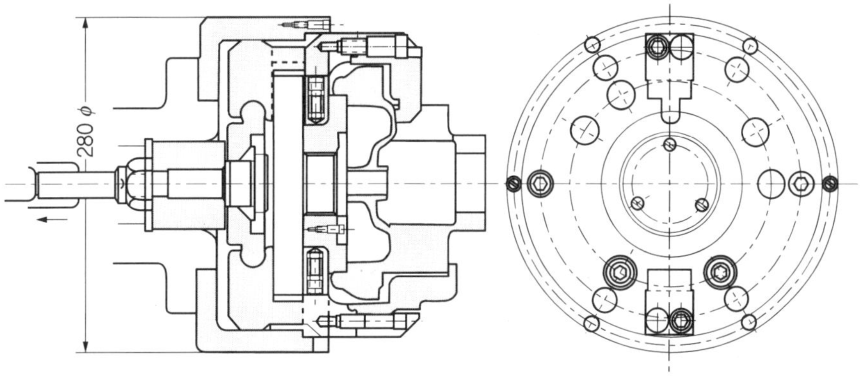

그림 5.106 • 인장식 유압 척

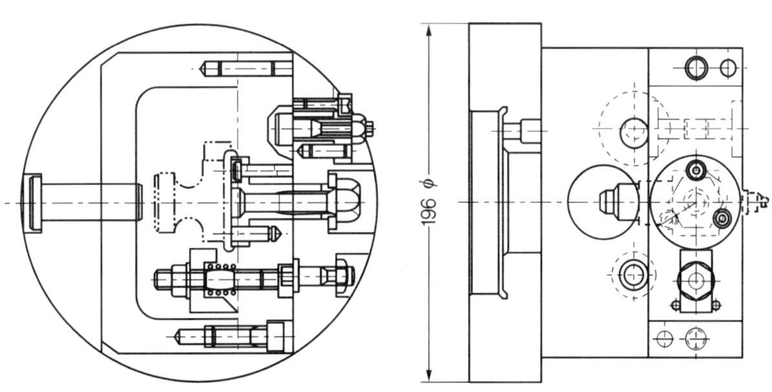

그림 5.107 • 분할 특수 고정구

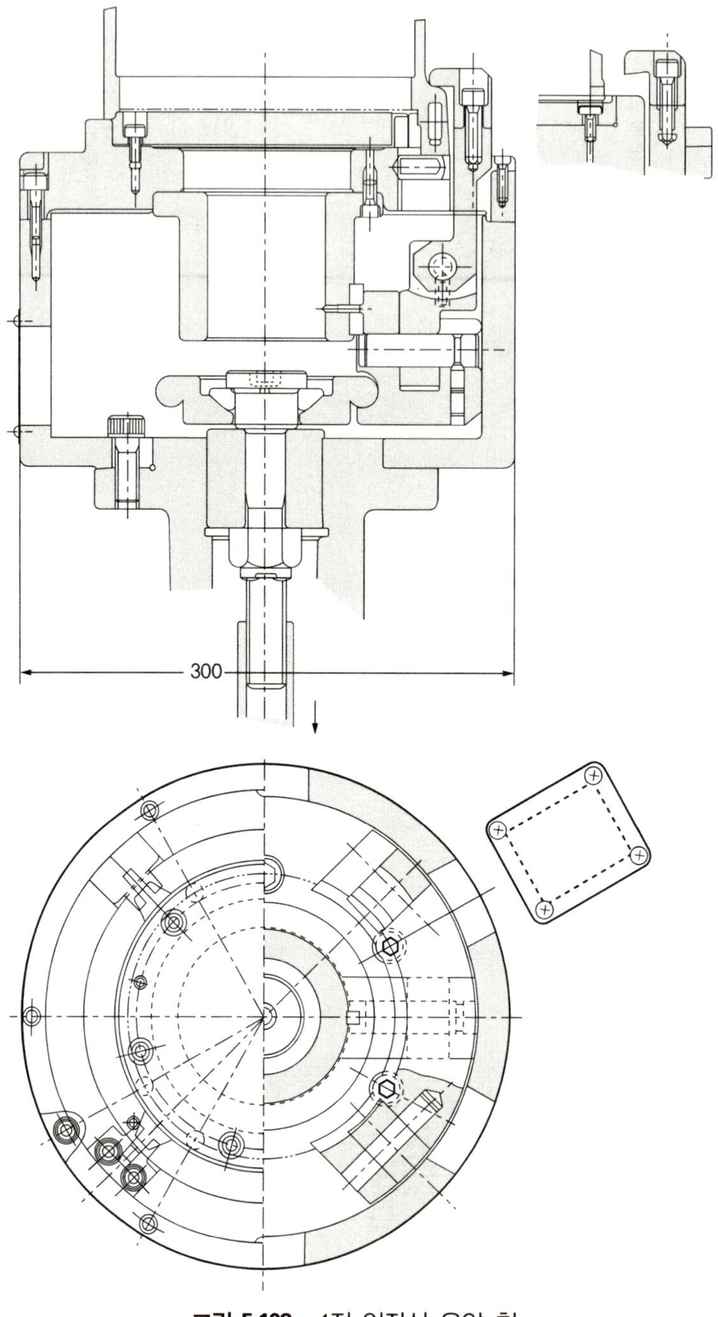

그림 5.108 • 4점 인장식 유압 척

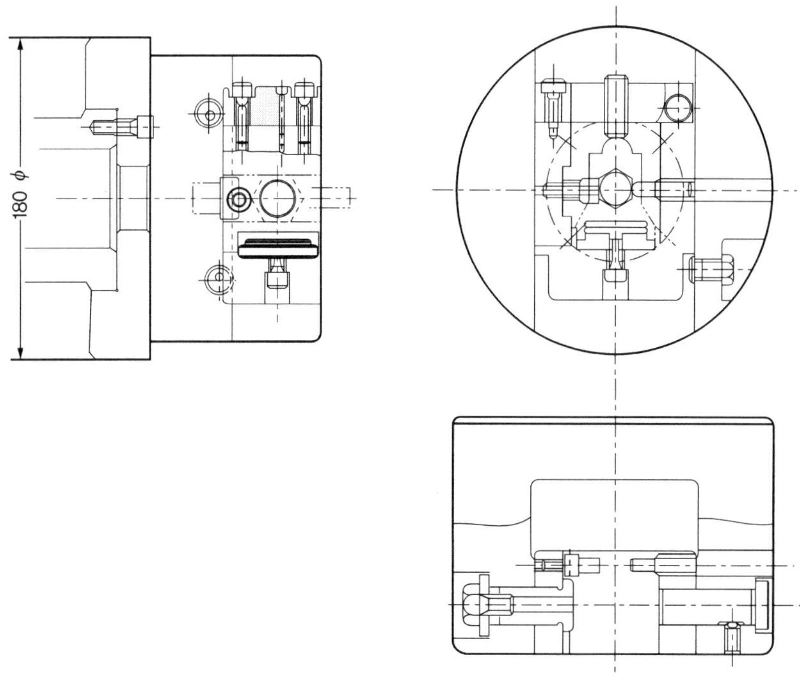

그림 5.109 • 분할 특수 고정구

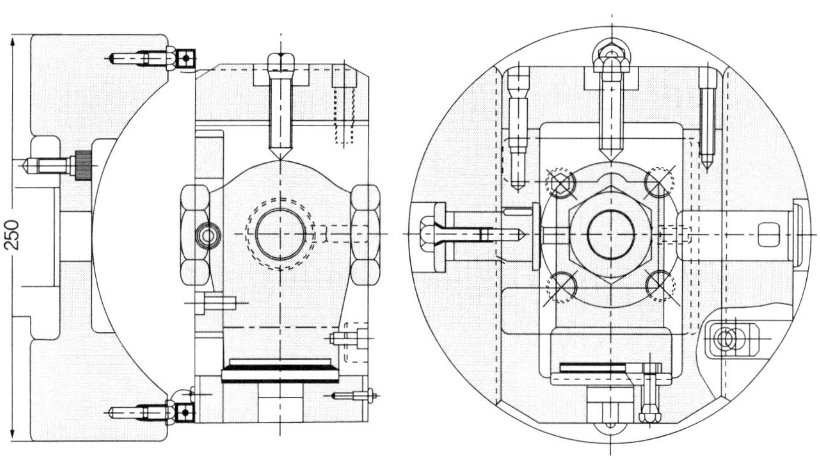

그림 5.110 • 분할 특수 고정구

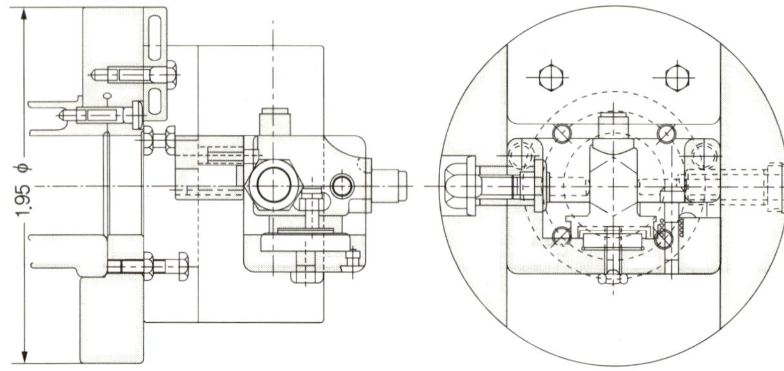

그림 5.111 • 분할 특수 고정구

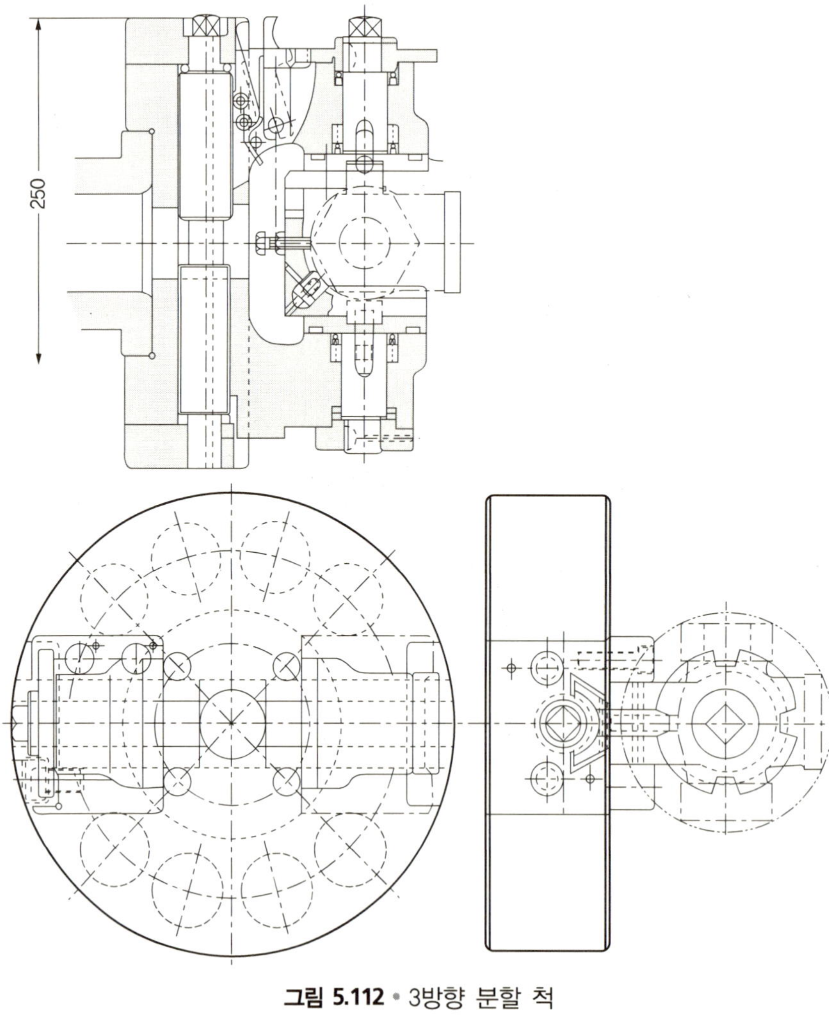

그림 5.112 • 3방향 분할 척

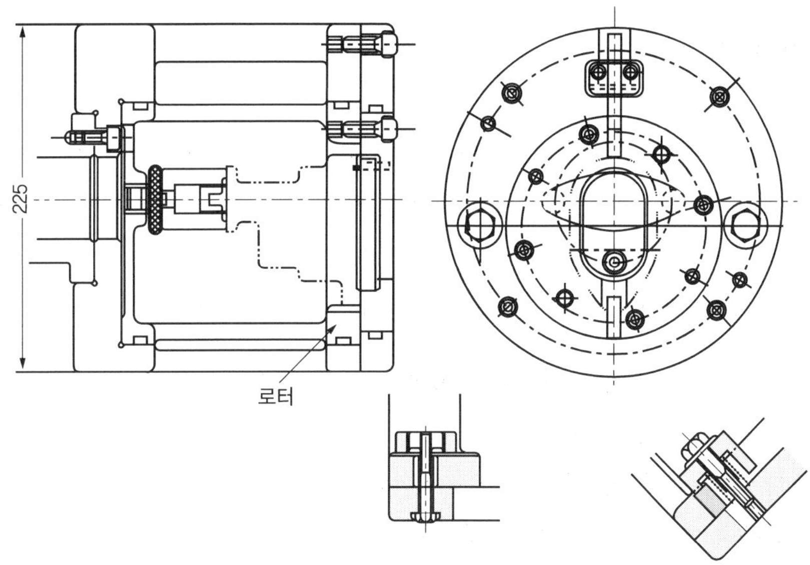

그림 5.113 ◦ 중심이 다른 분할 특수 고정구

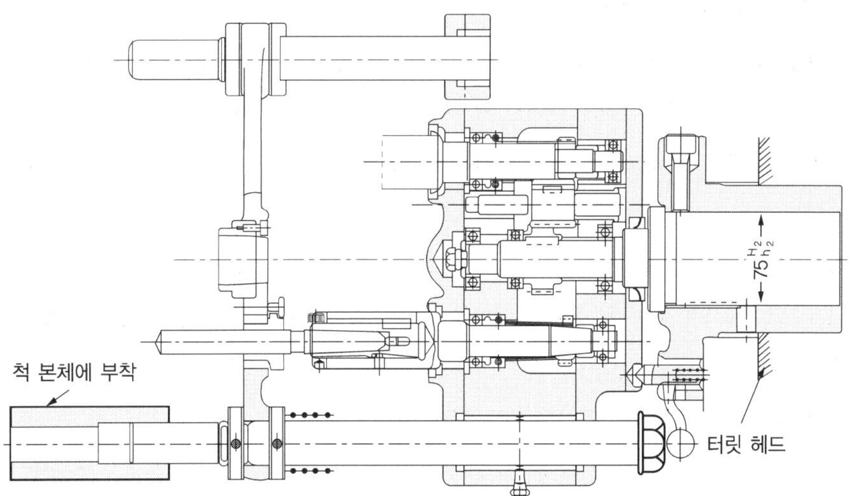

그림 5.114 ◦ 멀티플 드릴링 어태치먼트

5.6 | 연삭 지그

연삭 지그는 사용하는 연삭 프로세스 또는 연삭기의 형식에 따라 분류한다. 현재까지 표준 또는 일반적인 지그는 잘 사용되지 않는다. 연삭 프로세스나 연삭기의 종류에 따라 지그를 설계할 때 고려할 사항은 다음과 같다.

즉 연삭 지그의 설계에 미치는 요소나 문제점은 다음과 같다.

❶ 연삭액 노즐, 스프레이 가드, **파트 피더**, 그밖에 유사장치

❷ 연삭액 배출 방법과 제어

- 지그를 통하여 가공물에 들어가는 연삭액
- 지그로부터 배출되는 연삭액과 슬러지

❸ 지그의 위나 가까운 위치에서 휠 드레서 부착

❹ 회전 지그나 척의 평행 운동

5.6.1 원통 연삭기용 지그

그림 5.115 (a)의 **익스팬션 맨드럴**은 맨드럴과 가공물 사이의 편심을 제거하는 장치이다. 가공물의 바깥지름은 안지름과 0.0003 in (0.00762 mm) [TIR (total indicated reading), 지시눈금 값의 범위) 이내의 동심을 유지하고, 연삭하기 시작하면 정지센터 위에서 가공물을 회전시킨다.

담금질, 연삭, 템퍼링한 공구강의 보디 ①에는 연삭하고 래핑한 센터가 있다. 멈춤나사 ②가 로드 ③에 의하여 나사로 끼워지면 볼 ④를 보디 안의 테이퍼 구멍으로 밀어 넣어 가공물에 대한 보디의 "Y"지름을 넓혀서 가공물을 체결한다. 그림 5.115 (b)의 면판 지그는 멈춤나사 ②가 웨지 로드 ①을 눌러 아버를 넓힌다.

그림 5.116의 **너트 맨드럴**은 부품의 바깥지름을 테이퍼 붙이 보어와 0.00635 mm TIR 이내의 동심으로 연삭하기 위하여 사용된다. 먼저 Y면을 보어와 직각으로 연삭하여 지정된 동심을 유지한다. 담금질 연삭한 강체 ① 안의 래핑한 센터는 정확한 동심이 유지된다. 보디에 압입되어 있는 슬리브 ②에는 Y면을 가진 3개의 핀 ③이 있고, 그 센터와 0.0001 in (0.00254 mm) TIR 이내에 정확히 맞추어 돌아가도록 연삭되어 있다.

스프링 하중식의 테이퍼 붙이 위치결정핀 ④는 보디 위를 미끄러져 커버 ⑤로 고정된다. 와셔 ⑦ 안에 구면으로 자리 잡은 너트 ⑥이 가공물을 고정한다.

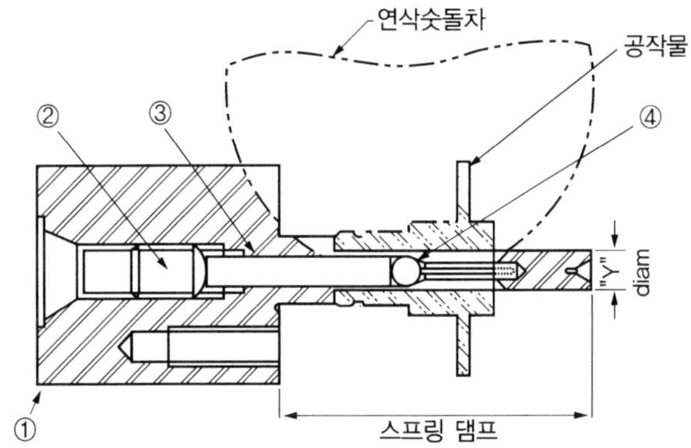

(a) 익스팬션 맨드럴

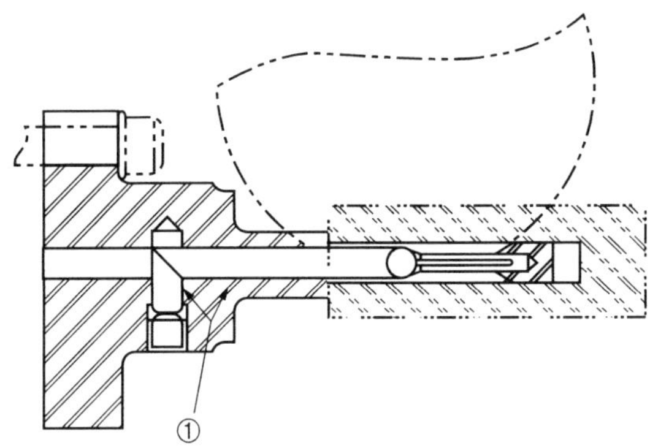

(b) 면판 익스팬션 부착구

그림 5.115 • 원통 연삭용 지그

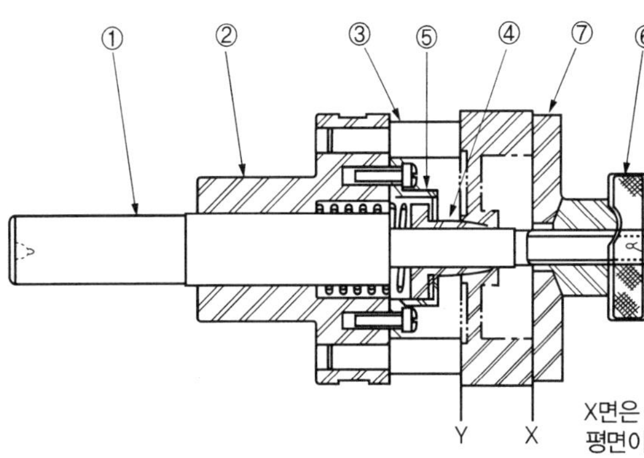

그림 5.116 • 너트 맨드럴

그림 5.117은 부품의 바깥지름이 안지름과 0.0002 in (0.00508 mm) TIR 이내의 동심으로 연삭하는 테이퍼 붙이 맨드럴이다. 담금질하고 연삭한 강의 축 ①에는 연삭, 래핑한 센터가 있고, 위치결정 지름은 부품의 안지름에 허용된 공차를 가진 테이퍼로 구성된다.

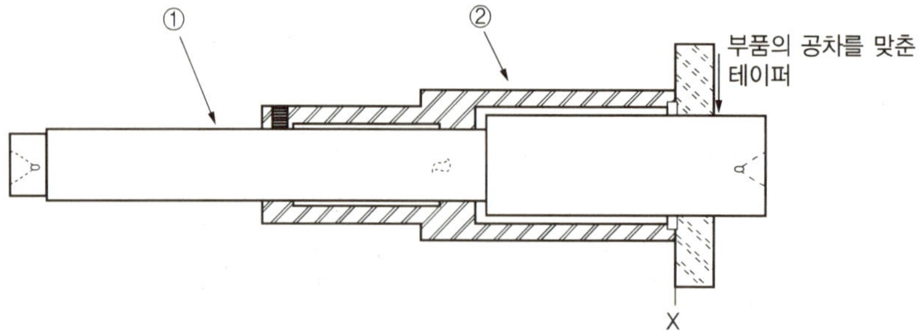

그림 5.117 • 테이퍼 붙이 맨드럴

축 위에서 맞추어지도록 헐거움 끼워맞춤한 슬리브 ②의 X면은 아버에 대하여 0.0002 in (0.00508 mm) TIR 이내의 직각으로 되어 있다. 얇은 부품의 찌그러짐을 방지하기 위하여 맨드럴 위에 가공물을 정확하게 올려놓고 고정(그림 5.118의 소켓 헤드 캡 나사 ③에 의하여 **비오프렌 부시** ②를 넓혀서)한다.

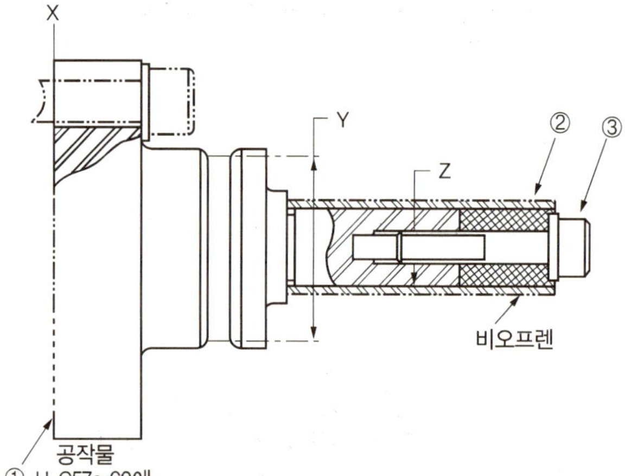

그림 5.118 • 팽창하는 고무 클램프 붙이 너트 맨드럴

그림 5.119의 지그는 **스프링 콜릿**으로 가공물(그림 5.120)을 고정하여 테이퍼 붙이 바깥지름을 연삭한다. 스프링 척은 Norton의 원통 연삭기의 주축에 끼워 맞추도록 나사를 깎고, 다른 끝은 홈 붙이 스프링 템퍼(**스프링에 조절 열처리**)를 한 콜릿의 센터 구멍에 헐거움 끼워맞춤을 한다. 연삭기의 주축대와 척을 관통하여 끼워진 드로 바의 머리가 납작한 캡 나사로 콜릿과 함께 고정된다. 주축대와 **드로 바** 위의 특수 6각 머리 나사 사이의 압축 스프링이 콜릿을 고정한다(**가공물을 고정한다**). 드로 바는 연삭기 주축대 위에 장착되고 핸들을 돌리면 가공물이 안지름에 끼워진 콜릿에 의해 고정된다.

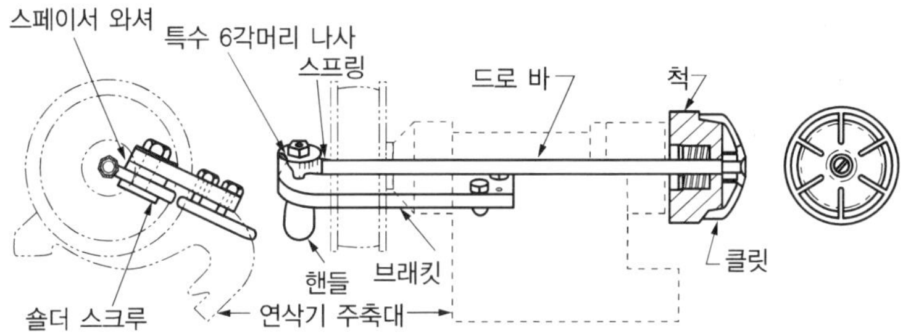

그림 5.119 • 통 연삭용 스프링 척

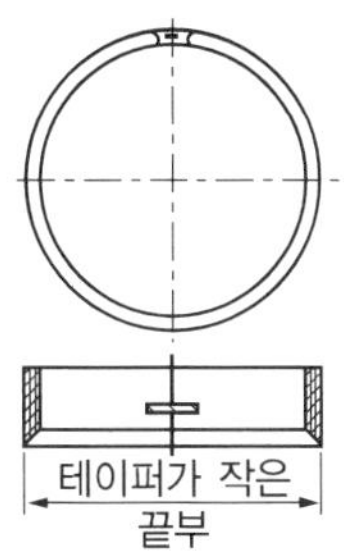

그림 5.120 • 그림 5.119의 지그로 연삭하는 플라스틱 부시

5.6.2 평면 연삭기용 지그

부품의 모서리 면을 연삭하기 위한 위치결정을 할 때 바이스 조 ①, ② 안의 가공물은 블록 ③에 의하여 부품의 평평한 면에 고정된다. 4개의 자기 **평형 플런저**(plunger) ④가 있어 고정 조 ② 안에서 움직이며 변화된 가공물의 지름 차이를 보정한다(그림 5.121).

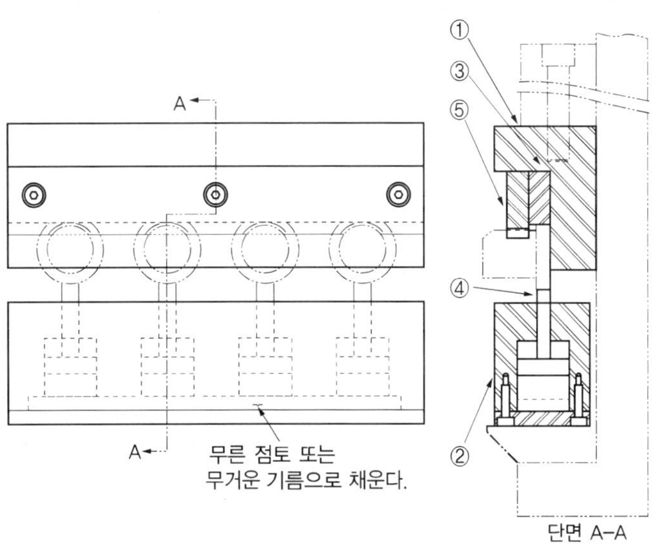

그림 5.121 • 여러 개의 부품을 연삭하는 자기 평형식 지그

평행 장치의 매체는 기름, 점토 및 기타 고점성 물질을 사용하며, 플런저는 이들 매체가 새지 않도록 꼭 맞는 헐거움 끼워맞춤을 한다. 이때 가공물이 올라오지 않고 블록 ⑤를 잡지 않도록 꼭 맞게 끼워 맞추어서 절삭 가공한다.

그림 5.122의 지그의 주철제 T형 보디 ①에는 같은 간격으로 5개의 구멍을 뚫어서 3열로 만들고, 가공물의 구멍에 편심된 고정 헤드 볼트를 끼운다. 토글 클램프 ③ 또는 유사한 클램프로 지그의 면을 향하여 가공물을 고정한다.

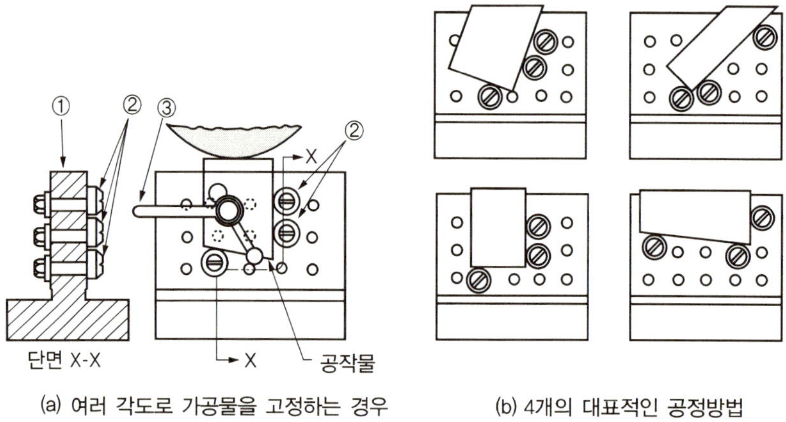

그림 5.122 ◦ 주철제 T형 보디의 연삭 지그

그림 5.123의 지그는 2개의 스트리퍼 볼트 ③ 위에서 요동하는 플레이트 ②와 기계의 테이블 위에 고정되는 베이스 ①을 가지고 있다. 플레이트 위에는 가공물을 고정하기 위하여 누름 클램프(그림에는 보이지 않음)에 볼트를 끼울 수 있는 구멍이 뚫려 있다. 플레이트는 6각 키를 가진 **스트리퍼 볼트**를 체결하여 임의의 각도로 고정한다.

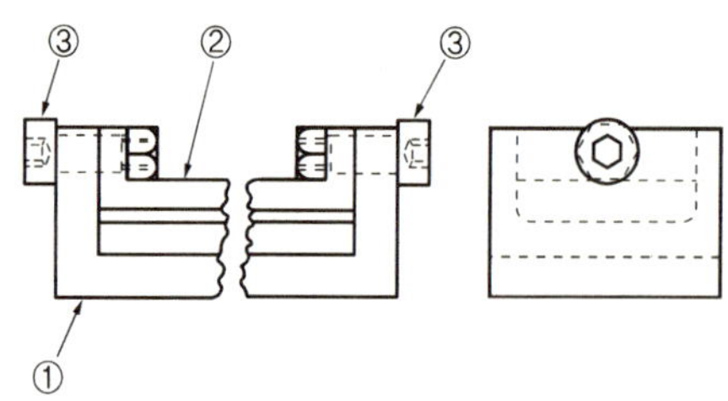

그림 5.123 ◦ 트러니언형 조절식 연삭 지그

그림 5.124의 지그는 2개의 평평한 면이 서로 평행을 이루고 미리 연삭되어 있는 가공물의 구멍이 축의 센터에 평행하게 고정되면서 연삭된다.

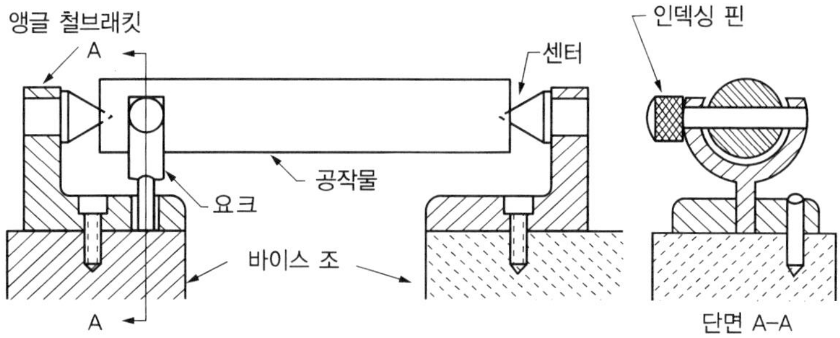

그림 5.124 • 축 위에서 평평한 면을 연삭하는 바이스 지그

담금질한 센터는 앵글 브래킷 속에 압입되고, 브래킷은 구멍이 뚫린 **연삭 바이스 조**에 핀으로 고정한다. 요크는 구멍을 리머로 다듬질하여 **인덱싱 핀**을 만든다. 핀은 요크와 축을 관통시켜 끼우고 요크의 다리는 좌측 브래킷의 가늘고 긴 구멍으로 위치결정을 한다. 바이스가 체결되면 센터 사이에 축을 끼워서 고정한다. 한쪽의 평평한 면은 축의 한쪽에서 연삭하여 완성하고 반대쪽의 평평한 면도 연삭하기 위하여 축을 돌려서 분할하여 고정시킨다.

그림 5.125는 지그의 주철보디 ①을 가공물(강의 직각자)의 긴 모서리에 있는 바깥쪽을 연삭하기 위하여 평면 연삭기 위에 부착시켜 놓은 것이다.

스프링 하중식 플런저 ②에 억지 끼워맞춤된 핀 ⑧은 가공물의 모서리를 위치결정 블록 ③ 쪽으로 밀어붙인다. 핀 ⑥에 대하여 수직으로 가공물의 위치결정을 하기 위하여 2개의 나비너트 ⑤를 돌려서 후크 클램프 ④로 고정한다. 위치결정 블록은 조절나사 ⑦의 마스터 스퀘어로 조절한다.

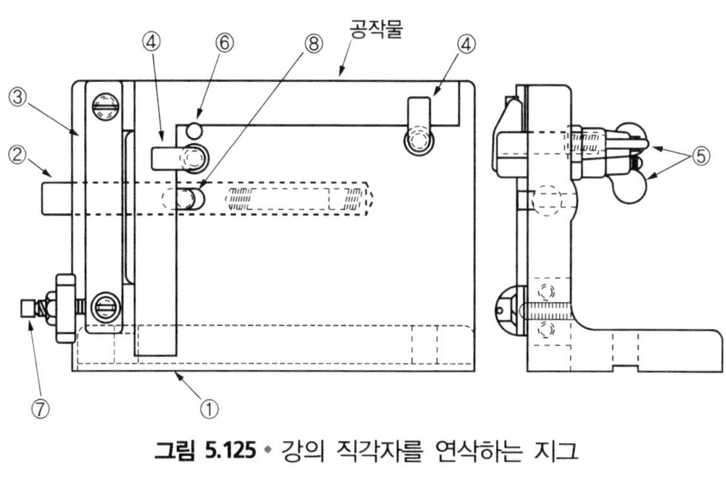

그림 5.125 • 강의 직각자를 연삭하는 지그

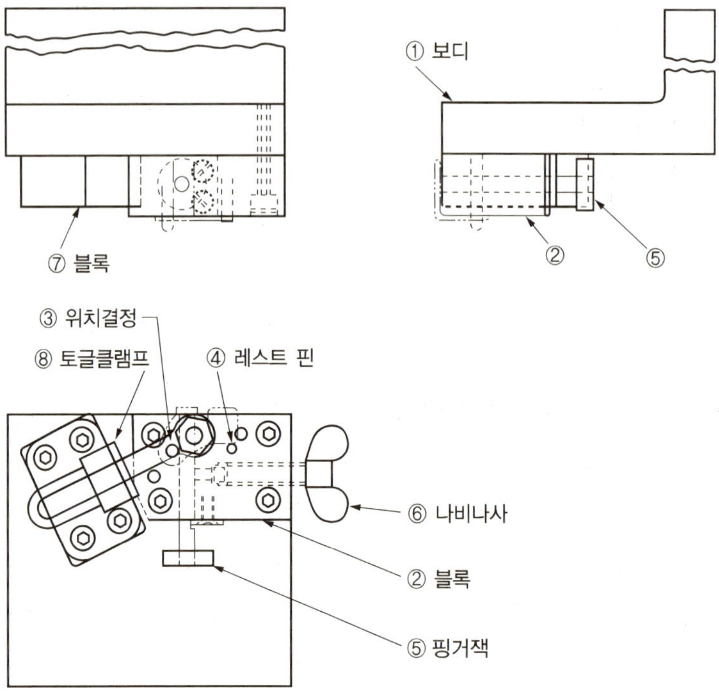

그림 5.126 • 앵글 플레이트 평면연삭 지그

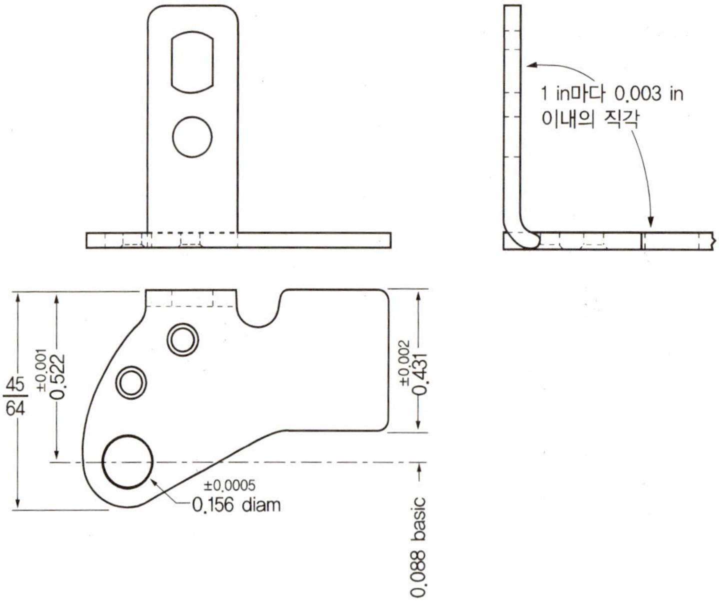

그림 5.127 • 그림 5.126의 지그로 연삭되는 지그

그림 5.126의 간단한 앵글 플레이트 지그는 작은 프레스 가공물(그림 5.127)의 바깥 측면을 0.156 in (3.9624 mm) 지름의 센터 구멍에서 0.522±0.001 in(13.2588±0.0254 mm)로, 부품의 안쪽 표면에서 1 in마다 0.003 in (0.0762 mm) 이내의 직각으로 연삭하기 위하여 설계한 것이다.

지그의 보디 ①은 주철의 앵글 플레이트로, 토글 클램프 ⑧의 마운팅 블록 ⑦에 의해 나사로 고정되어 있다. 다른 쪽의 블록 ②에는 위치결정핀 ③, 레스트 핀 ④, 핑거 잭 ⑤ 및 고정 나비나사 ⑥이 부착되어 있다.

가공물은 **레스트 핀**을 향하여, 위치결정핀 위에 0.156 in (3.9624 mm) 지름의 구멍에 맞도록 위치결정을 한다. 핑거 잭은 가공물을 지지하기 위하여 나비나사로 고정하고, 직각이나 제원 등을 변경시켜서는 안 된다. 생산량은 1시간당 약 65개이다.

그림 5.128의 지그는 8각 캠의 가공물 측면을 연삭하는 지그이다. 맨드릴에는 스플라인이 있어서 브로치 가공이 된 구멍에 캠을 헐거움 끼워맞춤을 하고, 캠은 C와셔와 너트로 맨드릴 위에 고정시킨다. 맨드릴은 드로 볼트 ⑥으로 가공물을 스핀들에 고정한다. 분할 링 ①은 멈춤나사 ②로 스핀들과 접촉하면서 고정되어 있다. 링과 뒤쪽 베어링 사이에는 스페이서를 끼운다. 록 너트 ④가 뒷면 베어링을 일정 위치에 놓는다. 분할 어셈블리는 분할 플런저 ⑨, 플런저 하우징 ⑧, 스프링 ⑩ 및 도그 포인트 멈춤나사 ⑪(플런저가 회전하지 않도록 한다)로 되어 있고, 지그 보디의 머리 위에 부착한다.

플런저를 끌어내고 핸드 휠 ⑤를 회전시키면 분할 링의 노치는 플런저 밑에 차례로 놓인다. 플런저가 부시 ⑦을 통하여 미끄러지면 노치에 물려서 8개의 가공물을 평평한 면에서 연삭할 수 있도록 고정한다.

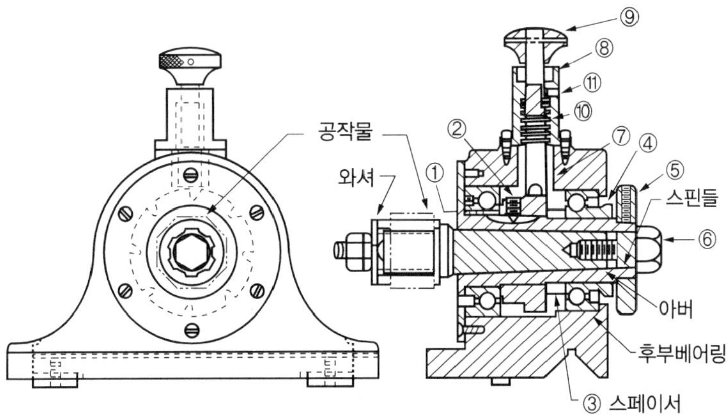

그림 5.128 • 8각 캠의 분할 지그

이 지그는 연삭기의 V웨이 위에 끼워져서 키와 T볼트로 일정한 위치에 고정된다.

그림 5.129의 지그는 20개의 가공물(작은 펌프의 피스톤)을 수직으로 놓고 그 구형 끝을 위치결정핀 ① 위에 놓는다. 그리고 한쪽 끝을 연삭하여 피스톤의 길이를 1.237 ~ 1.239 in (31.4198 ~ 31.4706 mm)로 다듬질한다. 핸드 노브 ②를 회전시켜서 더블 V블록 ④와 2개의 체결봉 ③ 사이에 전 피스톤을 고정한다. 고무 인서트를 체결봉에 조립하여 피스톤의 지름이 변경되지 않도록 한다.

4개의 안내핀 ⑤는 그림과 같이 일정한 각도로 설치하여 고정력의 하향 분력을 주고 피스톤의 구형 면이 위치결정핀 위에 자리잡도록 한다. 체결나사 ⑥을 구멍 속에 넣고, 뒤쪽 체결봉에 맞춤 핀 ⑨를 끼우고, 핸드 노브를 돌려서 나사를 조인다.

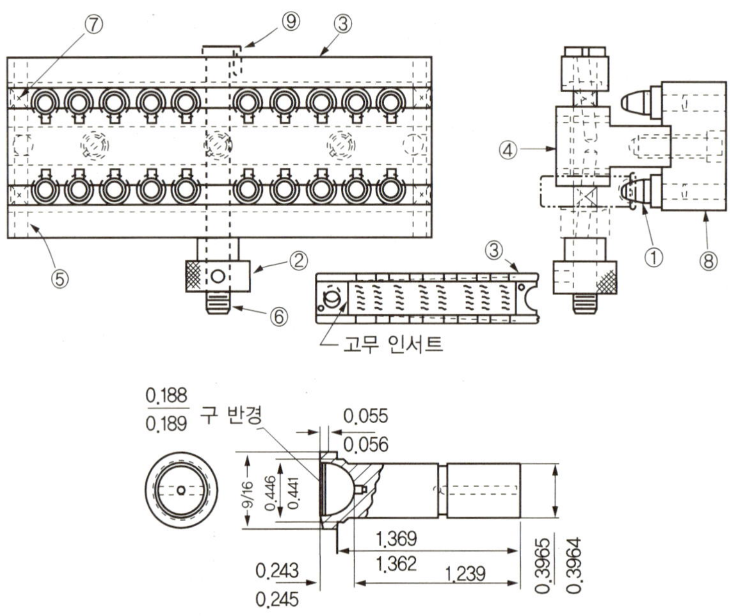

그림 5.129 ◦ 20개의 작은 피스톤을 연삭하는 지그

피스톤이 가볍게 죄어지면 고무가 달린 나무망치로 두드려 위치결정핀에 꼭 맞도록 한다. 그리고 핸드 노브를 좀더 돌려서 체결한다.

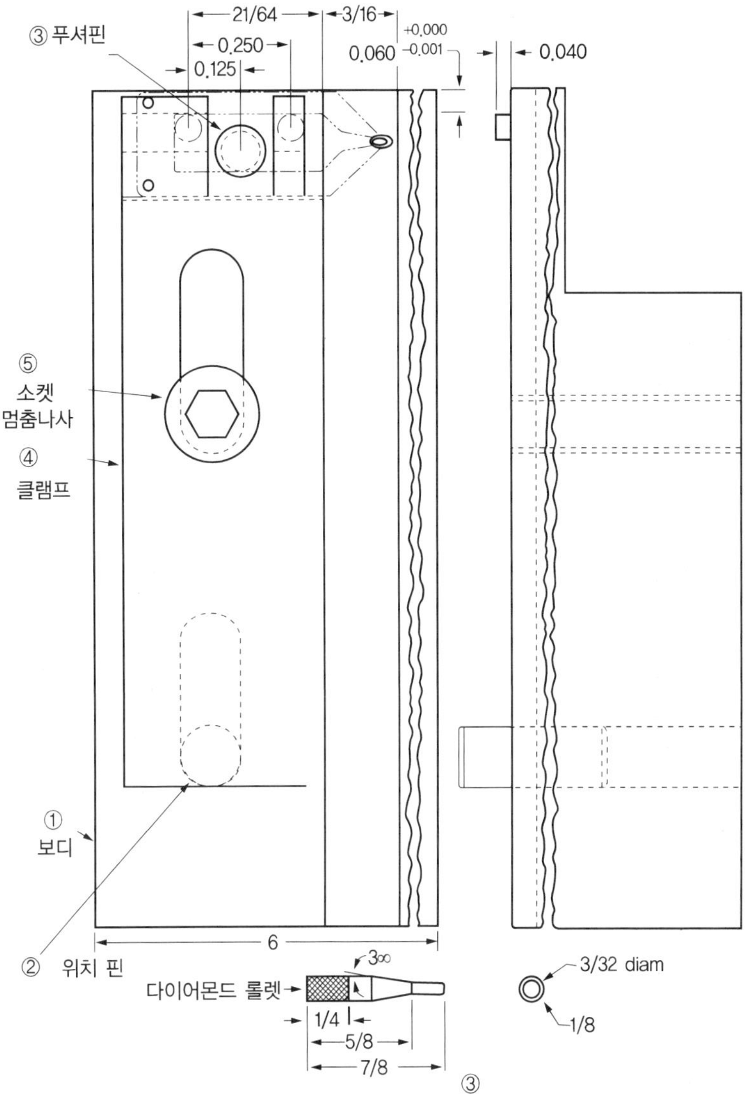

그림 5.130 ◦ 6개의 작은 전자석 코어를 연삭하는 지그

그림 5.130은 지그에 고정된 6개 가공물(그림 5.131)에 각각 얇고 약한 자성 Mumetal(고투자율합금)의 박판(lamination)을 만든 다음에 겹쳐서 작은 **자기코어** 어셈블리를 완성하는 것이다. 겹쳐진 각 코어의 긴 안쪽 모서리는 1/16 in (1.5875 mm) 지름의 두 위치결정핀 ②에 기대어 놓고, 박판 가장자리에 있는 A 표면을 연삭숫돌의 휠 쪽으로 밀어 준다. 지그 본체 ①에 헐거움 끼워맞춤이 된 테이퍼 붙이 **푸셔 핀** ③(널링 가공한 것)을 코어의 반대쪽 가장자리에 접촉시키고, 가공물을 위치결정핀 쪽으로 꼭 맞춘다. 소켓 헤드 캡 나사 ⑤ 및 가벼운 강 클램프 ④가 코어를 지그 본체와 수직이 되도록 한다.

지그 본체의 위쪽 표면은 셋업과 박판의 폭을

$$0.061^{+0.001}_{-0.000}\,\mathrm{in}\left(1.5494^{+0.0254}_{-0.000}\,\mathrm{mm}\right)$$

로 연삭하기 위하여 12개의 위치결정핀의 위쪽 모서리와의 간격이

$$0.060^{+0.000}_{-0.001}\,\mathrm{in}\left(1.5240^{+0.000}_{-0.0254}\,\mathrm{mm}\right)$$

가 되도록 연삭한다.

A 표면을 연삭하고 각 코어를 떼어내어 B 표면이 위쪽으로 오게 해서 지그에 거꾸로 부착된 B 표면을 연삭한다.

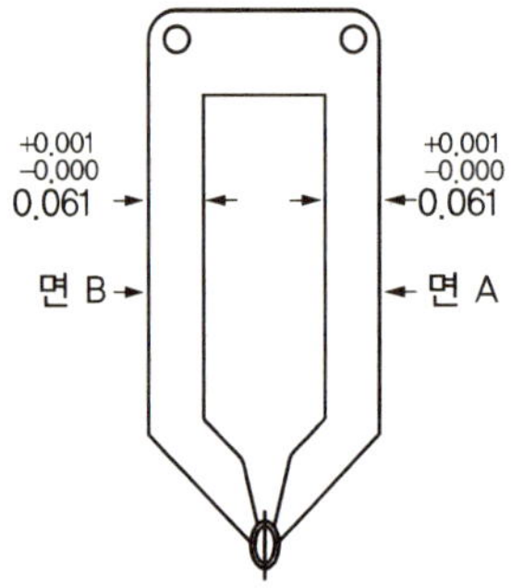

그림 5.131 • 그림 5.130의 지그에서 연삭된 가공물

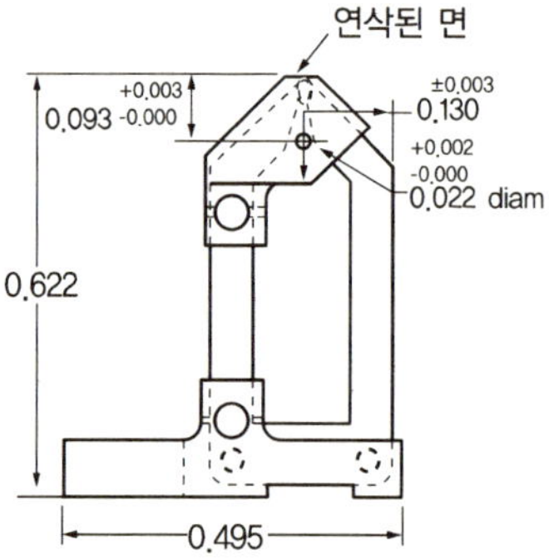

그림 5.132 • 그림 5.133의 지그로 연삭된 가공물

그림 5.132는 가공물의 전기 코어 어셈블리이며, 그림 5.133의 지그의 핀 ③이 구멍의 지름 0.002 in (0.5587 mm)에 물려 위치결정을 한다.

가공물은 핀과 코어의 바깥쪽으로 접촉하는 맞춤 핀 ④에 의하여 위치결정을 한다. 소켓 헤드 나사 ⑤와 작은 **스트랩 클램프** ②의 어셈블리가 지그 본체 ①의 수직 표면 쪽으로 고정한다. 이 지그는 6개의 가공물을 고정하는 것으로, 6개의 위치결정핀과 본체 위 표면의 간격은 0.090 (+0.002, −0.000in), 2.2859 mm(+0.00508, −0.0000 mm)가 된다. 또 본체의 윗면을 연삭하여 핀을 정밀하게 끼워 주고 바른 위치에 가공물이 놓인다.

본체와 베이스 ① 사이의 황동 인서트 ⑥(자기 척 위에 설치한다)은 베이스의 자력선과 일직선이 되도록 한다.

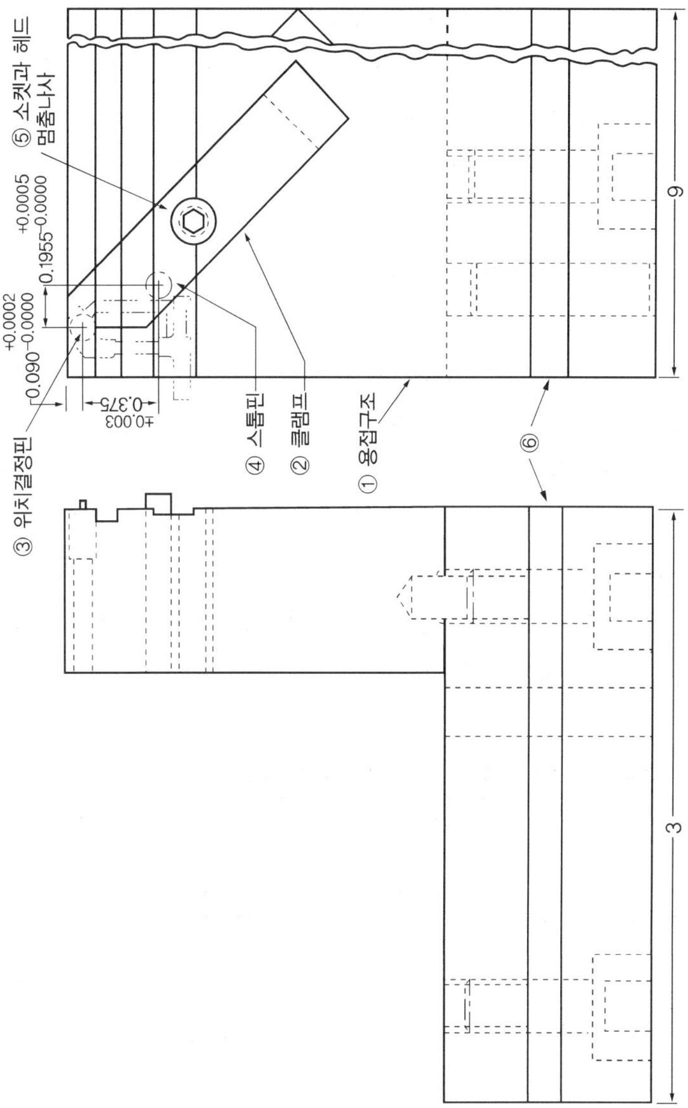

그림 5.133 • 코어 어셈블리를 연삭하는 지그

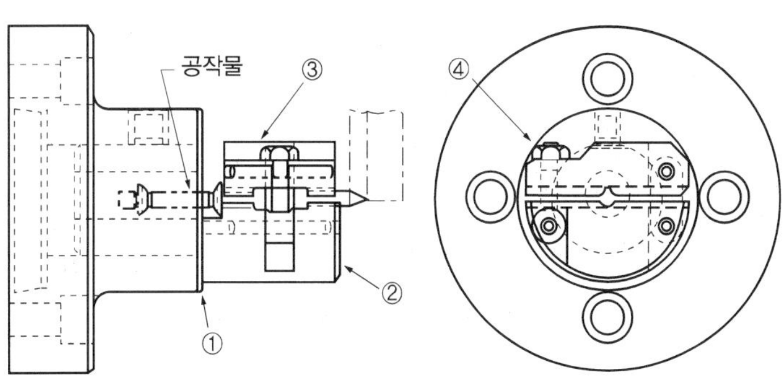

그림 5.134 • 크러시 폼 연삭용 지그

파이어링 핀 보디의 끝은 그림 5.134의 지그에서 크러시(crush) 성형된 연삭숫돌로 연삭한다. 크러시 폼 롤 홀더를 어댑터 ① 속에 넣고, 연삭숫돌로 **크러시 성형**을 한다. 롤 홀더를 떼어내어 가공물 고정 어셈블리와 교체한다. 가공물의 숄더는 지그의 숄더 쪽으로 설치하고 힌지식 클램프로 홈 속에 고정한다. 이 지그는 본체 ②, 힌지식 클램프 ③ 및 클램프 볼트 ④로 구성되어 있다.

그림 5.135는 롤 성형된 스트립의 V홈을 그림 5.136의 지그를 사용하여 4개의 휠의 홈 그라인더로 연삭한다.

연삭기의 베이스에 T 볼트로 고정된 필러 블록이 지그와 자기 척을 지지하여 스트립의 사이드 V홈과 휠 및 크러셔 롤의 중심을 맞춘다.

4개의 스트립이 위치결정블록 ②에 있으면 블록의 수직면 쪽을 향하여 자력이 작용하여 자기 척이 고정된다. V홈은 착탈식 핀 ③ 위에 놓고 끝 부분은 4개의 스톱 블록 ①을 향하여 위치결정을 한다.

다음에는 지그 속에 있는 4개의 부품을 끝 부분으로 접촉하면서 위치결정 블록 안에 놓는다. 이때에 가공물 전체를 나무망치로 두드려서 바른 위치에 자리 잡도록 한다.

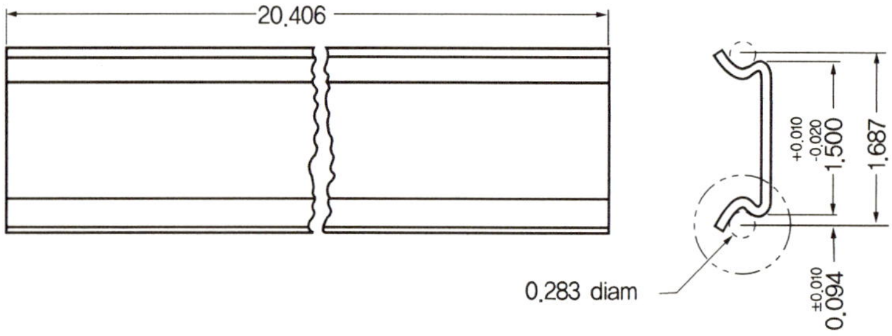

그림 5.135 • 5.136의 지그에서 연삭되는 가공물

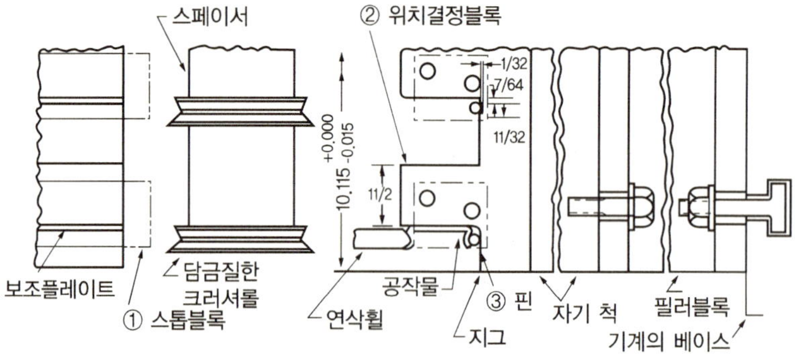

그림 5.136 • 멀티플 폼 연삭용 자기 척과 지그

스트립의 한쪽에 V홈이 연삭되면 자기 척의 회로는 열려서 스트립이 떨어지면서 핀과 함께 청소된다. 지그를 청소하고 V홈을 연삭한 스톡을 보완하기 위해, 별도로 굵은 1조(세트)의 핀을 설치한다. 그리고 스트립의 다른 쪽 홈을 연삭하기 위하여 지그 안에서 가공물을 반대 방향으로 바꾼다.

그림 5.137의 지그는 얇은 금속판으로 되어 있다. 가공물을 지그에 설치하기 위하여 따낸 구멍 ①은 주철이나 기계 구조용 강으로 만든다. 지그는 가공물의 두 평행면을 동시에 연삭하기 위하여 수동 또는 2개의 더블 디스크를 가진 동력 연삭기로 보낸다. 따낸 구멍 치수 이외의 플레이트는 크기가 다른 다양한 가공물을 사용한다. 또한 더블 디스크 그라인더용 지그는 두 구멍을 가진 둥근 판의 **로터리 캐리어**가 있다.

캐리어는 연삭 디스크 사이에서 따낸 구멍을 차례로 위치결정하기 위하여 회전한다.

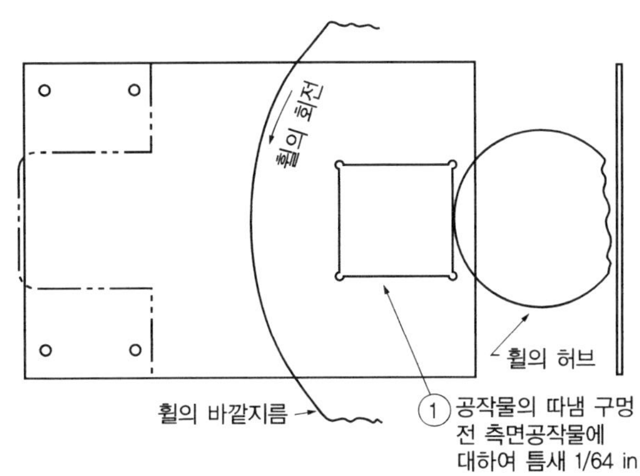

그림 5.137

5.6.3 내면 연삭기용 지그

그림 5.138은 지그 어댑터 플레이트 ③을 Bryant 내면 연삭기의 스핀들에 끼워서 기어의 끝 모서리를 연삭하는 것이다. 담금질과 함께 스프링 템퍼 처리를 한 분할 콜릿 ①은 어댑터 플레이트에 볼트로 고정한 플랜지 붙이 축 ②에 끼운다.

기어를 클램핑할 때, 스톱 칼러 ④의 연삭된 면에 가공물의 위치결정을 한다. **익스팬션 플러그** ⑤를 나사로 인장봉 ⑥에 끼우고 플러그에 550 kg의 힘을 가한다. 익스팬션 플러그의 기준 치수는 0.688 ~ 0.692 in (17.4752 ~ 17.5524 mm)이고 끝 모서리를 연삭하는 휠과 간섭하지 않도록 조절한다. 그리고 변형되지 않게 기어의 안지름에 끼우고 1.251 ~ 1.250 in (31.7754 ~ 31.750 mm)의 콜릿의 바깥지름을 정확하게 조절한다.

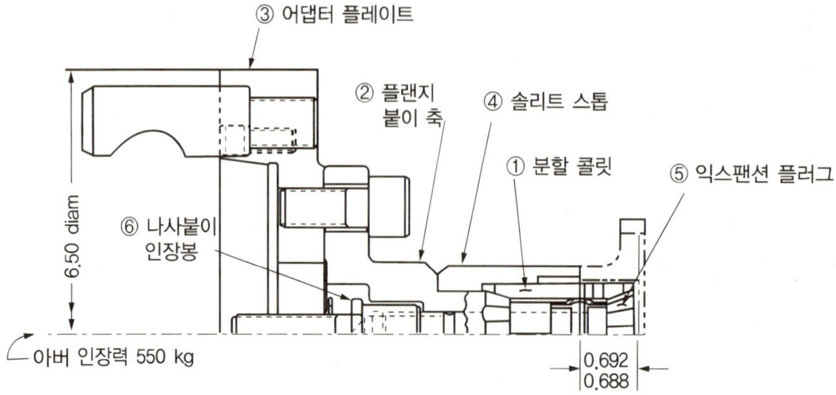

그림 5.138 • 끝 모서리를 연삭하는 스플릿 콜릿

그림 5.139는 주물 허브의 모따기를 한 부분을 연삭하기 위한 지그이다. 모따기를 한 쪽이 연삭되면 가공물을 지그 안에서 뒤집어 보어의 반대쪽의 끝에 있는 모따기를 한 곳을 연삭한다. 스플라인 붙이 허브의 피치 지름에 의하여 위치결정을 하고, 모따기를 한 곳의 지름과 동심이 되도록 연삭한다.

지그의 어댑터 ⑤가 내면 연삭기에 부착되면 지그 전체를 부착하기 위하여 멈춤나사 ⑥으로 조절한다.

플랜지 붙이 축 ②를 볼트로 스페이서 ④에 고정하고 스페이서를 어댑터에 부착한다. 스프링 템퍼처리를 한 콜릿 ①은 가공물의 허브 안쪽 스플라인에 끼워 맞춘다. 이때에 콜릿과 플로팅 스톱 ③이 축 위에 장착된다.

콜릿 익스팬더 ⑦은 풀 스터드 ⑧에 나사로 고정되고, 스터드는 풀 어댑터 ⑨로 연삭기의 드로 바와 접촉된다. 이러한 풀 스터드와 익스팬더는(이 부품의 허브를 변형하지 않고 충분히 클램핑하기 위함) 콜릿의 바깥지름을 1.915 in (48.641 mm)까지 조절한다.

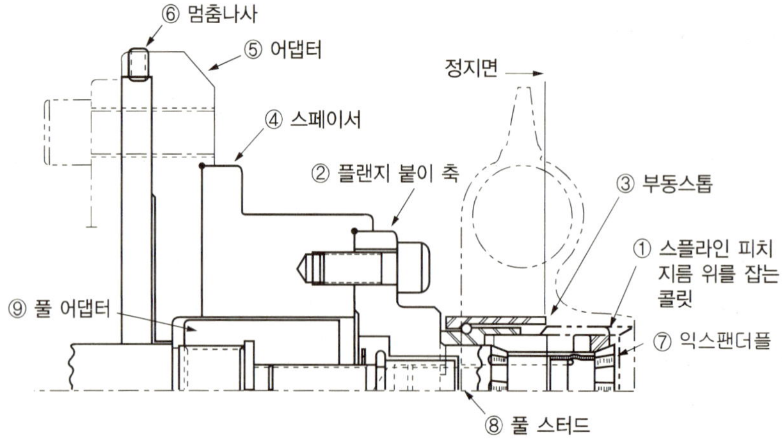

그림 5.139 • 스플라인 붙이 허브의 피치 지름과 동심의 모따기 연삭용 콜릿

그림 5.140의 지그에 있는 원통형 알루미늄 부품 ①은 안지름을 연삭하기 위하여 스톱 플레이트 ② 쪽으로 V형 캐리어 안에 **프리로드**(preload)된다. 부품 한쪽 끝의 보어가 연삭되면 캐리어의 클램프를 풀어서 반대 방향으로 바꾸어 끝에 있는 보어를 연삭한다. 캐리어는 다듬질한 부품과 함께 떼어내기 위한 스페어 캐리어가 있고, 이와 별도의 가공물을 프리로드하여 지그에 삽입한다. 캐리어는 부품의 바깥지름에 맞도록 헐거움 끼워맞춤을 하여 연삭하고, 가공물은 나사 ③으로 캐리어에 고정시킨다. 캐리어는 블록 ④의 V홈 안에서 스톱 핀 ⑤의 방향으로 놓으면, V홈에 대하여 요크 클램프 어셈블리 ⑥을 클램핑시킨다. 면판 어셈블리 ⑦블록과 서브 플레이트 ⑧은 Heald 연삭기 위에 장착한다. 지그 전체는 4개의 멈춤나사 ⑨로 주축 센터라인과 0.0001 in의 동심을 가지도록 조절한다. 이러한 지그는 가공물을 장착하여 밸런스가 맞도록 해야 한다.

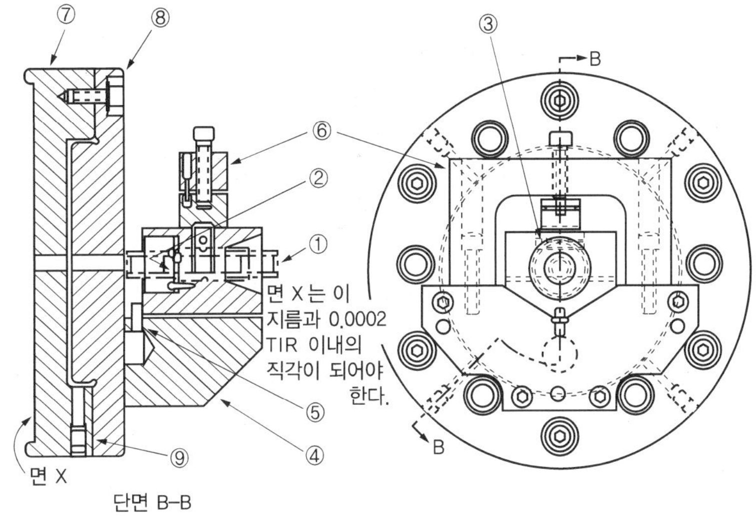

그림 5.140 • 2개의 대향 보어를 동심으로 연삭하는 면판 지그

5.6.4 공구 및 커터 연삭용 지그

그림 5.141의 지그는 3개의 냉간 압연강판을 서로 용접하고 일정한 크기로 연삭하는 것이다. 클램프 나사용 구멍의 간격은 연삭되는 각종 크기의 시어 블레이드와 가공물이 서로 맞아야 한다.

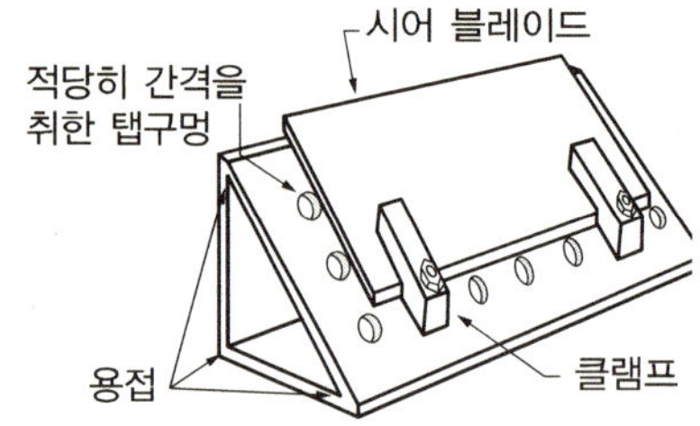

그림 5.141 • 시어 블레이드의 에지를 연삭하는 지그

그림 5.142의 지그의 보디 ①은 6개의 싱글 포인트 툴이 소켓 헤드나사 ②로 고정되어 있다. 유압식 평면 연삭기에 의하여 매시간 28~33개의 절삭날을 연삭한다.

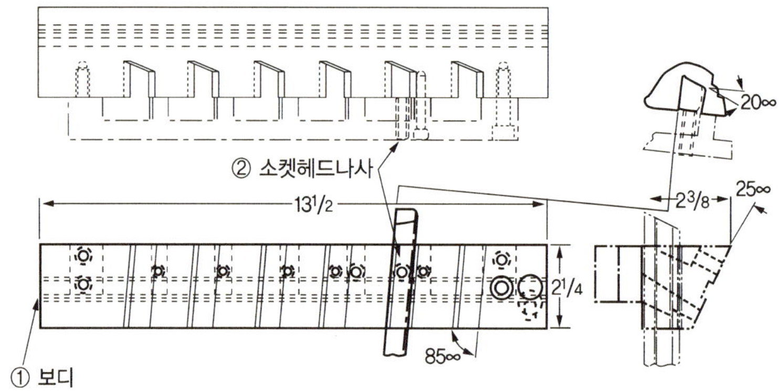

그림 5.142 • 싱글 포인트 툴 연삭 지그

그림 5.143의 2개의 센터 헤드로 구성된 **스윙식 지그**는 베이스 안의 홈을 따라 조절하는 센터 사이의 길이에 맨드럴이 들어갈 수 있는 공간이 있어야 한다. 각 헤드의 45° 각도를 가진 홈에는 연삭기의 테이블 센터를 지지하는 조정식 슬라이드가 있다.

가공물(얇은 날의 커터 또는 톱날)과 담금질한 인덱싱(indexing) 휠은 지그 센터 사이에 설치한 맨드럴 위에 고정시킨다. 조정식 마운트는 2핑거식 스프링강 인덱싱 캐치에 의해 인덱싱 휠의 2배 정도 많은 잇 수를 가진 커터를 연삭할 수 있다. 또 지그는 테이블 센터를 중심으로 회전하고, 스톱 플레이트는 커터 깊이만큼 휠을 이동시킨다.

그림 5.144의 지그는 선반이나 연삭기의 V센터를 연삭할 수 있다. 또한 앞면과 뒷면 서포트는 길이가 다른 테이퍼 붙이 센터에 맞추어 레일 사이를 미끄럼 이동시킨다. 담금질, 연삭한 테일 센터는 가공물의 끝을 지지한다. 리테이너 플레이트에 부착된 그리핑링(gripping) 멈춤나사는 가공물의 끝이 테일 센터를 향하도록 고정한다.

가공물의 큰 끝은 슬립 부시의 안지름 앞 가장자리로 충분히 지지해야 한다(연삭력은 경량이므로). 그리고 어떤 테이퍼의 가공물을 다른 것으로 바꾸기 위해서는 부시에 꼭 맞는 지름을 선택해야 한다. 이것은 각종 커터 연삭기에서 정밀한 테이퍼 붙이 **어댑터 슬리브**의 세트를 사용하지 않은 지그이다.

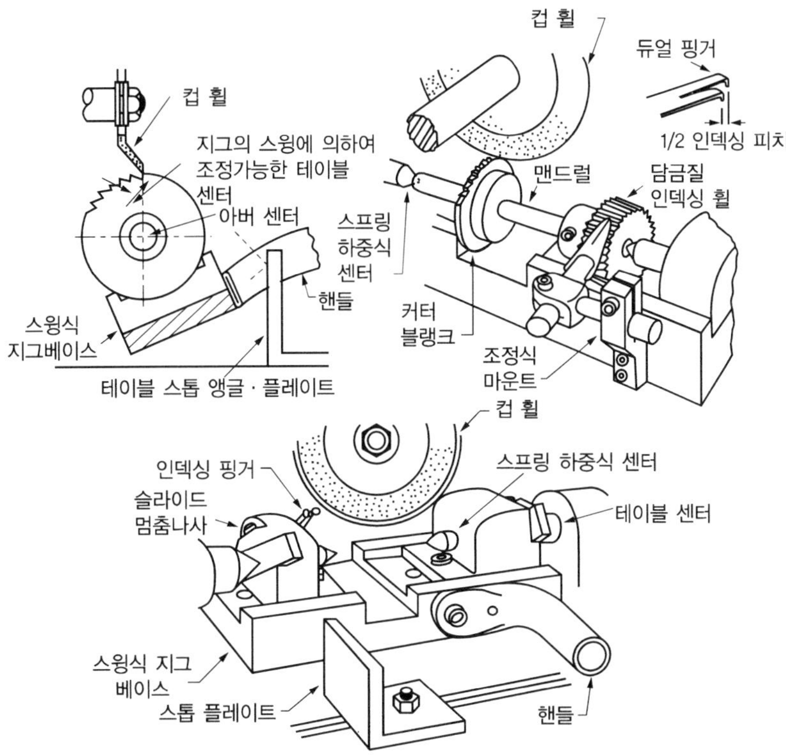

그림 5.143 • 커터 및 소를 연삭하는 지그

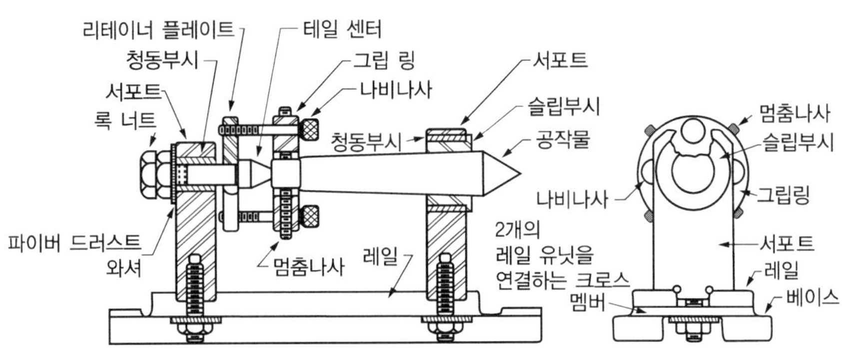

그림 5.144 • 선반 센터 연삭 지그

그림 5.145의 지그는 2개의 레스트 플레이트 위에 **스웨징 다이**를 놓고 나사로 고정된 2개의 릴리프 붙이 위치결정 블록을 바라보도록 지그의 받침대에 가공물을 고정한다.

핸들을 돌리면 웜 기어 ②와 휠 ①을 회전시켜서 받침대의 위치를 결정하고 연삭 휠의 이동 방향과 다이 캐비티의 원추 표면의 바깥 가장자리가 동일선상에 놓이도록 한다.

연삭기의 테이블이 왕복운동하면 각 스트로크의 끝에 작동하는 캠 작동식 에어 밸브는 테이블을 역전시키거나 에어 실린더에 스트로크를 준다. 이때 실린더 피스톤은 래칫 또는 웜 기어의 감속에 따라 간헐적으로 크랭크 핀과 받침대를 회전시킨다. 또 연삭기 테이블에 스트로크를 주면 다이 캐비티의 좁은 원추 표면은 휠 모서리를 향한다.

크랭크 핀이 180° 회전할 때마다 턱은 반대쪽으로 간헐적으로 회전하여 다시 위치결정을 시키고, 연삭 휠이 내려오면 다이에서 재료를 제거한다.

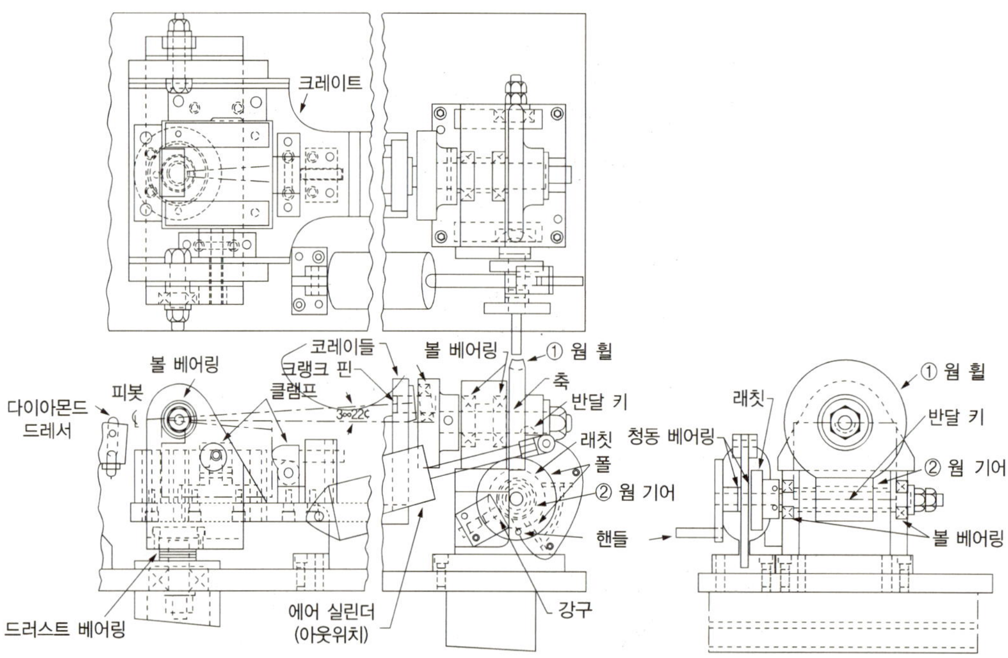

그림 5.145 ◦ 스웨이징 다이를 연삭하는 지그

5.7 | 검사 지그

여기에서 검사 지그에 대한 계획, 설계 시의 주의사항, 기초지식 및 기본적 기구 요소에 대하여 설명한다. 검사 지그란 기계기구나 부품 검사에서 능률적인 계측 작업을 하기 위하여 만든 계측기, 보조 장치 및 기기류를 말한다.

5.7.1 지그의 계획

가공 지그와 마찬가지로 **검사 지그**는 공장에서 기술적 또는 경제적인 이유로 많이 이용되며, 또한 예측 기술의 진보에 따라 좋은 계측기와 지그가 개발되고 있다. 표 5.9는 시판 제품을 활용하거나 새로운 지그를 설계 또는 계획할 때에 기본적으로 고려해야 할 사항이다. 여기에 설명한 내용은 지그 설계를 할 때 경제성이나 작업성에 큰 영향을 준다.

5.7.2 지그 설계의 기초 지식

(1) 측정오차

검사란 가공물을 측정한 결과를 기준치와 비교하여 양·불량을 결정하는 것이다. 가공물의 치수를 측정할 때에 실제 크기와 측정치 사이에는 약간의 차이가 생기며, 이것을 측정오차라고 한다. 오차를 분류하면 개인오차, 측정기, 검사 지그의 구조에서 나타나는 오차, 외부 조건의 변화에 의한 오차, 우연한 오차 등으로 나뉜다.

검사 지그의 설계에서는 되도록 오차를 감소시키기 위하여 다음과 같은 점에 주의해야 한다.

(a) 지그의 제작 공차

지그에는 제작 공차가 필요하므로, 공장에서 가공물에 요구되는 정밀도(공차)는 1/5～1/10 정도이다. 이것이 너무 크면 불량품이 나올 위험이 있고, 너무 작아도 지그를 제작할 때에 많은 비용이 든다. 불량품이 될 위험률이 어느 정도인가를 고려하여 공차값을 선택한다. 그림 5.146은 가공물의 안지름을 기준으로 바깥지름의 **동심도**를 측정한 것이다. 가공물의 동심도가 0.30～0.40 mm라고 하면 가공물의 측정 오차는 0.03 mm 이하가 된다. 이 경우에 테스트 바의 흔들림 정밀도는 측정기 자신의 오차와 기타 등을 고려하여 0.02 mm 정도로 한다.

표 5.9 • 검사 지그의 기본사항

확인사항	내용	비고
① 검사목적 및 용도확인	(a) 생산공정용인가? (b) 검사실용인가?	계측자는 검사의 목적이나 이유에 적합하도록 대상 및 특성을 구체적으로 명확하게 알아 둘 것
② 품질 특성의 선정	(a) 가장 적합한 특성인가? (b) 다른 것과 관련된 특성은 없는가? (c) 특성, 종류 확인	검사목적을 달성하기 위하여 가장 적당한 품질특성 선정, 지그의 경제성 계측성을 고려하기 위하여 길이, 각도, 압력 등
③ 특성의 성질	(a) 특성이 간단한가, 복잡한가? (b) 시간에 따라 변화하는가?	각 특성을 확실하게 할 수 있을 것, 동특성, 응답속도
④ 사용조건	(a) 사용장소 (b) 부착위치 (c) 사용빈도 (d) 검사횟수 (e) 검사대상 (f) 환경조건 (g) 단일목적인가, 다목적인가? (h) 작업성	생산 공장인가, 검사실인가? 지그를 배치할 것인가, 휴대할 것인가? 자동으로 할 것인가? 고체인가? 온도, 습도, 진동 측정시간, 조작성
⑤ 검사결과 처리	–	검사결과를 즉시 이용할 것인가, 차후에 할 것인가, 참고 정도인가, 지시에 대한 확인뿐인가, 계측량을 변화, 전달하는가?
⑥ 원리기구	(a) 측정방법 (b) 검출부 기구 (c) 변환방식 (d) 지지방식 (e) 표준화 (f) 단능, 만능	비교측정, 절대측정 기계적, 전기적, 공기적, 광학적 기계적, 전기적, 공기적, 광학적 다른 것과의 호환성
⑦ 지그의 성능	(a) 측정범위 (b) 정밀도 (c) 감도 (d) 신뢰성 (e) 내구성	–
⑧ 가격, 기타	(a) 제작비 (b) 관련공사비 (c) 운전경비	–
⑨ 관리의 난이도	(a) 취급 (b) 보수, 정비 (c) 검사, 검정	–
⑩ 기 타	(a) 동력원 등	–

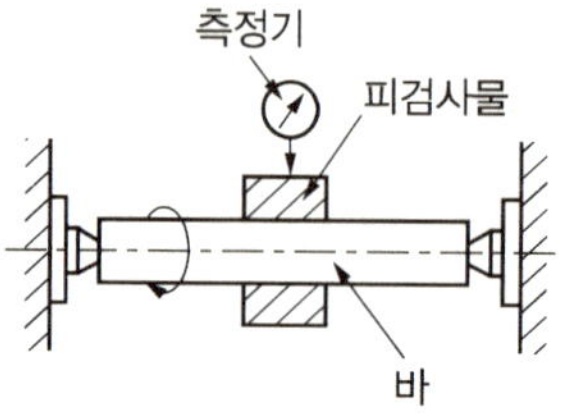

그림 5.146 • 바깥지름의 동심도

(b) 가공물의 모양, 정밀도에 따른 측정방법

실제의 제품은 반드시 기하학적인 형상 오차가 있으므로 측정방법, 측정위치, 측정단자의 모양 등을 충분히 검토해야 한다.

예를 들면, 가공물에 원통도, 진원도, 평면도 등의 형상 오차가 생길 경우, 측정 위치가 정확하지 않으면 측정 오차와 혼동하여 잘못 측정할 수 있다. 그러므로 이를 분리하거나 제거할 수 있는 측정 방법을 생각하여야 한다.

(2) 열팽창

길이 측정을 규정하는 온도를 조정온도 또는 표준온도라고 한다. 공업적으로 길이를 측정할 때에 조정온도는 20℃이다.

일반적으로 열팽창계수 α, 물체의 길이 l, 온도가 dt만큼 변화하면 $dl = l \cdot \alpha \cdot dt$ 정도로 변한다. 예를 들면, 강은 보통 열팽창계수가 11.5×10^{-6}/deg이므로, 이것은 1 m에 대하여 온도가 1 deg 높아지면 11.5 μ 늘어난다는 것을 뜻한다.

그림 5.147이나 그림 5.148은 검사 지그로 많이 사용되는 피치 게이지와 정밀한 끼워맞춤 부분의 미끄럼면이다.

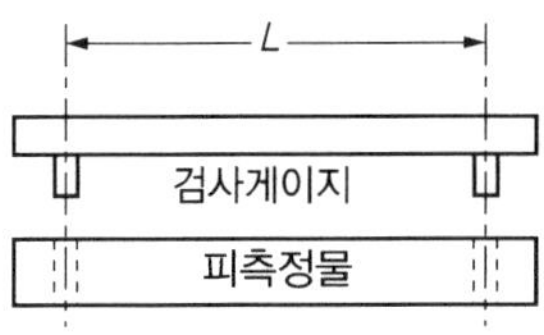

그림 5.147 • 지그와 피측정물이 끼워맞춤

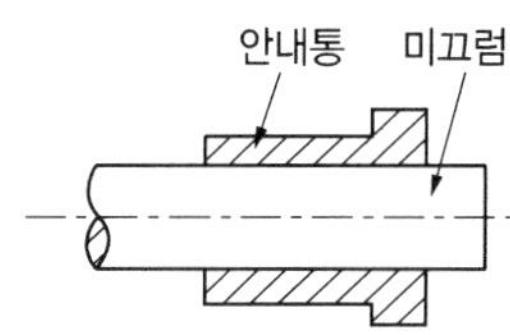

그림 5.148 • 정밀한 미끄럼면의 끼워맞춤

[주] 그림 5.147은 가공품 L 치수를 피치 게이지로 검사하는 보기이다. 양자의 열팽창계수가 크게 다르면 실제의 온도에서도 서로 다른 팽창과 수축을 하므로 긴 길이의 측정에는 부적당하다. 그림 5.148은 20℃에서 틈새 없이 꼭 끼워 맞추어도 두 재료의 열팽창계수가 다르기 때문에 바깥 온도에 따라 끼워맞춤의 변화가 생긴다.

실제로 이들은 같은 온도 아래에 있으므로 열팽창계수가 같으면 큰 문제 없으나 정밀한 측정을 하기 위하여 세심한 주의가 필요하다. 예를 들면, 강의 열팽창계수는 11.5×10^{-6}/deg라고 하나 실제는 $10.0 \times 10^{-6} \sim 13.0 \times 10^{-6}$ deg의 범위의 값이다. 이때 열팽창계수는 각 제품마다 구할 수 없다. 가령 20℃ 이외의 온도에서 측정하는 경우에 가공물과 검사 지그의 실제 열팽창계수는 측정온도와 20℃와의 차이만큼 비례하여 측정오차가 생긴다.

따라서 이러한 경우에는 되도록 20℃에 가까운 온도에서 측정할 필요가 있다. 실제로 측정할 경우에는 측정용기 및 가공물을 직접 손으로 잡고 측정하는 경우가 많다. 그러면 체온의 영향을 받을 수 있다. 가장 적당한 방법은 석면장갑 등을 사용하거나 측정 기구에 손잡이 등을 만들어 두는 것이다.

(3) 탄성변형

탄성을 측정할 때는 측정기와 시험편 사이에 측정 압력이 작용하므로 측정기, 표준 시험편 및 보조 장치가 변형되기 쉽다. 이러한 변형은 일정한 범위 안에 있어야 하고, 영구 변형은 허용되지 않는다.

변형은 측정실에서 계산하여 수정하더라도 현장에서는 무시할 만큼 작아야 한다.

(a) 압축에 의한 변형

압축의 경우에는 접촉면이 평면이면 변형량 dl은 다음 식으로 계산한다.

$$dl = \frac{P \cdot l}{E \cdot A}$$

여기서, P : 측정압력(kg)

l : 길이(mm)

E : Young's modulus (kg/mm^2)

A : 단면적(mm^2)

[일례] 하중이 단면에 균등하게 작용할 때에 l = 100 mm, A = 20 mm2(지름 약 5 mm)의 강이라면 측정압력 1 kg마다 0.25 μ가 된다. 따라서 0.1 μ정밀도로 측정할 때에는 대략 200 g 이하의 측정 압력이 필요하다.
실제의 측정에서는 점 또는 선 접촉으로 측정하지만 탄성한도 안에서는 헤르츠(Herz)의 법칙에 따라 변형을 일으킨다.
지금 P를 측정압력(kg), L을 원통 길이(mm), D를 강구나 원통의 지름(mm), d를 오목부분의 깊이(μ)라 하면, 소재가 강(鋼)재라면 측정 압력에 의한 변형은 다음과 같다.

❶ 2평면 사이에 강구를 삽입할 때[그림 5.149 (a) 참조]

$$d_1 = 3.8246 \times 3\sqrt{\frac{P^2}{D}}$$

❷ 2개의 강구가 접촉할 때[그림 5.149 (b)]

$$d_2 = 1.9123 \times 3\sqrt{P^2\left(\frac{1}{D_1} + \frac{1}{D_2}\right)}$$

❸ 2평면 사이에 원통을 삽입할 때[그림 5.149 (c)]

$$d_3 = 0.923 \times \frac{P}{L} \times 3\sqrt{\frac{1}{D}}$$

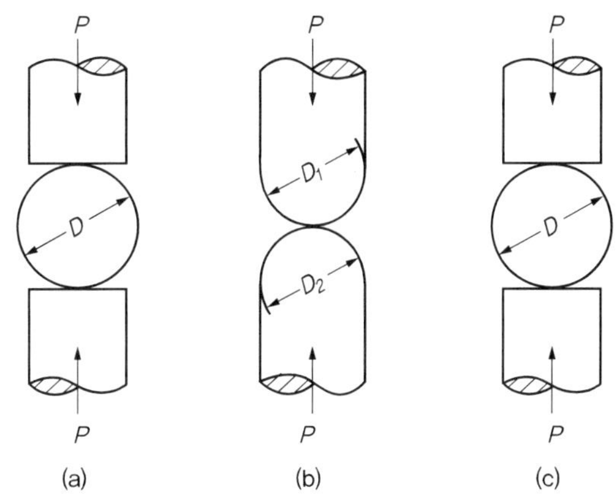

그림 5.149 • 헤르츠의 접촉

표 5.10는 $D = D\,\text{mm}$, $L = 1\,\text{mm}$, $P = 1\ \text{kg}$으로 한다. d_1, d_2, d_3를 계산한 것이다.

표 5.10 • 측정압력에 의한 오목자리(μ) (단위 : mm)

D	d_1	d_2	d_3
0.5	4.8	3.1	1.2
1	3.8	2.5	0.9
2	3.0	2.0	0.7
5	2.2	1.5	0.5
10	1.8	1.2	0.4
20	1.4	0.9	0.3
50	1.0	0.7	0.2
100	0.8	0.5	0.2
200	0.6	0.4	0.2

(b) 측정물 및 측정기의 변형

측정 기구는 측정 압력이나 자중에 따라 휨이 생긴다. C형 스냅 게이지가 측정 압력으로 벌어지거나 측정기의 프레임이 휘기 쉽다. 이와 같은 것은 양(量)으로 미리 예측하기 어려우므로 충분한 강성을 가져야 한다. 그림 5.150은 2축 중심선의 편심도(진직도)를 검사하는 것으로, 테스트 바 및 다이얼 게이지의 스탠드가 처지면 큰 오차가 생긴다.

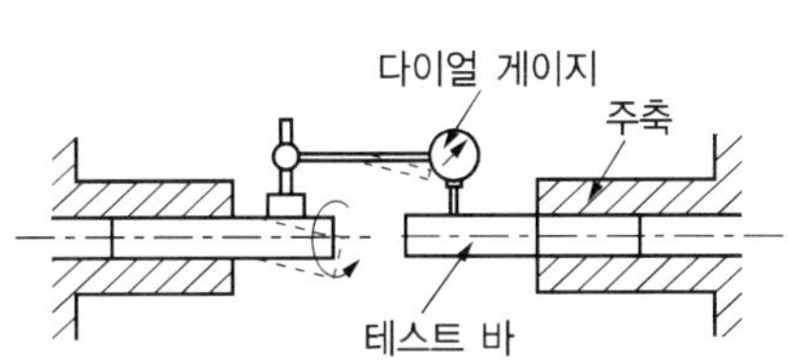

그림 5.150 • 진직도의 측정보기

(4) 검사 지그의 재료

검사 지그는 내마멸성이고 경년변화가 없어야 한다. 검사 지그의 미끄럼 부분이 마멸되면 흔들림이나 측정물과 접촉 부분의 치수변화, 강을 담금질할 때의 내부응력 발생, 금속 조직 변화에 의한 장시간에 걸처 치수변화 등이 일어난다. 이들을 측정할 때에 오차가 발생하기 쉬우므로 주의해야 한다.

(a) 마멸에 대하여

마멸은 서로 조합된 재료에 영향을 받는다. 즉 2개의 가공물이 접촉하여 미끄럼 운동을 할 때에 양쪽 재료가 같으면 큰 마멸이 생긴다. 그러므로 강에 청동, 화이트 메탈, 혹은 주철 등을 조합하거나 강에 성질이 다른 플라스틱, 보석, 유리 등을 조합하면 효과적(마멸이 적음)이다.

내마멸성이 필요한 검사 지그와 기타 기계부품에서는 우선 접촉면의 경도를 높여야 한다. 따라서 강의 담금질 경화 열처리, 고주파 열처리 및 화염 열처리 등으로 표면을 경화시키고, 그밖에도 경질 금속이 많이 사용된다. 이것을 표 5.11에 표시한다.

내마멸성 재료로는 공구강 등의 담금질강 이외에 질화강, 초경합금, 경질 크롬 도금 등이 있다. 경질 크롬 도금은 담금질강의 3~10배, 초경합금은 20~100배의 내마멸성이 있다.

표 5.12는 약 25.4 mm의 지름을 가진 플러그 게이지가 2.5 μ 정도 마멸될 때까지의 사용 횟수를 표시한 것이다.

그림 5.151은 검사 지그로 널리 사용되는 대표적인 베어링이다.

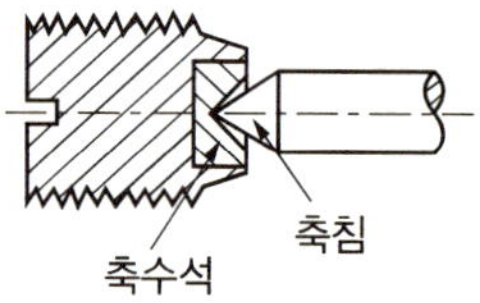

그림 5.151 • 베어링용 피봇

표 5.11 • 경질 금속 재료

공구강	탄소공구강	SK1~SK7 공구강 중에서 가장 값이 싸고 담금질변형이 크다.
	고속도강	SKH2~SKH9
	합금공구강	SKS, SKD, SKT, SKS3, SKS31, SKD1, SKD2는 담금질변형이 적다.
	중경강	SKC1, SKC2, SKC11, SKC21
경질합금	소결산화물합금	WC, TiC, TaC
	주조합금	
	시효경화합금	
기타 재료	다이아몬드	
	세라믹	
	공업용크롬도금	
	침탄강	
	질화강	
	기타	주철

표 5.12 • 게이지 재료의 마멸 수명(횟수)

게이지 재료 \ 제품 재료	주강	강
공 구 강	16,000	60,000
크 롬 도 금	40,200	45,600
초 경 합 금	625,000	1330,000

여기서는 V형 구멍의 보석과 원추형 담금질강의 **피봇**을 조합하였다. 보석으로는 루비, 금강석 등이 사용된다. V형 홈의 밑 부분은 일반으로 0.1 mm 내외의 곡률 반지름을 가진 구면이다. 보통, 피봇은 1.3%의 탄소를 포함한 담금질강에 방청과 경도를 증가시키고 내마멸성을 얻기 위하여 크롬도금을 하거나 특수강을 사용하기도 한다.

마멸을 감소시키기 위하여 다듬질면의 거칠기를 작게 한다. 측정기의 접촉자나 게이지 종류에서 가공물과의 접촉면 등은 연삭한 후에 래핑 다듬질을 한다. 또한 정밀한 끼워맞춤의 미끄럼 부분은 깨끗하게 만들거나 윤활유를 급유하여 최상의 상태를 유지한다.

(b) 경년변화에 대하여

부품 가공 후에는 잔류응력 및 금속조직의 변화로 치수변화가 일어나므로 정밀한 부품에서는 이를 제거할 필요가 있다.

상온 가공이나 용접 강재의 잔류응력 제거에는 대개 저온 어닐링을 하고 450 ~ 650℃에서 1시간 정도 노중에서 가열한 후 공랭한다. 담금질강으로 만들어진 정밀부품은 약간의 오스테나이트가 잔류해도 오랫동안에 걸쳐 마르텐사이트로 변화하므로 치수변화가 생긴다. 이러한 치수변화를 감소시키기 위하여 **서브제로 처리**를 한다. 서브제로 처리란 담금질 직후에 −80℃로 서냉하는 방법이다.

5.7.3 검사 지그의 분류

지그를 검사 길이에 따라 분류하면 다음과 같다.

(1) 범용성의 것

바 종류(테스트 바, 맨드릴, 테스트 롤러), 기준게이지 종류(블록 게이지, 테이퍼 게이지), 한계게이지 종류, 블록 종류(상자형 블록, V블록), 편심검사기구, 원형 테이블, 다이얼 게이지 스탠드 등이 있다.

(2) 특수성의 것

특정한 검사나 특정한 공정에 사용된다. 지그 설계자나 지그 제작자는 특수한 지그를 설계하여 사용해야 한다.

검사의 종류에 따라 지그를 분류하면 다음과 같다.

❶ 길이의 검사 : 구멍의 위치, 길이
❷ 바깥지름 검사
❸ 안지름 검사
❹ 모양 검사 : 평면도, 직각도, 원통도, 진직도, 진원도, 평행도, 동심도
❺ 윤곽 검사

5.7.4 기구요소와 구조에 대한 예

검사 지그는 정밀기구이므로 특별한 정밀도나 정확도가 요구된다. 여기서는 검사 지그로 많이 사용하는 안내 베어링, 부착기구의 기본적인 구조를 살펴보자.

(1) 안내기구

안내는 직선 안내와 곡선 안내로 나눌 수 있다.

어떠한 안내를 하더라도 운동할 때에 정해진 정밀도로 상호 위치를 유지하기 위하여 끼워맞춤 방법과 이에 알맞은 정밀도가 필요하다. 표 5.13은 측정기기의 주요 부분인 측정 축과 베어링의 끼워맞춤이다.

표 5.13 • 측정 축과 베어링의 끼워맞춤

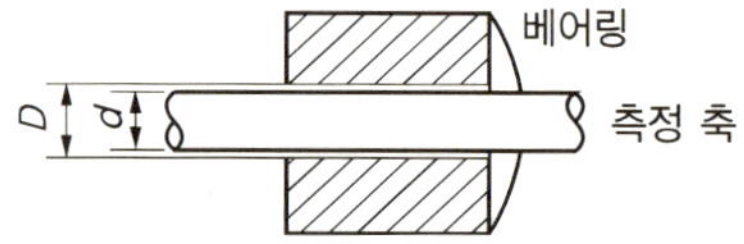

(단위 : μ)

측정 축의 지름, d			베어링의 지름, D		
치수	아래 치수 차	위 치수 차	치수	아래 치수 차	위 치수 차
3	−3	0	3	+2	+4
4	−3	0	4	+2	+4
5	−4	0	5	+3	+5
6	−5	0	6	+4	+6
7	−5	0	7	+4	+6
8	−6	0	8	+5	+7
9	−6	0	9	+5	+7
10	−7	0	10	+6	+8

(a) 미끄럼 안내 구조의 예

그림 5.152는 매우 간단한 형태의 미끄럼 안내이고 하나의 원통 봉이 다른 중공 원통 안에서 축 방향으로 움직인다.

안내로 가볍게 움직이는 것은 헐거움 끼워맞춤을 하고, 그렇지 않으면 높은 정밀도로 끼워맞춤을 한다. 그러나 작동 중에 부정확한 안내가 되지 않도록 항상 주의하여야 한다. 위의 결함을 방지하거나 다른 이유(안내의 정밀도 향상) 등으로 안내면의 길이를 비교적 길게 만들 때는 그림 5.153 및 그림 5.154와 같은 2점 안내가 좋다.

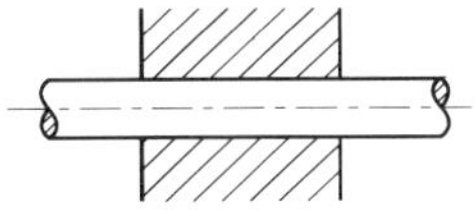

그림 5.152 • 미끄럼 안내

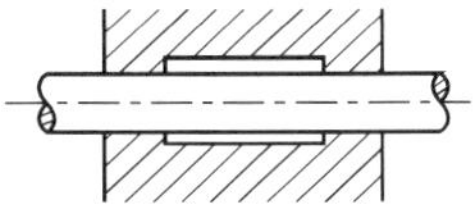

그림 5.153 • 2점 미끄럼 안내

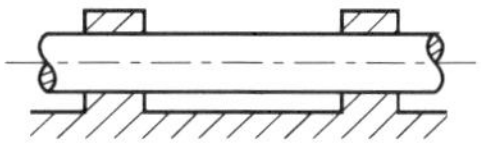

그림 5.154 • 2점 미끄럼 안내

그림 5.155는 회전멈추개를 가진 미끄럼 안내의 보기이다. 안내되는 부품이 상대적으로 회전을 하지 않을 때에 사용된다.

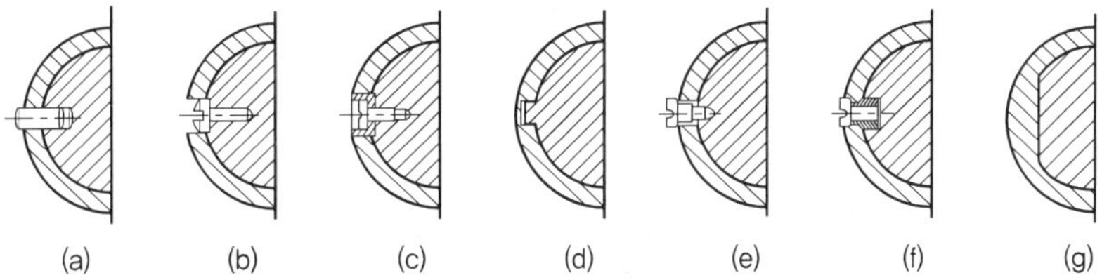

그림 5.155 • 회전멈추개를 가진 미끄럼 안내

(a)~(d)는 가공물 외측에, (e)~(f)는 가공물 내측에 핀의 안내 홈을 만든 것이다. 그림 5.156은 안지름 D의 안에 만들어진 2개의 홈 간격 L을 검사하기 위하여 회전체 멈추개를 가진 미끄럼 안내용 검사 지그이다.

안내통과 미끄럼 축은 일반적인 끼워맞춤을 하며, 안내통의 안지름은 $\phi 12 + 0.0210\,\mathrm{mm}$, 미끄럼 축 바깥지름은 $\phi 12 - 0.015\,\mathrm{mm}$이다. 재료는 각각 SCM 22를 사용하여 침탄 열처리를 하고, 표면 경도는 H_RC 55 정도이다. 또 측정자는 롤러 베어링용 강구를 사용하여 납땜한다.

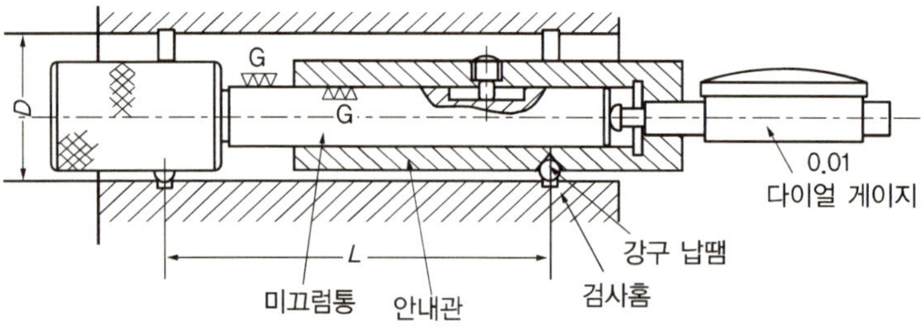

그림 5.156 ◦ 회전멈추개를 가진 미끄럼 안내를 이용한 홈 간격 검사 지그

(b) 롤러 안내 구조의 예

직선 안내기구로서 가볍게 움직이도록 미끄럼 안내 구조로 변경하고, 볼이나 롤러 베어링과 같이 움직이는 부품 사이에 전동체를 넣든가, 혹은 다른 부품에 롤러를 부착한다.

그림 5.157은 원통면 위의 롤러 안내 장치이다. 주요 안내 롤러는 2중의 테이퍼 롤러를 사용하고, 중공의 안내레일 위에는 곧은 원통 롤러를 넣어서 축 주위로 회전하는 것을 방지한다. 힘의 방향이 변하는 경우는 (b), (c)의 구조를 사용한다.

볼 베어링의 안내에는 정확한 안내가 요구된다. 안내 부품이 운동할 때에는 볼도 함께 이동하므로, 이러한 안내 장치는 축 방향의 길이에 비례하여 관련 부품의 행정이 짧은 경우에 많이 사용한다. 또 볼을 압축하여도 영구적인 변형이 생기지 않도록 표면 경도가 커야 한다.

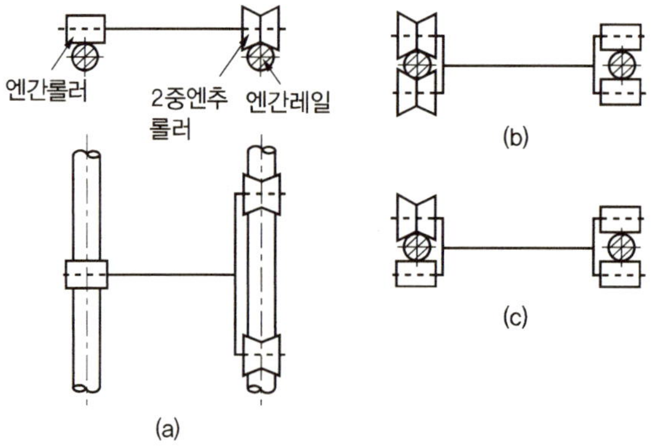

그림 5.157 ◦ 회전멈추개를 가진 원통면의 롤러 안내

(2) 베어링 기구

검사 지그에 사용되는 베어링은 회전모멘트, 베어링 압력 등이 비교적 작고 연속 회전하기보다는 한정된 회전 각도로 운동하는 경우가 많다. 따라서 운동 중에는 강도나 온도의 상승보다는 마찰에 의한 마멸로 경도가 저하되기 쉽다.

베어링을 분류하면 크게 **미끄럼 베어링**과 롤러 베어링으로 나뉘며, 검사용 지그에는 미끄럼 베어링이 많이 사용된다.

(a) 원통 베어링 구조의 예

원통 베어링의 각종 구조는 그림 5.158, 5.159, 5.160에 나타내었다.

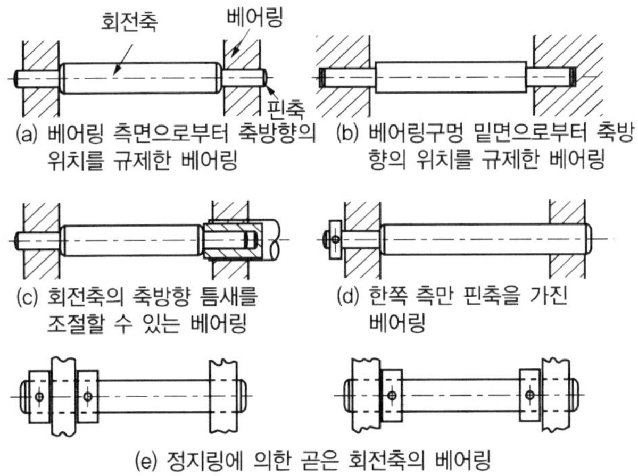

그림 5.158 • 베어링 기구

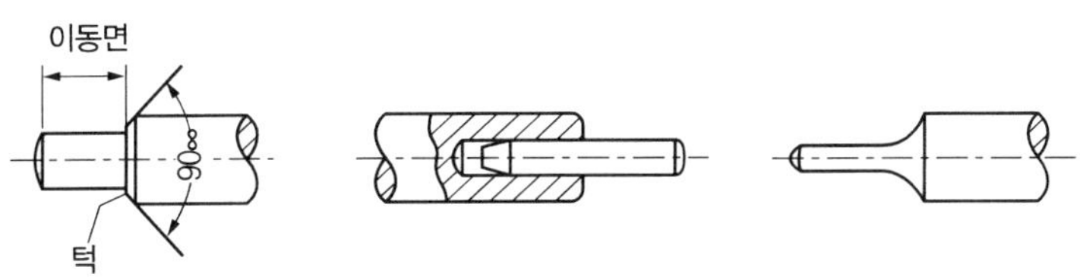

그림 5.159 • 핀축의 모양

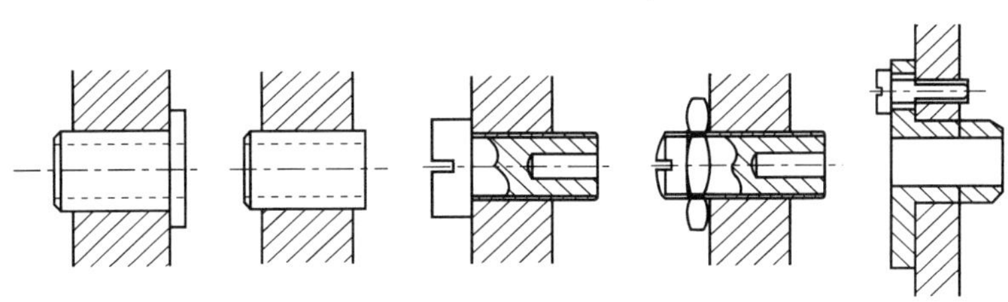

그림 5.160 • 베어링의 종류

(b) 원추 베어링 구조의 예

원추 베어링은 전술한 원통 축 베어링에 비하여 베어링이나 회전축이 어느 정도 마멸되어도 축과의 기하학적 연관성이 변하지 않는 장점이 있다. 이들의 구조는 그림 5.161, 5.162를 참조한다.

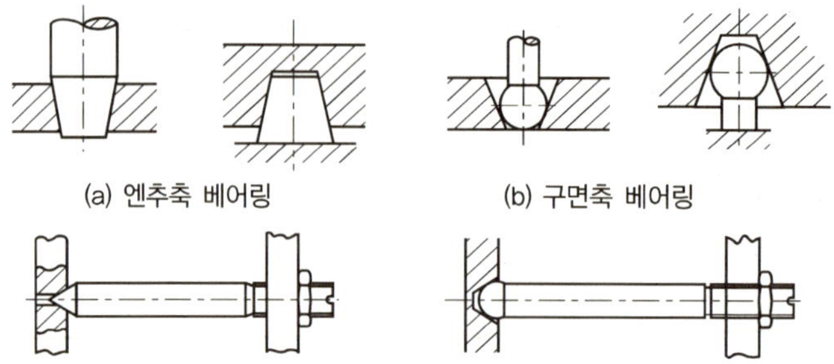

그림 5.161 • 원추 베어링

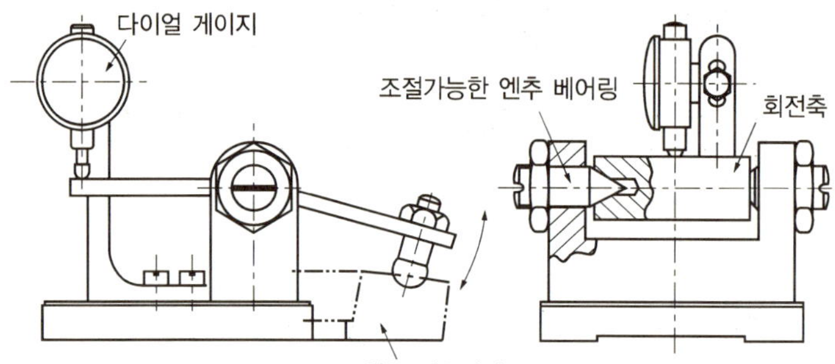

그림 5.162 • 원추 베어링을 가진 최종 피동기어의 이의 흔들림 검사

(3) 부착 기구

검사 지그에 사용되는 부착 기구는 가공물의 안내에 따라 직선 안내와 회전 안내용 위치결정구를 사용한다. 간단한 보기로는 그림 5.163이고, 축 주위와 축 방향으로 조절할 수 있다.

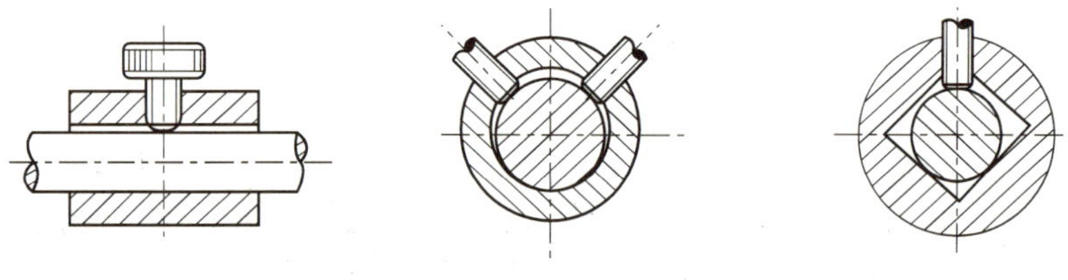

그림 5.163 • 가장 간단한 체결 볼트에 의한 부착

검사 지그에 사용되는 부착 기구는 일반적으로 여러 번 위치를 변화시켜서 안내 원통에 생기는 흔적을 없애야 한다. 이러한 경우는 그림 5.164, 5.165와 같다.

5.7.5 검사 지그의 관리

최근 기계공업에 있어서 대량으로 생산하거나 품질을 향상시키기 위하여 한계 게이지 방식, 지그 방식 및 자동 계측에 의한 검사 방식 등을 많이 사용한다. 또 검사 지그를 잘 관리하여 최상의 품질을 유지하도록 해야 한다. 검사 지그는 자주 정비하고 취급할 때 열처리에 의한 변형이나 **경년변화**를 방지해야 한다. 그리고 사용 중에 마멸로 정밀도가 저하되지 않도록 주의해야 한다.

검사 지그를 잘 사용하기 위하여 다음과 같이 관리한다.

❶ 현물관리 : 정비, 이동, 대출, 인계, 인수, 수리, 폐기, 경력

❷ 정밀도관리 : 지그의 보수, 정비, 검사(수입, 정기, 수시, 순회)와 검사 성적의 해석

❸ 고장관리 : 고장원인의 탐구와 처리, 고장발생 방지

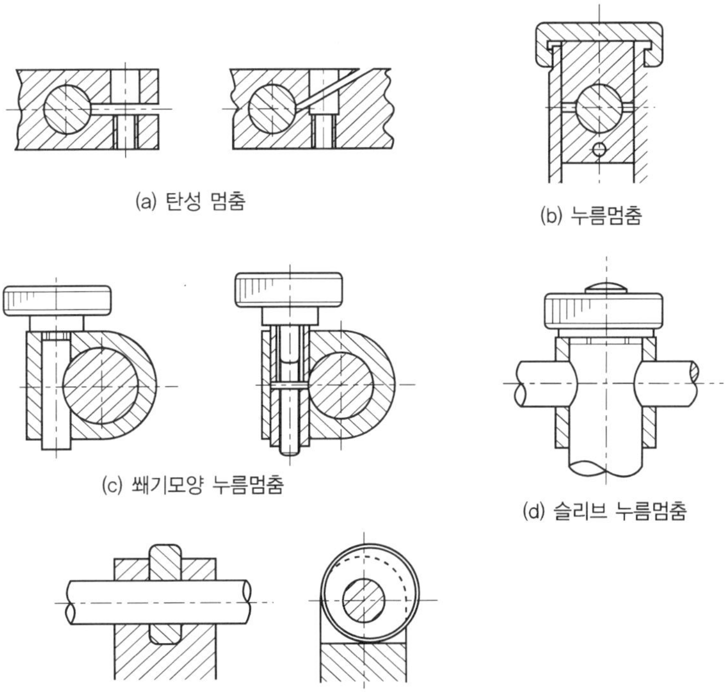

(a) 탄성 멈춤
(b) 누름멈춤
(c) 쐐기모양 누름멈춤
(d) 슬리브 누름멈춤
(e) 편심캠 누름멈춤

그림 5.164 • 체결구조의 보기

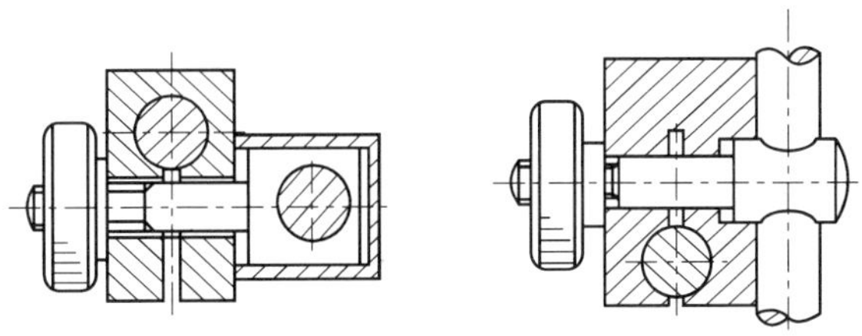

(a) (b)

그림 5.165 • 2개가 교차하는 안내의 체결

CHAPTER 06

정밀도

CHAPTER

06 정밀도

6.1 | 형상 정밀도

6.1.1 진원도

❶ 정밀도 수치 앞에 ϕ가 있으면 정밀도 영역은 지름 t의 원통 안에 있다.

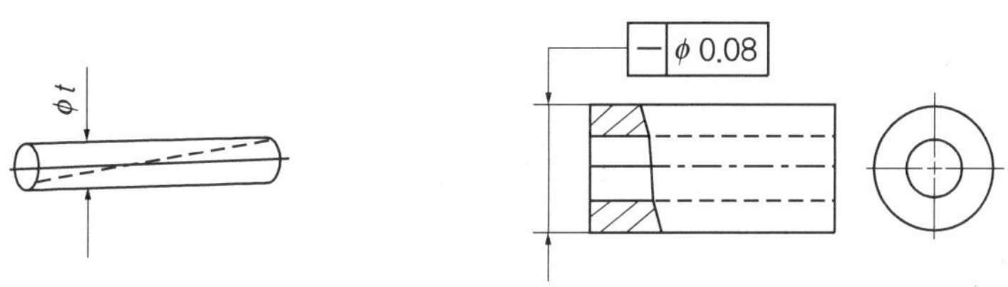

그림 6.1 • 진직도(ϕ표시)

❷ 정밀도가 한 평면에서 규정될 때, 정밀도 영역은 t만큼 떨어져 있는 평행 직선 사이에 있다.

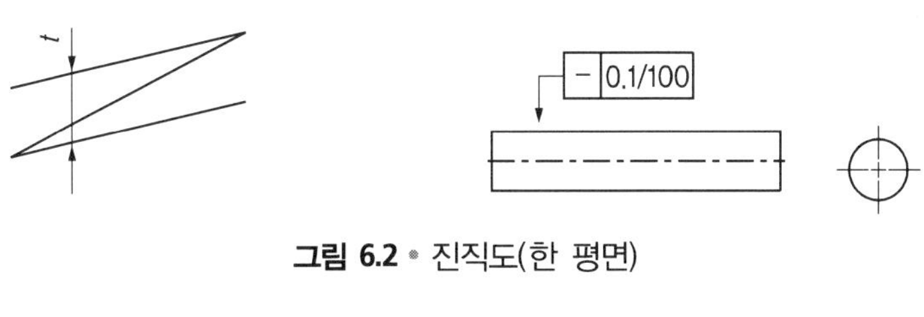

그림 6.2 • 진직도(한 평면)

③ 정밀도가 수직인 2개의 평면으로 규정될 때, 정밀도 영역은 $t_1 \times t_2$의 직사각형 모양의 통 안에 있다.

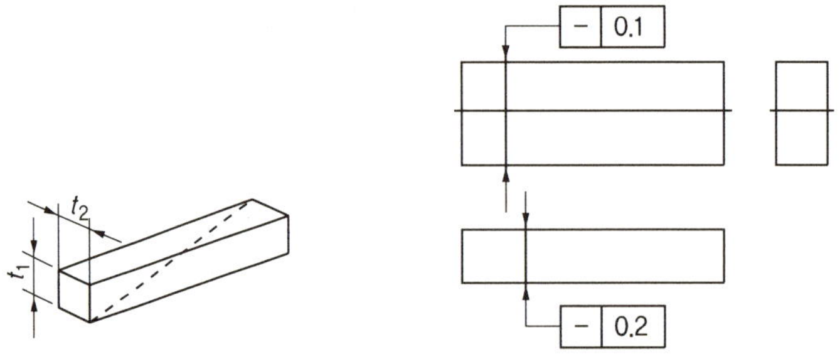

그림 6.3 • 진직도(수직인 2개의 평면)

6.1.2 평면도

정밀도 영역이 t만큼 떨어져 있는 평행한 2개의 평면 사이에 있다.

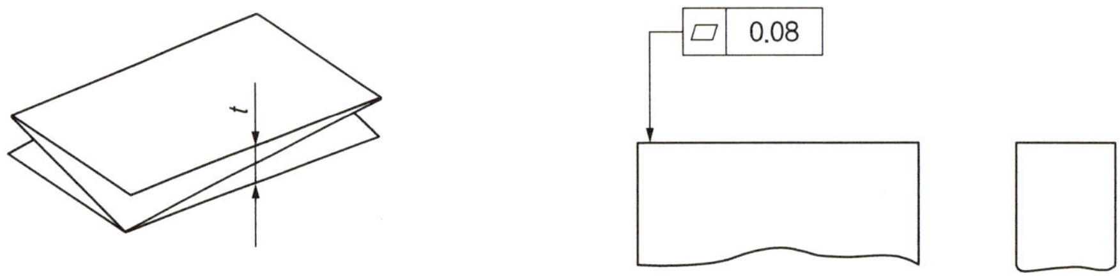

그림 6.4 • 평면도

6.1.3 진원도

정밀도 영역이 t만큼 떨어져 있는 동심원 사이에 있다.

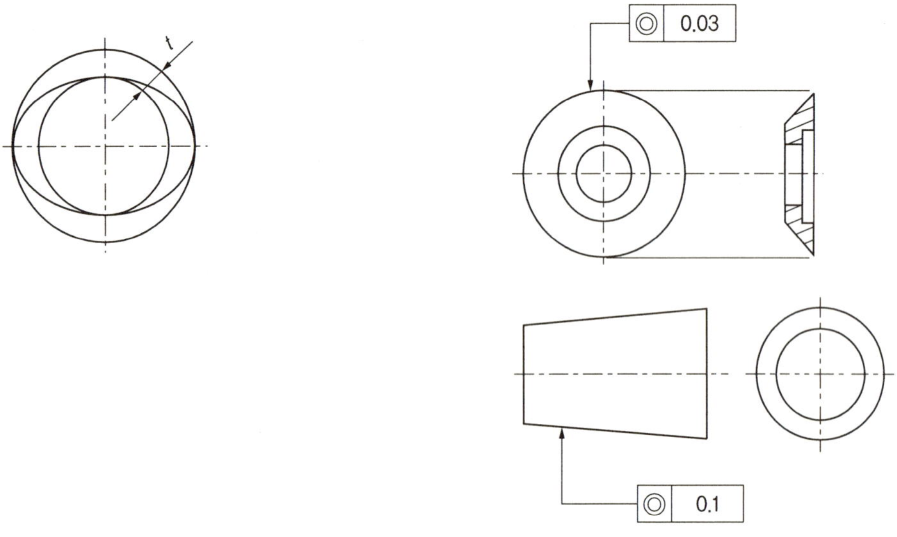

그림 6.5 • 진원도

6.1.4 원통도

정밀도 영역이 t만큼 떨어져 있는 2개의 공통축 원통 사이에 있다.

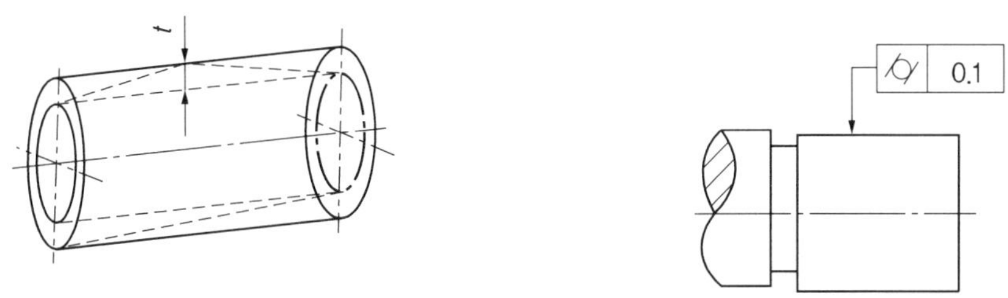

그림 6.6 • 원통도

6.1.5 임의의 선의 형상 정밀도

정밀도 영역은 기하학적 형상의 선에 중심을 둔 지름 t의 원이 이루는 포락선 사이에 있다.

그림 6.7 • 선의 형상 정밀도

6.1.6 임의의 면의 형상 정밀도

정밀도 영역은 기하학적 표면의 중심에 두고 지름 t의 공이 이루는 2개 포락면 사이에 있다.

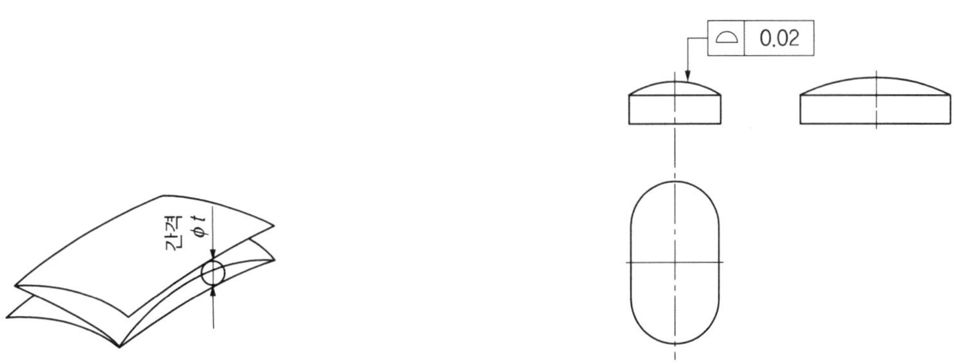

그림 6.8 • 면의 형상 정밀도

6.1.7 평행도

➊ 기준의 평행도 : 정밀도 영역의 수치에 ϕ가 있으면 정밀도 영역은 기준선에 평행한 t의 원통 안에 있다.

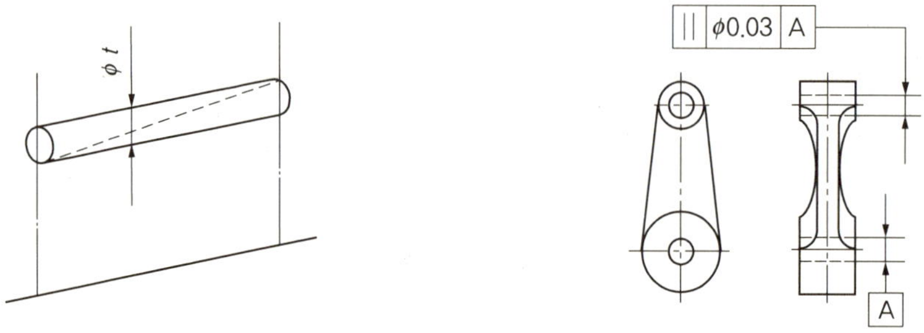

그림 6.9 • 평행도(ϕ표시)

➋ 평면 안의 평행도 : 정밀도 영역은 t만큼 떨어져서 기준선과 평행한 2개의 직선이 된다.

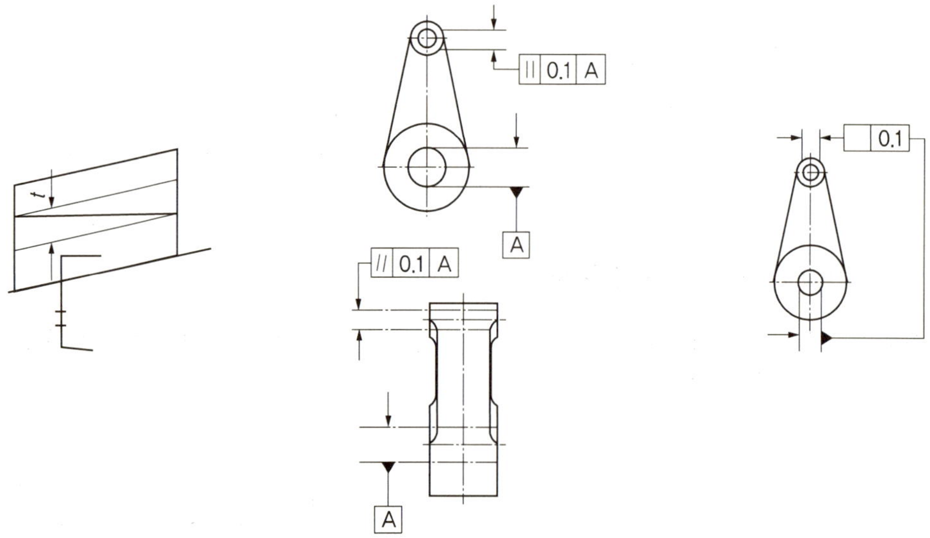

그림 6.10 • 평면 안의 평행도

❸ 정밀도가 수직인 2개의 평면 안에 있는 경우 : 정밀도 영역은 $t_1 \times t_2$의 단면이 기준선에 평행한 사각형 통 안에 있다.

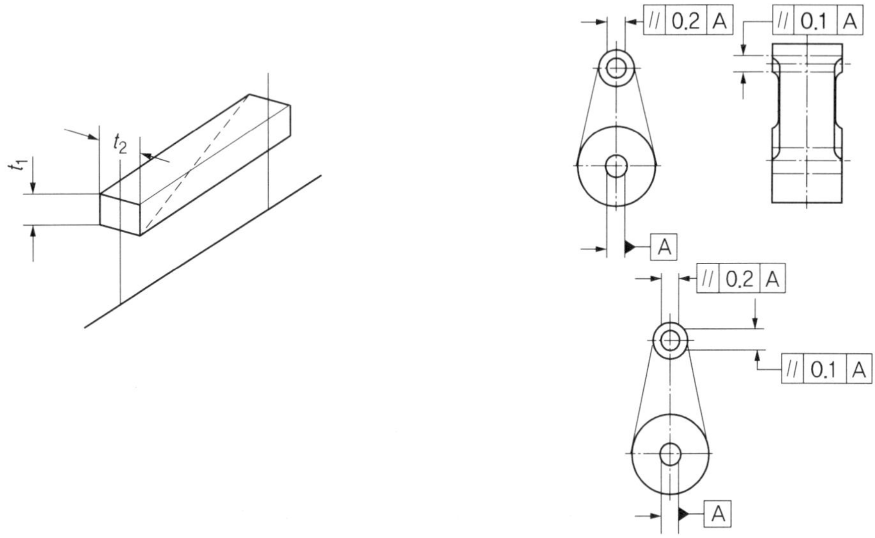

그림 6.11 • 평행도(수직인 2개의 평면 안에 있는 경우)

❹ 기준면에 대한 선의 평행도 : 정밀도 영역은 t만큼 떨어지고 기준면에 평행한 2개의 평면이 된다.

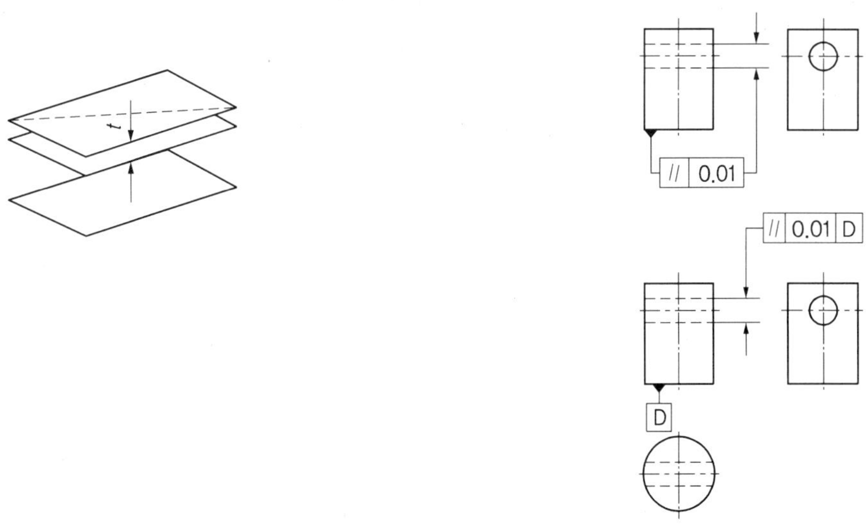

그림 6.12 • 기준면에 대한 선의 평행도

❺ 기준선에 대한 면의 평행도 : 정밀도 영역은 t만큼 떨어져 있고 기준선에 평행한 2개의 평면 사이에 있다.

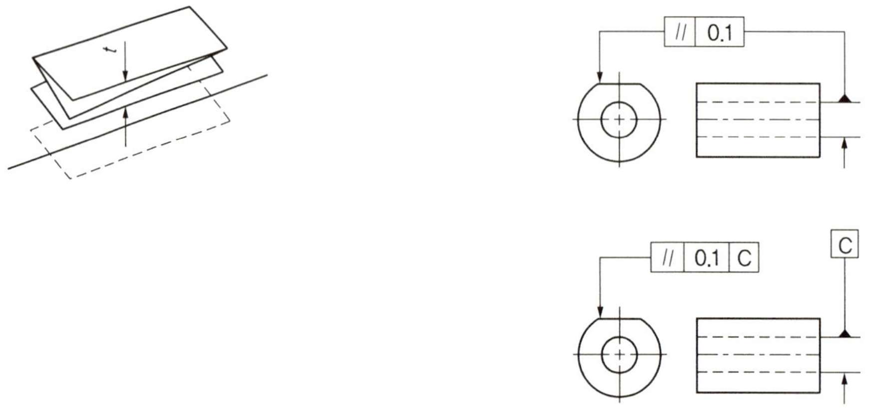

그림 6.13 • 기준선에 대한 면의 평행도

❻ 기준면에 대한 면의 평행도 : 정밀도 영역은 t만큼 떨어져 있고 기준면에 평행한 2개의 평면 사이에 있다.

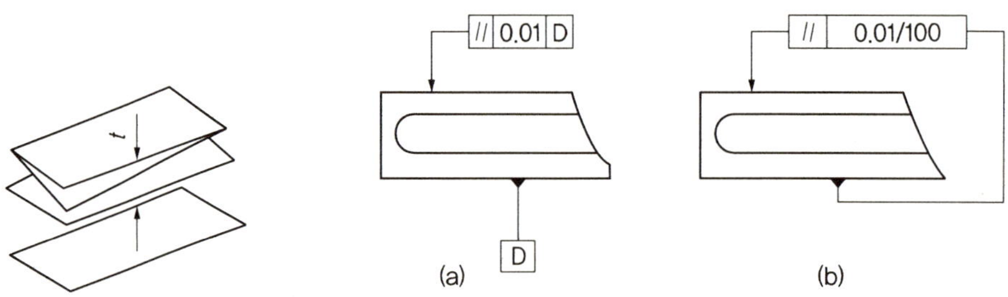

그림 6.14 • 기준면에 대한 면의 평행도

6.1.8 직각도

❶ 기준선에 대한 선의 직각도 : 정밀도 영역은 t만큼 떨어져서 기준선에 수직인 평행한 2개의 평면 사이에 있다.

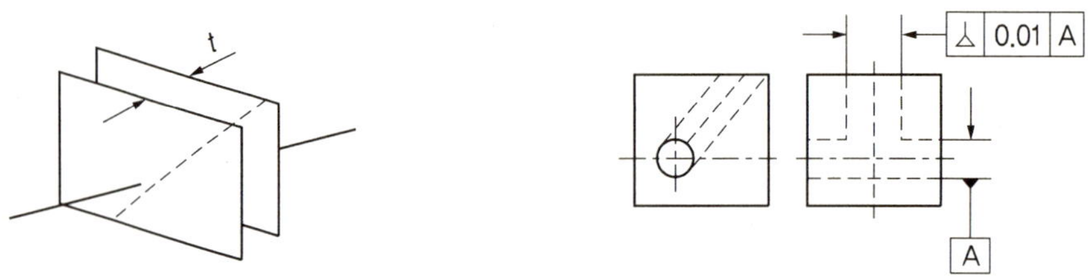

그림 6.15 • 기준선에 대한 선의 직각도

❷ 기준면에 대한 선의 직각도 : 수치에 ϕ가 있으면 정밀도 영역은 기준면에 수직인 지름 t의 원통 안에 있다.

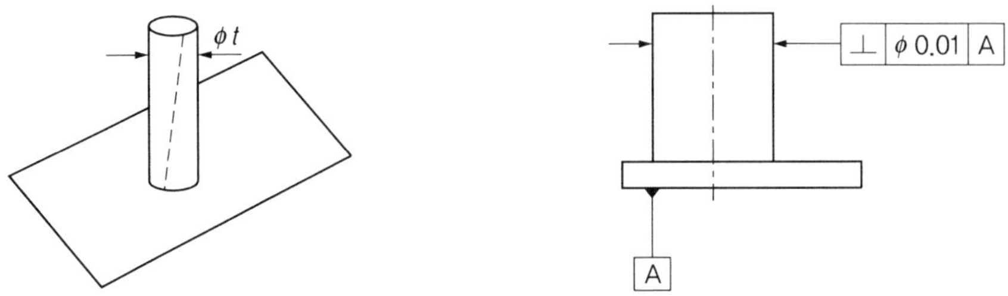

그림 6.16 • 기준면에 대한 선의 직각도

❸ 기준선에 대한 면의 직각도 : 정밀도 영역은 기준선에 수직이고 t만큼 떨어져 있는 평행한 2개의 평면 사이에 있다.

그림 6.17 • 면의 직각도

6.1.9 각도 정밀도

(1) 기준선에 대한 선의 각도 정밀도

❶ 정밀도 영역은 기준선에 대해 일정한 각도로 기울어지고 t만큼 떨어져 있는 평행한 직선 사이에 있다.

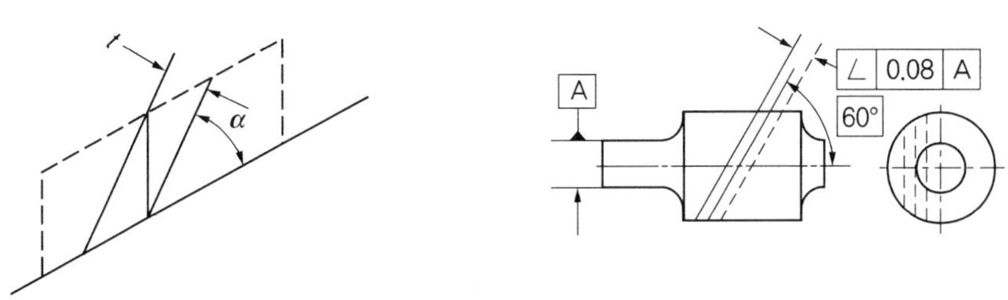

그림 6.18 • 기준선과 평행한 직선 사이

❷ 대상 직선과 기준선이 같은 면 안에 있지 않는 경우 : 정밀도 영역은 기준선을 포함하고 대상이 되는 직선에 평행한 하나의 평면상에 대상 직선을 투영한 것으로 규정한다.

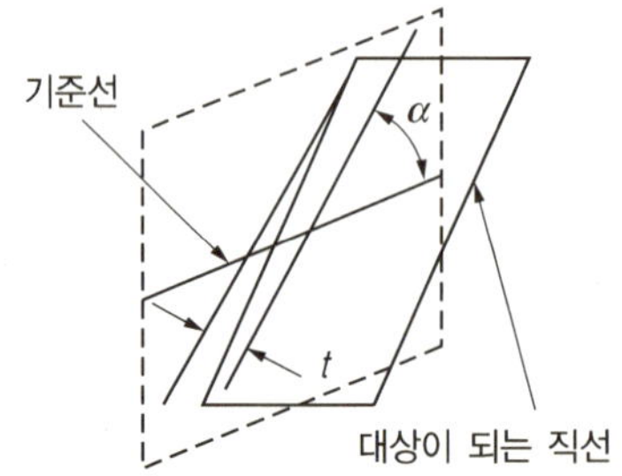

그림 6.19 • 대상 직선과 기준의 각도 정밀도

❸ 기준면에 대한 선의 각도 정밀도 : 정밀도 영역은 기준면에 대하여 일정한 각도로 기울고 t만큼 떨어져 있는 평행한 2개의 직선 사이에 있다.

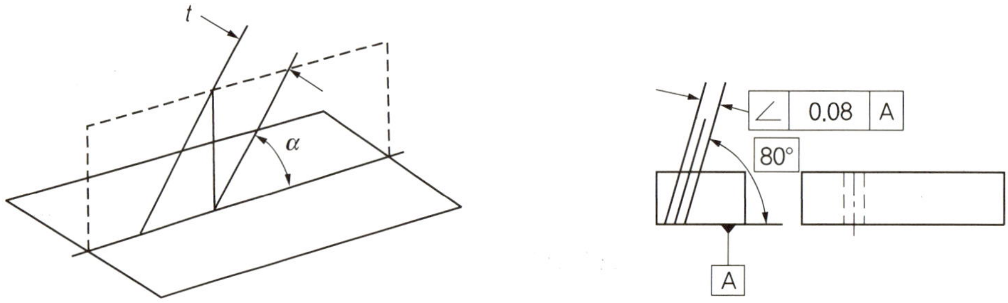

그림 6.20 • 기준면에 대한 선의 각도 정밀도

6.1.10 반지름 방향 및 축 방향의 흔들림 정밀도

흔들림 정밀도는 기준 축의 주위로 1회전하는 동안 1개의 고정점에 대상 형상 위치의 최대 허용값 t이다. (b), (c)는 축 방향의 흔들림이다.

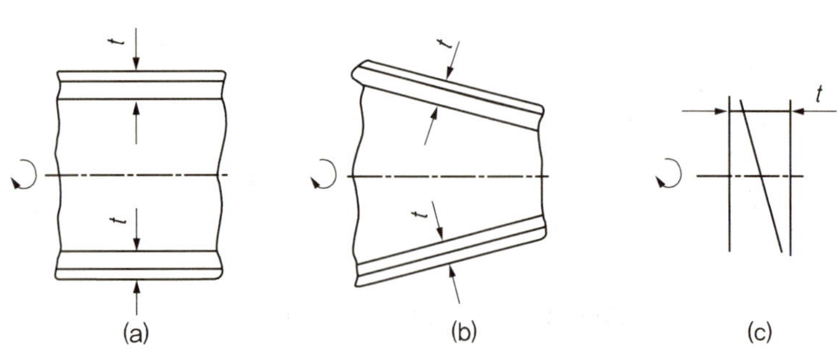

그림 6.21 • 흔들림 정밀도

6.1.11 위치 정밀도

❶ 점의 위치 정밀도 : 정밀도 영역은 대상점이 규정된 위치에 중심을 둔 지름 t의 공이나 원 안에 있다.

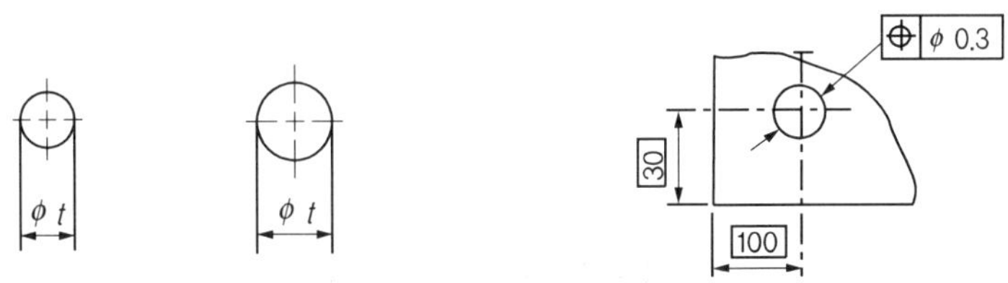

그림 6.22 • 점의 위치 정밀도

❷ 선의 위치 정밀도 :

- 수치 앞에 ϕ가 있으면 정밀도 영역은 규정된 선이 축을 포함한 지름 t의 원통 안에 있다.

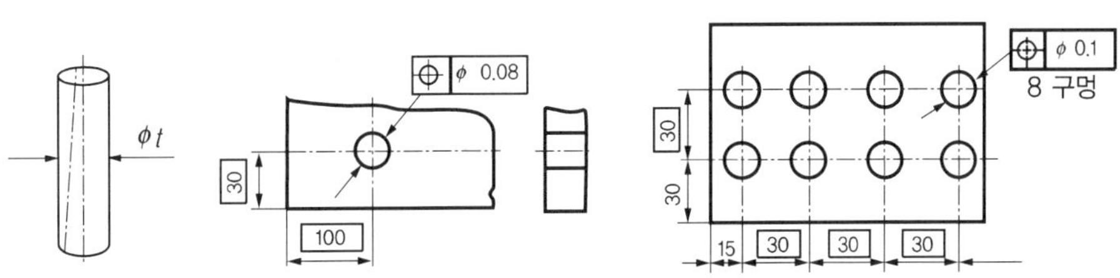

그림 6.23 • 선의 위치 정밀도

- 정밀도가 평면 안에 규정된 경우는 정밀도 영역은 대상 선의 위치에 대해 t만큼 떨어져 있는 2개의 직선 사이에 있다.

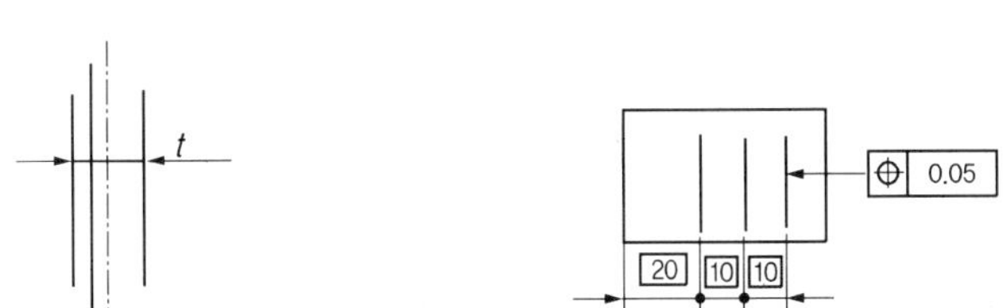

그림 6.24 • 평면 안의 위치 정밀도

6.1.12 동심도, 동축도 및 대칭도

❶ 점의 동심도 : 정밀도 영역은 중심이 기준선과 일치하는 지름 t의 원 안에 있다.

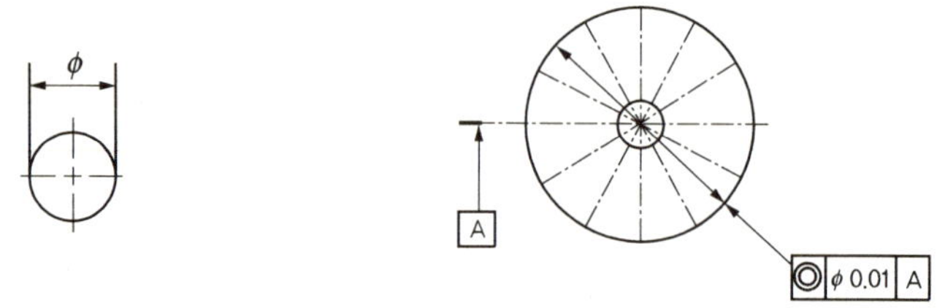

그림 6.25 • 동심도, 동축도

❷ 선이나 축의 동축도 : 수치 앞에 ϕ가 있으면 정밀도 영역은 기준선과 일치하는 지름 t의 원통 안에 있다.

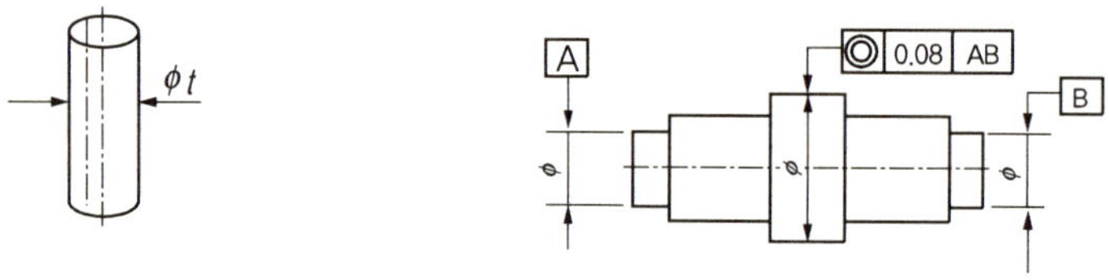

그림 6.26 • 선, 축의 동축도

6.2 | 끼워맞춤

❶ **억지 끼워맞춤** : 항상 죔쇠가 생기는 끼워맞춤. 축의 허용구역이 구멍의 허용구역보다 위에 있음

❷ **중간 끼워맞춤** : 허용한계 내의 구멍과 축의 끼워맞춤에서 틈새가 생기거나 죔쇠가 생김. 축의 허용구역이 죔쇠의 허용구역과 겹침. 축의 허용구역이 구멍의 허용구역보다 아래에 있음

❸ **헐거움 끼워맞춤** : 항상 틈새가 생기는 끼워맞춤

❹ 구멍 기준 끼워맞춤 : 한 가지 구멍에 여러 가지 축의 끼워맞춤을 하여 틈새나 죔쇠가 다른 여러 끼워맞춤을 얻는 방식

❺ 축 기준 끼워맞춤 : 한 가지 축을 여러 가지 구멍에 끼워맞춤을 하여 틈새나 죔쇠가 다른 여러 끼워맞춤을 얻는 방식

⑥ 기준 축 : 끼워맞춤의 기준이 되는 축으로, 규격에서 위 치수 허용차가 0이 되는 축을 사용한다.

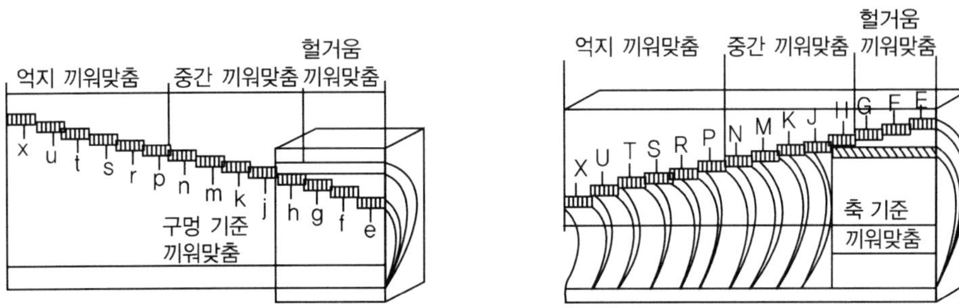

그림 6.27 • 구멍 및 축 기준 끼워맞춤

표 6.1 • 상용하는 구멍 기준 끼워맞춤

구멍기준	축의 종류와 등급																
	헐거움 끼워맞춤						중간 끼워맞춤				억지 끼워맞춤						
	b	c	d	e	f	g	h	js	k	m	n	p	r	s	t	u	x
H5						4	4	4	4	4							
H6						5	5	5	5	5							
					6	6	6	6	6	6	6(*)	6(*)					
H7				(6)	6	6	6	6	6	6	6	6(*)	6(*)	6	6	6	6
				7	7	(7)	7	7	(7)	(7)	(7)*	(7)*	(7)	(7)	(7)	(7)	(7)
H8					7		7										
				8	8		8										
			9	9													
H9			8	8			8										
		9	9	9			9										
H10	9	9	9														

1. 괄호는 될 수 있는 대로 사용하지 않는다.
2. 중간 끼워맞춤 및 억지 끼워맞춤에서 기능을 확보하기 위해 많이 선택 조합한다.

표 6.2 • 상용하는 축 기준 끼워맞춤

기준축	구멍의 종류와 등급																
	헐거움 끼워맞춤						중간 끼워맞춤				억지 끼워맞춤						
	B	C	D	E	F	G	H	JS	K	M	N	P	R	S	T	U	x
h4							5	5	5	5							
h5							6	6	6	6	6(*)	6					
h6					6	6	6	6	6	6	6	6(*)					
				(7)	7	7	7	7	7	7	7	7(*)	7	7	7	7	7
h7				7	7	(7)	7	(7)	(7)	(7)	(7)	(7)	(7)*	(7)			
					8		8										
h8			8	8	8		8										
			9	9			9										
h9			8	8			8										
		9	9	9			9										
	10	10	10														

1. *는 끼워맞춤에서 치수에 따라 예외가 생긴다.

6.3 | 재료 선택

표 6.3 • 재료의 기호

기호	재질	기호	재질
Au	자동차용재	KH	철과 강 고속도강(high peed steel)
B	비철금속재	L	궤도(rail)
B	철과 강 보일러(boiler)용 환봉	M	조선(marine)용 압연재
Br	단조용 환봉(forging)	MR	조선용 리벳(marine rivet)
BM	비철금속 머시닝(machining)용 환봉	N	철과 강 니켈(nickel steel)
BR	철과 강 보일러용 리벳(rivet)	NC	니켈크롬강(nickel chromium steel)
C	철과 비철주조품(casting)	NS	스텐인리스강(stainless steel)
CM	철과 강 가단주조품(malleable casting)	P	비철금속 판재(plate)
DB	볼트, 너트용 냉간인발(balt drawn)	S	철과 강 구조용 압연재
E	발동기(engine)	SC	철과 강 스프링강재(spring steel)
F	철과 강 단조품(forging)	T	철과 강 리벳(rivet)
G	게이지(gauge)용재	TO	공구강(tool steel)
GP	철과 강 가스 파이프(gas pipe)	UP	철과 강 스프링강(spring steel)
H	철과 강 표면경화(casting hardning)	V	철과 강 리벳(rivet)
HB	최강 환봉(high strength bar)	W	철과 강 와이어(wire)
K	철과 강 공구강(tool steel)	WP	철과 강 피아노선(piano wire)

표 6.4 • 철강의 기계재료 기호

KSD	명칭	종별	기호	인장강도 (kg/mm^2)	용도
3503	일반 구조용 압연강재 (Rolled Steel for General Purposes)	1종	SB34	34~44	강판, 평강, 봉강 및 강대
		2종	SB41	41~52	강판, 평강, 봉강 및 형강
		3종	SB50	50~62	강판, 평강, 봉강 및 형강
		4종	SB55	55 이상	두께, 지름, 변 또는 대변 거리가 40 mm 이하의 강판, 평강, 형강, 봉강 및 강대 [비고] 강판, 평강, 형강 및 봉강을 표시할 때의 기호는 종류의 기호 다음에 P(강판), F(평강), A(형강) 및 B(봉강)을 표시 [예] SB34P(일반구조용 압연 강재 강판 1종)
3507	배관용 탄소 강판 (Carbon Steel Pipe for Ordinary Piping)	일반 배관용 탄소 강판 (A관)	SPP 흑관	30 이상	아연도금을 하지 않는 관
			SPP 백관		아연도금을 한 관
		수도 배관용 탄소 강판 (B판)	SPPW 백관	30 이상	아연도금을 한 관으로 최대정수두가 100 이하인 수도 배관용에 적용됨
3509	피아노 선재 (Piano Wire Rod)	1종 A	PWRIA	–	와이어 로프
		1종 B	PWRIB		
		2종 A	PWR 2 A	–	스프링
		2종 B	PWR 2 B	–	P·C강선
		3종 A	PWR 3 A	–	강연선
		3종 B	PWR 3 B	–	강연선
3512	냉간압연강판 및 강대 (Cold Rolled Carbon Steel Sheer and Strip)	1종	SBC 1	–	일반용
		2종	SBC 2	28 이상	가공용(가공도가 작은 것)
		3종	SBC 3	28 이상	가공용(가공도가 큰 것)
3515	용접 구조용 압연강재 (Rolled Steel for Welded Structure)	1종 A	SWS 41A	41~52	강판, 대강, 형강 및 평강의 두께 100 mm 이하 강판 및 대강의 두께 50 mm 이하
		1종 B	SWS 41B		
		1종 C	SWS 41C		
		2종 A	SWS 50A	50~62	
		2종 B	SWS 50B		
		2종 C	SWS 50C		
		3종 A	SWS50YA	50~62	강판, 대강, 형강 및 평강의 두께 50 mm 이하
		3종 B	SWS50YB		

(계속)

표 6.4 • 철강의 기계재료 기호 (계속)

KSD	명칭	종별		기호	인장강도 (kg/mm^2)	용도
3515	용접 구조용 압연강재 (Rolled Steel for Welded Structure)	4종	A	SWS53A	53∼65	강판, 대강, 형강 및 평강의 두께 50 mm 이하
			C	SWS53C		강판, 대강의 두께 50 mm 이하
		5종		SWS58	58∼73	강판 및 대강의 두께 5 mm 이상 50 mm 이하
3517	기계구조용 탄소강 강판 (Carbon Steel Tubes for Machine Structural Purposes)	11종	A	STKM11A	30 이상	인쇄용 롤러, 배기 파이프, 스티어링, 모터 카버, 자전거 프레임, 가구
		12종	A	STKM12A	35 이상	크로스 멤버, 직기용 롤러 베어링 백 메탈, 스티어링 시스템, 프로펠러 샤프트, 중공축
			B	STKM12B	40 이상	
			C	STKM12C	48 이상	
		13종	A	STKM13A	38 이상	프로펠러 샤프트, 스티어링 시스템, 크로스 멤버, 유압 실린더, 베어링 백 메탈, 직기용 롤러, 엑셀 튜브
			B	STKM13B	45 이상	
			C	STKM13C	52 이상	
		14종	A	STKM14A	42 이상	스티어링 시스템, 크로스 멤버 엑셀 튜브, 유압 실린더
			B	STKM14B	51 이상	
			C	STKM14C	56 이상	
		15종	A	STKM15A	48 이상	스티어링 시스템, 크로스 멤버, 익스텐션 튜브, 프로펠러 샤프트
			C	STKM15B	59 이상	
		16종	A	STKM16A	52 이상	밸브 록 카 샤프트, 스티어링 시스템, 엑셀 튜브, 프로펠러 샤프트, 보링 로드
			C	STKM16B	63 이상	
		17종	A	STKM17A	56 이상	엑셀 튜브, 보링 로드
			C	STKM17B	66 이상	
		18종	A	STKM18A	45 이상	수압 철주, 포크 튜브 유압 실린더
			B	STKM18B	50 이상	
			C	STKM18C	52 이상	
3522	고속도 공구강 강재 (High-Speed Tool Steel)	텅스텐계		SKH2	–	일반 절삭용, 기타 각종 공구
				SKH3	–	고속중 절삭용, 기타 각종 공구
				SKH4A	–	난삭재 절삭용, 기타 각종 공구
				SKH4B	–	
				SKH5	–	
				SKH10	–	고난삭재 절삭용, 기타 각종 공구
		몰리브덴계		SKH51	–	인성을 요하는 일반 절삭용, 기타 각종 공구
				SKH52 SKH53 SKH54	–	비교적 인성을 요하는 고속도재 절삭용, 기타 각종 공구

(계속)

표 6.4 • 철강의 기계재료 기호 (계속)

KSD	명칭	종별	기호	인장강도 (kg/mm^2)	용도
3522	고속도 공구강 강재 (High-Speed Tool Steel)	몰리브덴계	SKH55 SKH56 SKH57	–	비교적 인성을 요하는 고속도재 절삭용, 기타 각종 공구
3551	특수 마대강 (Cold Rolled Special Steel Strip)	탄소강	SM30CM	–	리테이너
			SM35CM	–	사무용 기계부품
			SM45CM	–	클러치 부품, 체인 부품, 양산 살대, 와셔
			SM50CM	–	카메라 등 구조 부품, 체인부품, 스프링, 양산 살대, 클러치 부품, 와셔
			SM55CM	–	스프링, 안전 작업화, 깡통따기, 톱프슨, 칼날, 양산 살대, 카메라 등 구조부품, 목공용 톱
			SM60CM	–	체인부품, 목공용, 톱, 블라인드 안전 작업화, 사무용 기계부품 와셔
			SM65CM	–	안전 작업화, 클러치 부품, 스프링
			SM70CM	–	스프링, 와셔, 목공용 톱
			SM75CM	–	클러치 부품, 스프링
			SM85CM	–	–
		탄소공구강	SK2M	–	면도용 칼, 칼, 쇠톱날, 셔터, 태엽
			SK3M	–	쇠톱날, 칼, 스프링
			SK4M	–	펜촉, 태엽, 게이지, 스프링, 칼, 메리야스용 바늘
			SK5M	–	태엽, 스프링, 칼, 메리야스용 바늘, 게이지, 클러치, 부품, 목공용 및 제재용 톱줄 및 원형톱, 사무용 기계부품
			SK6M	–	스프링, 칼, 클러치 부품, 와셔, 구두밑창, 포운
			SK7M	–	스프링, 칼, 포크, 목공용 톱, 와셔, 구두밑창, 클러치 부품
		합금공구강	SKS11M	–	쇠톱줄
			SKS2M	–	쇠톱줄, 쇠톱날, 칼
			SKS7M	–	
			SKS5M	–	칼, 목공용 원형톱, 목공용 및 제재용 톱줄
			SKS51M	–	목공용 및 제재용 톱줄, 목공용 원형톱
		니켈크롬강	SNC2M	–	사무용 기계부품
			SNC3M	–	
			SNC21M	–	

(계속)

표 6.4 • 철강의 기계재료 기호 (계속)

KSD	명칭	종별	기호	인장강도 (kg/mm^2)	용도
3551	특수 마대강 (Cold Rolled Special Steel Strip)	니켈크롬 몰리브덴강	SNC21M	–	체인부품
			SNC22M	–	안전 버클, 체인부품
		크롬 몰리브덴강	SCM1M	–	체인부품
			SCM2M	–	체인부품, 톰프슨 칼날
			SCM3M	–	체인부품, 사무용 기계부품
			SCM4M	–	
			SCM21M	–	
		스프링강	SUP6M	–	스프링 특수스프링
			SUP9M	–	
			SUP10M	–	
3556	피아노선 (Piano Wires)	1종	PW1	–	주로 스프링용
		2종	PW1	–	
		3종	PW3	–	밸브 스프링용
3701	스프링강 (Spring Steel)	1종	SPS1	110 이상	주로 겹판 스프링용
		2종	SPS2	115 이상	주로 코일 스프링용
		3종	SPS3	125 이상	주로 겹판 및 코일 스프링용
		4종	SPS4	125 이상	
		5종	SPS5	125 이상	
		6종	SPS6	125 이상	주로 코일 스프링용
		7종	SPS7	125 이상	주로 겹판 및 코일 스프링용
3707	크롬강재 (Chromium Steels)	1종	SCr1	85 이상	이음쇠, 축류
		2종	SCr2	80 이상	볼트, 너트
		3종	SCr3	90 이상	암류, 스터드
		4종	SCr4	95 이상	강력 볼트, 암류
		5종	SCr5	100 이상	축류, 키, 핀
		21종	SCr21	80 이상	캠 샤프트, 핀류
		22종	SCr22	85 이상	기어류 [비고] 21종, 22종은 표면 경화용
3708	니켈크롬 강재 (Nickel Chromium Steels)	1종	SNC1	75 이상	볼트, 너트류
		2종	SNC2	85 이상	크랭크축, 기어류
		3종	SNC3	95 이상	축류, 기어류
		21종	SNC21	80 이상	피스톤핀, 기어
		22종	SNC22	100 이상	캠축, 기어류 [비고] 21종, 22종은 표면 경화용
3710	탄소강 단강품 (Carbon Steel Forgings)	1종	SF34	34~42	–
		2종	SF40	40~50	
		3종	SF45	45~55	

(계속)

표 6.4 ◦ 철강의 기계재료 기호 (계속)

KSD	명칭	종별	기호	인장강도 (kg/mm^2)	용도
3710	탄소강 단강품 (Carbon Steel Forgings)	4종	SF50	50~60	–
		5종	SF55	55~65	
		6종	SF60	60~70	
3711	크롬 몰리브덴 강재 (Chromium Molbdenum Steels)	1종	SCM1	90 이상	볼트, 스터드, 프로펠러, 보스
		2종	SCM2	85 이상	소형 축류
		3종	SCM3	95 이상	강력 볼트, 스터드, 축류, 암류
		4종	SCM4	100 이상	기어류, 축류, 암류
		5종	SCM5	105 이상	대형 축류
		21종	SCM21	85 이상	피스톤 핀, 축류, 기어
		22종	SCM22	95 이상	기어, 축류
		23종	SCM23	100 이상	
		24종	SCM24	105 이상	
					[비고] 21, 22, 23, 24종은 표면 경화용
3751	탄소공구강	1종	STC1	63 이상	경질 바이트, 면도날, 각종 줄
		2종	STC2	63 이상	바이트, 후라이스, 제작용 공구, 드릴
		3종	STC3	63 이상	탭, 나사절삭용, 다이스, 쇠톱날, 철공용 끌, 게이지, 태엽, 면도날
		4종	STC4	61 이상	태엽, 목공용 드릴, 도끼, 철공용 끌, 면도날, 목공용 띠톱, 펜촉
		5종	STC5	59 이상	각인, 스냅, 태엽, 목공용 띠톱, 원형톱, 펜촉, 등사판줄, 톱날
		6종	STC6	56 이상	각인, 스냅, 원형톱, 태엽, 우산대, 등사판 줄
		7종	STC7	54 이상	각인, 스냅, 프레스 형, 칼
3752	기계구조용 탄소강강재 (Carbon Steel for Machine Structural Use)	1종	SM10C	32 이상	비렛트, 켈렛트
		2종	SM15C	38 이상	볼트, 너트, 리벳
		3종	SM20C	41 이상	
		4종	SM25C	45 이상	볼트, 너트, 모터 축
		5종	SM30C	55 이상	볼트, 너트, 기계 부품
		6종	SM35C	58 이상	로드, 레버류, 기계 부품
		7종	SM40C	62 이상	연접봉, 이음쇠, 축류
		8종	SM45C	70 이상	크랭크 축류, 로드류
		9종	SM50C	75 이상	키, 핀, 축류
		10종	SM55C	80 이상	키, 핀류
		21종	SM9CK	40 이상	방직기 롤러
		22종	SM15CK	50 이상	캠, 피스톤 핀 ※ 21, 22종은 침탄용

(계속)

표 6.4 • 철강의 기계재료 기호 (계속)

KSD	명칭	종별		기호	인장강도 (kg/mm²)	용도
3753	합금 공구강 (Alloy Tool Steel)	절삭용	S1종	STS1	–	절삭 공구, 냉간 드로잉용 다이스
			S11종	STS11	–	
			S2종	STS2	–	탭, 드릴, 카터, 핵소(Hack Saw)
			S22종	STS22	–	
			5 S51종 7	ST5 STS51 STS7	–	원형톱, 띠톱, 핵소
			S8종	STS8	–	줄
3753	합금 공구강 (Alloy Tool Steel)	주로내충격용	S4종	STS4	–	끌, 펀치, 스냅
			S41종	STS41	–	
			S42종	STS42	–	끌, 펀치, 칼날, 줄, 눈금용 공구
			S43종	STS43	–	착암기용 피스톤
			S44종	STS44	–	끌, 헤딩 다이스
		주로내마모성불변형용	S3종	STS3	–	게이지, 탭, 다이스, 절단기, 칼날
			S31종	STS31	–	게이지, 포밍 다이
			D1종	STD1	–	다이스
			D11종	STD11	–	게이지, 포밍 다이, 나사, 전조롤러
			D12종	STD12	–	
			D2종	STD2	–	다이스
		주로열간가공용	D4종	STD4	–	프레스형틀, 다이캐스팅용 다이
			D5종	STD5	–	
			D6종	STD6	–	
			D61종	STD61	–	
			F1종	STF1	–	
			≀ 5종	STF5	–	다이형틀
			F6종	STF6	–	프레스용 다이
4101	탄소주강품 (Carbon Steel Casting)	1종		SC37	37 이상	전동기부품용
		2종		SC42	42 이상	일반구조용
		3종		SC46	46 이상	
		4종		SC49	49 이상	
		5종		SC55	55 이상	

(계속)

표 6.4 ● 철강의 기계재료 기호 (계속)

KSD	명칭	종별		기호	인장강도 (kg/mm^2)	용도
4301	회주철품 (Cray Cast Iron)	1종		GC10	10 이상	일반기계부품, 상수도 철관 난방용품
		2종		GC15	15 이상	일반기계부품, 상수도 철관 난방용품
		3종		GC20	20 이상	약간의 경도를 요하는 부분
		4종		GC25	25 이상	약간의 경도를 요하는 부분
		5종		GC30	30 이상	실린더 헤드, 피스톤공작 기계부품
		6종		GC35	35 이상	실린더 헤드, 피스톤공작 기계부품
4302	구상흑연 주철	1종		DC37	37 이상	–
		2종		DC42	42 이상	–
		3종		DC50	50 이상	–
		4종		DC60	60 이상	–
		5종		DC70	70 이상	–
4303	흑심가단 주철	1종		BMC28	28 이상	–
		2종		BMC32	32 이상	–
		3종		BMC35	35 이상	–
		4종		BMC37	37 이상	–
4305	백심가단 주철	1종		WMC34	34 이상	–
		2종		WMC36	36 이상	–
5504	동판 (Copper Sheet and Plate)	1종	연질	CuS1–0	26 이상	전기와 열전도성이 좋고 전연성, 가공성, 내식성, 내후성이 요구된 곳, 전기 부품, 증류기구 건축용, 화학 공업용 가스켓, 기물 등
		1종	1/4경질	CuS1–1/4	22 이상	
		1종	1/2경질	CuS1–1/2	25 이상	
		1종	경질	CuS1–H	28 이상	
		2종	연질	CuS2–0	26 이상	
		2종	1/4경질	CuS2–1/4	22 이상	
		2종	1/2경질	CuS2–1/2	25 이상	
		2종	경질	CuS2–H	28 이상	
5516	인청동봉 (Phospher Bronze Rods and Bars)	1종		PBR1	50 이상	탄성, 내마모성, 내식성 등을 요구하는 부품(기어, 베어링, 이음쇠, 나사)
		2종		PBR2	52 이상	
		3종		PBR3	55 이상	
6001	황동주물 (Brass Castings)	1종		BsC1	15 이상	플랜지, 전기 부속품, 전기 부품, 일반 기계부품
		2종		BsC2	20 이상	플랜지, 전기 부속품, 전기 부품, 일반 기계부품
		3종		BsC3	25 이상	건축용 장식물, 일반기계부품, 전기부품

(계속)

표 6.4 • 철강의 기계재료 기호 (계속)

<table>
<tr><th>KSD</th><th>명칭</th><th>종별</th><th>기호</th><th>인장강도 (kg/mm²)</th><th>용도</th></tr>
<tr><td rowspan="5">6002</td><td rowspan="5">청동주물 (Bronze Castings)</td><td>1종</td><td>BrC1</td><td>25 이상</td><td rowspan="2">기계적 성질과 내식성이 우수하여 밸브, 코크 및 기계부품에 적합</td></tr>
<tr><td>2종</td><td>BrC2</td><td>25 이상</td></tr>
<tr><td>3종</td><td>BrC3</td><td>20 이상</td><td rowspan="2">절삭성이 양호하여 기계부품, 밸브 및 코크 등에 적합</td></tr>
<tr><td>4종</td><td>BrC4</td><td>22 이상</td></tr>
<tr><td>5종</td><td>BrC5</td><td>17 이상</td><td>절삭성이 양호하여 급수, 배수 및 건축용 등에 적합</td></tr>
</table>

<table>
<tr><th rowspan="2">KSD</th><th rowspan="2">명칭</th><th rowspan="2" colspan="2">종별</th><th colspan="2">기호</th><th rowspan="2">용도</th></tr>
<tr><th>열간압출재</th><th>냉간인발재</th></tr>
<tr><td rowspan="4">5503</td><td rowspan="4">쾌삭 황동봉 (Free Cutting Brass Rods and Bars)</td><td rowspan="2">1종</td><td>보통</td><td>MBsBE1</td><td>MBsBD1</td><td rowspan="4">1, 2종 모두 절삭성이 우수하고 1종은 2종에 비하여 전연성이 좋음
볼트, 니트, 작은 나사, 스핀들, 치차, 밸브, 카메라 부품</td></tr>
<tr><td>특수</td><td>MBsBE1S</td><td>MBsBD1S</td></tr>
<tr><td rowspan="2">2종</td><td>보통</td><td>MBsBE2</td><td>MBsBD2</td></tr>
<tr><td>특수</td><td>MBsBE2S</td><td>MBsBD2S</td></tr>
<tr><td rowspan="2">5507</td><td rowspan="2">단조용 황동봉 (Brass Rods and Bors Suitable for Forging)</td><td colspan="2">1종</td><td>FBsBE1</td><td>FBsBD1</td><td>열간 단조성이 좋고 정밀 단조에 적합. 기계부품</td></tr>
<tr><td colspan="2">2종</td><td>FBsBE2</td><td>FBsBD2</td><td>열간 단조성과 절삭성이 좋음. 밸브, 기계 부품</td></tr>
<tr><td rowspan="3">5520</td><td rowspan="3">고강도 황동봉 (High-Tension and Bars)</td><td colspan="2">1종</td><td>HBsRE1</td><td>HBsRD1</td><td rowspan="3">강도가 높고 열간 단조성과 내식성이 양호. 선박용 프로펠러, 펌프 축</td></tr>
<tr><td colspan="2">2종</td><td>HBsRE2</td><td>HBsRD2</td></tr>
<tr><td colspan="2">3종</td><td>HBsRE3</td><td>HBsRD3</td></tr>
</table>

6.4 | 표면거칠기와 다듬질 기호

6.4.1 표면거칠기

다듬질한 면을 수직의 피측정면으로 절단했을 때 단면에 나타난 윤곽을 단면곡선이라고 하고, 단면곡선에 나타난 굴곡을 표면거칠기라고 한다.

표면거칠기의 표시는 μm (=1/1000 mm)로 표시한다.

표 6.5 • 다듬질 기호, 표면거칠기 (∽ = o, ▽ = ω, ▽▽ = x, ▽▽▽ = y, ▽▽▽▽ = z)

기호	가공법과 다듬질 정도	용 도
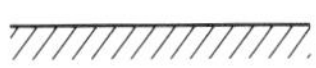	주조, 압연, 단조한 채로 두고 일체의 가공을 하지 않은 자연면	일반적으로 가공을 피하고, 특히 내압력을 요하는 곳에 사용
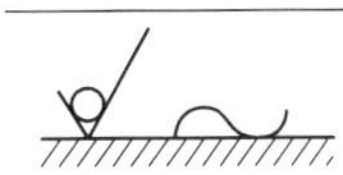	자연면이라도 매끈한 경우에는 그대로 두어도 무방하며 돌기부를 따야 할 정도의 면	스패너의 자루, 핸들의 암, 주조 플랜지의 측면
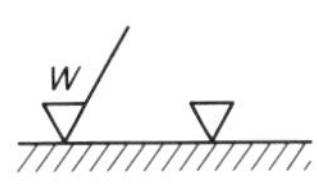	줄 가공과 같이 가공 흔적이 남을 정도의 거친 가공면 서로 접촉도 상호 접촉 운동도 없는 부분	다른 부품과 접착하지 않는 다듬질면, 중요하지 않은 독립의 거친 다듬질면, 간단히 흑피를 제거하는 정도의 거친 면
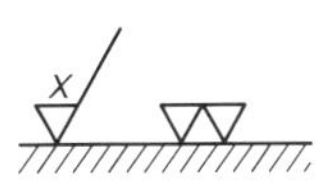	드릴 가공면과 같이 가공 흔적이 남지 않을 정도 조립시 두 부품이 접합되지만 서로 운동은 하지 않는 부분	커플링 등의 플랜지면, 플랜지축, 커플링의 접착면, 키로 고정하는 구멍과 축의 접촉면, 베어링의 본체와 축의 접촉면, 베어링의 본체와 케이스의 접촉면, 리머, 볼트의 취부, 패킹 접촉면 등
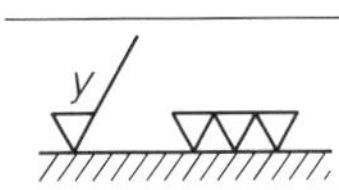	연삭 또는 래핑 등의 가공 두 부품이 접하여 운동하는 부분	베어링 면, 기어의 이 맞물림면, 정밀 나사의 면
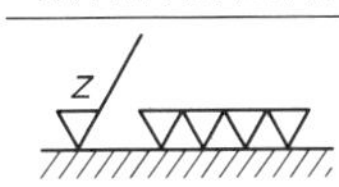	래핑, 버핑 등의 작업으로 광택이 나는 고급 다듬질면	크로스 헤드형, 디이젤 기관의 피스톤 로드, 피스톤 핀, 실린더 내면

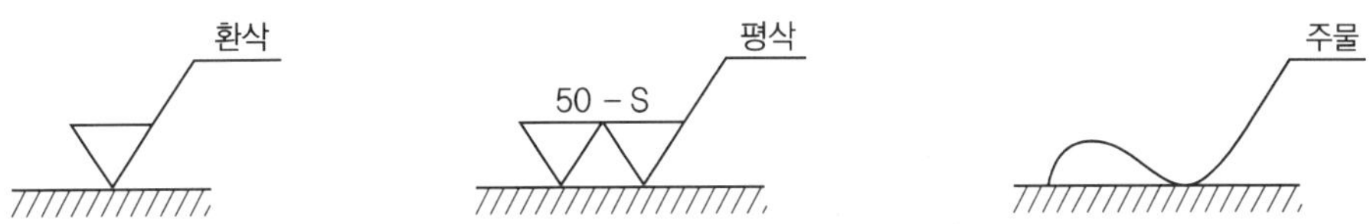

(1) 중심선 평균거칠기(R_a)

그림 6.28과 같이, 중심선에서 아래쪽 면적의 합을 S_1, 중심선 이하의 부분을 중심선 위로 올리면 파선과 같고, 두 면적 S_1과 S_2의 합, 즉 $S_1 + S_2 = S$를 구하고, S를 측정 길이 l로 나눈 값이 R_a가 된다. 이를 수식으로 표시하면 $R_a = \frac{1}{l}\int_0^1 |f(x)|dx$가 되고, 이는 중심선에 대한 산술평균 편차에 해당된다. 이와 같은 계산은 모두 측정기에서 하여 그 결과를 지시계에서 직접 읽을 수 있다.

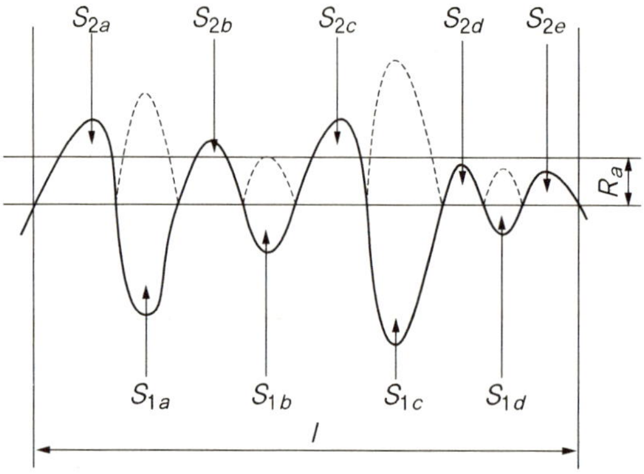

$$S_2 = S_{2a} + S_{2b} + S_{2c} + S_{2d} + S_{2e}$$
$$S_1 = S_{1a} + S_{1b} + S_{1c} + S_{1d}$$

그림 6.28 • 중심선 표면거칠기

(2) 최대높이(R_{max})

단면곡선에서 기준 길이만큼 잘라낸 부분의 가장 높은 봉우리와 가장 깊은 골밑을 통과하는 평행한 두 직선의 간격을 단면곡선의 세로 방향으로 측정하여 이 값을 μm단위로 표시한 것이다.

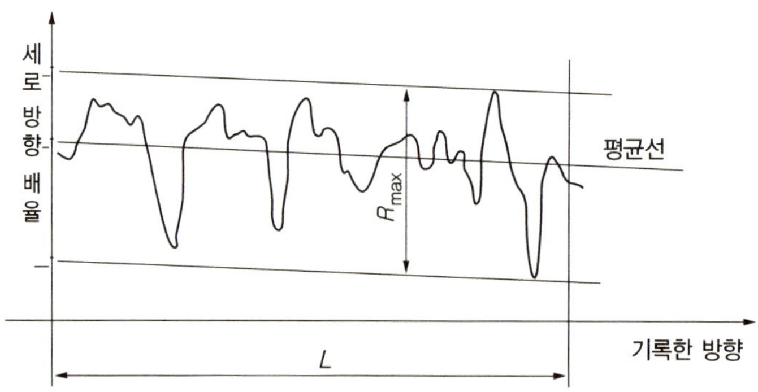

그림 6.29 • 거칠기의 최대 높이

(3) 10점 평균거칠기(R_z)

단면곡선에서 기준 길이만큼 잘라낸 부분에서 평균선에 평행한 직선 가운데 측정한 가장 높은 곳에서부터 5번째까지 봉우리의 표고 평균값과 가장 낮은 곳으로부터 5번째까지의 골밑의 표고 평균값과의 차이를 μm단위로 나타낸 것을 말한다.

$$R_z = \frac{(R_1 + R_3 + R_5 + R_7 + R_9) - (R_2 + R_4 + R_6 + R_8 + R_{10})}{5}$$

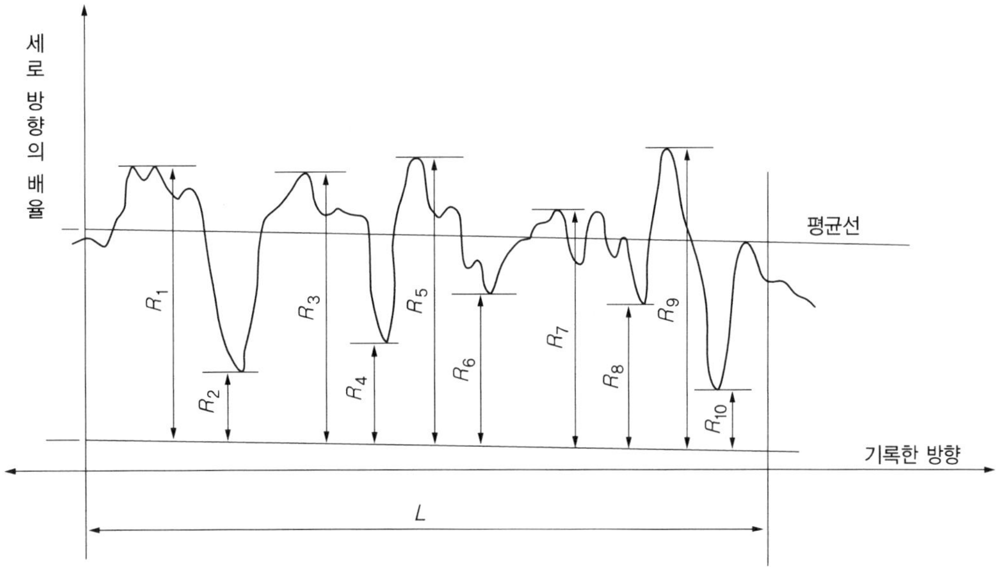

그림 6.30 • 10점 평균 표면거칠기

표 6.6 • 거칠기의 표준값(표준 수열), 기준길이, 컷오프값 (KS B 0161)

<table>
<tr><th colspan="2">중심선 평균거칠기</th><th colspan="2">최대높이</th><th colspan="2">10점 평균거칠기</th></tr>
<tr><th>표준값(R_a)</th><th>컷오프값</th><th>표준값(R_{max})</th><th>기준길이(L)</th><th>표준값(R_z)</th><th>기준길이(L)</th></tr>
<tr><td rowspan="3">0.013
0.025
0.05
0.1
0.2
0.4
0.8
1.6
3.2
6.3
12.5</td><td rowspan="3">0.8</td><td>0.05
0.1
0.2
0.4
0.8</td><td>0.25</td><td>0.05
0.1
0.2
0.4
0.8</td><td>0.25</td></tr>
<tr><td>1.6
3.2
6.3</td><td>0.8</td><td>1.6
3.2
6.3</td><td>0.8</td></tr>
<tr><td>12.5
25</td><td>2.5</td><td>12.5
25</td><td>2.5</td></tr>
<tr><td rowspan="2">25
50
100</td><td rowspan="2">2.5</td><td>50
100</td><td>8</td><td>50
100</td><td>8</td></tr>
<tr><td>200
400</td><td>25</td><td>200
400</td><td>25</td></tr>
</table>

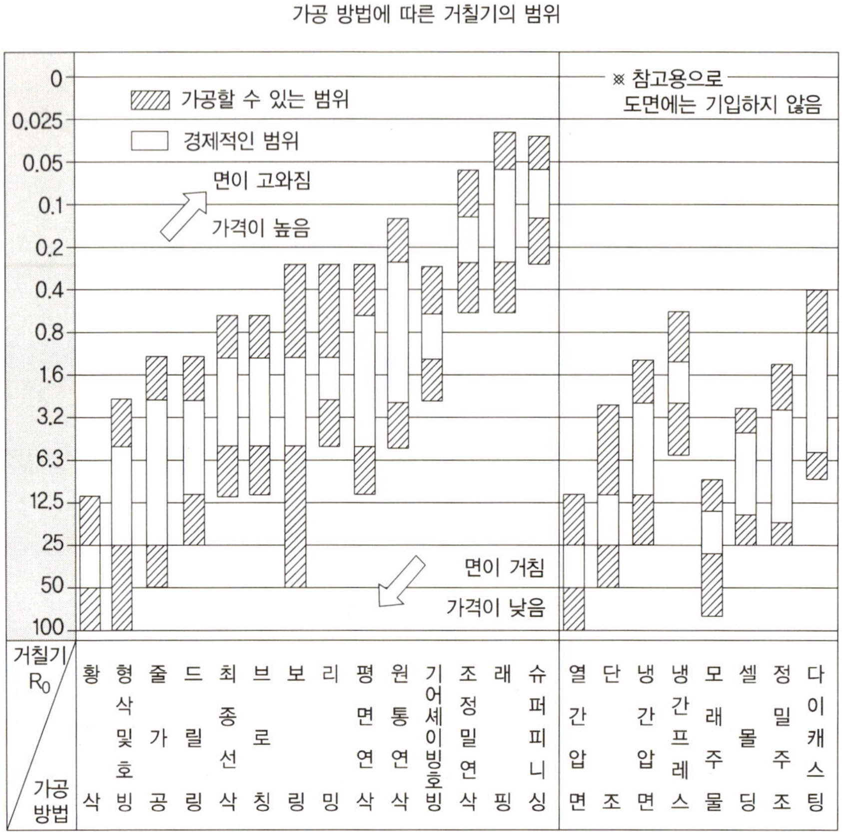

그림 6.31 • 가공 방법에 따른 표면거칠기

6.4.2 표면거칠기의 표시

(1) 대상면을 지시하는 기호

표면의 결을 나타낼 때에 대상면을 지시하는 기호는 60°로 벌린 길이가 다른 절선으로 만든 면의 지시기호 그림 6.32 (a)를 사용하고, 지시하는 대상면을 나타내는 선의 바깥쪽에 붙여서 쓴다.

❶ 절삭 등 제거 가공의 필요 여부를 문제 삼지 않는 경우에는 면에 지시 기호를 붙여서 사용한다[그림 6.32 (a)].

❷ 제거 가공을 필요로 한다는 것을 지시할 때에는 면의 지시 기호의 짧은 쪽의 다리 끝에 가로선을 부가한다[그림 6.32 (b)].

❸ 제거 가공을 해서는 안 된다는 것을 지시할 때에는 **면의 지시 기호**에 내접하는 원을 부가한다[그림 6.32 (c)].

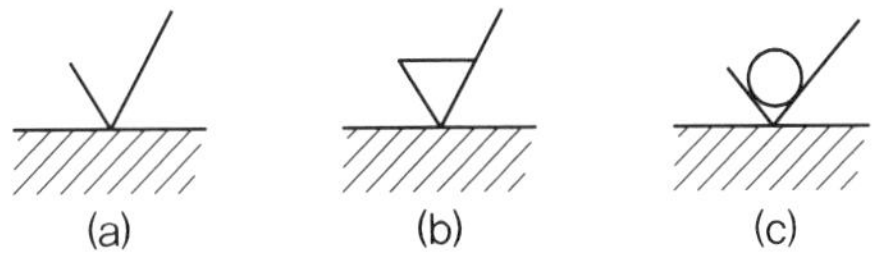

그림 6.32 • 면의 지시 기호

(2) 표면거칠기 값의 지시

중심선 평균거칠기 R_a로 지시하는 경우, 표면거칠기는 KS B 0161에 규정하는 중심선 평균거칠기의 표준 수열 중에서 선택하여 지시하는데 표 6.6에서 이 경우 첨자 'a'는 기입하지 않는다. 다만, 필요가 있어서 표준 수열에 따를 수 없는 경우, 허용할 수 있는 최대값을 '$R_a \leq 10$' 등과 같이 지시한다. 그리고 표면거칠기의 지시값을 기입하는 위치는 다음 중 어느 하나에 따른다.

❶ 표면거칠기의 최대값만을 지시하는 경우에는 그림 6.33과 같이 기입한다.

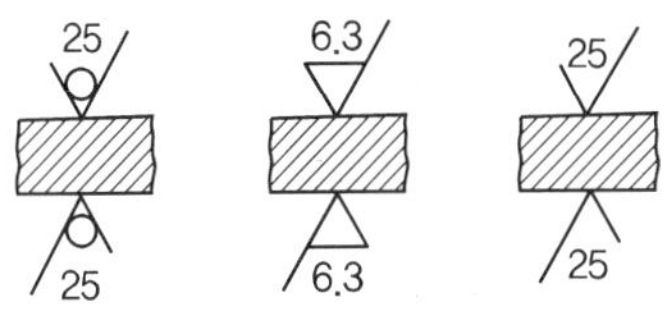

그림 6.33 • 표면거칠기(최대값 지시)

❷ 면의 지시 기호에 대한 각 지시 사항의 기입 위치는 그림 6.34와 같다.

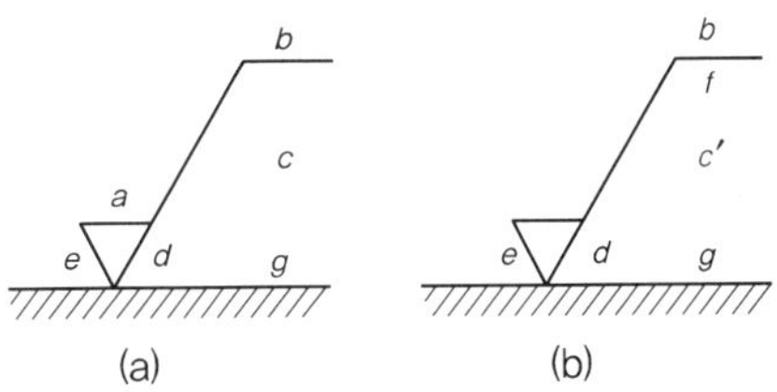

a: 중심선 평균거칠기의 값
b: 가공 방법의 문자 또는 기호
c: 컷오프값
c′: 기준 길이
d: 줄무늬 방향의 기호
f: 중심선 평균거칠기 이외의 표면거칠기의 값
g: 표면 파상도[KS B 0610(표면 파상도)에 따름]
e: 다듬질 여유(ISO 1302에 따름)

그림 6.34 • 표면거칠기(면의 지시 기호)

❸ 표면거칠기 값을 어느 구간으로 지시하는 경우, 상한값을 위로, 하한값을 아래로 나란히 기입한다.

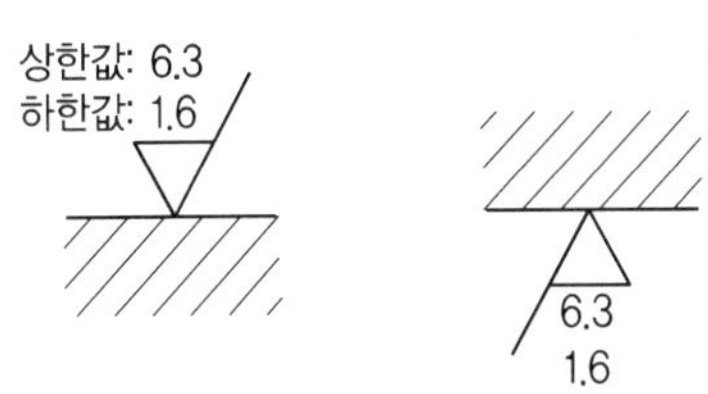

그림 6.35 • 표면거칠기(구간 지시)

❹ 표면거칠기의 지시값에 대한 컷오프값을 지시할 필요가 있을 때에는 표 6.6에서 선택하여 면의 지시 기호의 긴 쪽 다리에 붙인 가로선 아래에 표면거칠기의 지시값에 대응시켜 기입한다.

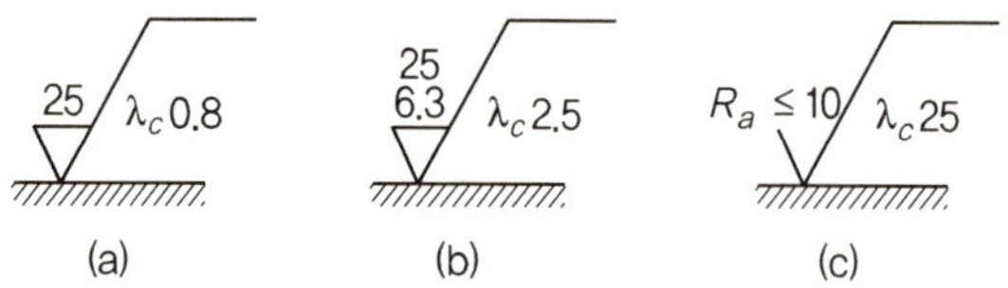

그림 6.36 • 표면거칠기(컷오프값 지시)

❺ 최대높이(R_{max}) 또는 10점 평균거칠기(R_z)로 지시하는 경우, 면의 지시 기호의 긴 쪽 다리에 가로선을 붙여, 그 아래쪽에 약호와 함께 기입한다.

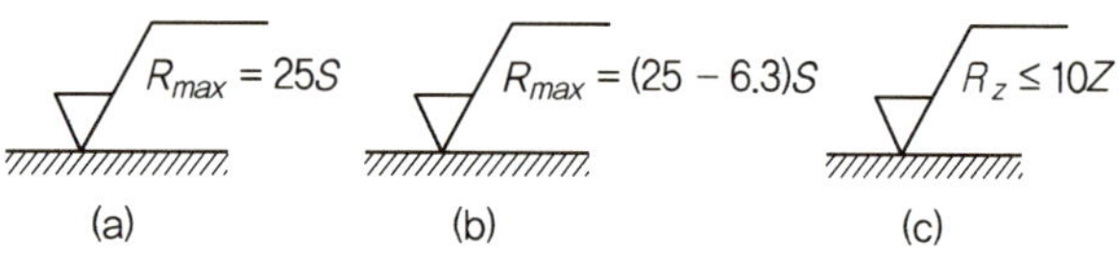

그림 6.37 • 표면거칠기(최대높이, 10점 평균거칠기로 지시)

❻ 어떤 표면의 결을 얻기 위하여 특정한 가공 방법을 지시할 때에는 그림 6.38 (a), (b)와 같이 하며, 표면 처리 전과 후의 표면거칠기를 지시할 때에는 그림 (c)와 같이 한다.

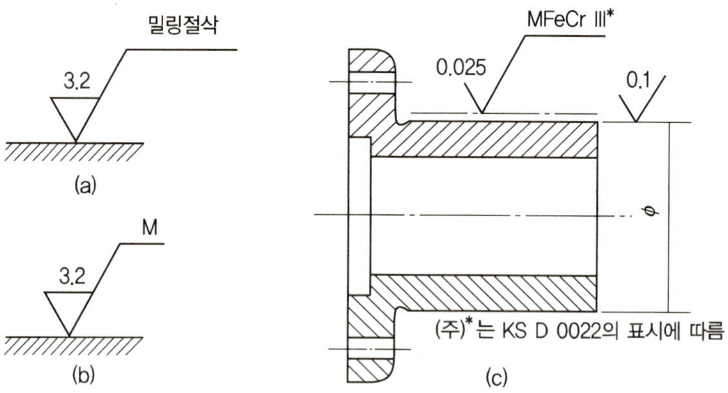

그림 6.38 • 표면거칠기(가공 방법 지시)

❼ 줄무늬 방향을 지시할 때에는 규정하는 기호를 면의 지시 기호의 오른쪽에 부기한다.

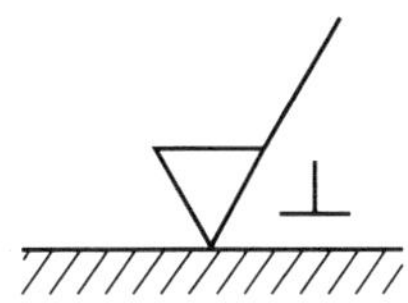

그림 6.39 • 표면거칠기(줄무늬 방향 지시)

표 6.7 • 줄무늬 방향의 기호

기호	뜻	설명도
=	가공에 의한 커터의 줄무늬 방향이 기호를 기입한 그림의 투상면에 평행 [보기] 세이핑면	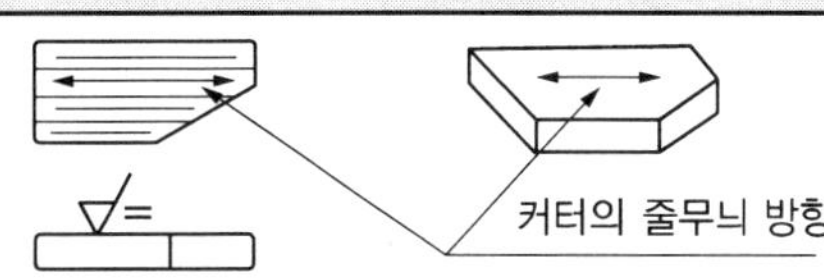
⊥	가공에 의한 커터의 줄무늬 방향이 기호를 기입한 그림의 투상면에 직각 [보기] 세이빙면(옆으로부터 보는 상태) 선삭, 원통 연삭면	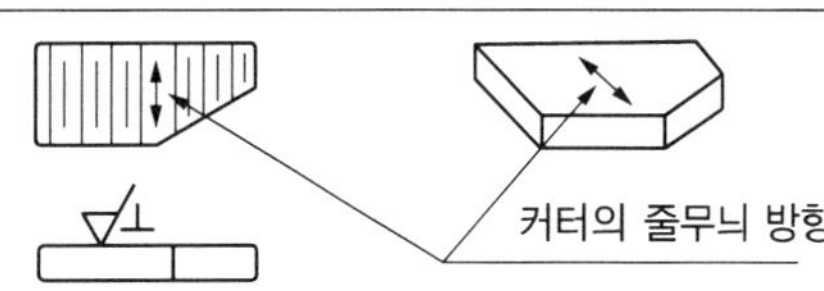
×	가공에 의한 커터의 줄무늬 방향이 기호를 기입한 그림의 투상면에 경사지고 두 방향으로 교차 [보기] 호닝 다듬질면	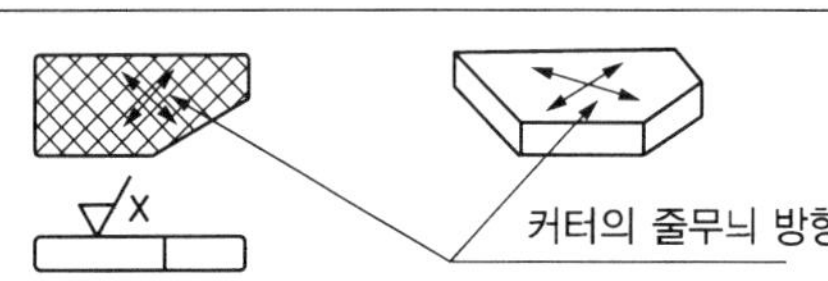
M	가공에 의한 커터의 줄무늬가 여러 방향으로 교차 또는 방향이 없음 [보기] 래핑 다듬질면, 슈퍼 피니싱면, 가로 이송을 한 정면 밀링, 또는 엔드밀 절삭면	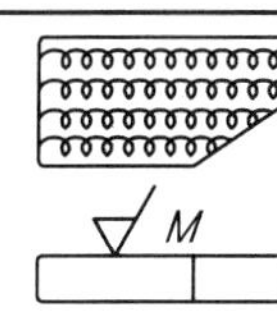
C	가공에 의한 커터의 줄무늬가 기호를 기입한 면의 중심에 대하여 대략 동심원 모양 [보기] 끝면 절삭면	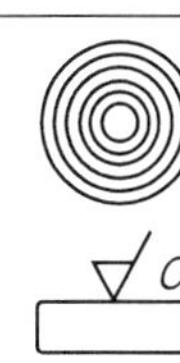
R	가공에 의한 커터의 줄무늬가 기호를 기입한 면의 중심에 대하여 대략 래디얼 모양	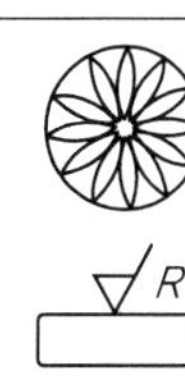

■ **표면 지시 기호에 대한 각 지시 기호의 위치**

표면상태에 대한 지시 기호는 면의 지시 기호에 대해 표면 거칠기값, 컷오프값 또는 표준 길이, 가공 방법, 주름 방향에 대한 기호, 표면 요철 등을 아래 그림에서 나타내는 위치에 배치하여 나타낸다.

■ 각 지시 기호의 기입위치

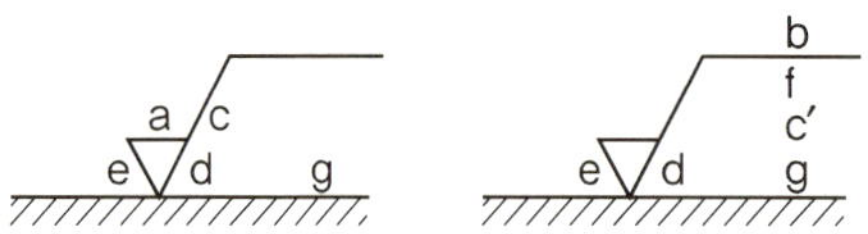

a: Ra의 값
b: 가공 방법
c: 컷오프값 · 평가길이
c′: 기준 길이 · 평가길이
d: 날 방향에 대한 기호
f : Ra 이외의 파라미터(tp일 때는 파리미터/절단 레벨)
g: 표면 요철(JIS B 0610에 따름)
[비고] *a*와 *f* 이외는 필요에 따라 기입한다.

■ 표면상태에 대한 표시 예

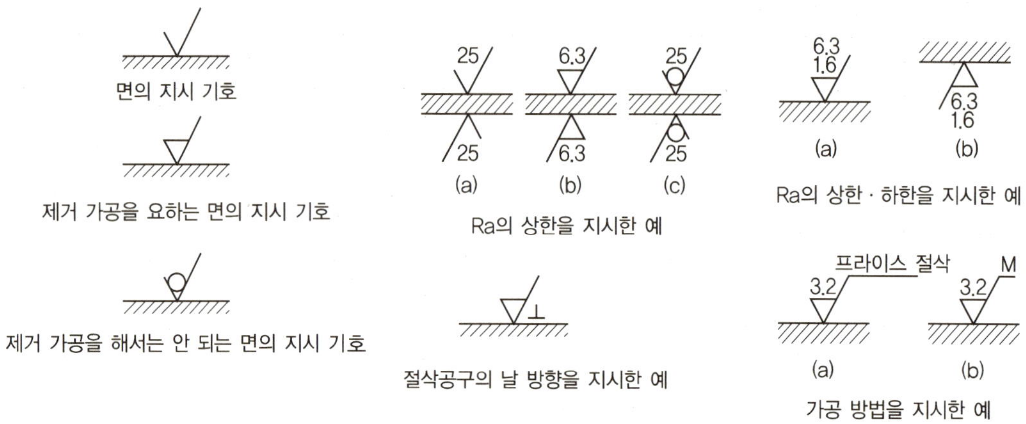

그림 6.40 • 지시 기호위치와 표면상태 표시

6.4.3 도면 기입방법

❶ 기호는 그림의 아래쪽 또는 오른쪽부터 읽을 수 있도록 기입한다.

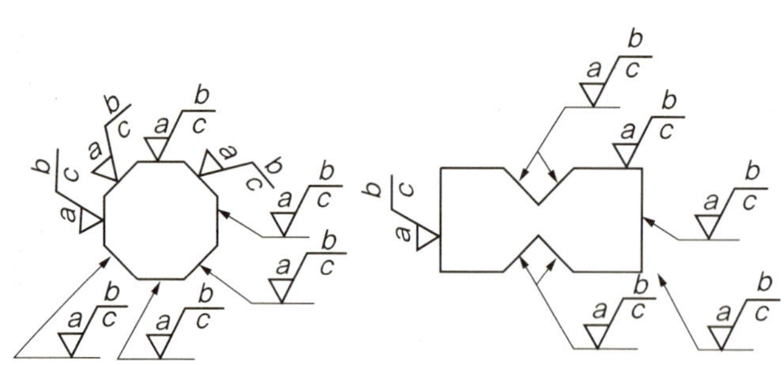

그림 6.41 • 표면거칠기의 기입 방법

❷ 중심선 평균거칠기의 값만을 지시하는 경우, 그림과 같이 한다.

❸ 면의 지시 기호는 대상면을 나타내는 선, 그 연장선 또는 그의 치수 보조선에 접하여 실체의 바깥쪽에 기입한다(❶항 그림 포함).

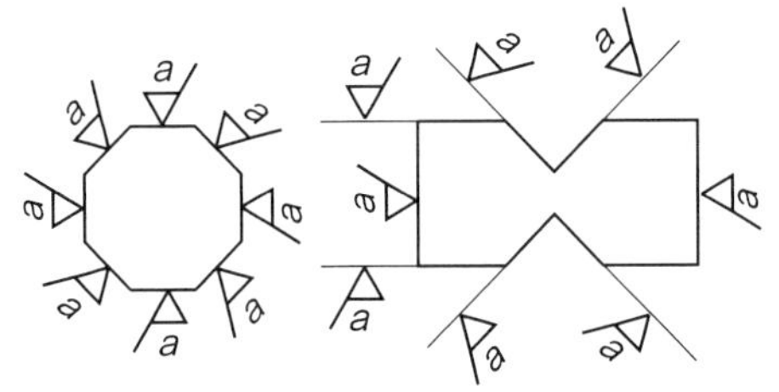

중심선 평균 거칠기의 값만을 지시하는 경우

그림 6.42 • 표면거칠기 값의 기입방법

❹ 그림의 형편상 ❸항에 따를 수 없는 경우에는 대상면에서 끌어낸 지시선에 기입해도 좋다(❶항 그림).

❺ 둥글기 또는 모따기 부분에 면의 지시 기호를 기입하는 경우에는 반지름 또는 모따기를 나타내는 치수선을 연장한 지시선에 기입한다.

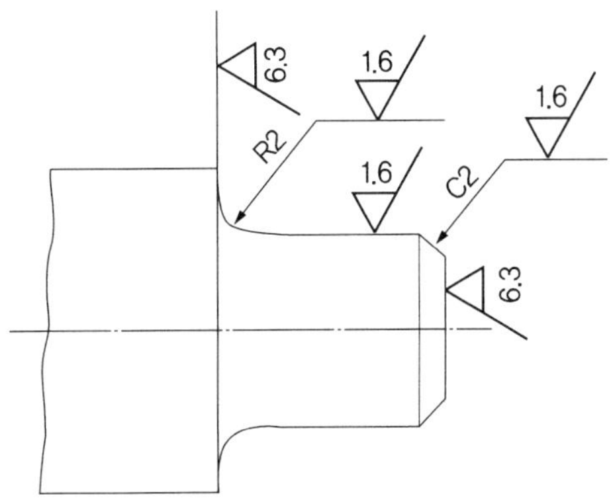

그림 6.43 • 둥글기, 모따기면

❻ 둥근 구멍의 지름 치수 또는 호칭을 지시선으로 표시하는 경우에는 그림 6.44와 같이 지름 치수 다음에 기입한다.

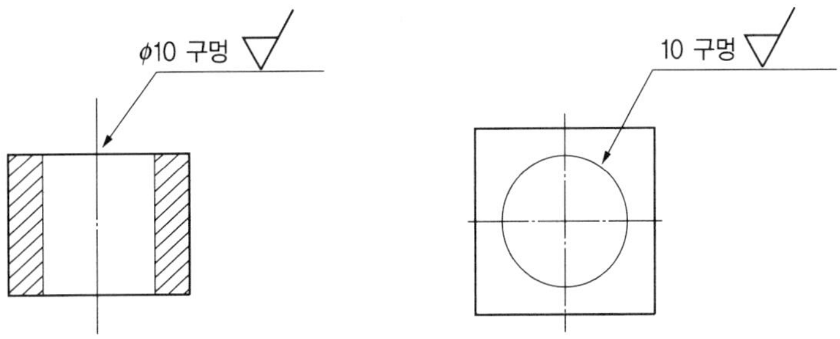

그림 6.44 • 지름 치수(지시선)

❼ 표면의 결의 기호는 되도록 치수를 지시한 투상도에 기입한다.

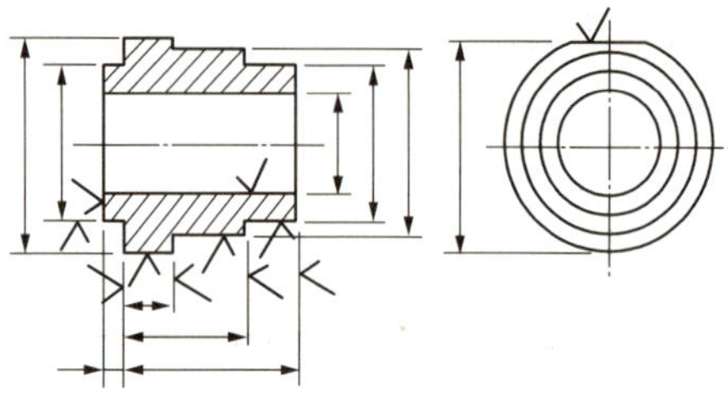

그림 6.45 • 투상도에 치수 기입

❽ 도면 기입의 간략법

- 부품의 전체 면을 동일한 결로 지정하는 경우에는 그림 6.46과 같이 주 투상도, 부품번호 또는 표제란 곁에 기입한다.

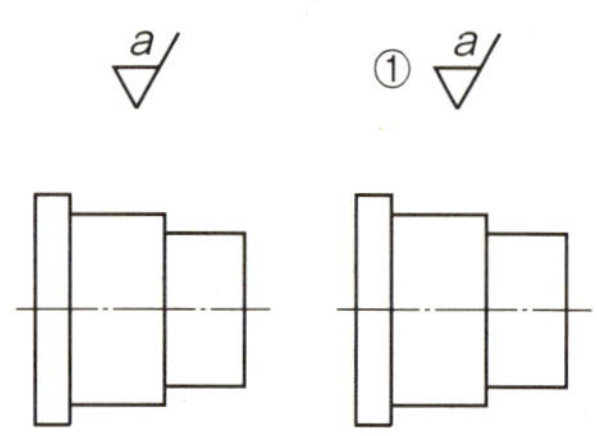

그림 6.46 • 전체를 동일한 결로 지시

- 1개 부품에서 대부분이 동일한 표면의 결이고 일부분만이 다를 경우, 공통이 아닌 기호를 해당하는 면 위에 기입함과 동시에 공통인 결의 기호 다음에 묶음표를 붙여서 면의 지시 기호만을 기입한다[그림 6.47 (a)]. 그렇지 않으면 공통이 아닌 기호를 나란히 기입한다.

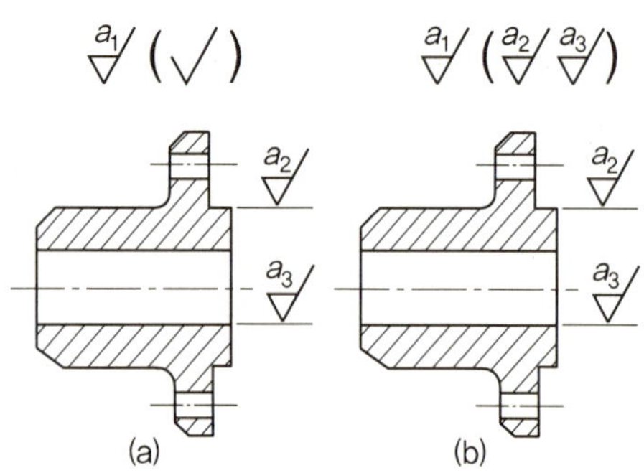

그림 6.47 • 대부분이 같은 경우

- 면의 지시 기호를 여러 곳에 반복해서 기입하는 경우 또는 기입하는 여지가 한정되어 있는 경우에는 대상면에 면의 지시 기호와 알파벳의 소문자로 기입하고, 그 뜻을 주 투상도, 부품번호 또는 표제란 옆에 기입한다.

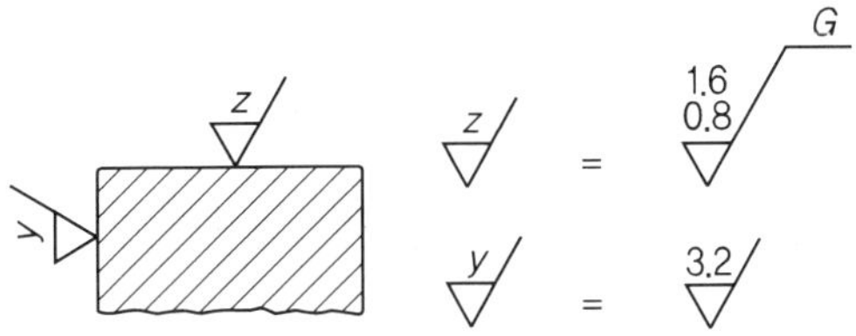

그림 6.48 • 여러 곳을 반복 지시

- 둥글기나 모따기 부분에 면의 지시 기호를 기입하는 경우, 이들 부분에 접속하는 2개의 면 중에서 어느 것이든 한쪽의 면과 같은 경우에는 이 기호를 생략해도 좋다.

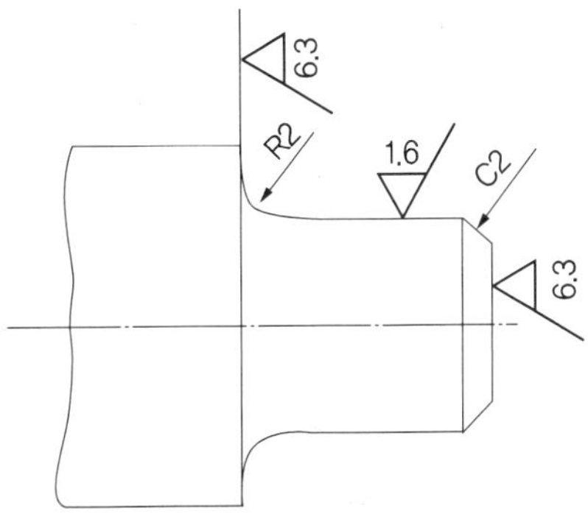

그림 6.49 • 치수 생략 부분

6.4.4 다듬질 기호

KS B 0617의 부속 규정에 의하면, 면의 지시 기호 대신에 다듬질 기호를 사용할 수 있지만, 이 방법은 KS B 0617 본래 규격과 ISO 규격에는 맞지 않으므로 부득이한 경우가 아니면 사용하지 않는 것이 좋다.

(1) 다듬질 기호

다듬질 기호를 사용하여 표면거칠기를 지시할 때에는 삼각 기호(▽)의 수와 파형 기호(~)로 표시한다. 다음 표 6.8은 다듬질 기호에 대한 표면거칠기의 표준값을 나타낸 것으로, 특별히 지정하는 경우 이외에는 이 중 하나를 선택해서 사용한다.

표 6.8 • 다듬질 기호의 표면거칠기의 표준 수열

다듬질 기호	표면거칠기의 표준 수열		
	R_a	R_{max}	R_z
▽▽▽▽	0.2a	0.8S	0.8Z
▽▽▽	1.6a	6.3S	6.3Z
▽▽	6.3a	25S	25Z
▽	25a	100S	100Z
∼	특별히 규정하지 않는다.		

1. 다듬질 기호의 삼각은 정삼각형으로 한다.
2. 표의 표준 수열 이외의 값을 특히 지시할 필요가 있는 경우에는, 다듬질 기호에 그 값을 부기한다.
3. 지시하는 표면거칠기의 범위가 표의 서로 다른 구간에 걸치는 경우, 삼각의 수는 표면거칠기의 상한에 맞춘다.

(2) 다듬질 기호의 사용

다듬질 기호를 사용하여 면의 결을 지시할 때에는 삼각 기호에 표면거칠기의 표준값, 컷오프값, 기준길이, 가공 방법, 줄무늬 방향의 기호 및 다듬질 여유값을 병기할 수 있다. 표면거칠기의 표준값 다음에 중심선 평균거칠기는 a, 최고 높이 S, 10점 평균거칠기는 Z의 기호를 기입한다.

표 6.9 • 다듬질 기호의 상용 보기

번호	기호	뜻
1	∼	제거 가공을 하지 않음
2	100S ∼	L8 mm에 R_{max}가 100 μm보다 작은 주조 등의 면
3	50Z ▽	L8 mm에 R_z가 최대 50 μm인 제거 가공을 하는 면
4	▽▽▽	표(다듬질 기호의 표면거칠기의 표준 수열)에 표시하는 표면거칠기의 범위에 들어가는 제거 가공을 하는 면(대략 1.6a)
5	0.8a ▽▽▽	λ_c 0.8 mm에서 R_a가 최대 0.8 μm인 제거 가공을 하는 면
6	▽▽▽ G	표(다듬질 기호의 표면거칠기의 표준 수열)에 표시하는 표면거칠기의 범위에 들어가는 연삭 가공을 하는 면
7	1.6a ▽▽▽ G 2.5	λ_c 2.5 mm에서 R_a가 최대 1.6 μm인 연삭 가공을 하는 면

(3) 도면 기입방법

다듬질 기호를 도면에 기입할 때에는 그림 6.50과 같이 표시한다.

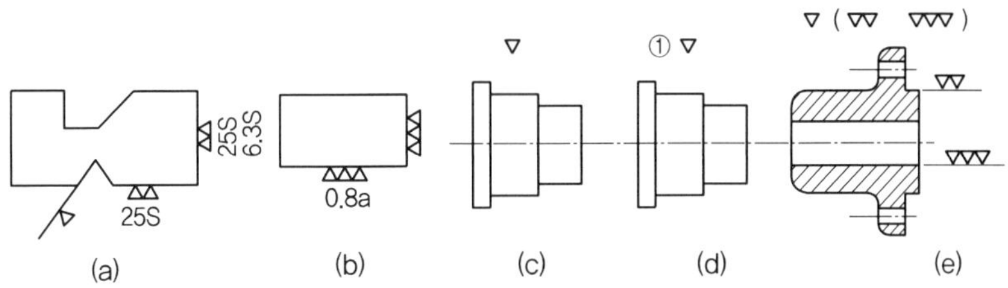

그림 6.50 • 다듬질 기호의 기입 방법

표 6.10 • 가공 방법의 약호

가공 방법	약호		가공 방법	약호	
	I	II		I	II
선반가공	L	선반	호닝가공	GH	호닝
드릴가공	D	드릴	액체호닝가공	SPL	액체호닝
브링머신가공	B	보링	배럴연마가공	SPBR	배럴
밀링가공	M	밀링	버프다듬질	FB	버프
평삭반가공	P	평삭	블라스트다듬질	SB	블라스트
형삭반가공	SH	형삭	래핑다듬질	FL	래핑
브로치가공	BR	브로치	줄다듬질	FF	줄
리머가공	FR	리머	스크레이퍼다듬질	FS	스크레이퍼
연삭가공	G	연삭	페이퍼다듬질	FCA	페이퍼
벨트샌딩가공	GR	포연	주조	C	주조

1) 드릴_도면
2) 드릴_부품
3) 다듬질기호_예
이후 〈기존 도면을 축소하여 A4규격으로 붙임〉

부록

치공구설계도

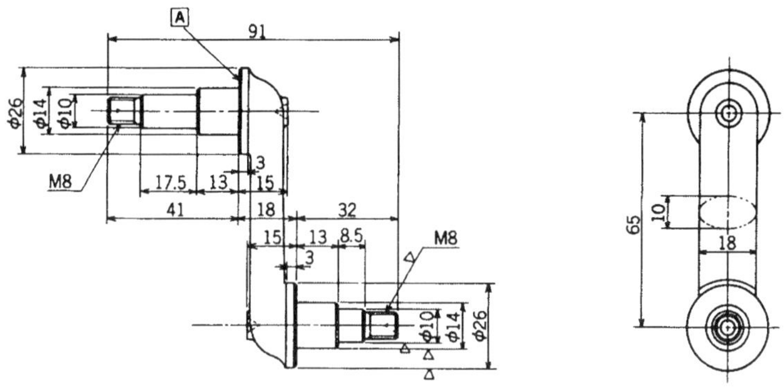

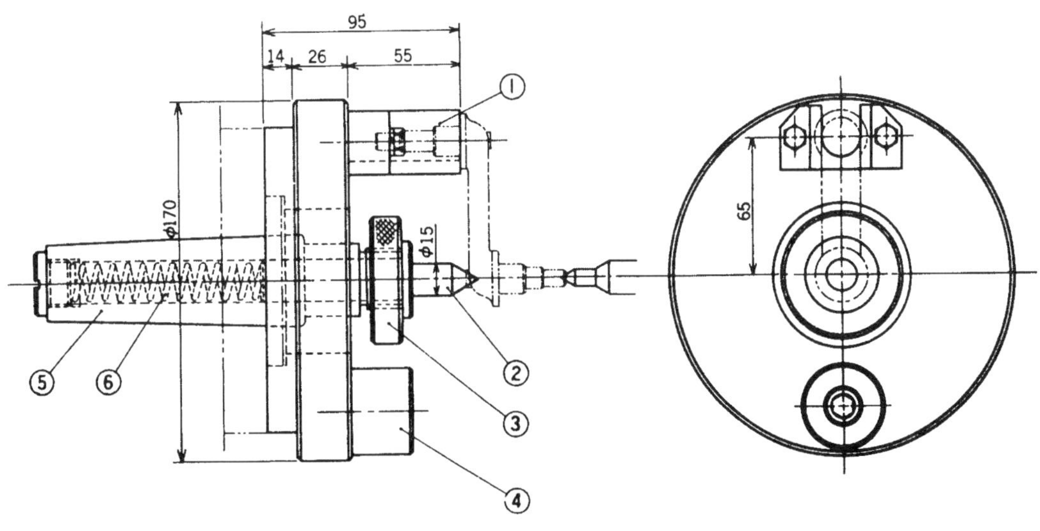

① 드라이버　　④ 밸런스 웨이트

② 스프링 센터　⑤ 케이스

③ 어저스터　　⑥ 스프링

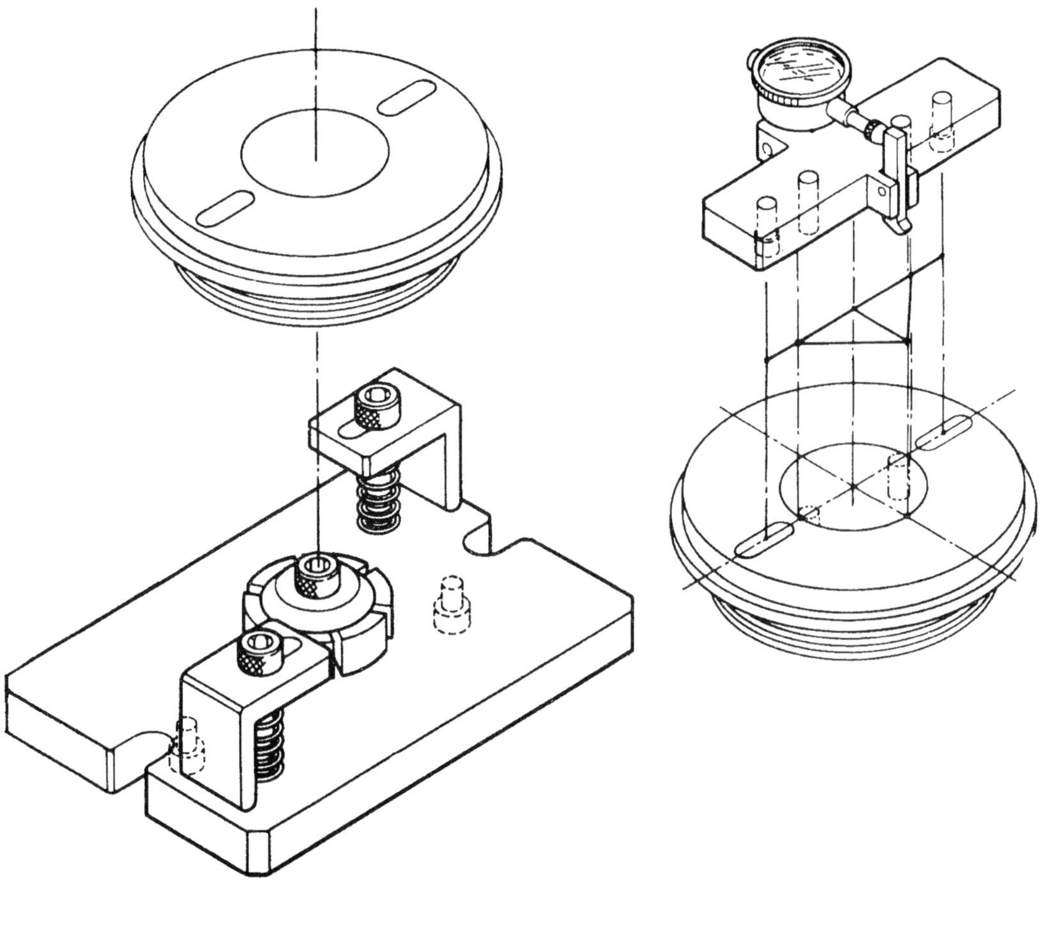

밀링 지그(키 홈 가공)

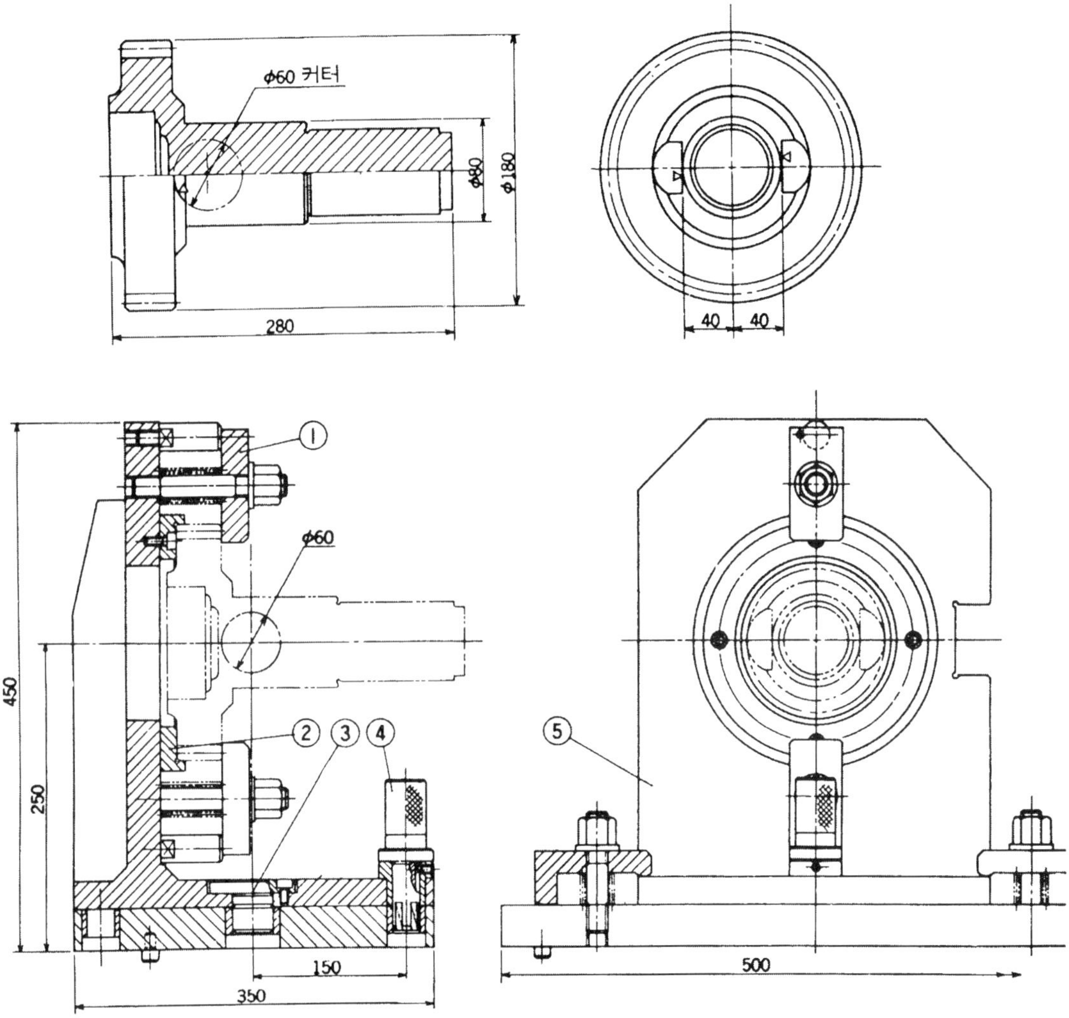

① 클램프　　② 시트　　③ 센터 핀
④ 핀　　⑤ 보디

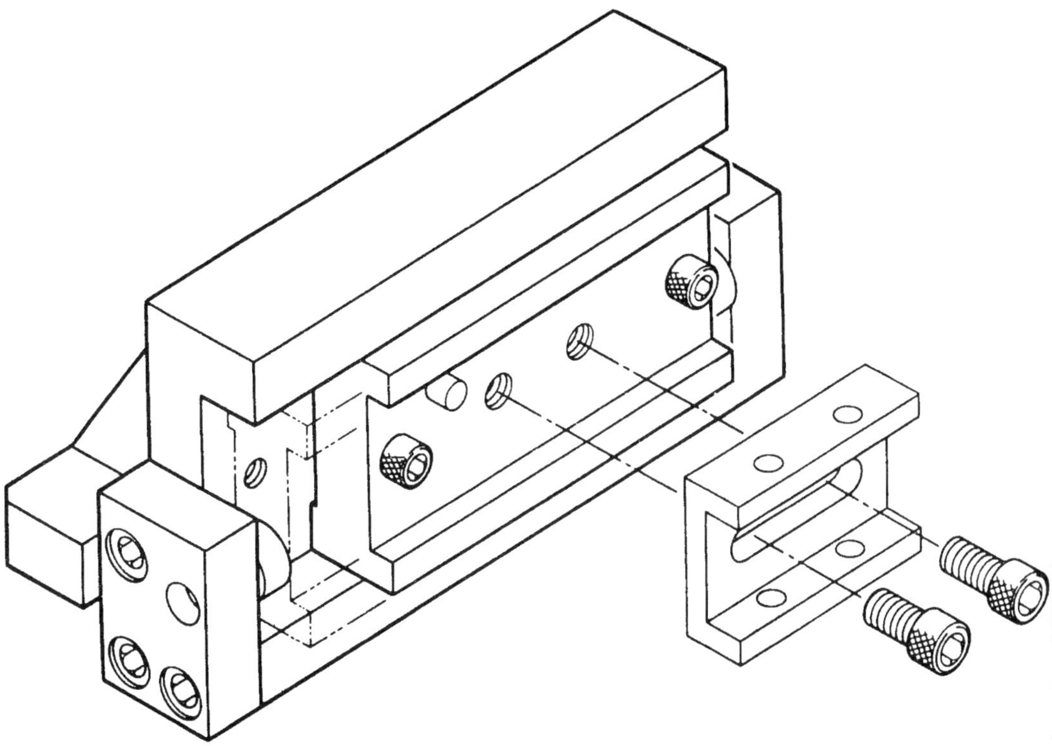

보링 지그

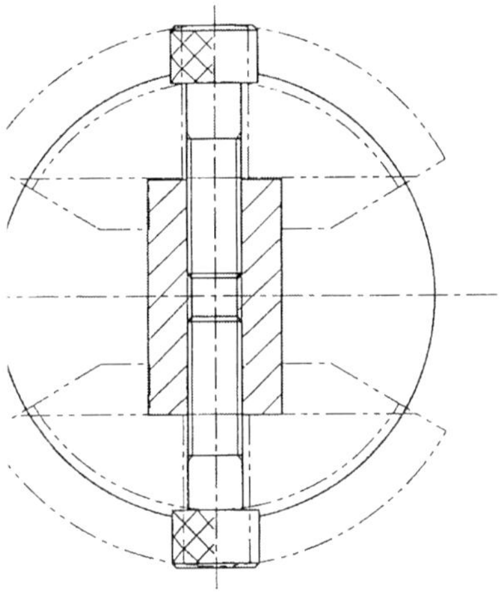

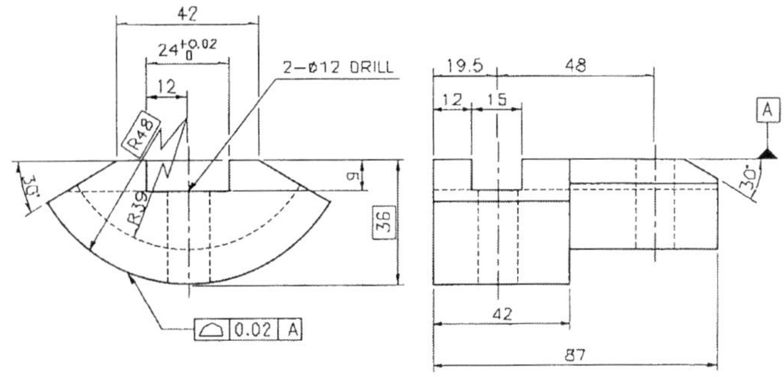

제 품 도

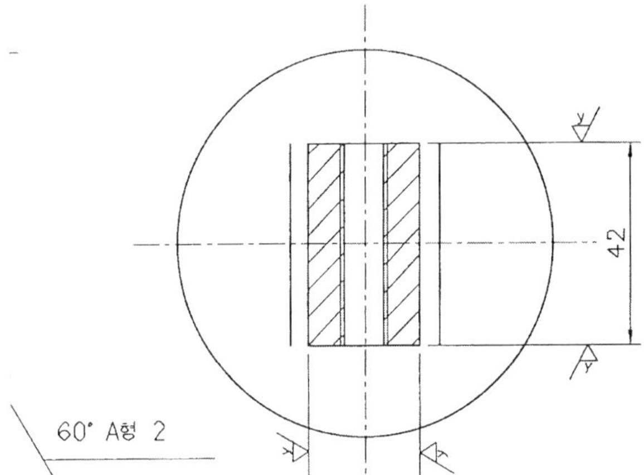

주 서

1. 일반공차: 가공부 KSB 0412 보통급
2. 도시되고 지시없는 모따기 1 × 45°
   필렛 및 라운드 R3
3. 표면 거칠기

   x/ = 6.3/ , y/ = 1.6/

4. 일반 모따기 0.2 × 45°
5. ———— 열처리(품번 1)
   HRC55 ± 2, DP:0.8 ± 0.2

2	육각붙이 볼트	규격품	2	M10 × 1.5
1	고정 축	SM45C	1	HRC58
품번	품명	재질	수량	비고
과제명	원통연삭 고정구	척도	N S	

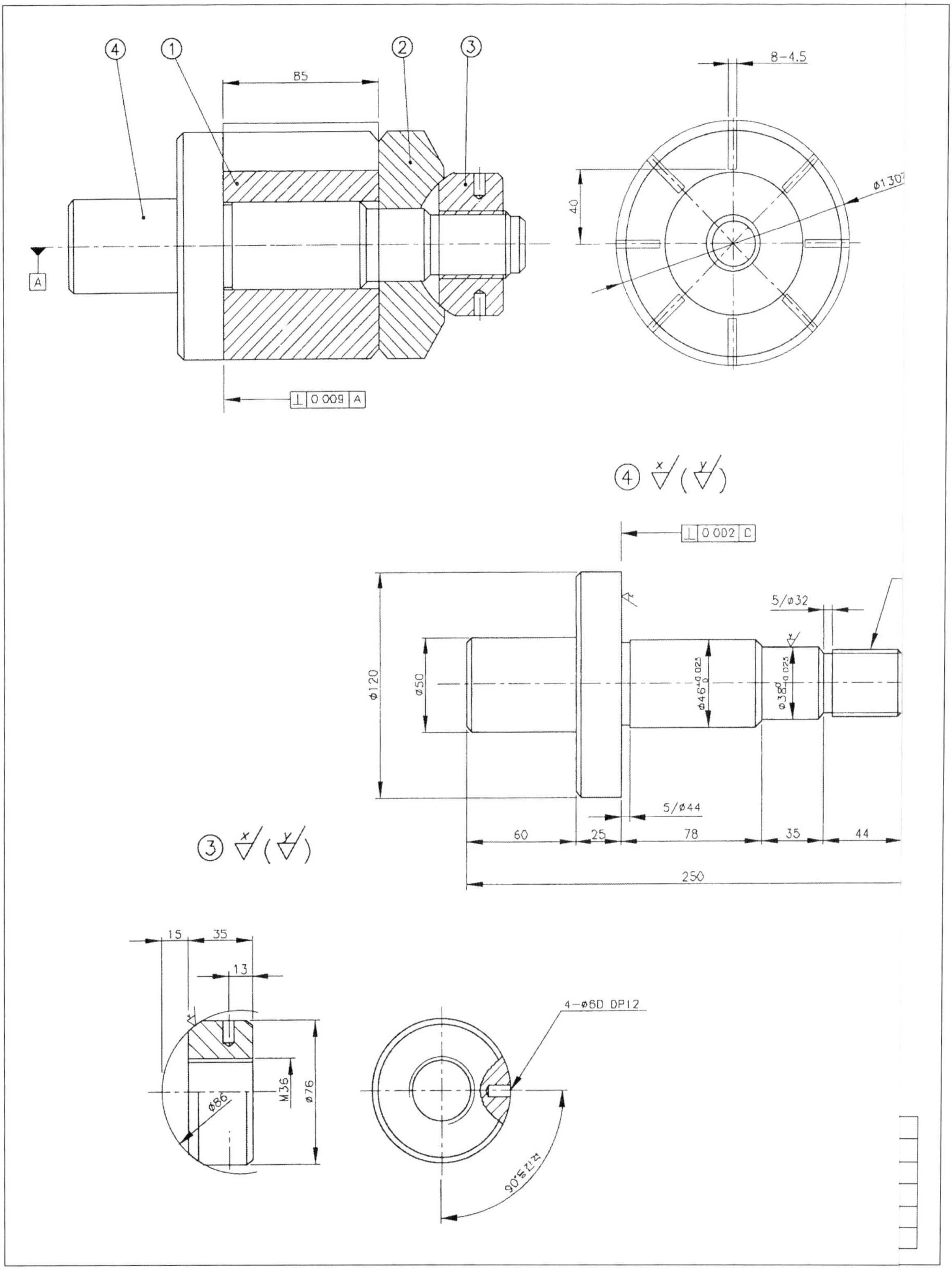
④
①
②
③
85
8-4.5
40
ø130
A
⊥ 0.009 A
④ x (y)
⊥ 0.002 C
5/ø32
ø120
ø50
ø46 +0.025 0
ø38 -0.025
5/ø44
60
25
78
35
44
250
③ x (y)
15
35
13
4-ø6D DP12
M36
ø76
ø86
90°간격

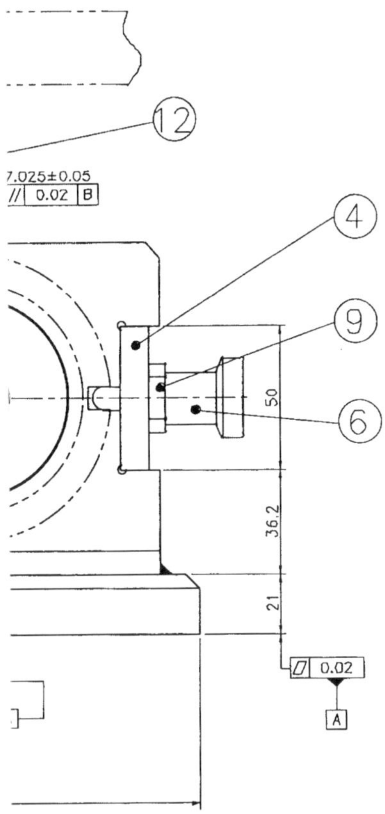

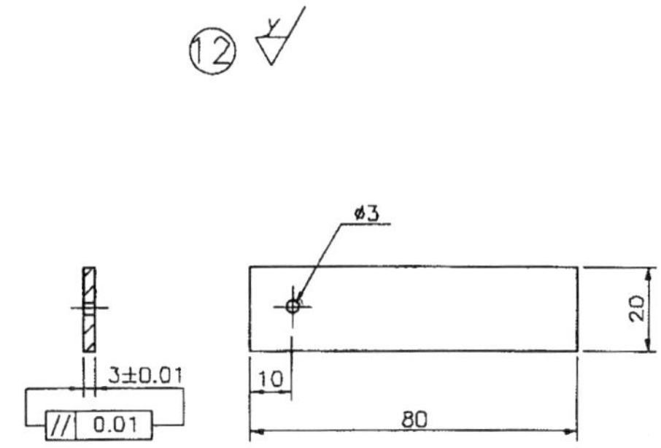

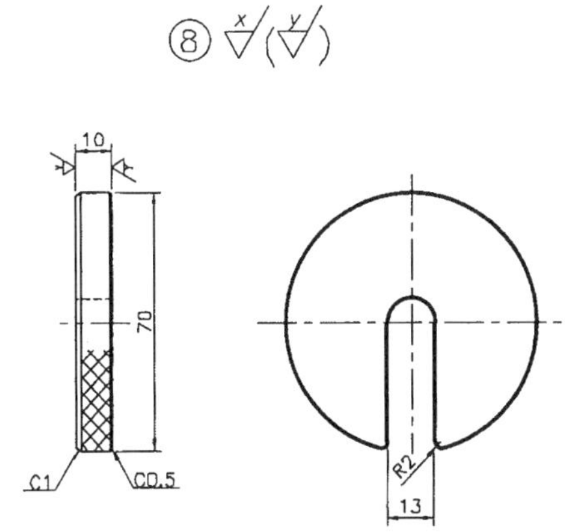

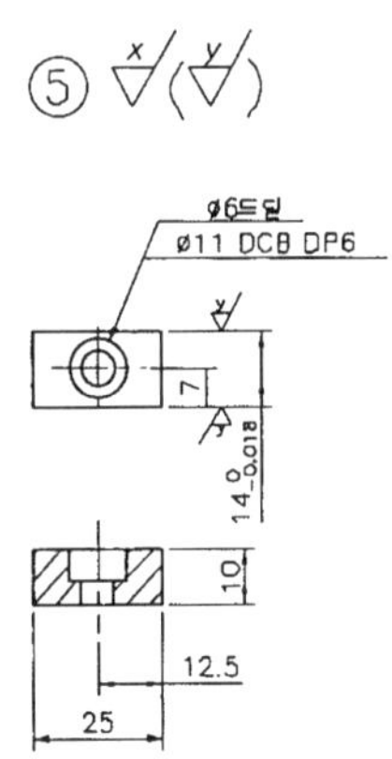

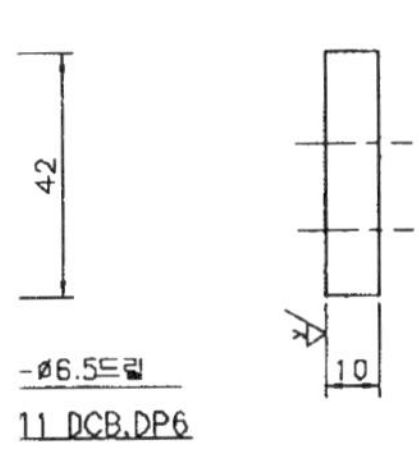

주 서

1. 용접후 잔류 응력 제거하여 기계가공(품번 2)
2. 일반공차: 기계가공 ±0.1
3. 흑착색 피막처리(품번 1, 2, 3, 4, 5, 6)
4. 열처리 경도(HRC 50 이상)
5. 표시되지 않은 모따기 1 × 45°
6. 일반 모따기 0.2 × 45°
7. 표면 거칠기

∀ = ~, w/ = 25, x/ = 6.3, y/ = 1.6

11	육각머리붙이볼트	규격품	2	M6
10	육각머리붙이볼트	규격품	1	M16
9	잠금너트	SM45C	1	SS450
8	C와셔	SS400	1	HRC58
7	스프링플런저	규격품	1	EH 2203
6	인덱스플런저	규격품	1	EH 2212
5	링	STC3	2	HRC40-50
4	플런저지지대	SM25C	1	HRC58
3	로케이터	STC3	1	HRC58-62
2	수직판	SM20C	1	
1	베이스	SM20C	1	
품번	품명	재질	수량	비고
과제명	밀링 고정구	척도		N S

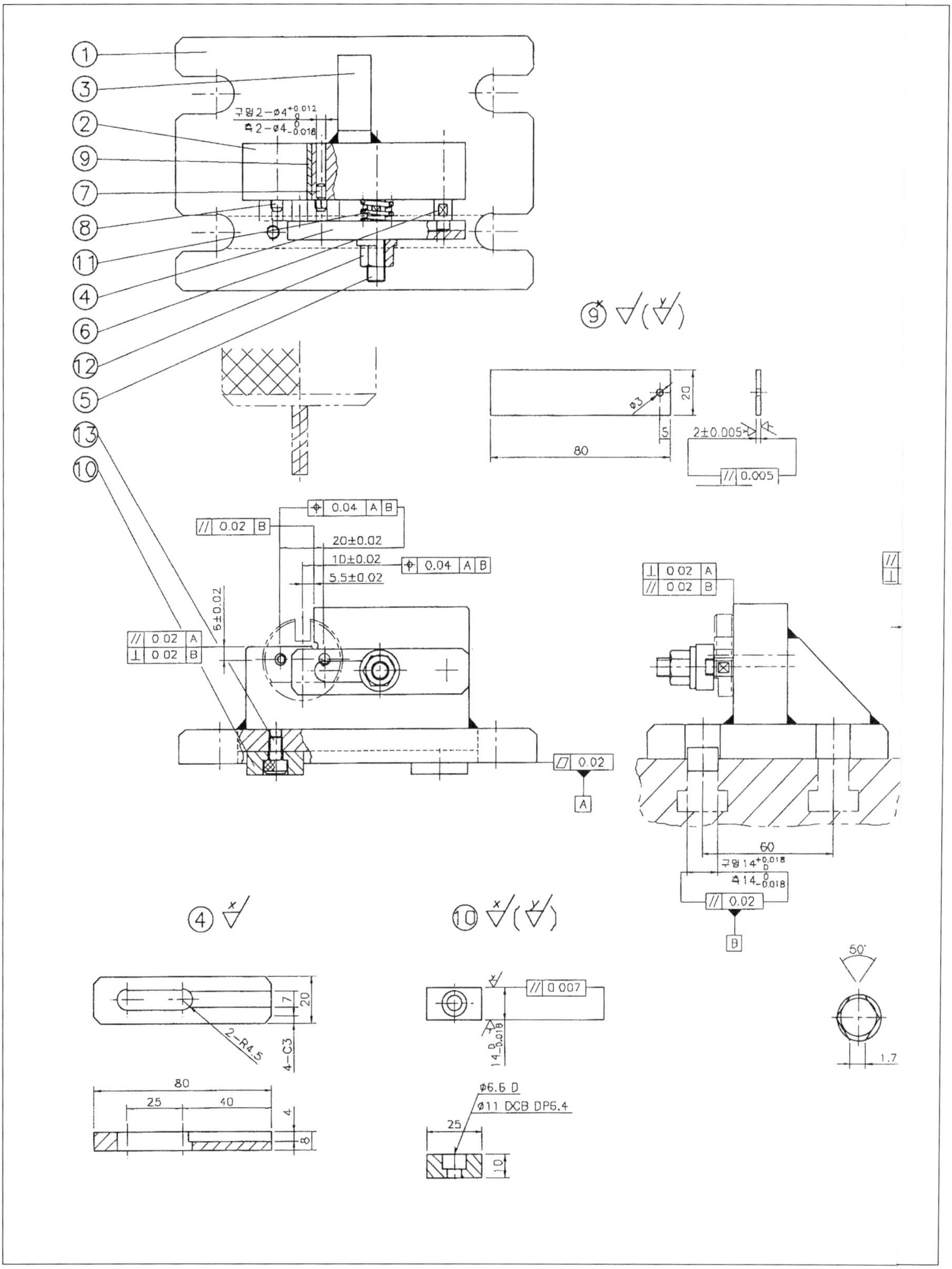

구멍 2-ø4 +0.012 0
축 2-ø4 0 -0.018
⑨ ▽x(▽y)
80
20
5
ø3
2±0.005
// 0.005
⌖ 0.04 A B
// 0.02 B
20±0.02
10±0.02
⌖ 0.04 A B
5.5±0.02
6±0.02
// 0.02 A
⊥ 0.02 B
⏥ 0.02
A
⊥ 0.02 A
// 0.02 B
60
구멍 14 +0.018 0
축 14 0 -0.018
// 0.02
B
④ ▽x
7
20
2-R4.5
4-C3
80
25
40
4
8
⑩ ▽x(▽y)
// 0.007
14 0 -0.018
ø6.6 D
ø11 DCB DP6.4
25
10
50°
1.7

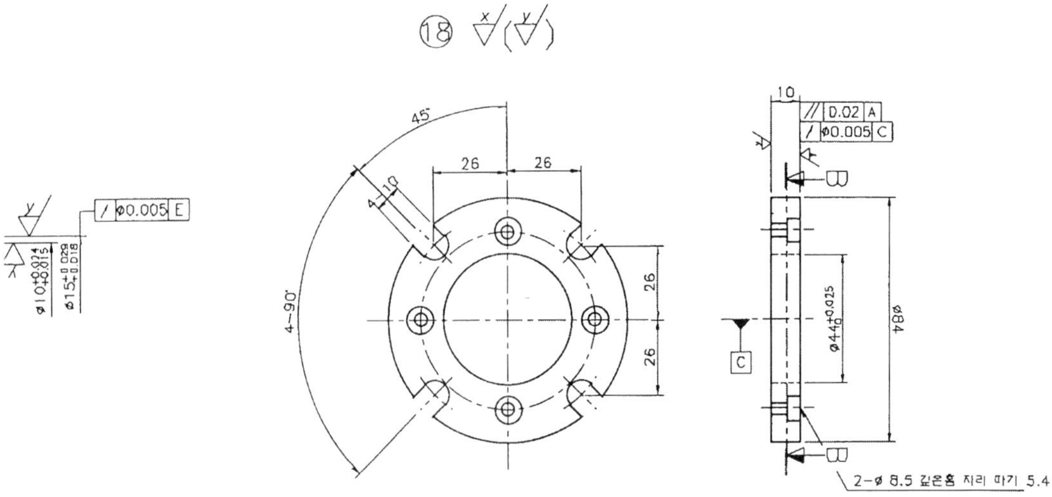

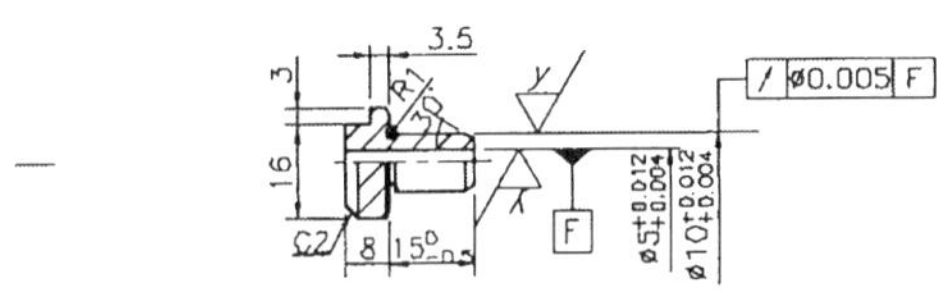

주 서

1. 드릴 테이블에 고정할 것
2. 일반공차: 가공부 KSB 0412 보통급
3. 도시되고 지시없는 모따기 1 × 45°
   필렛 및 라운드 R3
4. 표면 거칠기

   w/ = 25/, x/ = 6.3/, y/ = 1.6/
5. 일반 모따기 0.2 × 45°
6. 지그다리는 고정베이스와 수직만을 볼트조립 후 연삭할 것

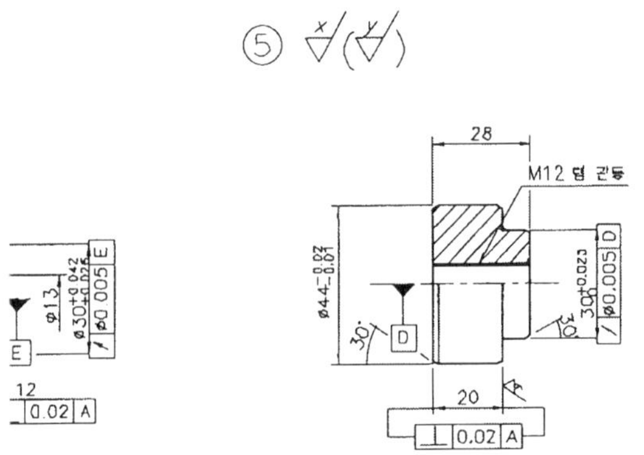

19	라이너 부시	SM45C	1	HRC58
18	로케이터 패드	SM45C	1	HRC58
17	COLLAR	SM45C	1	HRC58
16	육각머리붙이볼트	시중품	2	M3
15	육각머리붙이볼트	시중품	10	M12
14	육각머리붙이볼트	시중품	1	M5 × 0.6
13	패드	시중품	1	HRC58
12	패드스프링	시중품	2	HRC58
11	패드지지대	SM40C	2	HRC40
10	멈춤쇠	SM45C	1	HRC58
9	노치형 삽입부시	SM45C	1	HRC58
8	C 와셔	SM45C	1	HRC58
7	지그다리	SM45C	4	HRC58
6	평형지지대	SM45C	1	HRC58
5	로케이터 핀	SM45C	1	HRC58
4	플레이트판	SM45C	1	HRC58
3	수직판	SM45C	1	HRC58
2	수직판	SM45C	1	HRC58
1	고정 베이스	SM45C	1	HRC58
품번	품명	재질	수량	비고
과제명	드릴 지그	척도		N S

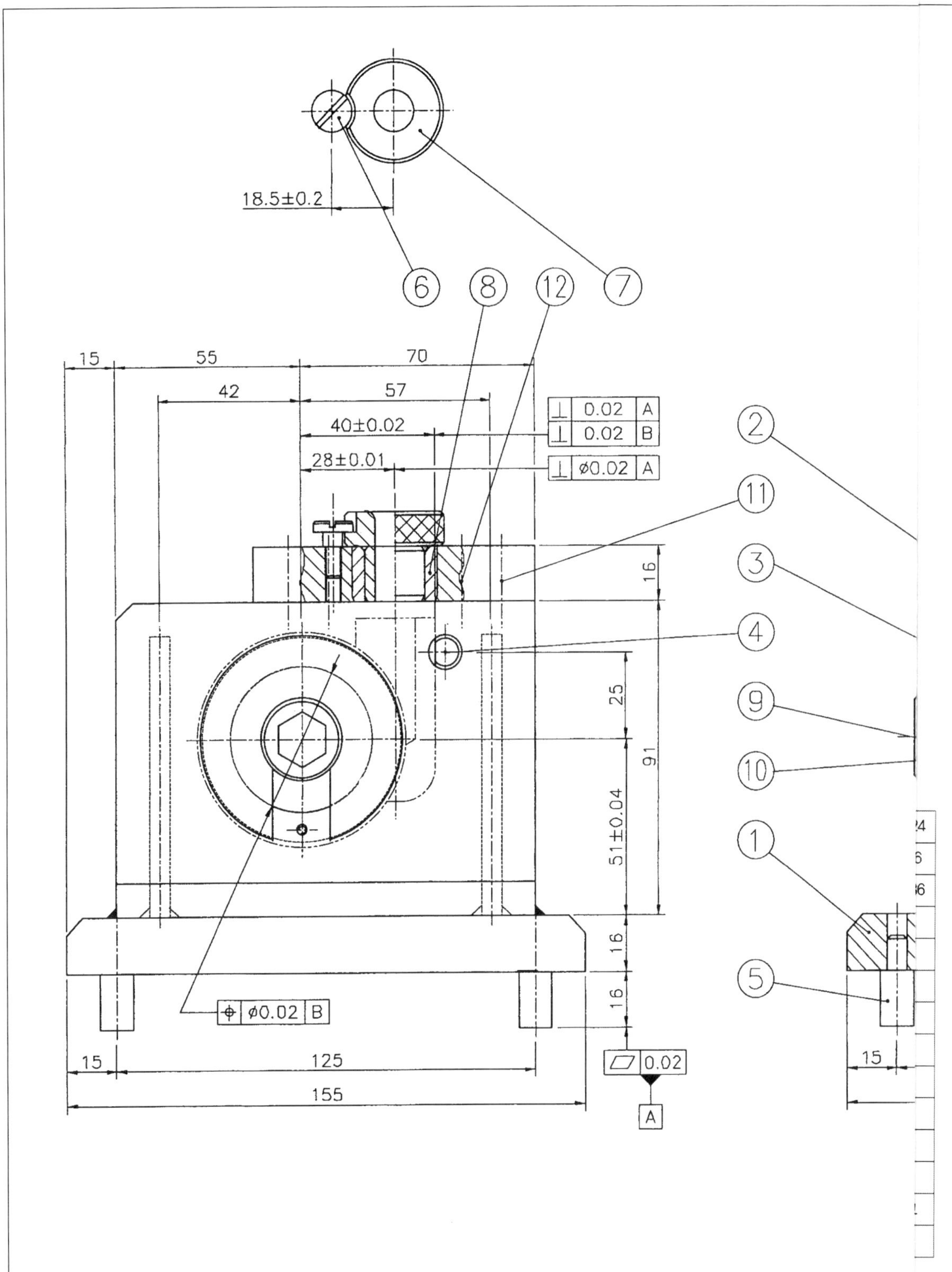
18.5±0.2
6
8
12
7
15
55
70
42
57
40±0.02
28±0.01
⊥ 0.02 A
⊥ 0.02 B
⊥ ø0.02 A
2
11
3
16
4
25
9
91
10
51±0.04
1
16
5
16
⌖ ø0.02 B
⏥ 0.02
A
15
125
155
15

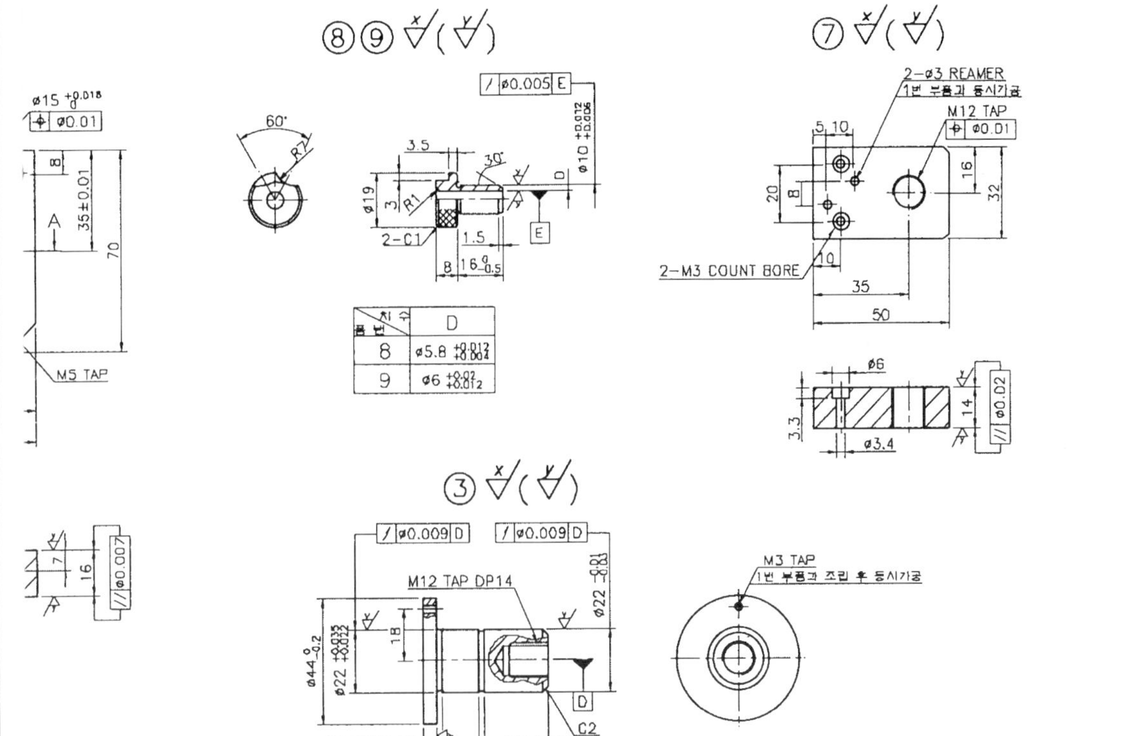

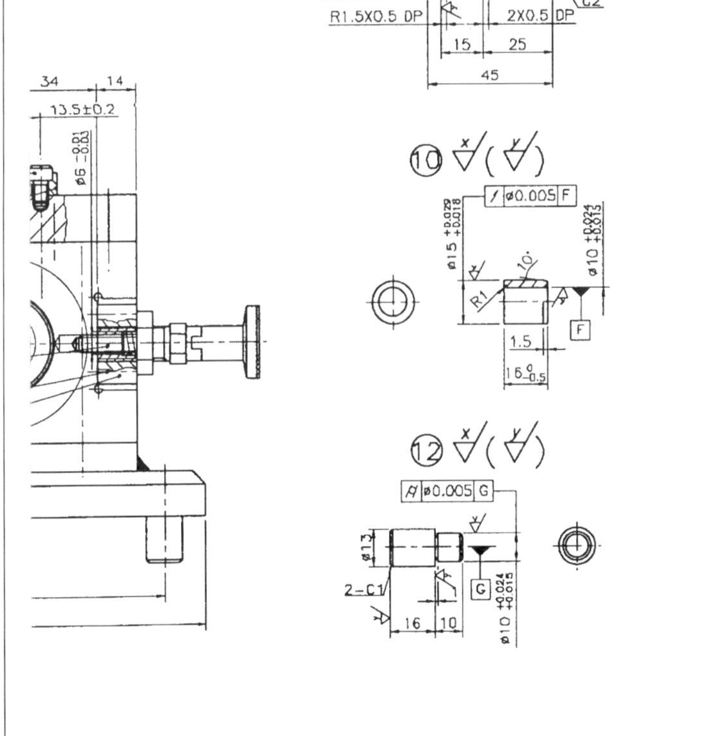

주 서

1. 일반공차: 가공부 KSB 0412 보통급
2. 도시되고 지시없는 모따기 1 × 45°
   필렛 및 라운드 R3
3. 표면 거칠기
   w/▽ = 25/▽, x/▽ = 6.3/▽, y/▽ = 1.6/▽
4. 일반 모따기 0.2 × 45°
5. 용접 후 잔류응력 제거하여 기계가공 (품번 1)
6. 동시가공부 기계가공시 주의 (품번 2)
7. 조립 후 맞춤핀 가공 주의 (품번 3, 7)
8. 인덱스플런저: EH 2201. 206

18	평형핀	시중품	2	f3p6 × 30
17	육각홈붙이 볼트	시중품	1	M3 × 10
16	평형핀	시중품	2	f5p6 × 30
15	육각홈붙이 볼트	시중품	2	M6 × 20
14	육각홈붙이 볼트	시중품	2	M6 × 25
13	육각홈붙이 볼트	시중품	1	M5 × 10
12	지그 다리	SM45C	4	HrC45 이상
11	멈춤쇠	STC3	1	HrC58-62
10	라이너 부시	STC5	1	HrC58-62
9	리머 삽입부시	STC5	1	HrC58-62
8	드릴 삽입부시	STC5	1	HrC58-62
7	플런저 지지대	SM45C	1	
6	인덱스플런저	시중품	1	
5	육각홈붙이볼트	시중품	1	M12 × 35
4	C 와셔	SS400	1	8 × 35
3	로케이터	SM45C	1	HrC58-62
2	지그 플레이트	SM45C	1	HrC58-62
1	본체	GC20C	1	
품번	품명	재질	수량	비고
과제명	드릴 지그	척도	N S	

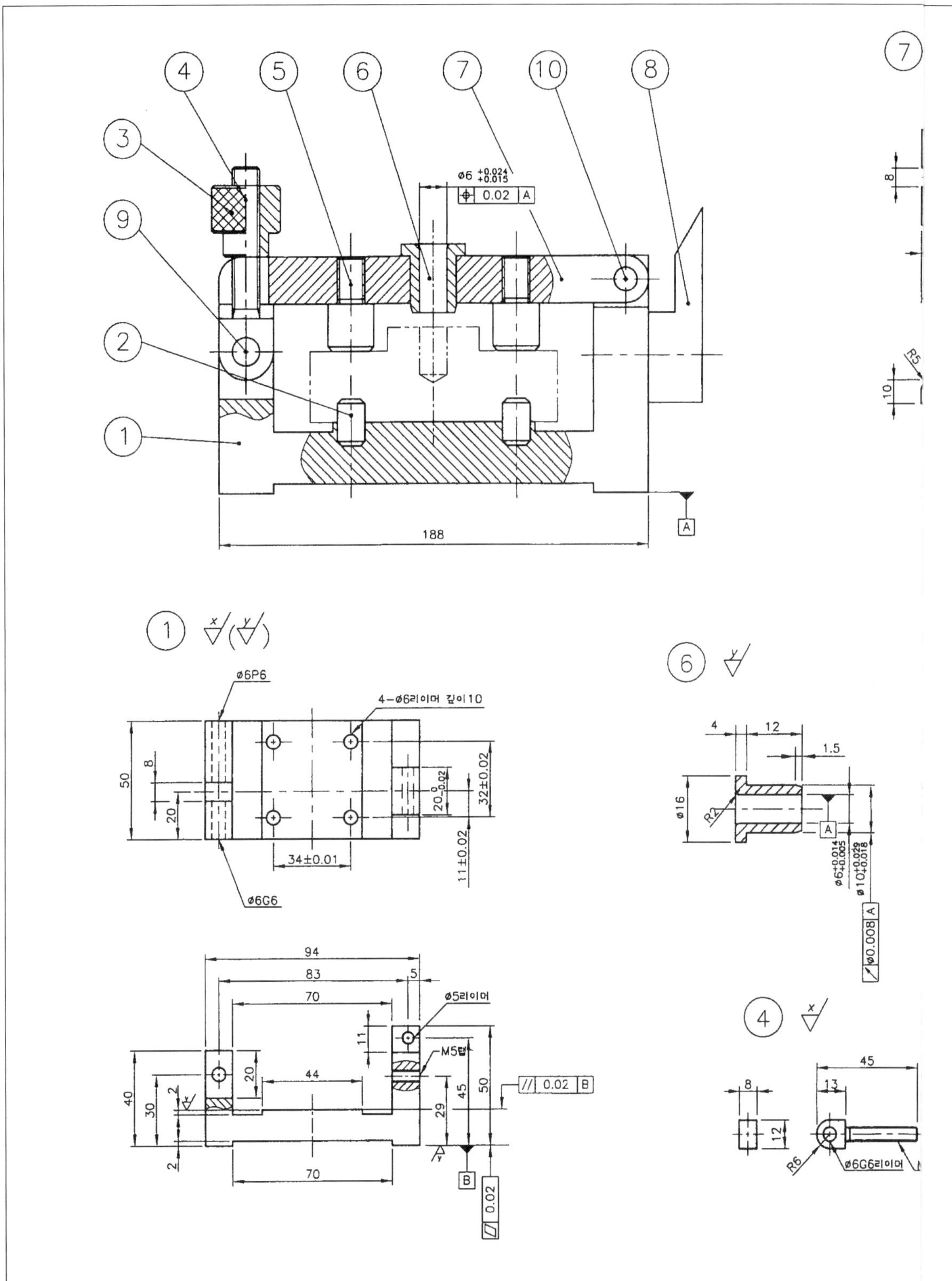

ø6 +0.024 +0.015
0.02 A
188
A
ø6P6
4-ø6리이머 깊이10
50
8
20
20 0 -0.02
32±0.02
34±0.01
11±0.02
ø6G6
94
83
5
70
ø5리이머
11
M5탭
44
20
40
30
2
29
45
50
// 0.02 B
B
0.02
4
12
1.5
ø16
R2
ø6 +0.014 +0.005
ø10 +0.029 +0.018
ø0.008 A
45
13
8
12
R6
ø6G6리이머
R5
10

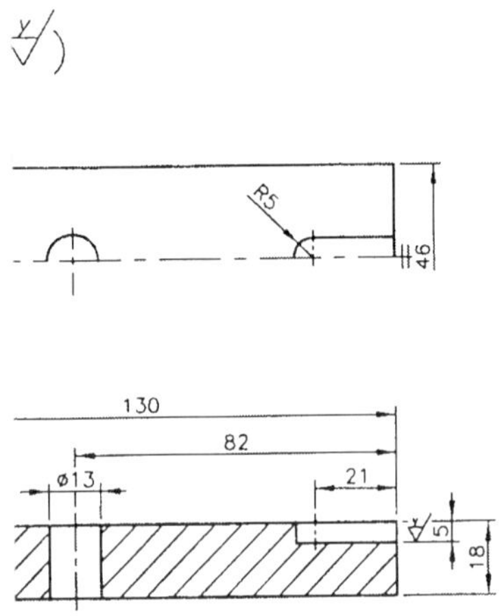

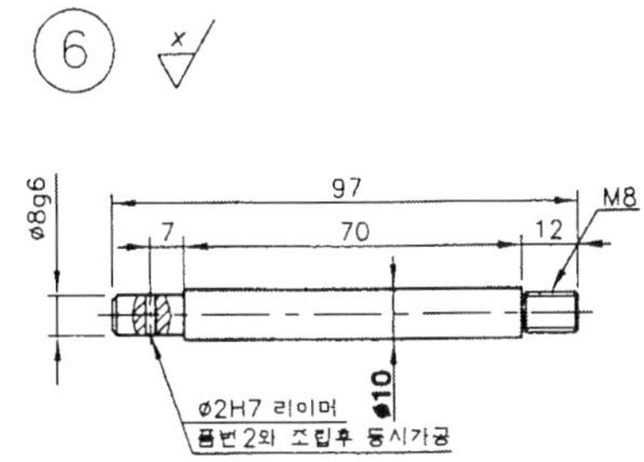

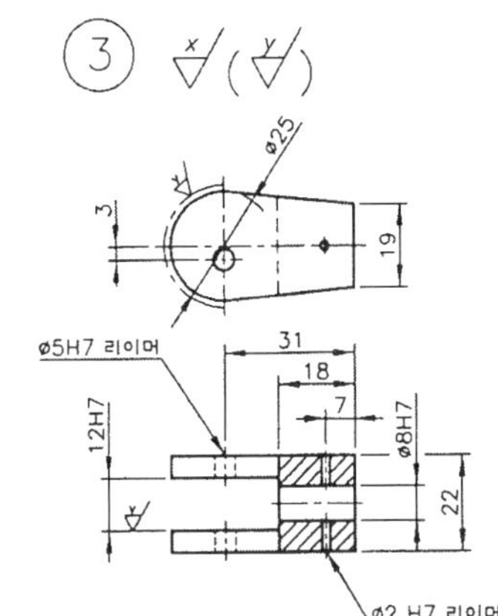

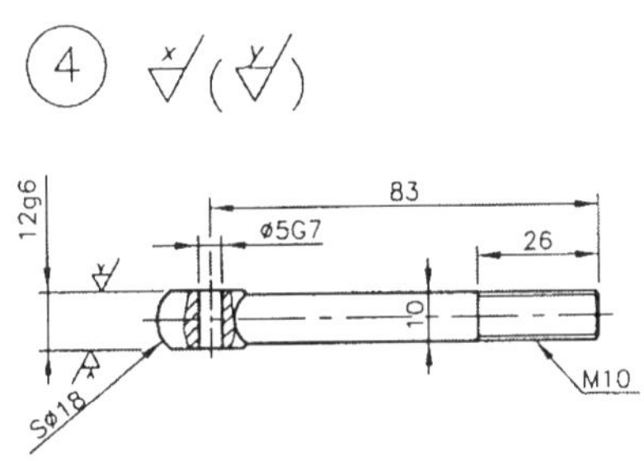

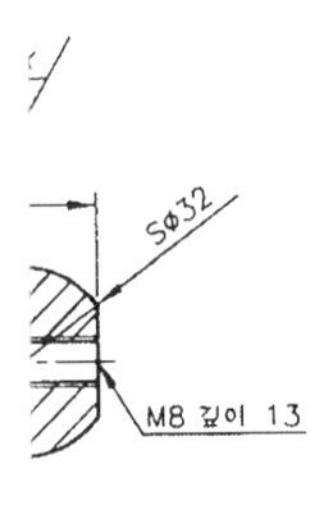

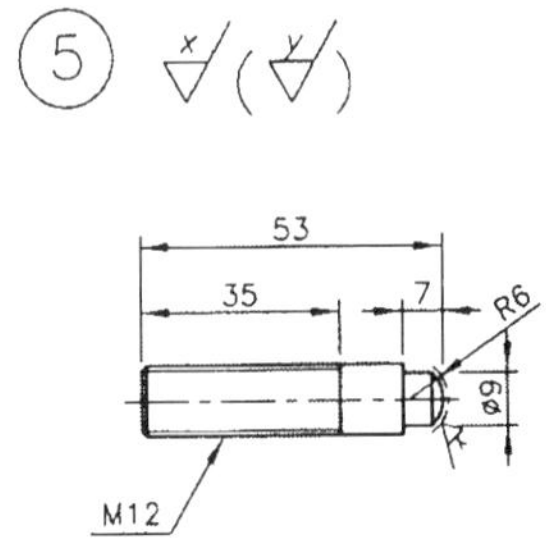

주 서

1. 일반공차: 가공부 KSB 0412 보통급
2. 도시되고 지시없는 모따기 1 × 45°
   필렛 및 라운드 R3
3. 표면 거칠기

   w/ = 25/, x/ = 6.3/, y/ = 1.6/
4. 일반 모따기 0.2 × 45°
5. —·—·— 열처리(품번 2,3,5)
   HRC40이상, DP: 0.8±0.2

8	스프링	PW	1	
7	지지대 볼트	SS400	1	
6	레버	SS400	1	
5	지지대	SM45C	1	HRC40
4	클램프 축	SM45C	1	
3	캡	STC 3	1	HRC45
2	클램프	SM45C	1	HRC45
1	베이스	SM45C	1	HRC40
품번	품명	재질	수량	비고
과제명	캠클램프	척도	N S	

찾아보기

ㄹ

ㅁ

ㅂ

ㅅ

ㅇ

ㅈ

ㅊ

ㅋ

ㅌ

치공구 설계

2010년 09월 17일 제1판 1쇄 펴냄 | 2016년 08월 30일 제1판 3쇄 펴냄
지은이 김성겸 | 펴낸이 류원식 | 펴낸곳 청문각출판

편집팀장 우종현 | 본문편집 이투이디자인 | 표지디자인 블루
제작 김선형 | 홍보 김은주 | 영업 함승형 · 이훈섭 | 인쇄 태원인쇄 | 제본 태원인쇄
주소 (10881) 경기도 파주시 문발로 116(문발동 536-2) | 전화 1644-0965(대표)
팩스 070-8650-0965 | 등록 2015. 01. 08. 제406-2015-000005호
홈페이지 www.cmgpg.co.kr | E-mail cmg@cmgpg.co.kr
ISBN 978-89-6364-071-6 (93550) | 값 20,000원